現代醫學在東亞

Modern Medicine in East Asia

劉士永
Michael Shiyung Liu

蘭臺國人文

目錄

推薦序 / 陳建仁　現代醫學在東亞的文化交響與歷史對話 —— 9
推薦序 / 蘇奕彰　換位思考　創新格局 —— 12
推薦序 / 皮國立　讀一本「通史」與「專史」兼備的好書 —— 14
自　序 —— 20
導　言 —— 23

第一篇
概念與名詞 —— 28

第一講、什麼是現代醫學？哪裡是東亞？ —— 31
一、「西方醫學」、「現代醫學」、與「科學醫學」的映射（mapping）關係
二、從遠東到東亞：一個世界史觀下傳統與現代醫學的碰撞區
三、小結：東亞現代醫學人文素養需求

第二講、西醫東來 —— 55
一、19世紀西方醫學與東亞殖民運動的關係
二、帝國醫學（imperial medicine）
三、19世紀東亞地區的傳道醫學與特徵
四、小結

第二篇
歷史演進與轉向 —— 78

第三講、西方醫學在近代日本 —— 81
一、從「蘭醫學」到日本西洋醫學

二、明治維新與日本的醫學西化

三、細菌學興起：日本現代醫學的科學基石

四、小結

第四講、西方醫學在清末中國 —— 107
一、斷續但多源的西方醫學輸入

二、晚清中國的醫學現代化與時代侷限

三、中國的「衛生現代性」問題

四、小結

第五講、西方醫學在朝鮮 —— 133
一、朝鮮王朝時期（1392-1897）的「東醫」與西醫

二、牛痘術與西方醫學輸入

三、日本帝國醫學與大韓帝國的醫療改革

四、小結

第六講、東亞殖民醫學的形成與特徵 ——— 159
一、日本醫界的摩擦與帝國擴張
二、日本殖民醫學在臺灣的開端
三、日本殖民醫學向朝鮮半島的輸出
四、日本殖民醫學餘波裡的中國東北與滿洲國
五、小結

第七講、現代醫學教育的輸入 ——— 189
一、日本現代醫學教育的「新官學」角色
二、中國現代醫學教育的多源與紛擾
三、日本殖民體制下的現代醫學教育
四、小結

第八講、冷戰初期的國際衛生與地緣政治 ——— 219
一、現代國際衛生的地緣政治糾結
二、東亞國際衛生與殖民醫學的糾葛
三、東亞醫學與國際衛生的冷戰轉向
四、美國醫藥援華會與孤立的自由中國（臺灣）
五、小結

第三篇
現象與議題 —— 250

第九講、當傳統醫學面對現代醫學 —— 253
一、日本傳統醫學的消亡與轉向
二、中醫的力挽狂瀾與中藥科學化
三、藥藥與韓醫之量變與復興
四、戰後臺灣的「科學中藥」補遺
五、小結

第十講、現代細菌學與東亞社會 —— 281
一、近代醫學科學發展概述
二、細菌學知識的在地化與變形
三、小結

第十一講、醫學與戰爭 —— 311
一、中日現代軍醫體制與教育訓練的開展
二、東亞的戰爭與醫學經驗
三、現代醫學與戰爭下的軍事東方主義
四、小結

第十二講、科學病理論與文化疾病觀 ———— 339
一、近代西醫生理學與病理學的科學化
二、日本腳氣病的文化疾病觀與科學病理轉向
三、癆病與東亞病夫
四、「蠻煙荒瘴」與殖民地的瘧疾學
五、小結

後 話
醫學史的書寫與東亞特徵 ———— 370
一、醫學史在現代醫學中的興衰及轉向
二、醫學史書寫的東亞特徵
三、東亞現代醫學教育裡的歷史空間
四、小結：「好問則裕」——《尚書・仲虺之誥》

推薦序

現代醫學在東亞的
文化交響與歷史對話

陳建仁
前中華民國副總統、中央研究院院士

如果把劉士永教授這本《現代醫學在東亞》與坊間常見的 The Oxford Handbook of the History of Medicine《牛津醫學史手冊》和 The Cambridge Illustrated History of Medicine《劍橋圖解醫學史》擺在一起，讀者很容易發現它和西方傳統醫學史著作相當不同。本書透過創新的方法論和獨特的視角，為讀者提供了理解東亞醫學現代化進程的一個全新的認識框架。這具有東亞現代思考的醫學史視角，不僅填補了東亞現代醫學史通論的空白，更為全球醫學史研究提供了一種新穎的模式。

聖經〈馬竇福音〉記載耶穌說過：「你們不要判斷人，免得你們受判斷（Judge not, that you be not judged. Matthew 7:1）」這段話，就如同每個人都是天主獨特唯一的創造，本書也有劉教授獨獲創見的特色。在此分享本人推薦《現代醫學在東亞》的理由。

首先，劉教授未採用傳統醫學史著作常見的線性進步敘事，改以令人耳目一新的方法論，透過精緻的文化史觀，深入探討醫學知識、殖民主義和科學認識論之間的複雜互動。這樣不僅說明醫學知識的流動並非簡單的單向傳遞，更揭示其中蘊含了文化協商和本土改造的過程。經由細緻的史料分析和理論探

討，劉教授聚焦於醫學現代化進程中多重力量的互動，包括殖民權力、本土菁英、傳統醫學等多層面的複雜關係。

劉教授亦深入對特定疾病加以論述，並用來匹配現代醫學史發展的全球觀點。以腳氣病、肺結核和瘧疾為例，這些疾病在書中不僅僅是醫學現象，更成為理解廣泛的歷史文化轉型之微觀視角。例如，對日本腳氣病論戰的分析，揭示疾病如何成為民族現代化和科學認同的重要載體；而對中國肺結核防治的考察，則展現傳統醫學與現代科學概念之間的複雜互動。這種以具體病例為切入點的研究方法，使抽象的歷史進程獲得了具體而微的呈現。對於臺灣的讀者而言，劉教授對殖民醫學的實踐顯有洞見。他超越簡單的科學帝國主義敘事，將醫學研究呈現為一個充滿辯證關係的知識生產場域。進而通過對臺灣、朝鮮和滿洲等地的醫學教育和機構建置的細緻考察，說明醫學知識如何既是殖民統治的工具，又是文化適應和抵抗的空間。特別值得注意的是，劉教授深入分析了不同殖民地醫學教育體系的差異，說明殖民統治如何通過醫學教育建立起複雜的等級制度和身份認同。由於強調醫學史必須具備內、外史彼此交織、比較的視角，劉教授透過考察不同東亞社會對西方醫學知識的接收和轉化過程，發現了地方主體在塑造現代醫學實踐的主動角色。該觀點有效挑戰了傳統的「中心──邊緣知識傳播模式」，闡釋醫學知識如何在不同文化語境中被持續重構，特別凸顯出日本在東亞醫學知識傳播中的仲介角色，說明了日本醫學如何影響整個東亞地區的醫學現代化進程。

為了滿足醫學史必須兼顧內、外史視角的理念，劉教授精心安排全書的篇章結構。從基礎概念和術語入手，逐步深入到更專業的主題，如冷戰對公共衛生的影響和戰後醫療照護的地緣政治，這種遞進式結構既確保了閱讀內容的可及性，又保持了論證的學術深度。例如，為呼應對於追溯知識譜系的重視；劉教授藉由對疾病命名和診斷方法的分析，說明醫學知識翻譯的微妙機制和文化對弈的過程。這種對知識轉移細節的關注，提供讀者理解醫學概念如何在不同文化語境中獲得新意義的見解。他特別強調漢字在東亞醫學知識傳播的重要作用，也明示這一文化媒介如何促進醫學概念的跨文化流動。值得一提的是，每章配備的參考文獻和延伸閱讀，不僅是成書背後之學術研究的堅實基礎，也鼓勵讀者進行更深入的閱讀及思考。這種結構安排體現了劉教授對不同層次讀者

需求的細緻考慮。

　　作為一本兼顧學術與科普閱讀需求的書籍，劉教授並未忽略許多歷史軼事的運用。從十九世紀的麻醉術爭論到細菌學引發的倫理爭議，這些生動的敘事不僅展現科學進步的里程碑，更揭示塑造醫療照護的社會哲學辯論。具體案例的選擇和分析，使抽象的學術論述獲得生動的歷史感和人文維度。為了避免過度化以及庸俗化現代醫學史，劉教授費心將醫學史研究與其他學科領域，包括科學技術、殖民地研究、文化史觀等的理論相結合，構建了多向度的分析框架。這種跨學科的理論視角，使本書超越傳統醫學史著作的局限，為理解醫學知識的產生、傳播和轉化，提供了更為豐富的理論工具。對當代學者和醫療參與者而言，本書也未忽略醫學史的現實意義。劉教授對東亞社會如何整合西方醫學模式與本土傳統的分析，提供了理解當今實踐全球衛生跨文化挑戰的重要啟示。尤其書中對醫學知識跨文化傳播的深入探討，對於日益多元化的健康照護環境中的醫護工作者及病患，實具有重要的參考價值。

　　總括來說，本書作為一本醫學人文著作，明示了醫學知識如何深植於特定的歷史文化語境，為醫學教育者和從業者，提供了理解跨文化醫療照護的重要視角。其對醫學知識跨文化流動的精細分析，對當今全球衛生的發展具有重要的啟示意義。本書不僅豐富了我們對醫學史的理解，更為思考當代健康照護的文化差異和知識傳播提供了參考的基礎。本書不僅是了解東亞現代醫學史的基點，也是窺視當前醫學史如何跨學科研究的透鏡。它為醫學史學者、科技史研究者、殖民研究者、以及關注醫學社會多元面向的讀者提供參考資訊；這比過去常見之化約醫學知識產生、傳播和轉化的科普論述，更精緻化也更具辯證性。在當今全球化面臨劇烈挑戰的背景下，本書對於思考醫學知識的跨文化傳播和文明互動，具有深遠的啟示意義，讓我們得以更深入理解醫學知識在不同文化語境中的流動與轉化。通過《現代醫學在東亞》這本作品，我們不僅看到了東亞醫學史的獨特圖像，也看到了全球醫學史研究的新可能。

推薦序

換位思考 創新格局

蘇奕彰
國家中醫藥研究所 所長

　　劉士永教授是長期專注於東亞傳統醫學發展相關研究課題的國際知名學者。2012 年，我與劉教授相識於師大歷史系的博士學位口試；2013 年 3 月我在中國醫藥大學召開「醫家與史家的對話──傳統中醫學術知識的歷代傳承與變革」國際學術研討會」，中研院多位史學學者蒞臨盛會，劉教授時任臺史所研究員兼副所長也擔任座長，並持續支持臺灣中醫醫史文獻學會「醫家與史家對話」的交流。此後，我們曾共同主持臺灣民間中醫手抄本醫書的解讀計劃，前後持續兩年之久；他赴美任職後仍透過視訊方式持續參與國家中醫藥研究所的臺灣中醫醫療發展史計畫，並於全球新冠疫情期間協助籌拍〈一代大醫──黃玉階〉紀錄片前的訪談規劃工作，也協助聯繫促成 2024 年 6 月由亞洲傳統醫學國際研究學會（IASTAM）與亞洲醫學史學會（ASHM）聯合在臺北舉辦之「雙十年會」國際學術盛會。

　　《現代醫學在東亞》的出版具有深遠的學術意義與時代價值。劉教授憑藉其二十餘年在國內外對不同背景學生的教學和研究積累，在本書中展現了發人深思的學術洞見。通過對東亞醫學史研究典範的系統梳理與反思，本書不僅揭示了現代醫學錯綜複雜的文化交匯史，更為我們理解現代醫學知識的建構與在東亞的傳播與發展提供獨特而富有啟發性的詮釋框架，為重新審視東亞醫療的現代性轉型提供了嶄新的思路。醫學現代性的建構是一個持續的的過程，蘊含著豐富的文化智慧與實踐經驗；東亞醫療體系的現代轉型實質上也是一個多維

度的文化重構過程，其中涵蓋了知識體系的碰撞、制度變革的探索，以及實踐模式的創新。本書所展現的多元史觀及設身處地的同理心，可以讓讀者深入理解不同醫療傳統、文化間的互動與融合。這種西方中心論的突破，為構建多元醫療文化視野及相互包容的醫學發展，提供了重要理論依據和實踐的想像。

《現代醫學在東亞》深入探討了現代醫學在東亞地區的傳播、發展與本土化過程，特別強調現代醫學並非是一個西方醫學的「成品」，而是一個持續的「進行式」，一個持續科技化的演進過程。這種科技化不僅在歐美發生，東亞各國在引進西方醫學知識與技術的同時，也在本土進行科技化創新，並在文化、社會和政治因素影響下進行本地化調適。因此，東亞現代醫學不僅是西方科學醫學的本土化結果，更是東、西醫學文化互鑒、衝突與融合的產物。本書通過研究東、西方醫學的互動關係，揭示現代醫學科技化過程在東亞各國的異同及其文化淵源與發展脈絡，對理解當今東亞醫學現狀及未來走向具有深遠意義。特別是把東亞傳統醫學如中醫、漢方醫學及韓醫，與西醫平衡並列為東亞現代醫學之根源，凸顯東亞醫學知識精英如何保留並重新詮釋傳統醫學的核心價值。這種「選擇性現代化」的策略，不僅體現了東亞社會面對西方醫學時的主體性與創造力，更揭示了現代醫學知識在東亞文化裡的多元建構特質。

十九世紀末至廿世紀初，東亞傳統醫學遭受西方醫學的強烈衝擊，各國傳統醫學界莫不面對「固守傳統、全面西化、東西整合」三項選擇的論辯！而今廿一世紀全球醫療體系快速演化下，傳統醫學重新受到全球各國及學術機構的重視，甚至世界衛生組織（WHO）也特別制訂對傳統醫學長期的策略，並且在國際病名碼中置入傳統醫學診斷病名，以作為現代醫學與傳統醫學溝通合作之基礎，整合醫學隱約已成為共識。通過對東亞醫學現代轉型歷程的系統性梳理，本書已為思考當代醫療體系與傳統醫學的發展方向提供了多維視角。在全球化退潮與區域化崛起的時代裡，如何在保持現代醫學發展先進及普世性的同時，維護並開展傳統醫療的臨床及多元文化價值，是一個值得深思的重要課題。

《現代醫學在東亞》的出版，無疑為這一課題的深入提供了無窮的可能性。誠摯的邀請大家一同品味這本精彩的好書！

推薦序

讀一本「通史」與「專史」兼備的好書

皮國立

國立中央大學歷史研究所特聘教授兼所長

　　收到這本《現代醫學在東亞》的書稿，心中真是興奮莫名。出版社希望我能作一篇序言，我非常樂意卻又感到誠惶誠恐，原因是本書的作者劉士永教授是我的前輩，實在不好意思僭越「推薦」；但讀過此書後，卻又覺得這本書確實有其價值與出版意義，遂應允提供不成熟之讀後感想一篇，以饗讀者。當然為了避免破了全書的梗，故少談點內容，多談些心得，以求名實相符，不要壞了讀者讀書的興味。

　　請讀者們先思考一個命題：我們要如何學習與理解醫療史？個人有感而發，儘管臺灣的生命醫療史在 1990 年代初期風起雲湧，研究人才輩出，佔據臺灣歷史學發展之熱門領域[01]。不過，個人在教學現場卻有著頗為不同的感受。一

---

[01] 讀者可參考的研究趨勢分析，按時間先後有：杜正勝，《從眉壽到長生——醫療文化與中國古代生命觀》，第一「方法篇」（臺北：三民書局，2005 年）；陳秀芬，〈醫療史研究在臺灣（1990-2010）——兼論其與「新史學」的關係〉，《漢學研究通訊》29.3（2010 年），頁 19-28；杜正勝，〈另類醫療史研究 20 年：史家與醫家對話的臺灣經驗〉，《古今論衡》25（2013 年），頁 3-38；皮國立，〈新史學之再維新——中國醫療史研究的回顧與展望（2011-2018）〉，蔣竹山主編，《當代歷史學新趨勢》（臺北：聯經出版，2019；），頁 439-462；劉士永，〈臺灣地區醫療衛生史研究的回顧與展望〉，耿立群編，《深耕茁壯——臺灣漢學四十回顧與展望：慶祝漢學研究中心成立 40 周年》（臺北：國家圖書館，2021 年），頁 395-426。

般在歷史系所就讀的大學生或研究生,對於醫療史的修課興趣並不太高,內中原因當然很難一語帶過,但是沒有好的基礎教育、沒有好的醫療史教科書,我認為是當中最重要的兩個關鍵。在臺灣,過去一位學生在經歷國、高中歷史教育後,所受的無非是臺灣史、中國史和世界史這三個老框架,裡面幾乎未提及醫療、疾病與文明的相關內容;108課綱施行後,總算有醫療史、科技史和環境史等專史的「蹤跡」,不過很可惜的,這些內容都被排在高三下學期的加深加廣課程中,有經歷過這段歷程的師生都可以輕易理解,幾乎所有的學生此時都忙於學測後的繁星和個人申請等入學管道,根本沒有能力去學習和閱讀醫療史的相關著作,再加上學測也不會考高三下學期的醫療史,這讓高中的醫療史教育頗似橡皮圖章,可謂聊勝於無。上了大學後,各歷史系的醫療史被歸在「專史」或「選修」課程中,開課並不算多,又缺乏好的教材,學生苦無參考讀物;多數的醫療史專書、期刊文章,對於初學者來說,更感艱澀,更何況對整體醫療史發展未有基礎掌握的青年學子,當然望之卻步,遂導致這種「研究熱門、修課冷門」的現況。

　　高中生或大學生,乃至初入研究殿堂的碩士生,若要尋覓一本合適的醫療史參考著作,要兼顧學術性,與較為全面啟發、引導的教科書,並不容易,但您手上這一本就是我所想的那一本。市面上早已有不少中國醫學通史類的著作,但是這些著作大多只論述中國醫學的史事,無助於理解整個東亞醫療的發展與疾病、專業概念之跨國流轉,這本書可以說補足了此一缺憾。細觀本書的撰寫策略,自有其「求通」之設計,但作者又並非真的要寫一本通史,因為這本書並沒有論述東亞各地的古代醫學,而是直接從我們理解的近代世界來開始。這樣的撰寫佈局有兩大好處,第一、一本著作的篇幅有限,若求從古到今鉅細靡遺,抑或是大而化之只論大略輪廓,都有「過繁」抑或是「過簡」之弊端。其次,對於醫療科技之發展,無論是福是禍,整個東亞世界在近代都不可避免地受到西方醫學的衝擊,而大大改變了各地區既有傳統醫學之樣貌。讀者要理解現代醫學為何長成現在這樣「中、西醫二元系統」(對日本而言是漢醫、對韓國而言則是韓醫),同時在一種衛生體制內「對等並存」或「主輔共存」之各種複雜與多元之面向,就要從東亞世界的「近代」開始講起。羅家倫(1897-1969)於1931年發表一篇〈研究中國近代史的意義和方法〉,具體的說明了

他的見解。他強調研究近代史的重要，譬如自然界受動力的支配，愈是接近，影響愈大，像一顆石子於水中，其波動愈近愈大一樣。所以他說：「要知道人類或民族過去的來歷和演進，現在的地位和環境，以及他將來的生存和發展，都非研究他近代的歷史不可。這不是說遠古的不要研究，或是研究了也不重要，乃是說近的切的更當研究，尤其重要。」[02] 故要了解東亞醫療的現狀與問題，從近代開始講起是一條極佳的撰寫策略，所以我才說，若要挑一本值得閱讀的研究讀本，我會誠摯推薦這本書。

總體而言，這本書的定位是教科書，也具備通史的架構，分別以「概念與名詞」、「歷史演進與轉向」（分述東亞各國與西方醫學之相遇）、「現象與議題」（分述東亞各國醫藥學在面對西方醫學挑戰時的回應）等主軸來介紹近代東亞的醫療史發展。除了基礎史事之外，還展現了作者獨到的史識，這是非常不容易的，何以見得？先說一個故事，根據嚴耕望（1916-1996）的說法，他的老師錢穆（1895-1990）撰寫的通史教材《國史大綱》，識見卓越、立論精闢，顯見錢穆之才氣縱橫[03]。自九一八事變之後，國民政府明令「中國通史」為大學必修課，當時民族主義情緒高漲，誘發了學界重視傳統文化和固有歷史之教育和研究，欲從過往經驗中取法借鑑，找尋國家發展的正確道路，成為歷史書寫之重要目的[04]。當時傅斯年（1896-1950）等一批北大教授於 1933 年決定由錢穆一人獨任，大概一開始就只是一個教學任務上的安排。在錢穆的回憶文字中，他認為上一門課就必須首尾貫通，也不認為給非歷史系學生上中國通史課就必須要簡化，要一視同仁、不能打混，授課教師必須求取整體課程之貫通[05]。他所準備的通史教材，幾乎花去了他大部分的精力[06]，這些日子的備課與

---

02 羅家倫，〈研究中國近代史的意義和方法〉，《羅家倫先生文存》第 2 冊（臺北：國史館，1976 年），頁 51-76。
03 嚴耕望，《錢穆賓四先生與我》（臺北：臺灣商務，2008 年），頁 51。
04 蔡樂蘇、歐陽軍喜、張勇、王憲明，《中國近代史學科的興起》（北京：清華大學出版社，2018 年），頁 24。
05 錢穆，《八十憶雙親．師友雜憶》（北京：生活．讀書．新知三聯書店，2005 年），頁 163-164。以及李孝遷等主編，《近代中國史家學記》下冊（上海：上海古籍出版社，2018 年），頁 642-643。
06 該課程從講義、參考資料到形成教科書的過程，可參考錢穆，《國史大綱》上冊，「書成自記」（北京：商務印書館，1996 年），頁 1-4。

準備，就成了日後《國史大綱》內容的基礎。

最有意思的是，書成之後，張其昀（1901-1985）拿《國史大綱》給傅斯年看，傅氏竟回：「向不讀錢某書文一字。」[07] 但其實傅又一直偷偷在關注錢穆讀了什麼書，那麼為何又出此酸言酸語？撇開個人恩怨不談，其實當時通史不是史學研究之主流，「正史」不為當時史家重視；但錢穆這本書叫好又叫座，實在太過搶人眼球，看在傅的眼裡，他或許立馬想起了他在 1931 年編寫的《東北史綱》，原本也想仿造通史體例，結果出版後竟遭致不少批評，無論在內容上、剪裁上、史料上，都有誤謬之處[08]。雖然，我們不能以一本書來評斷傅氏學養，而且這本書的寫作時間較《國史大綱》更為倉促，可以說傅氏已盡了九一八事變後「書生救國」的本分，但傅氏確實寫不出一本好的通史作品。並且，嚴耕望於 1983 年撰文指出：民初顧頡剛（1893-1980）、傅斯年治學雖各有特色，然「精力瘁於領導，本人述作不免相應較弱。」[09] 換句話說，傅氏都在忙於學術行政，難以專心讀書、撰述，當然也難產生好的作品。

另一個可資證明的例子是民初最被忽略的史學家呂思勉（1884-1957），乃近代中國第一位史家撰寫醫療史的典範。1919 年，由其主筆而後成篇的《中國醫學源流論》（原本為《醫籍知津》），是研究中國醫學史的重要參考著作[10]。呂氏自幼即飽讀經史典籍，據說二十四史中「四史」皆讀過四遍，其他則也皆讀過三遍[11]。不僅如此，他更通讀《四庫全書》提要，掌握專門學問的目錄之學，故「子部‧醫家類」全文，想必他已相當熟悉[12]。呂氏撰寫通史的

07　錢穆，《八十億雙親‧師友雜憶》，頁 218。

08　張峰，〈抗戰時期史語所學術群體治史理念的轉變〉，《澳門理工學報（人文社會科學版）》，20.3（2017 年），頁 105-112。

09　嚴耕望，《錢穆賓四先生與我》，序言，頁 1。

10　皮國立，〈近代史家撰寫專門史的路徑 - 以呂思勉（1884-1957）的著作與思想脈絡為主的考察〉，《中醫典籍與文化》6 期（2023 年），頁 61-94。

11　呂思勉，《史學四種》出版說明（上海：上海人民出版社，1991 年），頁 1。

12　李永圻、張耕華，《呂思勉先生年譜長編》上冊（上海：上海古籍出版社，2012 年），頁 51-52。

功力,不需要本序言再多加介紹[13],他寫作近代第一本醫學歷史時,雖篇幅不大,但求提綱挈領,大約只花了一年時間就寫完;因為他之前已透過有方法的讀書,理解中國醫學發展之大勢,故能迅速掌握醫學發展源流與大概的醫學發展史,故下筆迅速如有神。而今日資訊爆炸,二手研究甚多,編寫醫學史教材和讀本,當然不可能只述發展源流,必須掌握更多不同的跨國知識系統,方能順利詮釋「東亞現代醫學」這樣的概念;再加上劉教授這本書還有韓醫的內容,乃過去相關著作所不及,更是本書一大特色,可讓讀者看到更全面的「東亞」。

講述這些故事,其實是要告訴大家,編寫通史或教科書絕對有其學術價值,其市面影響力與所耗費之心力,值得肯定。換句話說,不是只有期刊文章或學術專書才叫「研究」,一本好的通史、一本實用的教科書,對人文社會學科的影響力,更為深遠。而本書為了方便讀者閱讀,已省略了冗長的註腳,作者將於另外一本著作呈現,可見作者在撰寫這本書時的學術基礎已相當紮實,也顯見本書編排有照顧到讀者閱讀之方便。此外,本書的章節編排,長度恰到好處,符合大學一學期的授課內容,在教學現場中可謂非常實用。

誠如作者所言,我相信如果不是他在東、西方醫療史授課場域教授達二十年以上之經驗,得以積累功力,並在著作中將教學現場內學生可能產生的疑問,想方設法地給予解答,並形諸成書內文字,我想這本書是不可能完成的。一位學者若只關在研究室單獨寫作,未與人群(學生)與社會(大眾)互動,那麼,如何能期待他的「研究」產生影響人文的價值呢?作者能寫成本書,除了個人研究外,絕對得力於他在教學現場的省思與沉潛,方能成就此書。前述傅斯年就從未好好教一門課長達十年以上,所以其研究都是專論,很難撰成綜論類的通史。

總結來說,可以說教學與研究合一,乃此書最為人所可能忽略之特色,筆者於此序言必須清楚點出。並且,本書也有專題類的「醫學與戰爭」、「科學病理論與文化疾病觀」的特殊專題,也非純粹的通史,仍有不少作者自己在研

---

13 趙梅春,《二十世紀中國通史編纂研究》(北京:中國社會科學出版社,2007 年),頁 26-27。還可參考皮國立,《跟史家一起創作:近代史學的閱讀方法與寫作技藝》(臺北:遠足,2020 年),頁 228-278。

究上的反省,最後再輔以「醫學史的書寫與東亞特徵」一篇,作為全書的結論和反思,章節安排得恰到好處,可謂以「通史為主、專史為輔」,創造新的東亞跨國醫療史、疾病史的交融,是一本極具獨到見解和研究視野的讀本。基於本書的獨特性與開創性,筆者誠摯推薦給大家,希望這本書能帶給您新的啟發,燃起閱讀和研究醫療史的熱情。

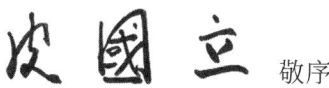 敬序

自 序

　　我從 1999 年開始在臺灣幾所大學裡兼職醫學史教學，當時採用了西方醫學史課常用的教材，如：*The Oxford Handbook of the History of Medicine*、*The Cambridge Illustrated History of Medicine*，以及 *Medicine Transformed: Health, Disease and Society in Europe, 1800-1930* 等，再視情況增補與東亞有關的研究論文。整體來說，學生對於西方醫學史的反應尚如預期，但的確對東亞的情況比較有感。這當然是因為臺灣當時開設西方醫學史課程的學校極少，加上這幾本教科書內容與插圖都相當豐富有關。這還需加上至少到 2003 年，我前往日本橫濱國立大學擔任訪問學者前，日後之醫史名家如李尚仁、雷祥麟、王文基等人尚在啼聲初試的階段，僅有少量的論文適用於課堂補充，若憑一時魯莽開設東亞醫學史相關課程誠屬奢談。2003-2004 在日本訪學的一年，讓我親炙東亞現代醫學多樣性的一面。在與學生交流和講座的場合，從清末中譯「甜肉（sweet meat）」到日譯漢辭「胰臟」與「胰管」，乃至於日常病名「支氣管炎」及「氣管枝炎」，都讓一個習慣英漢對譯醫學與疾病名詞的年輕學者，感受到西醫東來背後許多更為深邃的歷史未知性。我於是開始利用小川鼎三、沈國威、高晞等人對於早期西醫名詞翻譯的研究，並嘗試把它們加入到醫學史的講授內容。

　　2010-2011 年間，我再次有幸前往法國社會科學高等研究院（École des Hautes Études en Sciences Sociales）與西班牙巴賽隆納自治大學（Universitat Autònoma de Barcelona），擔任歐盟伊拉斯謨（Erasmus Mundus）學者參與其高等教育計畫之授課。面對來自歐亞大陸不同的學生，某些未經設計之議題，

常因文化與歷史背景不同，被提上檯面討論。嚴格來說，在緊湊的密集授課中，面對來自陌生社會的洋學生提問，我手足無措自不在話下，但也刺激了更多的想法與觀點。隨後，我再接下俄亥俄州立大學歷史研究中心資深研究員的任務，也是第一次在美國單獨帶領博碩士的醫學史討論課。面對英語流利、思慮便給的美國研究生，我每每遭遇怎樣才能適切翻譯與說明東亞現象及經驗的困局。所幸該校 Philip Brown 精通日文，慨然伸出援手，於是我便在中、日、英三語環境下，規劃出第一份英語授課的東亞現代醫學史課程。返臺後，因為參與中央研究院「人文講座」課程的緣故，便將此課綱轉為中文講授多年。我 2019 年後的 5 年以來均專職教學，從上海交通大學密西根學院、致遠學院，到醫學院，以及美國匹茲堡大學亞洲研究中心，各自在中、英語境下講授西方醫學史與東亞現代醫學發展，除累積了相當分量的講稿資料外，更因備課見證了近 20 年來各界醫學史研究浪潮的波瀾興衰。

　　衷心感謝上海交大致遠學院以及匹茲堡大學亞洲研究中心的支持，讓我能以 20 年來授課的底稿，加上過去和同學互動的材料編成此書。原本擬彙集整理西方醫學史講義的粗淺作法，在楊恩超、趙璟、林政杰、沈佳姍等現在與過去學生提供筆記，馬國安和張仲民（James Flower）在校訂及翻譯建議的協助下，決定以專題方式全面改寫。由於本書現有正文近 30 萬字，且其中部分說明為現代醫學史的脈絡補充，如果悉數採隨註方式定稿，不僅達到 3-40 萬字的規模也似無誇張這部分西醫史常識的必要。幾經斟酌並考慮本書可能之讀者定位後，決定採用當年與王文基主編《東亞醫療史：殖民、性別與現代性》的格式完成此書。至於書中有關個人意見及專論的部分內容，則預計在明年修訂英文專稿"Modern Medicine in East Asia"時，再行採取標準腳註方式呈現出版。無論如何，本人深切感激北京師範大學宋旭景編輯、臺灣喆閎人文工作室楊善堯博士在出版編輯方面的協助；他們才是鞭策本人重整百衲衣般的手稿散頁，容忍我再三修正，方得以集結成冊的關鍵。

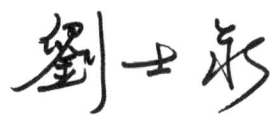

2024.10.30 於美國賓州匹茲堡

導 言

「天下豈有物境哉，但有心境而已！
戴綠眼鏡者，所見物一切皆綠；戴黃眼鏡者，所見物一切皆黃；
口含黃連者，所食物一切皆苦；口含蜜飴者，所食物一切皆甜。」
——梁啟超〈唯心〉

*"Prejudice is a burden that confuses the past,
threatens the future and renders the present inaccessible"*
—— Harper Lee, *To Kill a Mockingbird*

　　探索現代醫學進入東亞的歷史，乃至在地實踐或對撞傳統醫學，對許多人而言，不僅是知識上的汲古之旅，也是換位思索當代東亞醫療文化的起點。同時，不論是作為專業醫者及學生的業餘興趣，還是職業史學工作者和後浪的創新研究，讀史在滿足對於過往經歷的獵奇心態外，也時刻提醒著：讀史能讓人不自大，只因為雙眼看不盡眾生緣，支筆寫不下千古事。醫學知識確實專精繁複，歷史研究又豈是易如反掌；需要兼容通達二者的醫學史，即便不提專業

的知識價值，也應該能在歷史的基礎上協助讀者認識醫學的複雜性，鼓勵醫者與患者謙遜包容的態度。有太多的歷史積累與影響依然在今天脈動著，現代醫學本身就是具體而微的例證。十九世紀末麻醉術剛剛發明時，人們對於深度麻醉感到疑慮，除了尋常百姓唯恐一覺不起外，教會人員更批評麻醉是一種「假死」，既褻瀆上帝命定的旨意又深怕「行過死蔭的山谷（詩篇 23：4）」者已非原來之靈魂。這是一段能引起亞洲學生上西方醫學史課時的笑點，因為東亞社會太不經思索地把西方醫學等同現代醫學，忽略了西醫也有蒙昧迷信的古典時代。同樣地，每當說起日本醫學界對於細菌病源說固執的基礎，來自傳統儒家思想之師承倫理時，歐美學生也會對這樣的「科學醫學」心態露出無法置信的表情。以上兩組不同醫學史主題、時空及受眾的反應差異，正好顯示了醫學史內在傳統與現代的斷裂、東西歷史及文化理解的落差，當然對於講者而言，還有東西醫學史在授課內容與材料上的困窘及餘裕。

單純學習西方醫學史或東方傳統醫學，不足以全面性地探究東亞地區現代醫學的發展軌跡。只有將兩者置於一種比較的視角之下，才能認知當下東亞醫學的獨特面貌及其深層文化淵源。通過對比分析，不僅能揭示東、西方醫學文化在碰撞中的互鑒影響，更有助於釐清東亞社會在吸納西方或現代醫學的同時，是如何進行本土調適和創新的。考慮到這本書可作為與醫史教學界交流的基礎，因此在筆法上盡可能保持上課講義的語調。故在寫作章節做了點特別安排；除每講循例列入參考書目與延伸閱讀，方便讀者使用外，本書每講次的長度大約都能以平均語速口說，滿足至少兩堂課的講授時間要求。再者，在討論 déjà vu（既視感、似曾相似、差相彷彿）作為醫學、文化，與心理現象的課堂上，我曾為增加討論興趣而要求學生透過總結閱讀材料，尋找能夠代表該論文及讀後感受的「金句（quotation）」。外國學生對此設計的反應意外之好，找來一堆我未曾接觸的英語名言金句。於是我在本書每個講次之首，都加上些個人感受到或過去學生提供的金句，希望也為讀者提供些閱讀之餘猜謎的樂趣。請試著體會作者的弦外之音或我們認為的古今 déjà vu 在哪，甚至也可以找尋讀者自己的感受和名言作為對襯。

由於過去的教學經驗涵蓋大學與研究所兩個階段，因此在編排本書時，亦考慮到基礎和進階兩個層次。首先第一篇「概念與名詞」的兩講，意在闡明「現

代醫學」以及與之相關的一些基本概念，以便為後面歷史及專題論述奠定基礎。第二篇「歷史演進與轉向」包括六個基礎歷史背景之講次，主要是將西醫東傳的經歷匹配現代醫學發展的歷史敘事。本篇系統性梳理了西方醫學在東亞各地區與國家傳播和本土化之進程，以及東亞殖民醫學形成的特殊性。本篇最後一講則著重於冷戰時期國際衛生與地緣政治的牽連，並關照了政府遷臺初期一段令人深思的往事。第三篇「現象與議題」則有四個比較深入的專題討論，著眼於具體的醫學現象和議題，從多元視角剖析東亞現代醫學發展進程中出現的問題和衝突，希望能展現此一歷程的複雜性與醫史研究的專業性。至於後話一講〈醫學史的書寫與東亞特徵〉本應屬全書的結論，但唯恐學藝不精貽笑方家，因此最後決定以發問代替結論。簡單回顧醫學史教育及東亞現代醫學教育體系後，邀請讀者共同思索，甚麼才是東亞醫學史在當代醫學教育裡的機緣和應有的位置。

　　本書除作為一本醫學史參考讀物外，也希望能老調重彈一下「以史為鑒」的說法。因為，讀史也可以是把心自問的反思和修為方式。例如，癆與肺結核的討論中，十九世紀末廿世紀初的西方醫學界曾因對細菌學的樂觀期待，將結核菌素（tuberculin）視為肺結核特效藥多年，1910年代傳至東亞後，更被推崇為治癆萬靈藥，以致BCG疫苗多年來遲遲難以推廣。1908年獲得諾貝爾生理學及醫學獎的埃米爾・阿道夫・馮・貝林（Emil Adolf von Behring），曾經因為發明梅毒治療藥──砷凡納明（Salvarsan）的化學特性，將這類治療方法稱作「化療（chemotherapy）」，一個今日僅在癌症治療上慣用的名詞。他也因為這個藥物發明是從細菌染色得來的靈感，樂觀地認為化學治療可以精準地擊中病菌標靶，又創造了一個讓今人誤解的名詞「標靶治療（targeted therapy）」。以常識讀史還可能造成更深的誤解；當細菌病理學成為醫學新希望時，「滅菌」成為治病與公共衛生的最高原則，兼具預防及治療作用的血清疫苗，如白喉疫苗等，目的都在人體產生「抗菌物質（anti-microbe或anti-biotical）」。於是廣義言之，這些名詞也泛指一切可消滅細菌的化學物，包括外用石碳酸水到內服之磺胺基系消炎藥。於是1932年美國食品藥物管理局（FDA）環境衛生宣導片，鼓勵民眾用「anti-biotics」消滅環境裡的細菌時，當然不會指1928年亞歷山大・弗萊明（Alexander Fleming）培養皿裡的青黴素

（penicillium），更不可能是1943年美國才大量製造的「抗生素」藥品。

有關抗生物質英文原名與現代抗生素藥名混淆的情況，可能還隱含法蘭西斯·培根（Francis Bacon）認為的另一個價值－讀史明智。歷史敘述的基本邏輯當然是以時繫事，但縱向的時間序列，卻未必能解釋橫向關係的前因後果。西方醫學傳播到東亞的過程，並非是直接由西向東的「移植」，而是經歷了近代科學化與東亞傳統醫學相互碰撞、社會文化融合的複雜過程。在此過程中，東、西方醫學觀念展開了激烈的碰撞和交鋒，但也孕育出了具有共性的東亞現代醫學樣貌。比較研究東亞諸社會的發展，有助於讓有志者掌握東、西兩種醫學傳統，如何在理論、實踐等層面互相滲透與形塑。在第二篇的討論中，從日本明治維新由上而下的西化政策、中國紛擾而多元的西醫源流、韓國醫學從雙元體系到殖民醫學獨尊，乃至於外部體制如殖民統治，或內部機制如現代醫學教育的作用，依次鉤沉西醫輸入東亞諸地的時間順序外，更聚焦於條述內部多方力量的衝突與折衷。最終的目的是希望把醫學史作為內史及外史交織而成的結果，回應為何今日東亞現代醫學看似相仿，內部卻又差異不小的歷史原委。總之，面對外來的西方醫學知識體系，東亞國家並非全盤接受，而是對理論和實踐進行調整，以適應本土的社會環境和文化傳統。只有通過醫學史較為整體的說明，才不至於在理解這個長期調適過程時掛一漏萬或以偏概全。

總而言之，將西方醫學與其東亞化的歷史發展進行比較研究，不僅有助於全面瞭解現代醫學的發展路徑，更能解析東亞現代醫學獨特面貌之發展脈絡和文化根源。醫學史的比較視角，將有助於釐清東亞醫學現狀及其未來可能走向，讓本書讀者對東亞地區現代醫學的發展，擁有更加宏觀和立體的認識。由於在當前分科精細的醫學教育領域中，醫學科學的訓練佔據了主導地位，以至於醫學史教學的重要性容易遭受忽視。然而，當深入探索錯綜複雜的醫學知識體系與東亞社會、文化之歷史糾葛後，便會發現瞭解東亞現代醫學的傳承與形變，不僅僅是一種學術追求，還可以是培養同理心和專業人文素養的重要法門。本書探討了東亞多種醫療體系的多元根源和發展歷程，闡明東亞社會如何在吸納外來知識體系的同時，又保留了自身獨特的身份、傳統和創新。理解這種文化理念與普世科學追求之間的動態交互作用，對於培育富有同理心、整體性和公平性的醫療服務至關重要。期待通過本書的閱讀及使用，能在東亞學生中點燃

對醫學史的熱忱，協助他們建立多維度的視角，發掘醫學與人文交匯時如何為醫學專業帶來不同的視野。

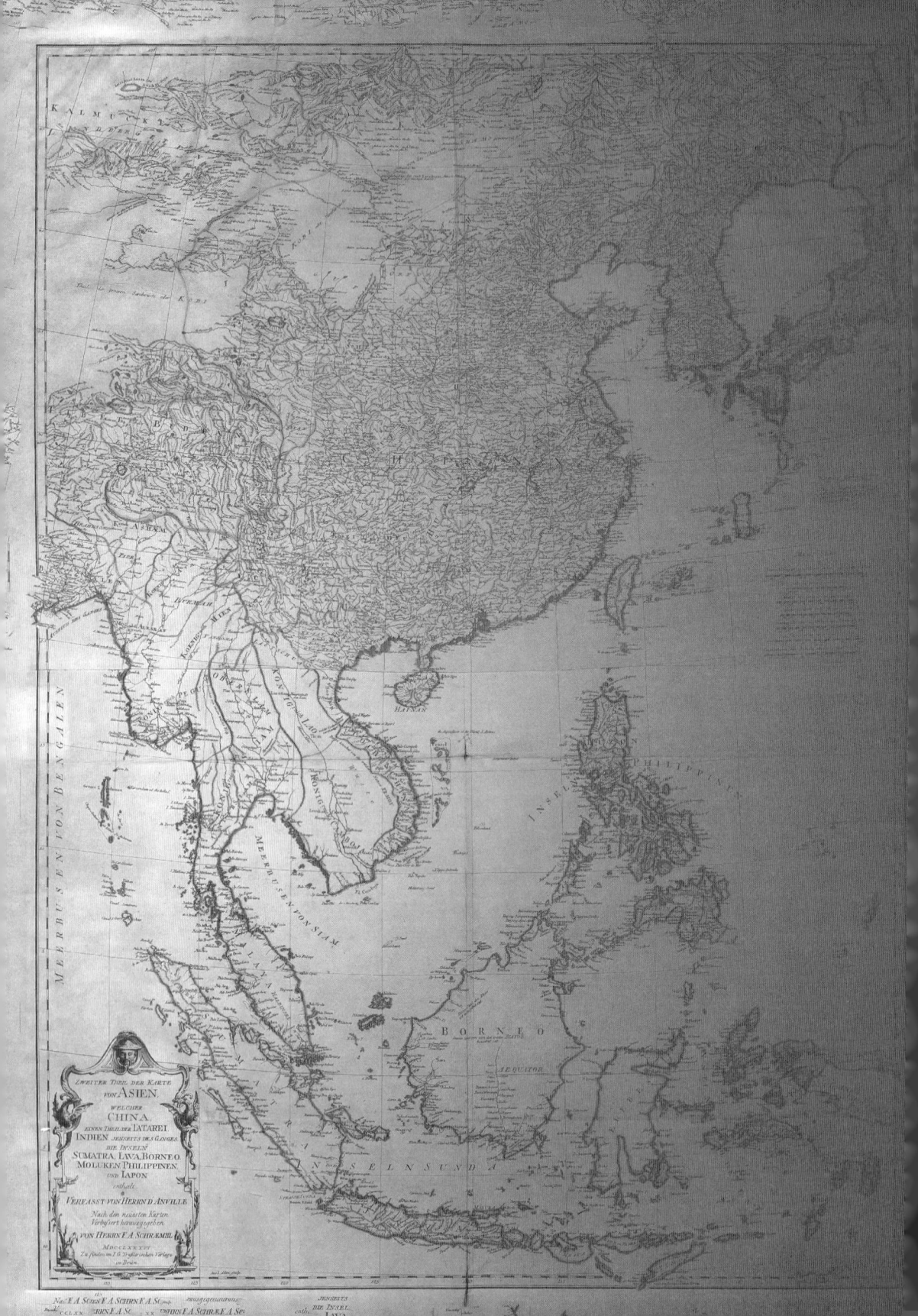

第一篇
概念與名詞

- 什麼是現代醫學？哪裡是東亞？
- 西醫東來

/ 第一講 /

什麼是現代醫學？
哪裡是東亞？

"One of the painful things about our time is that those who feel certainty are stupid, and those with any imagination and understanding are filled with doubt and indecision."

—— Bertrand Russell, *New Hopes for a Changing World*

　　甚麼是醫學？我們今日常不假思索地把醫學（medicine）與醫療（therapy）視為同一種知識或行動。但從歷史的角度來說，醫療卻可能比醫學發生的更早一些。早在新石器時代的克隆馬農人（Cro-Magnons）就已經知道一些簡單的包紮止血，或是嚼食某些野草作為提神與舒緩疼痛之用。1973 年河北省藁城縣臺西村商代遺址中發現植物種子三十餘枚，經耿鑒庭、劉亮鑒定均為薔薇科梅屬（Prunus）種子，其中有桃仁、郁李仁、杏仁等，被學者視為中國藥食同源論的考古依據。就這兩個例子來看，當新石器時代的克隆馬農人咀嚼某些莓果與樹葉時，或許只是感覺到舒緩及愉悅，未必是知其所以然而然，頂多只能視

為某種基於經驗而來的醫療行為。但若考古學家藥食同源論的推斷屬實，則商代古人就已經有一套理性歸納總結這些種子藥性的醫學了。根據教育部《國語辭典》的定義：「醫學是研究疾病的預防與治療的科學。」這個對於醫學簡要的定義，最後的總結是一種「科學」；而 medicine 在 Cambridge Dictionary（《劍橋辭典》）的解釋則是 treatments for illness or injury, or the study of these，兩者說法相當類似。若仔細比對兩種定義後，還是可以看出一些不同之處。《國語辭典》對醫學定義的邏輯是指把醫學、醫療，及預防一套知識與技術，放在今日稱為「科學」的知識體系項下。換句話來說，醫學是一整套的科學技術與知識，用來預防疾病、增進健康，以保障人類生命活動的增長。但在《劍橋詞典》裡卻使用的是「或（or）」這個字來連接 treatments（治療）與研究（study）；也就是說 medicine 在實際經驗中涉及到實作「或」知識兩個層面。這兩個層面雖然相互支持，可卻也各有關懷重心，未必能以高下或主從關係予以區分。這兩個層面若借用今日醫學教育的分類，大致上即是基礎醫學（basic medicine）與臨床醫學（clinical/bedside medicine）的區別。從現代比較通俗之觀念來說，基礎醫學多半包括了像是病理學、生理學，解剖學等涉及整套人體的知識；而在這個知識體系中，基本上不考慮個體差異性之存在。至於臨床醫學，則是將基礎醫學轉換為處理特定健康問題的方法，如外科學、內科學、調劑學等。由於患者的生物性差異或社會特質如宗教、文化等因素，都可能影響醫療處置與用藥指引的規畫，因此在臨床上醫師就經常需要考慮到病患的個別特殊性。

　　從考古資料可見，當地球出現人類不久就有了醫療活動，但卻是在醫學成為一種專門知識後，才可能有藉此解釋與治療傷病的專職醫者身份。只是早期的醫學和神巫不分，漢語「醫」和英文的「medicine」即都有替患者「卜筮」和「用藥」的意思。以中國為例，除古字中的「醫」字亦作「毉」，顯示醫者亦是巫者外；東漢許慎《說文解字》在解釋「醫」字的時候還提到「古者巫彭初作醫」，又說醫的作用在於「治病工也。殹，惡姿也；醫之性然。得酒而使，從酉。」可見中國古代醫巫同源，且醫者（治病工）可為生病的人引酒施療。至於西方的 medicine 一字係出自拉丁文 medicina，medicus（醫者）則是掌握這個知識為患者解除痛苦之人。根據英國醫學史與醫療詞彙史學家艾德蒙德・安德魯斯（Edmund Andrews）的說法，medicus 僅是指一些「可能是上帝

和人之間的仲介者」或是「可能作為調解上帝和人之間的宗教行為」。他解釋 medicus 的立論基礎除語意學分析的支援外也包括考古材料顯示，古希臘醫療行為經常在神廟或祭祀的場所進行，這些都證明了早期宗教與醫學發展初期的緊密關係。可見得不論中西方，通過考古學和歷史證據的支持，醫學最原始樸素的概念就是為人處理疾病與健康上的問題，至於醫學知識論與認識論方面，則因為時代背景而有所變化。

　　正是因為醫學的知識論與認識論會受到時代背景及地緣社會文化之影響，至少在西方社會認知的「近代」或「現代」（modern）出現前，醫學與醫療還沒有明顯的東西方之別，也受各自主要生成之文化與哲學思考影響甚深。從醫學史的觀點來看，西方醫學在近代以前經歷過三個主要的發展階段。第一個階段是基於希波克拉底原則的希臘理性醫學；希氏與追隨者根據哲學上的「必然法（apodictic method）」，認為人既然是與自然不可分的一部分，那麼影響人體恆常與病變的原因就必須從自然中尋找；第二階段則是亞理斯多德對希波克拉底醫學的推崇與擴大推論。亞理斯多德在許多作品中討論了論證理論，尤其是對證明的嚴格要求、運動理論以及基於這一實踐的系統性動物解剖及觀察，亞氏在生物分類與解剖觀察上的作品，因而促成了早期比較解剖學原則的形成；第三階段則是克勞狄烏斯・蓋倫（Claudius Galen）將必然法導入了醫學實踐中，建立起醫學理論與治療實踐必須有一致性的觀點。西方醫學史家即有人認為，到歐洲進入中古黑暗時期（西元第五至十四世紀）之前，西方的傳統醫學已從古希臘理性醫學向原始科學時期的理性醫學過渡。要言之，西方醫學也有傳統醫學的時期，在中古黑暗時期醫療充斥著迷信與神跡之前，希波克拉底斯、亞理斯多德與蓋倫已經根據當時流行的自然哲學、理性觀察等價值，發展出一套人與自然互動及相互調適的醫學觀及治療方法。但西方的傳統醫學歷經中古時期摧殘，到十六世紀以後殘餘的體液論（humorae theory）、放血法、瘴氣論（miasma theory）等，卻從十七世紀後陸續受到近代科學的挑戰，西方醫學於是開始進行科學轉向或俗謂的「科學化」，終於在十九世紀後出現科學醫學（scientific medicine）的浪潮。

　　1596 年的歐洲尚未迎來近代科學曙光破空之際，著名義大利醫生也是人體解剖師吉羅拉莫・默庫里亞萊（Girolamo Mercuriale）的學生，瑞士植物學家

加斯帕爾‧博安（Gaspard Bauhin）出版了 *Pinax theatri botanici*（《植物劇場圖譜》），這是一部仍深具早期解剖思想的植物分類書籍。稍晚之後的英籍軍人威廉‧斯林斯比（William Slingsby）則經過觀察居民生活與分析飲用水質後，發現英格蘭北約克郡（North Yorkshir）哈羅蓋特（Harrogate）的特威特礦泉（Tewitt Well）的井水，具有與比利時斯巴（Spa）相似的醫療保健特性。該地後來成為十八至十九世紀水療（hydrotherapy）熱門聖地，甚至連著名的演化學家達爾文都趨之若鶩。正當這些今人可視為「另類」生物或醫療知識流行歐陸的年代，中國醫藥界卻孕育出李時珍的藥物學巨著《本草綱目》，其中有關演化的觀察及分析，遠遠早於影響現代生物醫學發展的達爾文演化論。

《本草綱目》全書約一百九十萬字，共分五十二卷。作為一本醫藥書籍，《本草綱目》對於藥用動植物，不僅有正確的識別和分類方法，而且還對這些動植物的土、俗名進行適當且系統化地命名。李時珍直接以動物形態、行為、習性等特徵分類動物，並進行藥用動物的命名。舉例來看：壁虎、守宮、蜥蜴、石龍子、蝘蜓、蠑螈等型態類似之爬蟲類，「在《爾雅》以蠑螈、蜥蜴、蜓、守宮為一物。《方言》以在草為蜥蜴為守宮、蜓。……（李時珍認為）諸說不定。大抵是水、旱二種，有山石、草澤、屋壁三者之異……今將三者考正於下，其義自明矣。生山石間者曰石龍，即蜥蜴，俗呼豬婆蛇；似蛇有四足，頭扁尾長，形細，長七八寸，大者一、二尺細鱗金碧色……。生草澤間者曰蛇醫，又名蛇師、蛇舅母、水蜥、蠑螈，俗亦呼豬婆蛇；狀同石龍而頭大尾短，形粗，其色青黃，亦有白斑者，不入藥用。生屋壁間者，曰蜓，即守宮也。似蛇醫而短小，灰褐色，並不螫人……」其中守宮一類，「以其常在屋壁，故名守宮」；又有別稱灶馬者「處處有之，穴灶而居，灶馬狀如促織，稍大腳長，好穴灶旁」而得名。

但須一提的是，由於李時珍的分類以觀察與歷史考證為基礎，使得整個《本草綱目》在分類上顯現出濃厚的中國歷史文化影響。前述「守宮……生草澤間者曰蛇醫，又名蛇師、蛇舅母」，單就醫、師，甚至舅母為名之說法已可窺一二。然而最能反映當時社會文化對李時珍分類學影響的，莫過於《本草綱目》當中對於五行說的運用。李時珍在凡例中謂：本書「析族區類、振綱分目……首以水、火，次之以土，水、火為萬物之先，土為萬物母也。次之以金石，從

土也。……次之以草、穀、菜、果、木，從微至巨也。次之以服，器，從草木也。次之以蟲、鱗、介、禽、獸，終之以人，從賤至貴也。」顯然，李時珍是按傳統五行學說進行物種分類的。值得注意的是，或許李時珍把人列在獸之上，說明人在動物界佔有一定分類地位，但也可能隱喻人與古代的獸有親緣關係。顯見人在李時珍分類中位居最高的位子，但尚未獨立於其他物種之外。這種具有親緣性的人與物種間的關係，在一定程度上支撐了《黃帝內經》問世以來「以形補形」的中醫理論與用藥概念。

有些西方學者認為達爾文的演化論曾受到《本草綱目》的啟發，因為達爾文在《物種起源》中寫到：「我也看到一部中國古代的百科全書中清楚記載著選擇原理」，這可能指的是《本草綱目》中：「金魚有鯉鯽鰍鱉數種，鰍鱉尤難得，獨金鯽耐久，前古罕知……自宋始有畜者，今則處處人家養玩矣」的一段文字。從這點來說，似乎中國人比西方人更早從育種的操作中，悟出物種演化的道理。然而李時珍的分類基準卻是中國思想中人性之有無，並非現代生物學定義上的性狀或遺傳。難怪《本草綱目》卷五十一下「獼猴」條附「玃」會如此記道：「玃，老猴也。生蜀西徼外山中，似猴而大，色蒼黑，能人行，善攫持人物。又善顧盼，故謂之玃。純牡無牝，故又名玃父，亦曰猳。玃善攝人婦女為偶，生子。」以李時珍對玃的評論可見，比起同時出版的加斯帕爾·博安的《植物劇場圖譜》，因為缺乏了比較解剖學的知識基礎，他不僅不是從比較解剖學的觀點來看待玃與人的差別，也完全不具備十八世紀卡爾·林奈（Carl von Linne）分類學之物種之不可交換性定義──即子代是否具有生育能力。

相較於西方醫學從傳統過渡到現代的科學轉向，或有人稱為科學化之過程經歷數百年之久，東亞傳統醫學中醫、漢醫，或韓醫則到了廿世紀初，才因為西醫東漸的緣故出現「科學化」的主張或風潮。而有關解剖學、理性觀察及客觀紀錄，乃至於科學與實驗分析的科學態度，從十六世紀開始逐漸地在西方堆疊，累積出天文學、物理學、化學等近代科學知識，表現在醫學領域中則是解剖學、生化學、實驗醫學，及病理統計等醫學科學（medical sciences）領域的出現。由於西方醫學的科學轉向紮根於近代早期科學積累，在近代的後期逐漸夯實形成科學醫學的思維方式，甚至隨著殖民與帝國主義的力量，對東亞地區的傳統醫學造成莫大的壓力。如此的歷史發展，使得一般人習於混用西方

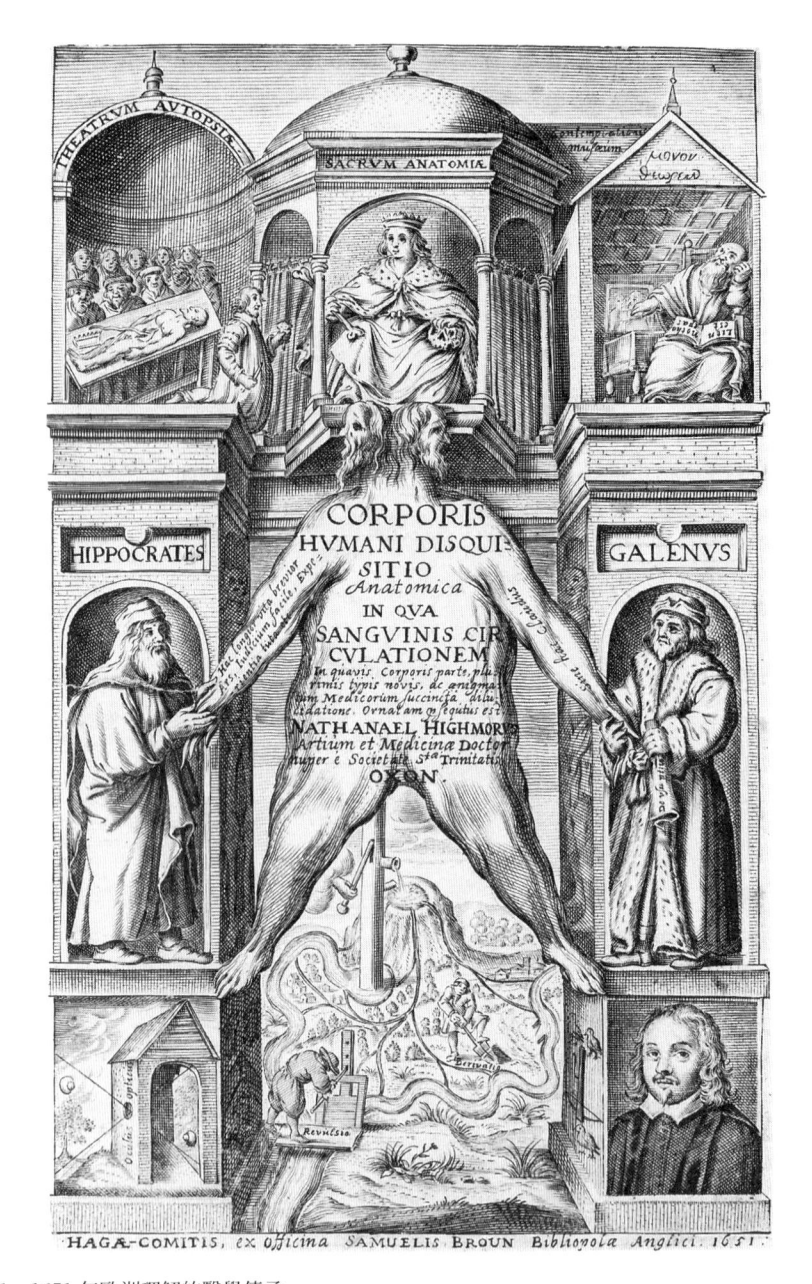

圖 1-1、1651 年歐洲理解的醫學傳承
資料來源：Wellcome Collection，Reference: 24939i，License: Public Domain Mark

醫學（western medicine）、現代醫學（modern medicine）、醫科學（medicine science）與科學醫學（scientific medicine）等名詞和概念，亦不常細究這些名詞背後的定義及指涉目的之差異。事實上，這些名詞都關聯多種不同的特定概念，而這些概念也多半和各自產生的時空背景有密切關係。此外，由於科學是來自近代西方的新概念，東亞世界在十八世紀中葉以後才逐漸接觸這些技藝與概念，遂需各自從傳統中尋找適合的翻譯。於是乎出現了嚴復把 physics 翻譯為中文「格致」，而日人卻給予新創漢詞「物理」這等情況。有趣的是，西方人對於東方的理解也在變化中，從最早期以歐洲為中心向遠方眺望的態度，稱呼東北亞及東南亞地區為「遠東（Far East）」，到廿世紀以後逐漸以「東亞（East Asia）」稱呼今日的東北亞地區。這些名詞上的演變，同樣反映了西方對於東亞地區社會與文化有了不同的認識，甚至反映在西醫東來與殖民醫學的實踐中。以下將就西方醫學、現代醫學、醫學科學等現代醫學史上重要之名詞，以及東亞地緣概念十九世紀末以來的變遷稍作說明，以備爾後各講主題之展開。

一、「西方醫學」、「現代醫學」、與「科學醫學」的映射（mapping）關係

　　由於「西方醫學」、「現代醫學」、與「科學醫學」三組概念，在醫學發展的時間軸交錯線上，互為因果卻又各自有概念範疇與指涉的現象，本處特別假借數理集合論裡「映射（mapping）」的概念予以說明。「映射」這個術語在很多特定數學領域中，被使用來描述具有與該領域相關聯的特定性質函數；這概念有時還可以更廣泛地指涉個別集合之間某種確定的對應關係。在歷史研究的範疇中，廿世紀九十年代以後，有關「現代（modern）」與「現代性（modernity）」討論是這種概念應用的一個絕佳例子，而且也對我們理解西方醫學轉變成為現代醫學的經歷有所啟發。其實，modern 這詞彙與概念在西方的出現，最早約可追溯到西元第五世紀，當時的基督徒們針對羅馬人和非基督教徒自稱為 modernus，意指在精神上過去不知道基督教的羅馬人和當前之異教徒「相對」是舊的，而基督徒們則是「新」的人。由此可以看出，modern（現代）這個字在西方歷史中一出現就隱含著時間意識裡，新舊思想潮流區隔特別是群

體的二元劃分特徵，並藉此區隔兩種不同的精神狀態。但近代作為一種世界觀，如「近代世界（modern world）」或「近代時期（modern period）」，並成為一種主流思潮與社會集體認知，則是十六世紀文藝復興以後的事情了。可這時的西方知識界之所以用現代定義自己所處的時代，真正的目的還是要對照「中古（medieval）」時代的黑暗與蒙昧無知。並為人本主義的世界觀提供了一個實踐上的思想正當性。簡單來說，modern 這個詞彙在文藝復興以後，既代表了時間意識裡一個新、舊對立的層面，也展現了西方社會擺脫宗教神秘主義，走向進步理性主義態度的自信。正是這個態度讓西方醫學從傳統進入科學轉向的過程，也與中醫為主的東亞傳統醫學產生重大分歧。

原本「西方醫學（western medicine）」詞如其名，應該指的僅是起源於西半球，尤其是希臘羅馬文明影響下的醫學。西方醫學史家們將希臘醫生希波克拉底斯稱為「西方醫學之父」，他與其門生提出的四體液（血液、黑膽汁、黃膽汁和痰）論主導了西方醫學思想至第十六世紀，甚至到十八世紀的內科學都還可以見到其影響力。希波克拉底斯的醫學理論之所以能主宰西方醫學數千年，這和羅馬帝國時期蓋倫醫師的繼承與發揚光大甚是有關。由於蓋倫不僅勤於著書，闡釋希波克拉底斯的醫學理論，他的著作與思想還隨著擔任帝國軍團醫師、皇室御醫，以及整個羅馬帝國的擴張，遍及許多歐洲的角落。隨著中古黑暗時期的來臨，希臘羅馬醫學的理性主義被宗教神秘主義所取代，蓋倫的理論也在教會逐條審視下，儘管有所割裂與改寫，卻也成為不可挑戰的聖人真言。整個以希臘羅馬醫學為代表的早期西方醫學，在中古黑暗時期被愚昧迷信及教條主義所限縮而沉淪。值得注意的是，從希臘羅馬醫學乃至於到中古，文藝復興以前之早期西方醫學的傳統時期，就病因學或生理學理論來看，中醫跟西醫的差距其實並沒有那麼大，中醫講五行、氣運這些概念，其實跟傳統西醫的四體液論與身體內外平衡迴圈的概念，還是相當接近的。

在強調時間意識與集體思潮的氛圍中，十六世紀文藝復興以後的現代世界，與西元五世紀基督徒自稱現代時的情況相當不同，某些現代特徵隨著後來發生之科學革命、工業革命、殖民運動與全球資本化等歷史進程，變得益發普遍甚且被視為西方文化的先進因素，而有了「現代性（modernity）」這個新興的詞彙。有學者歸納前人研究後，提出現代性有三個重要的思維基礎。首先，

現代性包含了一個以「人本主義（humanism）」為主體的哲學態度；特別強調人的正面本質和價值，重視人在時空中的自我實現。以人本主義作為現代性代表最簡短、明白的一句話，應該就是「現代哲學之父」笛卡兒（R. Descartes）的名言：「我思故我在（Cogito, ego sum）」。這句話背後的哲學意涵即是宣告人做為一個思想主體是不需要證明的，應該要以人為本位去思索周邊及宇宙背後的真理。其次，在以人為思想與認知本體的基礎上，世界萬物之於人都是一種表像與再現的關係。因此隨著近代世界的形成，人發現自己是主體，而自然世界是個客體。為了主、客體間的理解與溝通，作為主體的人必須透過觀察種種表像，來認識或進而掌控客觀的世界。亦即透過主體觀察，將觀察的對象如日月星辰或花鳥魚獸，以通則化、理論化的方式予以再現，藉此就可以有認識這個世界的普遍法則，甚至進一步控制它。譬如說「科學（science）」體系如牛頓的三大定律，便是用通則化的方式，透過三大定律將複雜的宇宙關係及現象再現於數字演算之中。最後則是對於理性主義（rationalism）的堅持；社會學家韋伯（Marx Weber）和哈柏瑪斯（Jürgen Habernas）的研究都指出，當傳統社會經歷現代化而呈現出現代性特徵時，這亦是科學、藝術，及法律規訓的「理性化的歷程」。在這過程中，三大領域出現專業分化，但也都促使社會走向有規律的理性控制趨勢。儘管三大領域都有推進社會理性化的共同目標，但十八世紀以來的工業革命與資本主義發展，使得科學和技術的進步不再只是客觀且價值中立的知識或行為，反倒是為了達到經濟或政治目的所運用之各種手段，有時甚至難以兼顧正義或倫理上的正當性。於是科學與技術所展現的是越來越具有目的性的「工具理性」，而非讓人類社會更臻完美的「價值理性」。「工具理性」及「價值理性」其間之糾結與兩難，可在後面的殖民醫學講次中略窺一二。

　　回到西方醫學史的角度來看，文藝復興本身對醫學直接的影響，在於描繪自然世界的力求真實。舉凡達文西(Leonardo da Vinci)、米開朗基羅(Michelangelo)等人的作品，莫不將真實人物的樣態、肌理活生生地躍然紙上。這些寫實繪畫背後的技術與解剖知識脫不了關係。也提供了我們理解為何安德列・維薩里(Andreas Vesalius)解剖學著作，會被歷史學者視為現代西方醫學濫觴的推理根據。正因為延續了對於客觀描繪事實與追求歸納真理的使命感，發

生在十七、十八世紀的科學革命（scientific revolution），對於現代科學醫學興起更有直接的關聯性。若非是物理學中力學及光學理論的進步，伽利略 (Galileo Galilei) 和哥白尼 (Nicolaus Copernicus) 或許可免遭到宗教迫害，但也不會因使用望遠鏡而提出重要的地動說。相對地，同樣的光學理論及磨鏡技術，也讓十七、十八世紀的勞勃・虎克（Robert Hooke）與安東尼・雷文霍克（Antoni van Leeuwenhoek）運用顯微鏡而提出細胞與微生物的概念。自此而後，發展醫學所仰賴的就不只是觀察與冥想，還有以科學為基礎而來的實驗設計及臨床應用，以及隨著科技進步日新月異的調劑製藥和醫學工程。醫學也在這個過程中和科學一樣，顯露出越來越多的「工具理性」。在十八世紀以來東亞的殖民運動中，所謂「殖民醫學」與「帝國醫療」的冷酷手段與作為，反映就是這種西醫「工具理性」的思考方式。從上面對於「近代」西方形成與「近代性」內涵簡要的說明中，大概可以把東亞社會普遍稱為「現代醫學」的知識與技術，視為「西方」或「西洋」醫學的同義複詞。這並不意味這個用法一樣適用於西方醫學史的理解上，因為如前所述，中古時期以前的西方還處於傳統醫學時期，以致對於現代的定義也和十六世紀以後不同。更何況，西醫東漸的風潮普遍出現在十八世紀以後，這時當然已是西方「現代」醫學嶄露頭角的時代了。

十八世紀西歐工業革命發生之後，科學不僅成為西方知識份子爭相探索的領域，更是能為民眾招致財富，至少是便利生活的期待。Modern 一詞再度被英國維多利亞時代的市民階級所廣泛使用，對照那些迂腐無能的貴族仍舊活在傳統之中。「現代」一詞對許多西歐的市民階級而言，就是技術進步與資本累積的代名詞。進步的工業化社會應該是一個如齒輪相互嵌合且規律運轉的社會，優勝劣敗的殘酷競爭與社會不平等，被達爾文的物競天擇說膚淺地正當化了。現代醫學發展到十八、十九世紀時，不論是醫生或平民百姓都期待能變得更科學化，治療也能更科技化。由於全球貿易與物流、人流的快速發展，加上工業經濟下城市環境的惡化，在十九世紀初到中期，許多歐洲城市都面臨傳染病的威脅。為了有效解釋與防堵傳染病輸入及疫情爆發，醫界出現了兩種不同的病因學說：第一種被稱為傳染論（contagionism），它假設一些疾病是可以通過商業和人口遷移傳播的，其防控手段就是實行隔離政策。儘管以防治疾病為名的隔離會導致母國商業和貿易的流通受阻，但在殖民地上卻是維持種族隔離常

見之「科學」理由。第二種理論則是繼承自傳統西醫的古典「瘴氣論（miasma theory）」，這些瘴氣受特定的氣象條件啟動，導致環境中的腐爛物質和糞便形成毒素彌漫在空氣中，為了清除瘴氣，政府或市民必須推動清潔運動，以大掃除的方式清除疫區中的污穢和沼澤地，並保障不受瘴氣污染的飲水和土地。後者雖被現代醫家視為過氣與落伍，但其中許多觀念和做法，卻仍與現代環境衛生及公共衛生思維息息相關。

傳染論派的領袖許多出身於軍醫或船醫，他們之中更有許多人就是殖民醫療官員，在殖民地衛生治理上的態度比較一致。而瘴氣論派則分為自由派和激進派，自由派傾向於通過清理污穢、淨化飲用水、控制廢物處理來解決疾病、根除問題，將疾病歸因於主要的生物與環境條件。激進派則認為疾病源於更廣泛的社會不平等現象，如資本主義所導致的貧困、污穢、營養不良和壓迫。所以恩格斯（Friedrich Engels）在 1844 年的 *Die Lage der arbeitenden Klasse in England*（《英格蘭工人階級狀況》）中即認為，資本主義體系及其階級關係不斷的發展，使得疾病發病率和分佈，與各階級的社會經濟條件密切相關。於是面對微生物學在十九世紀法國和德國的發展，當地的瘴氣論派還推出「社會醫學（social medicine）」，主張抵抗疾病不僅僅是生物學的工作，亦須依賴社會階級和經濟情況的改善。因此，在 1848 年報導斑疹傷寒疫情時，社會醫學家也是細胞學家、內科醫生與病理學家的魯道夫・衛肖（Rudolf Virchow），呼籲採取公共衛生教育及社會福利改革，以便能夠從改善社會不平等的基礎上長久控制疫情。可隨著歐洲社會主義在 1848 年後的退潮，尤其是以細菌學為基礎的預防醫學興起，社會醫學與瘴氣論的影響漸漸衰落，傳染論則是相對地成為公衛及防疫的主流思潮。在這段瘴氣論與傳染論爭霸的期間，現代醫學理論受到技術發展的巨大影響，顯微鏡技術使更多的病源──細菌能夠被視覺化。於是，細菌致病論在十九世紀七十年代和八十年代先是在法國和德國快速發展，成為構建新的疾病和健康概念的實證基礎。爾後更進一步擴展至日本、美國、中國等新舊大陸上。十八世紀以來與醫學科學和技術發展息息相關的一整套現代醫學概念，後來被許多重量級的美國醫生及醫學史家稱之為「科學醫學（scientific medicine）」。

從近代東亞史的角度來看，細菌致病論興起的 1870 與 80 年代，適逢日本

明治維新,傾國全力向德國醫學模仿西化之際;新興的細菌學及相關的科學醫學思想,自然是源源不斷地輸入日本。至於中國則時處清末政局紊亂的當口,雖然也有醫生與翻譯家試圖直接翻譯或借用日文漢詞,將細菌學與科學醫學的概念傳入中國,但整體來看,具體成效實在難以令人樂觀。正當東亞諸地還莫衷一是之際,1914年號稱美國約翰霍普金斯大學醫學院四騎士之一的威廉·韋爾奇(William Welch),不僅是正式將這套歐陸現代醫學,定名為「科學醫學」,並強調醫學教育須以科學為本的重要人物,他本身也是當時醫界公認將科學醫學帶入中國的重要推手。此外,四騎士之一的威廉·奧斯勒(William Osler),除了再三強調實驗室和細菌學對發展醫學科學的重要性外,他似乎深受現代性的影響,進一步認為科學醫學是一個全新的醫學學派,從知識基礎上就與傳統時期那些非科學的醫學根本不同。他與其追隨者相信在「科學醫學」這個概念崛起之前,醫學科學幾乎不存在於西方醫學中,因此古典時期的西方醫學根本不該被稱為現代醫學。很明顯地,奧斯勒除了與韋爾奇同樣支持科學醫學與現代社會應該與十九世紀的科學密切相關外,他更認為科學醫學是一種具有現代性的醫療態度,是一種重視及堅持科學思考的信念,唯有在這樣的前提之下,醫學科學才能有所發展。可能對奧斯勒而言,西方醫學只是泛稱誕生在西方世界的醫學,而現代醫學則必須是科學醫學,只能出現在十七世紀科學革命以後。

　　該如何厘清科學醫學與醫學科學間的映射關係?1931年的《自然》(Nature)雜誌給了這樣的說明:「醫學研究絕不僅僅涉及治療疾病,除保護人體免受疾病和意外傷害並進行修復外,尚須處理人體在各種活動和環境條件下的適當發展和正確運作。……因此,科學醫學不該只是專注於疾病,而是發展醫學的起始點……以便我們能夠協助現代臨床醫生對實驗室工具和方法的越來越多的依賴。並且把問題從病床上移轉到實驗室以尋求解決方案,然後在那裡提煉出新的問題,以供更廣泛的臨床利用。」要言之,至少到廿世紀中葉以前,科學醫學代表的是一組系統性科學思考醫療問題的模式,而醫學科學指的是這種思考模式運用下的諸多工具與技術。但對於東亞醫學史家接下來的問題或許會更為複雜,作為一個後進(late-comer)的區域,個別的東亞社該如何吸收與回應西方醫學所代表的醫學現代性,又在應對科學醫學早期發展中的時

空差異裡，日本如何在比美國更早引入德國醫學的情況下，挑戰或向美國科學醫學妥協？對於廿世紀中期以前的西方世界而言，現代科學醫學進入東亞的時間，恰好是醫療地理學與地緣政治概念中，東亞（East Asia）之概念從大範圍的遠東（Far East）裡脫穎而出的時代。以上種種與東亞現代醫學發展史有關的問題，不僅是溯源現代醫學在東亞接受及變形的關鍵，也是這本書必須框出一個地理邊界概念的理由。

二、從遠東到東亞：一個世界史觀下傳統與現代醫學的碰撞區

　　與西方醫學、現代醫學、科學醫學等詞彙混用的情況類似，遠東和東亞也是兩個定義模糊的術語，然而它們在歷史含義和使用範圍上仍有一些差異。從實際涵蓋的範圍而言，遠東通常是指包括東亞、東南亞，有時會包括部分南亞地區。但整個南亞是否都算是遠東地區，就不儘然有普遍的共識。一般說來，遠東是一個地緣政治術語，很明顯的是以歐陸，尤其是西歐為中心的立場，所投射出來的全球地理關係，專指近代亞洲大陸的最東沿的部分及這個範圍內的島嶼。1905 年英國商人也是旅行家、攝影家立德樂（Archibald John Little），在他的遠東遊歷書中如此定義：「這個術語涵蓋了廣闊的範圍，……菲律賓群島也應該被包括在『遠東』之中，……為了本工作（按即寫作本書）的目的，我們將以下地區包括在（按即遠東）定義中：中國及其周邊附屬地區、泰國和印度支那，以及構成日本帝國的太平洋上的一長串島嶼——這些都是通常被認為屬於『遠東』這個術語範圍中的國家。」立德樂自己也承認荷屬印尼與英屬馬來亞或海峽殖民地，的確在地理上屬於遠東地區，但他卻如判斷菲律賓群島應該屬於馬來民俗系統一般，武斷地將十九至廿世紀初期遠東地區最重要的兩個西方殖民地，從他的遠東地理定義上抹去。此外，立德樂毫不諱言地認為，「遠東最有價值、最重要、也最有趣的部分，是中國這個偉大的帝國——一個獨立的世界，數千年來一直是一個自成一體的世界。」於是，「中華帝國及其周邊地區的附屬地區、泰國和印度支那半島的偏遠地區，以及更極東的島國日本，共同構成了當前研究的主題。」再者，清末海關官員馬士（Hosea Ballou

Morse）則在他與宓亨利（Harley Farnsworth MacNair）合著，1931年出版之 *Far Eastern International Relations*（《遠東國際關係史》）說道：「中國，一如印度，無論從哪一點看，都自成為一個大陸和一種文明，而現在正慢慢地融合成為一個國家。東部西伯利亞、中國及其現在和過去的附屬國，以及日本群島和菲律賓群島，合而構成為『遠東』這個名詞通常所包括的區域。」

不論是立德樂或馬士筆下的遠東地區，大體上是指中國及周邊，加上日本及菲律賓群島為界以內的區域。該區域之文化特徵，特別是中國文化的影響範圍，則似乎是當時西方人區分遠東範圍的一項重要指標。對於他們這些在十九世紀末就進入遠東地區旅行或生活的西方人而言，中華文明的確是形塑遠東地區文化特徵很重要的作用力之一。也只有如此，我們才能從東西文化對抗的形勢中，猜測立德樂為何要在書中跳過荷屬印尼及英屬馬來亞和海峽殖民地，這兩個無論如何都該屬於遠東地區的西方殖民地。此外，雖然東亞（East Asia）一詞在1930年代已相當普遍，甚至是日本還另創「東洋」，強調日本在國際政治與東亞文化圈的主體性。但遠東的概念語詞彙仍舊在西方相當流行，並經常暗示中國文化在這個區域內對周邊社會之影響力。然而，除了該詞背後也有著帝國主義假設的可能性外，更由於遠東一詞強烈暗示的歐洲中心觀立場，後來一些學者批評這個術語已然過時，因此今日在學術場合或大眾媒體中已經很少使用了。

至於東亞，則除了仍具有地緣政治的含義外，在許多學術與國際關係的場合裡，更常做為一個地理和文化術語使用。就地理訊息而言，當前東亞總面積約為四百五十萬平方英里，人口超過十六億，占世界總人口約22%，占亞洲總人口的38%。又從地緣政治的角度來看，東亞地區包括中國、蒙古、朝鮮、韓國、日本、香港、臺灣和澳門，這些地方今日已是世界上重要的經濟和政治中心。但對於文化意義的指涉關係上來看，東亞一詞可能和遠東這個概念類似且既複雜也吊詭。早期西方對於對於東亞一詞的使用，仍然如使用遠東一般在地理定義上相當模糊，經常在文化上指的是與中國有歷史、語言和文化聯繫的國家和地區。但隨著日本帝國的崛起，日本政界與知識界借用新興之泛亞洲主義（pan-Asianism）話語來合法化其在這個地區的主導地位。透過「大東亞共榮圈」的概念與國際宣言，將日本對東亞的角色定位為「文明開化」的先行者，

及「西方帝國主義」之解放者，合理化其對於中國政治地位與中華文明價值的挑戰；西方帝國主義在東亞過去並未出現如此的作法與思維方式。而藉由大東亞共榮圈的概念，可以看見當時日本概念中的東亞在地理上除了日本及其殖民地如朝鮮、臺灣之外，還包括了中國、滿洲、法屬印度支那與荷屬東印度。顯然1930-40年代日本語境下的東亞，並不是整個亞洲，而是一種以日本帝國與現代化經驗為基礎而來的共同體概念。根據1943年11月舉行的「大東亞共榮圈會議」宗旨，東亞這一概念會擴展到東南亞和南亞的依據，並非是地理性或基於種族的任何理由，而是基於「亞洲各民族」抵抗西方帝國主義，及學習日本現代化成功經驗的共同利益基礎上。

對於日本形塑東亞概念與其帝國主義發展之關係，印度裔美籍學者杜贊奇（Prasenjit Duara）曾以「帝國主義的地區化」與「亞洲反帝國主義普遍化」為理解方式，認為這是日本欲以其現代化經驗取代中國後，直接挑戰西方帝國主義在本地控制力所致。而楊念群則在考察中、日、韓三國對東亞概念的變遷與操作後，指出：「『東亞』的形成，的確與西方現代歷史的演變，及其對東方的殖民化過程有相當密切的關係。但『東亞』的形成也往往與兩個過程的交錯演進有關：一個是中國周邊地區在形成自身的民族國家輪廓時所進行的『去中國化』過程；另一個是所謂『東亞』內部的相互『殖民』和『被殖民』的過程，甚至還包括中國自身的『去中國化』過程。」臺灣學者石之瑜進一步發現：「十九世紀的中國與日本在觀念上是共同屬於地理的『東亞』或文明的『東洋』這個群體，一起面對西方的入侵，日本迎接並超越西方帝國主義挑戰的契機在於與中國共同奮鬥，然而中國卻一蹶不振，以至於日本菁英對於如何處理與中國的關係難以決斷。其中包括有要切斷關係者、有要在中國進行世界革命者、有要教化者、有要鼓動中國人民驅逐帝國主義者、也有要對中國進行改造者、佔領者、統治者。」從上述學者的研究不難看出，東亞概念的形成一樣也不是來自於單純之地理區劃，而是日本明治維新後意欲取代中國的區域地位，甚至中華文明的傳統角色所建構出來的論述。有趣的是，當「東洋」一詞被明治時代學者提出作為建構日本現代文明基盤時，其影響不僅在對抗西洋文化的各種人文社會科學領域，也在日本現代醫學的領域中派生出「東洋醫學」的概念。此一概念後來還與「皇漢醫道復興」運動伴生，對同屬東亞地域裡中國的中醫與朝

鮮的東醫（即韓醫）產生莫大之衝擊。因而在近代日本政治語境中，出現東亞彷彿是東洋政治影響圈範圍的印象。

但無論如何起源於古代中醫的傳統醫學，在中國周邊社會影響深遠，也是人民生活保健之日常，而這地區正好與今日的東亞概念相符合。當代許多學者的研究都顯示，傳統醫學在近代的發展路徑，在日本因為二戰以前的經歷而產生不同的模式，至於中國和韓國的傳統醫學體系則在日本漢方醫學的影響下，表現出相似卻不盡一致的模式。作為東亞最早全面西醫化的國家，西醫在日本長期佔有主導地位，今日日本傳統的漢方醫學及治療，多由個人或研究單位承擔治療與發展的任務，僅有部分醫療保險接受有限度之漢方治療給付。日本在1980年代以前只有漢方藥被健康保險局接受為正規治療並同意支付費用，漢方醫學的理論與臨床價值則遭受強烈的質疑。導致少數能以所謂「醫學科學」研究的漢方醫療專案，才有機會被強勢的西醫學所包容或吸納。漢方醫藥的分離、科學漢方的發明，以及針灸科學研究，是日本醫史學界令人矚目的三個漢方醫學西醫化或科學化的例子，也是1930年代日本強調東洋醫學也該被視為現代醫學的核心議題。

嚴格說來，十九世紀時的「東洋」範圍其實不大；1849年徐繼畬出版的《瀛環志略》指出，「東洋」系以一大國、一小國為範疇，大者為日本，小者指琉球。可見，徐氏眼中的「東洋」俱為中國東鄰的島國。但隨著日本西化漸深及與西方接觸日漸頻繁，日本學者開始新創或轉譯漢詞「東洋」、「東亞」、「東方」、「東亞細亞」、「亞洲」等，來表達甚至擴大對映西文「The East」或「oriental」的意涵。這些漢詞指涉了不同的意義，其所對應的文明概念，及所面對的時代課題也各有不同。原本日文「東洋」的概念在十九世紀早期主要指的是中國、日本、印度的廣域亞洲範圍，但到廿世紀後因政治解釋反變得較為狹義，僅涵蓋中國、日本、韓國等地域，即多數戰前日本學者論述「東洋」文化的範圍。顯見二戰前日本學者使用「東洋」一詞時，隱含著彰顯日本在遠東地區崛起，並希望能取代中華文明對抗「西洋」文明的期待。就發生時序來看，「東洋」與「東亞」的論述都在1920年代間比較頻繁地出現，兩者論述目的及地域範圍也相似，都包括了中國、日本、韓國及東海周邊區域。直到30、40年代出現「大東亞」概念和口號後，才隨著日本對亞洲戰略範圍的擴大，將滿

洲、印度、和南洋也納入範圍。

　　早在東洋醫學這個名詞被廣泛應用之前，其背後的概念對日本而言，原本僅指稱傳習自中國的漢方醫學。但隨著1920年代後期東亞概念建構，東洋醫學被放大解釋為日本對現代醫學的重要貢獻之一，以致其內涵因而放大包括了朝鮮、日本、東南亞、印度，甚至部分中東地區，受中醫影響的傳統醫學或治療思想。當日本在1930年代全力發展「東洋醫學」這個概念時，學者們並未排除日本漢方醫學傳習自中醫的歷史事實，但把重點放在日本漢方醫學如何經歷現代化與科學化，從而有機會與「西洋」醫學（也就是中文的西方醫學）並列現代醫學之重要內涵。1920、30年代日本鼓吹的「東洋醫學」，和傳統漢方醫學最大的差異在於，其與「東亞」背後之政治意識形態相互交纏，並以西方理性主義、物質主義的態度，強調東洋醫學的自立性與科學性，標榜該醫學是產生於日本科學化漢方醫學、超越落後中醫學且足以和西洋醫學並稱現代醫學的新體系。

　　正因為東洋醫學建立在日本成功的醫學西化經驗基礎上，因此單獨使用或操作漢方藥物及針灸並不能視為東洋醫學，而必須匹配生理學、生藥學，和細菌學等西醫理論相互參照。漢方本草學者岡西為人就認為：「江戶幕府的鎖國政策導致了與中國的交流中斷，卻反過來促成了（日本）漢方醫學的獨特性。……在我國（日本）醫學取得巨大進展之際，中國卻陷入了明代醫學的陳舊習慣中……清代的中國醫學更是陷入了深深的停滯狀態……（民國時期的中醫）意識到停滯狀態……意識到江戶（漢方）醫學是偉大的，是在追求真正的醫學根本時。他們於是對日本東洋醫學產生敬意，並為加速中醫科學化，主張引入日本發展東洋醫學的經驗是必要之舉。」

　　岡西為人的這番說明，清楚點出東洋醫學是歷經科學化後脫胎換骨的江戶時期漢方醫學。但此時中醫相對地落後，並不只是因為缺乏西醫的刺激與科學化的過程，事實上早在明清之際就已落入因循舊慣、不思變革的怠惰困境中。1930年代在中國境內鼓吹「日中親善」的興亞會，在上海設有興亞醫學校。儘管這個學校以西醫教育為主，但有同時開設本草學、生藥學、漢方醫學概論等課程，遠在東北的滿洲醫科大學和朝鮮的京城醫學專門學校，也都有類似研究

機構與訓練的設置。或許可以這麼說，日本的東洋醫學是整個東亞文明建構論的一環，在不否認日本漢方醫學具有中國和朝鮮半島的醫學源流之餘，更強調日本以西洋醫學科學改造東亞傳統醫學的先進性。

日本醫界堅持東洋醫學體系的底氣，奠基在西方現代醫學的價值觀與科學思維範式上。主張東洋醫學應該與西洋醫學平等地視為現代醫學的主張，恐怕也並非沒有西醫上的立足點。十九世紀末到廿世紀初，全人醫學（holistic medicine）的概念不僅是支撐東亞傳統醫學如漢方醫學、中醫與東醫，在同時期的西方醫學中也具有相當影響力的醫學觀念。要言之，不僅醫學科技的進步需要時間，思想上科學醫學的成形更有賴特定時空條件的醞釀；早期西方醫學分科未達今日細分程度的情況，意外地讓東亞傳統醫學獲得微弱的話語權。以日本為例來看，廿世紀中葉以前東洋醫學創造的基礎，尤其是在藥物與漢方醫學生理學轉化方面，受到來自德國醫學裡，生藥學（pharmacognosy）與體質論（physical constitution）的概念與假設影響甚深。就西方生藥學及東亞本草學傳統知識而言，十九世紀初期的維也納藥劑師亞當・史密斯（Adam Smith）是第一個使用「生藥學」這個詞彙的人；幾年後的 1815 年，波蘭藥劑師恩奧廷斯・塞德勒（Enoteus Sedler）在他的著作 *Analecta Pharmacognostica*（《藥劑學文集》）中也使用了這個詞彙。但直到 1815 年德國植物學家安諾特斯・賽德勒（Anotheus Seydler），才正式確認這可以是一門藥理科學：「對具有藥理活性的天然資源和成分，或用於治療某些疾病和健康狀況受損的藥物的研究，其成果可以用於預防以維護生理正常功能。」就這個定義來說，的確與許多東亞的傳統醫學或至少既有的用藥思想相當接近。

至於體質論的假說，源於早期微生物致病論無法完全解釋傳染風險與發病率，因而衍生出來的一種生理學或病理學推論。1892 年 10 月微生物致病論史上戲劇性的一幕，正好具體而微地呈現了當時西方醫學對體質論的一般性看法。相傳在眾目睽睽的會議報告場合，德國衛生學家馬克思・佩登可夫（Max von Pettenköfer）當眾奪下羅伯・科霍（Robert Koch）手中的霍亂弧菌樣本一飲而盡，次日還刻意致函科霍，戲謔地稟明安然無恙。正是當時醫界困惑於微生物致病與環境因素論的病理學爭辯，使得體質強弱決定是否罹病的觀點，成為當時醫界可以折衷的看法而出現。十九世紀中葉的德國生理學認為「體質

（constitution）」是先天遺傳與後天生活條件在生理上之總和表現，因此儘管體質有先天與後天一貫的根本關係，但並非完全不可改變的現象，而是經年累月在各種內外總和條件中，逐漸形成的生理結構。因此如佩登可夫等人並不認為細菌應該視為病源，就因為各處皆能發現細菌的存在，因此發病的根本原因仍該取決於自身體質的強健和與環境調適的程度而定。據此通過改變外部條件與影響而非滅菌，就可以維持生理機能正常和修復病態或受損的體質。根據廿世紀初期海德堡大學教授的觀念，影響體質的外部因素包括：（甲）飲食攝取；（乙）氣候環境；（丙）光照、熱曝、水浴、按摩等人造外力作用；以及（丁）運動習慣等。其實類似的觀念中醫早已有之，如明代高濂著有《遵生八箋》，全書共十九卷，依次分為：清修妙論、四時調攝、起居安樂、延年卻病、飲饌服食、燕閑清賞、靈秘丹藥、塵外遐舉八箋。試舉其中數箋，像是《八段錦導引法》或《起居安樂箋》上、下卷裡的「居室安處」、「晨昏怡養條」以及《飲饌服食箋》上、中、下卷內的三千二百五十三種飲食和廿四種日常保健藥方，都可以看出十九世紀末德國的體質鍛煉論與中醫養生觀之間，有著許多若合符節的地方。更遑論日本江戶末年十七至十八世紀著名的漢方醫家貝原益軒，在其《養生訓》裡提到有關養生術的基礎要求，如「心氣」平和、適度與定時的運動鍛煉、飲食和睡眠適量，以及居室應當光線充足、空氣流通等主張。可見得正是因為這些醫學上的重疊面與十九世紀末西方醫學發展的歷史階段，讓日本的醫學西化過程得以接榫西方醫學科學的早期發展，使得日本漢方醫界與後來東洋醫學的鼓吹者，能夠運用西方科學為名的醫學觀，保存或科學研究某些日本漢方醫學裡的物質，特別是處方與其中之本草藥物。例如岡西為人所專長的中國草本學知識，就可以利用德國生藥學中「藥理生物學」、「植物化學」等具有現代藥物化學或生化學的概念予以研究，並完成其「科學化」漢方醫學之目的。

總而言之，當西方醫學挾著科學醫學進展，以現代之名進入東亞時，1870年代的日本醫學全面西化或近代化運動，令日本現代醫學發展幾乎和西方科學醫學比肩同步。只是隨著日本帝國的壯大，中日衝突不僅在戰場上，也在文化及醫學領域中。日本另創東亞一詞取代西方人慣用的遠東，檯面下另有意義卻是日本文明取代中華文明，除了日本將領導亞洲人民排除西方帝國主義外，更

要引導新的亞洲文化發展方向。流風所及在醫學發展方面，原本因為明治維新全面西化政策而幾乎覆滅的漢方醫學，得以藉由西醫生藥學、神經電學等新興醫學科技而邁入科學化的過程。姑且不論東洋醫學究竟有多少真正的醫學科學含量，但如此的包裝與思維，不僅讓日本醫界宣揚東洋醫學就是現代醫學，甚至還刺激了中、韓兩地中醫與東醫科學化呼聲及實踐。

三、小結：東亞現代醫學人文素養需求

現代醫學在東亞的發展與醫學科學的進步密不可分，強調理性、重視實證的科學醫學思維，多年來被東亞近代社會視為理所當然「正確的」醫學。然而醫學科學的高度偏向技術思維，加上科學醫學隱含著解構病人社會與文化等「全人」面向的內在趨勢，讓歷史社會學家尼古拉斯·朱申（Nicholas Jewson）不禁感慨「病人（sick man）消失了！」因為在一個看似不斷提供新理論和更好療法的「高科技」和科學醫學領域裡，醫療通常被認為是基於實用性而獲得療效的技藝。儘管醫學研究無疑在改變對身體功能和疾病的理解方面產生了革命性的影響，但它對臨床的醫療實踐的應用關係，有時卻不是那麼地直接明確。對於醫院裡的病人與醫生來說，相互產生信賴的物件是醫學科技，而非醫學知識或思維的本身。但在專業知識高度落差的前提下，現實的情況卻常見醫師與患者間對於治療抱持相當不同的期待。對病人而言，醫師理當運用最先進的科技，在不影響其社會與文化功能下保全或恢復其生理機能。但對於醫師而言，現有醫療科技所能組合之最佳治療方案，是以保存或恢復病人生理為優先，至於社會與文化功能則非醫療問題。診間裡這類的衝突與矛盾並不少見，如運動家是否面臨截肢、未婚女子是否摘除子宮等等，都不是病房中罕見的個案。或許因為如此，從廿世紀到廿一世紀，現代醫學的研究方式經歷了一系列的轉變。醫學逐漸從純粹的「生物醫學模式」向更加綜合的「生物－心理－社會醫學模式」演變，原本與醫學科學緊密相連之科學醫學等概念也出現了相應之變化。

現代醫療過程中可能出現之「權利」、「原則」、「價值觀」的矛盾，是

科學醫學過度強調工具理性，以及醫學科學工具化後無可避免的現實。現代醫學科技之發達與治療成效是毋庸置疑的，譬如新的藥物有機會直接治癒兒童的白血病；但病患眼中的科學靈藥，卻也得從失敗的歷史中艱難走來。一如十八世紀東西方不約而同地發展出摘除白內障的手術，但卻是要到哈羅德・賴德雷（Harold Ridley）在 1950 年成功實現首例人工水晶體植入手術後，才算是真正為患者找回靈魂之窗。而十九世紀末以來發展的消毒、麻醉，甚至是輸血等技術，不僅緩解了手術過程中難以忍受的疼痛，更將垂危轉變為生機。這種改變自然、改善事物的技術能力，在人類醫療歷史上是無與倫比的。然而，瑞典奧斯陸大學醫學倫理中心教授史托爾・法德克森（Ståle Fredriksen）仍然以「現代醫學中的器械殖民（Instrumental colonisation in modern medicine）」，描述科學醫學發展迄今的種種問題。因為從當前所觀察到的現象顯示，科學醫學的成功，也伴隨著同樣無法輕易漠視的社會失望、醫病危機和過度醫療化的問題。過於強調科學與科技的醫學被指責為冷漠、不人道、甚至是忽視人性的技術癮（addict to technologies）。法德克森認為，這是因為現代醫學對於醫學與治療過度偏重技術化與價值中立化，不論是醫生或患者還都誤以為這就是科學醫學客觀化與理性化的真諦。問題是這種現代科學醫學的「正常表現」一方面創造了有效的治療，但另一方面也導致了醫、患對於治療與醫學想像的差距。如果回到之前對於現代性的討論中，哈柏瑪斯的理論就曾為這個現象提出解釋，這是因為我們容許自己內部的身體與心靈，被外部的因素如醫療儀器與醫療行為侵入，並在接受過程中完成了科技殖民身體的經歷。要言之，新時代的醫學不僅要以科技治療肉體，還需要面對集體社會，及個人心理上對於現代醫學的許多疑問。以上種種現象既是醫學人文的課題，也是歷史與醫療發展累積的結果。

根據黃崑巖的說法，1949 年臺大引進杜克大學醫學院的醫學教育時，亦創設了兩年的醫預科，原本的用意是彌補醫學教育在「人文素質之培養」的不足。但醫預科設計的初心今日早已淡忘，更多的醫學本科課程逐漸取代了預科教育，也犧牲了人文素養有關的通識教育。類似的情況也曾出現在其它兩個東亞國家──日、韓醫學院也曾在 1960 年代以前有過醫預科的設計，以及對於人文社會科學普通教育之要求。但醫學教育在東亞日趨專業化、技術化的 1960 年代，美國卻開始嘗試打破醫學專業主義，邀請人文學者共同對話。1982 年黃

崑巖回臺創立成功大學醫學院後，方具體提出「醫學人文」概念，並主張「先作文化人，再作專業人」與黃達夫、賴其萬等醫師共同注意到歐美國家因採學士後醫學教育，醫學生早在大學期間便有機會接觸人文素養，反觀東亞諸國則因學制所限甚至是中學開始分科教育，導致醫學生難有機會接觸人文素養。此外，就業引導選系、考試領導教學的社會風氣和天下父母心，更難免使醫學人文益遭邊緣化。1994年臺大醫學院院長謝博生推動新課程，希望能夠將過去「注重醫學的自然科學特性」轉變為「注重醫學的社會科學特性」，將醫學與人文社會科學做密切的關聯。只是這股思潮因醫學院師生及社會支持不足，未能擴展至臺灣其它醫學院校。

　　嚴格來說，臺灣學界開始重視醫學人文並不晚於周邊有類似學制的日、韓、中等國家，但普及率則顯然有所差別。首先，1991年日本大學設置基準大綱化的改革，希望一改深具專技化傾向之醫學教育，開啟醫學人文教養教育的模式，強調醫生的品格或人性的發展。根據 2010 年的調查，日本各級醫學院有超過九成均已設置醫學教養課程，其中醫學史與倫理學、哲學等並列為醫學概論，大都安排在一、二年級的選修或必修課。至於韓國方面開始的時間也差不多，但教育內容不完全沿襲自歐美人文通識模式，並從傳統韓醫養成與社會期待之人格教育入手。根據 2003 年一份研究指出，為了克服現代醫學過於依賴自然科學的想法，避免導致公眾與醫界在理解醫學的整體社會關聯性方面產生侷限，韓國的醫學教育需要強調人文社會醫學教育的重要性。由於韓國對人文社會醫學的關注並不久遠，因此現今主要是從人格教育的角度開始入手設計課程。至於醫學人文在中國的發展則與其改革開放時間重疊，從 80 年代末起便逐步隨歐美制醫學教育引入。但由於中國醫學教育制度頗為紛雜，社會上雖有對醫者人品素養的期待，惟在醫療體系屢經挑戰、改革的過程中，醫病糾紛時有所聞。因此近二十年來中國的醫學人文教育除持續引入海外經驗佐參，同時也開始關注自身的社會思潮與醫者個人的教養問題。如中國科學院院士韓啟德在《醫學的溫度》中，便提出了一系列關於醫學的根本問題，包括醫學的本質是什麼、醫學具有哪些屬性以及這些屬性中有哪些是客觀不可分割的，哪些是與其他學科不同的；這些觀點均引起中國社會與醫界的廣泛熱議和深入思考。

　　目前的主流觀點認為醫學具有科學屬性、人文屬性和社會屬性，這些屬性

相互交織,共同構成了醫學這一複雜而多維的領域。科學屬性涉及醫學的基礎科學、臨床科學和研究方法。人文屬性強調醫學的倫理、溝通和人際關係方面的重要性。社會屬性關注醫學在社會和文化背景下的應用和影響。這三個屬性共同塑造了醫學的綜合性本質。如何理解醫學這三個屬性在近代東亞以來的跌宕起伏,醫學史的切入點可以提供我們更多元的思考角度,同時也是尋找前述朱申與法德克森對現代醫療科技化「大哉問」答案的可能機會。因為歷史不是一門僅僅關注人、事、地、物、時的知識,更是一門學習設身處地與建構同理與同情心的學問。儘管今日的醫療科技早已突破十九世紀的瓶頸,但醫者救死扶傷的職責與患者焦慮不安的情緒卻始終如一。閱讀與學習近代醫學史或許無法讓醫療科技突飛猛進,但卻有機會讓閱讀者理解,時空背景對於醫、患兩端的影響,並思考技術在臨床治療與社會期望方面的可能落差。這也是多年來,在近代醫學史與東亞社會的講授上,除了個人所知有限與專業的興趣外,畢竟還是有推動「有教養的醫生與有修養的病人」之一點初心。

參考書目與延伸閱讀

1. Barton, Patricia. "Imperialism, race, and therapeutics: the legacy of medicalizing the 'colonial body'." *Journal of Law, Medicine & Ethics*（Fall, 2008）.

2. Chakrabarti, Pratik. *Medicine and empire:1600-1960*. Bloomsbury Publishing, 2013.

3. Cooter, Roger and John Pickstone eds. *Medicine in the Twentieth Century*. Taylor & Francis, 2020.

4. Ernst, Waltraud, and Projit B. Mukharji. "From History of Colonial Medicine to Plural Medicine in a Global Perspective: Recent Works on History of Medicine in Colonial/Postcolonial Contexts." *NTM Journal of the History of Science, Technology and Medicine*, 17:4（2009）.

5. Fortuine, Robert. *The words of medicine: sources, meanings, and delights*. Charles C Thomas Publisher, 2000.

6. Greene, Jeremy, et al. "Colonial medicine and its legacies." *Reimagining global health: an introduction*, 1（2013）.

7. Mitchell, Campbell. "Medical Etymology: A Journey of Identity." *American Journal of Public Health*, 114:2（2024）.

8. Numbers, Ronald L. "Medical science before scientific medicine: Reflections on the history of medical geography." *Medical History*, 44: S20（2000）.

9. Shim, Jae-Mahn, and Jibum Kim. "Cross-national differences in the holistic use of traditional East Asian medicine in East Asia." *Health promotion international*, 33:3（2018）.

10. Sweeney, Loughlin J. "'Problems of the Far East': Imperial Geopolitics Reflected in the Korean Travelogues of British Officials, 1889–1900." *Acta Koreana*, 22:1（2019）.

11. Tiles, Mary. "The normal and pathological: the concept of a scientific medicine." *The British journal for the philosophy of science*, 44:4（1993）.

12. 堀毅：〈東洋医学と西洋医学〉《中央学院大学 人間自然論叢》第 38 号（2014 年）。

/ 第二講 /

西醫東來

❖

*"If history can teach us humility, skepticism,
and self-reflection, then it is very useful to us……
We should be wary of grand claims in history's name or
those who claim to have uncovered the truth once and for all."*

—— Margaret MacMillan, *The Uses and Abuses of History*

❖

　　西方醫學在東亞地區的傳入時間,雖可以追溯到不同的歷史時期,但主要還是在十九世紀和廿世紀初期。十九世紀的西方醫學輸入與東亞殖民運動之間存在密切的關係,並涉及到醫學、政治、文化和經濟等多個層面的複雜關係。首先,西方列強從十八世紀以來積極擴張其殖民帝國,逐漸入侵東亞地區包括中國、日本和東南亞等地至十九世紀末,東亞地區除中、日、韓等國外,遠東地區六成以上的土地,都已成為帝國主義的殖民地或勢力控制範圍。為有效管理殖民地衛生與疾病,並保障殖民者的健康及生存,西方殖民者將運用現代醫療,視為殖民統治的一部分,不僅保障殖民者的生存機會,更用以控制和馴化

被殖民社會及其居民。現代醫學工具在這個過程中被廣泛應用，作為一種控制殖民地衛生和影響被殖民人口條件的工具，且極度強調西方科學知識在現代醫學領域中的領先地位，成為鄙視與揚棄傳統醫學的立足點。因此醫學史學界特別有「殖民醫學（colonial medicine）」的研究課題，藉此探究殖民運動與現代醫學發展間的關係。

在許多的東亞地區，基督教傳教士是最早輸入西方醫學知識的團體。這些傳教士在當時的主權國家，如中國、日本和韓國等地，建立了醫院和醫學院，開始向當地人傳授西方醫學知識。他們主要的目標當然是傳播基督教信仰，但為了增加影響力，也同時提供西醫治療服務，從而使得傳道醫療（missionary medicine）成為當時重要的歷史現象。但與西人可在殖民地徑行推展西方醫學不同，中、日、韓諸國為抵抗帝國主義入侵、救亡圖存之下，紛紛仿效西法推行革新。為推展現代醫學不免需與醫學傳教士為善，甚或直接借力引入西醫體制與知識。如日本明治天皇接受來日西洋教會醫師的影響與建言，1874 年頒佈《醫制》為法律基礎，下令學習德國醫療體制，推動日本醫學的全盤西化。而十九世紀中葉的洋務運動時期，清廷放寬在華的醫學傳教士的活動範圍，亦主動邀請外國醫師到中國從事醫療工作。同時也在醫學傳教士的引介及協助下，派遣學生赴國外學習西方醫學。這一批受過西方醫學教育的中國醫師返回中國後，不僅傳授他們的西醫知識，更從自強革新的角度，加速了西醫在中國的影響力。

殖民醫學體制在大部分的東亞地區，直接由上而下地在殖民體制中強化了西式醫學院和現代醫療體系的角色。而在日、中以及韓等國家，西方醫學的傳入被視為國家現代化重要的一環，但如何實踐則深受國內局勢之影響。現代醫療體系包括醫學院、醫院和藥房等機構的建立，攸關現代化醫療事業的功敗垂成，更可能會影響了這三個國家，在廿世紀上半於東亞話語權的消長。但不論哪一種東亞發展西醫的形式，現代醫療機構中使用的西醫治療方法和檢驗標準，都逐漸壓縮了傳統醫學的執業空間，改變了傳統的醫療實踐範式。從醫學史的角度來說，除了外部的政治與社會因素外，西方醫學知識本身與輸入的過程，都曾為東亞社會帶來傳統醫療知識與技術等內史方面的衝擊。一些西方製藥和醫療技術，如疫苗接種、現代外科手術和藥物治療等，不僅是本地醫學界

前所未見,其背後的現代科學要素,更是難以與東亞的傳統身體觀、病理觀相容。於是因著這些西方醫學的啟發和衝擊,傳統醫學不得不隨之蛻變,轉化而出現了「科學化」的呼聲。要言之,西方醫學在東亞地區的傳入,對當地醫療體系產生了深遠的影響,促進了醫學知識的現代化和醫療實踐的改進。然而,傳入過程中也涉及到文化差異和挑戰,因為西方醫學有時與傳統的東亞醫學觀念和實踐相衝突。這些科學文化因素共同塑造了今日東亞地區,獨特的現代醫療體系和醫療文化。

本講次將從兩個面向:十九世紀西方醫學與東亞殖民運動的關係,以及十九世紀東亞地區的傳道醫學與特徵,概述西方醫學傳入東亞社會的兩股重要歷史動力,之後再分別於第三、四、五講,細論日本、中國,與李朝時期韓國的情況。

一、十九世紀西方醫學與東亞殖民運動的關係

由於許多醫師與傳統的西醫史家,習慣將醫學史寫成對抗疾病的英雄史篇,這樣的書寫傳統在 1980 年代以前,意外地隱含著肯定殖民主義的正面價值。這是因為醫學工作者及殖民地官員常會援引現代醫療,作為證明其殖民統治具有人道主義精神及高尚德行的證據,甚至強化這種觀點去替殖民統治本身進行辯護。但在殖民脈絡去強調這種觀點,往往忽略了被殖民者的體驗與感受。若以早期讚揚熱帶醫學(tropical medicine)發展的敘事而言,多半強調白種人對抗殖民地惡疫與不良環境的醫學成就。在殖民醫學敘事中時常被描繪成文明的殖民者,透過先進醫療對抗「野蠻當地人」無知、迷信及惰性的奮鬥史。但卻忽略了殖民醫學以殖民地社會、人民為實驗物件的現實,更甚者將冷酷且強制性的殖民地衛生管理,簡化成殖民者施惠殖民人口的慈悲之舉。

從 1980 年代開始,有越來越多的學者質疑上述之殖民主義與醫學的關係,並企圖從被殖民者的立場挑戰前述的觀點,進而找尋醫學與殖民主義間,如何在經濟、政治與文化史緊密結合且互為表裡。新一代的殖民醫學史學者們開始留意到,殖民醫學裡的專業客觀性,應該與殖民統治的物質目標及意識形態聯

繫起來。換言之，在殖民脈絡下的醫學，應該被視為是一種能自主產生影響的殖民勢力、政治權威和社會控制之資源。這些新一代西方殖民醫學史家的再詮釋，強調醫療工作者對殖民統治的意識形態及操作具有重要影響力，更藉此強烈質疑許多過去曾經被視為醫學成就與貢獻的論斷。

今日的殖民醫學史家更想要透過那些被支配者的經驗及觀點，來看待殖民醫學，也更把西方醫學當成諸多互相競爭的健康及治療制度中一種選擇而非必然的走向。事實上，殖民醫學存在的意義與價值，高度依附於「殖民主義（colonialism）」這個歷史現象上。然而作為一種概念或實踐模式，殖民主義在過去的四、五個世紀中，受制於不同時期政治教條、經濟活動及文化實踐的差異性，一直都是難以捉摸與定義的現象，這直接造成了我們很難定義出殖民醫學的特徵。以十九世紀的東亞地區為例，西方殖民菁英團體由於種族、語言與外觀上的明顯差異，並不容易或更不願意融入當地社會，長期都與殖民社會有所隔閡，而局限其活動在經濟、軍事及官僚控制上。據此，日本在東亞地區的殖民醫學發展，就比較能擺脫西方殖民醫學的外部限制。

不可諱言地，西方殖民菁英與被殖民社會的隔閡，除了殖民者主觀的意願外，當時許多西學理論也都支撐這樣的殖民醫學模式。首先，有鑒於早先在新大陸的殖民經驗，西方醫學往往透過探險家、船醫、軍醫與傳教士，一步步推往陌生與未知的世界。如此的歷史場景使西方醫學裡的藥物和避病方法，如同船堅炮利和教士手中聖經一般，都是打開異世界、馴化野人的重要工具。隨著殖民範圍的擴大，益發使西方醫學與當地的傳統醫學信念及治療實踐格格不入，尤其加深了殖民者把醫學視為一種防禦的、敵對的、或傳道與教化的工具。再者，由於十八、十九世紀西方「瘴氣論」的盛行，西方社會普遍相信熱帶氣候中鬱積的瘴氣會導致疾病的說法。於是調查不良自然環境、尋找適合居住的處所，自然是殖民醫學的要務之一。十九世紀的殖民醫學工作者於是投注精力在地形學調查、氣候觀測等工作上，甚至是嘗試以量化的方法判定環境、醫學、人口與疾病發生率的關係。殖民醫學還會將環境適應力與達爾文的進化論聯繫起來，企圖推斷種族間體質的差異和風土疾病的病因關係。這樣的思維除了可在英屬印度、馬來亞等地與荷屬印尼被殖民後，西方殖民者所進行之一系列風土及衛生調查得到證明外，亦可以見諸於日本佔領臺灣與韓國後，優先進行風

土環境調查隨後才據之擬定殖民地衛生行政的做法上。

　　由於西方殖民運動開啟於瘴氣論盛行的年代，而病理學說在十八世紀末、十九世紀初，因為與希波克拉底斯的醫學觀相結合，掀起一波疾病或病理地理學的思潮，被英國學者大衛・阿諾（David Arnold）稱為「新希波克拉底斯運動」。該學說非常重視疾病發生與自然環境的關係，迄今仍被視為一門重要現代醫學專科的「熱帶醫學」，其命名就與這個醫學思潮關係深厚。十八世紀以來，如何防堵疾病入侵母國、甚至是預知殖民地上爆發的疫情，並維持必要之行政管理與生產，讓以新希波克拉底斯醫學思想為根本的病理或又稱醫學地理學，成為發展殖民醫學的重要知識之一。甚至到了廿世紀初期，醫學地理學的影響仍可以見諸於許多地方的海關檢疫報告，或殖民地衛生與相關疾病調查之中。簡單來說，這套醫學地理學或預防論據，重視環境風土乃至於社會特質與疾病發生的關係。儘管十九世紀末以後細菌致病與傳染論逐漸抬頭，但由於醫學地理學背後與西方地理學、航海學，以及氣象、地質、海洋環境等知識，從十八世紀以後即緊密相結合的緣故，早期的東亞衛生調查或檢疫報告也同樣反映出這個思想的深刻影響。1852 年由當時醫學地理學權威，也是醫師的德籍學者 Dr. Heinrich Berghaus 所出版之 *Physikalischer Atlas*，就據之表明疾病之發生與氣候、自然環境，以及人文社會特質間具有密切之關係。書中各種疾病地圖的繪製，表現出自然與氣候條件對於特定疾病發生的關係，成為許多國家入港船隻健康檢查與檢疫標準之依據，並擬訂那些人貨到港後需進行特定時間之隔離，以確保某些風土疾病不至於蔓延。新希波克拉底斯運動與醫學地理學的影響力，在細菌致病論出現後依然持續了相當一段時間。從歷史的角度而言，與醫學地理學的快速風行相比，現代細菌學與致病論的興起和大眾接受是緩慢的，更深受不同社會與政治背景的影響。十九世紀後推行醫學西化的東亞各國，就在這不確定且多變的殖民醫學轉型過程中，各自開展出西化的進程，但也共同孕育出了東亞殖民醫學的特徵。

　　十八、十九世紀西方醫學進入東亞社會之際，瘴氣論與醫學地理學也隨之東漸，許多的特徵都可在清末發行的《海關醫報》裡得見。《海關醫報》創刊於 1871 年，1910 年第八十卷出版後，《海關醫報》便未再付梓；1915 年底，總稅務司安格聯（F. A. Aglen）決定將其由海關造冊處轉交給《博醫會報》出版。

該醫報以中國區域性疾病考察和分析為主旨，紀錄了海關洋人醫員在西醫思路的指引下，在中國乃至亞洲「發現疾病」的探索歷程。根據《海關醫報》內容所示，醫官紀錄除了檢疫和地方流行病報導外，也常包含駐在地的氣溫、濕度，與風向等氣象及氣候訊息。其中後世稱為「熱帶醫學之父」的派翠克・萬森（Patrick Manson，又譯萬巴德）醫官，就是一位長期記錄環境、氣候變遷與風土疾病變化的佼佼者。綜觀整個《海關醫報》的紀錄要項與書寫重點，不難發現醫官紀錄的訊息與檢疫指引，跟當時醫學地理學對疾病發生的認識及假設有密切之關係。

現在去查閱熱帶醫學的教科書時，內容談的不外乎都是瘧疾這類的寄生蟲傳染病。但如果今日的醫學史研究者，僅以此知識基礎去理解十九世紀以前之熱帶醫學，不僅可能因此未能掌握早期熱帶醫學表現方式，意即和內科學、外科學很不一樣的關鍵，在於它非常重視氣候帶跟病理條件的關係，也將漏失了它與希波克拉底斯環境致病論的緊密關係。逕至引用現代熱帶醫學知識理解其早期歷史有更大的風險，可能會把現代熱帶醫學僅僅視為一種研究細菌學與寄生蟲學的知識，失去了該學科之所以用「熱帶」命名的歷史淵源與知識演進之複雜性。再者，從瘴氣論的熱帶醫學轉向成為細菌學說之熱帶醫學，也正好與兩項重要的歷史背景因素相互影響。首先，由於十八、十九世紀是歐洲殖民運動的高峰，歐洲人開始走出習慣的溫帶生活圈，邁向未可知且陌生的氣候帶與遠方風土。當這些歐洲人進入到亞洲季風帶區域後，他們見識到陌生的疾病、奇怪的藥物，甚至是不同的人種以及他們特殊性的生存及醫療方式。在現代細菌學說尚未完全成形的十九世紀中期以前，新希波克拉底斯醫學的詮釋方式，為許多西方醫師和殖民管理人員提供了必要的醫學假說，甚至是推進相關之醫學研究，以瞭解當地的健康狀況和疾病流行情況，進而制定必要之衛生政策，甚至還被用來合理化其殖民統治。然而，當細菌學與寄生蟲學引領傳染病因學風潮之後的廿世紀，儘管殖民因素依然存在，可防疫專家的焦點已逐漸脫離環境中的病源因素，逐漸聚焦在病原體與疾病發生之關係上。

隨著殖民運動而來的西方醫學，當然不免會與殖民地社會或人民出現矛盾，除了中國史家以清末教案為例，提到之文化與傳統價值的衝突外，西方醫學也經常與當地的傳統醫學觀念和實作發生衝撞，並對殖民地社會的醫療體系

和文化產生巨大影響。在西方人為主的殖民地，如印度支那或東南亞地區，西醫在殖民統治的庇佑下得以迅速擴張，而在其他非西方的殖民地，以殖民醫學為基礎的現代醫療體系也逐漸開枝散葉。以日本殖民時期的臺灣為例，許多受過西醫教育之私人開業醫師，甚至能在西醫成為治療主流的情況下，不靠國家刻意扶持就生存下來。而在類似中國與日本，這些難以被歸類為殖民醫學施行的地區，殖民醫學則表現在西方人士運用政治控制力，進行醫學觀察與實驗的過程；像是日本與中國的海關檢疫權力授予外人、租界的傳染病調查及衛生管控等概屬此類。後來這些因殖民勢力東傳的新式醫療與衛生觀念，尚且內化為本地日常清潔生活或衛生規訓的一部分。上述的現象及發展過程也與殖民醫學有著直接或間接的複雜關聯。

　　簡要來說，十九世紀的西方醫學在東亞殖民運動中起到了重要作用，它不僅改變了當地的醫療實作和體系，還與殖民政策、文化交流和政治控制緊密相連，並在東亞地區的殖民歷史中留下了深刻的痕跡，影響了當地社會的各個層面。根據馬克‧哈里遜（Mark Harrison）在 *Public Health in British India* 書中的分析，西方殖民者應用國家醫學於殖民地時，常見「殖民者－專業－進步國家」對照「被殖民者－非專業－落後社會」的對立論述。廿一世紀以後更有許多研究者如拉西卡‧瑞馬沙賓（Radhika Ramasubban）也強調，殖民醫學本質上是「異質性的（enclavist）」，簡單來說，就是殖民醫學本身是殖民者帶來的外部醫療因素，不論是醫學知識的本身或其實踐者均與在地殖民社會有所隔閡。因此對她的研究來說，殖民醫學完全是針對白種平民與駐軍的需要，忽略了大多數被殖民的印度居民感受。延伸而論，殖民地醫療衛生事業不僅成為殖民者改良風土的工具，也是摧折被殖民者傳統與自信心的重要手段。殖民者企圖以新的病因理論（etiology），新的「衛生」標準來證明殖民者與被殖民者，等於文明、進步對照不文明、不進步，並借此推論殖民主義具有「優越與救贖（superiority and salvation）」的性格。如此的論述一旦放在了非殖民地的中、日兩國時，就更容易被延伸解釋為「進步的現代醫學拯救落後無知的傳統社會與人民」。

　　但隨著對於殖民主義的多維理解，甚至像是杜贊奇（Prasenjit Duara）提出「隱形帝國主義（invisible imperialism）」挑戰體制化的殖民主義，醫學史家遂

將殖民醫學定義再予擴大，指涉為一種醫學上的不對等性或支配關係，而不僅限於在殖民體制內發生的現象。作為殖民運動一環的殖民醫學，在十八世紀的操作裡充滿了攻擊性與對抗性，企圖改變或避免一切不利於西方人健康的環境與行為因素。然而當時間進入十九世紀後，幾乎全世界都籠罩在殖民主義陰影中之際，卻正是西方醫學向現代科學醫學過渡的歷史階段；造成這個歷史轉向的因素很多，對個別社會與文化衝擊也有所不同。儘管多數的情況是西方醫學挾著「現代醫學」的旗號進入殖民地，但也有研究案例顯示，西方醫學之所以能完成向現代醫學轉向，東亞社會作為發展現代科學醫學的實驗及觀察場域亦功不可沒。由於各國情況不同，學者普遍認為此時的德、法兩國是現代醫學發展最重要的推手。今日耳熟能詳的細菌學巨頭巴斯德、科霍，或是「實驗醫學之父」克勞德·伯納德 (Claude Bernard) 都出身於這兩個國家。德國在科學醫學方面的發展，更得力於國家的支持與大學教育的改革。這就不難理解中、日兩國在變法圖強的呼聲中，為何各自都引進了德國醫學模式作為藍本。

　　大衛·阿諾曾經提出一個「內殖民（internal colonization）」的概念來說明美國醫學的發展，也頗值得用來理解中、日兩國可能受到的殖民醫學影響。相較於日本學習德國是 1874 年，中國則是 1895 年以後，美國比較全面的仿德式醫學改革則發生在 1910 年代，無論從哪個角度來說，美國都只能算是一個後來者（late comer）。加上儘管美國是由多族群所建構的國家，但基本上在十九至廿世紀初時，還堅持白人至上的意識形態與統治優勢。因此，當約翰霍普金斯大學（Johns Hopkins University）成為美國師法德國醫學標竿時，促成新英格蘭等東岸一流大學醫學院逐步成為現代科學醫學重鎮之際，相對地卻是以中西部貧窮白人及南方黑人醫療服務衰落為代價，並以一波波福音教派（evangelical）投身貧窮農民與黑人的公衛及護理運動作為補救。我們在上海或橫濱早期也可以看到類似的情況，這過程中展現了慈悲白人教徒，對於本地無知底層人民在醫療與衛生上的救贖。相較於日本與中國，美國在學習先進的德法醫學其實是一個落後者，更糟糕的是它還是個東亞殖民運動裡的弱者，在本地區僅佔有菲律賓一個殖民地。但這個年輕的國家充滿了野心與自信，醫學教育改革者威廉·韋爾契（William Welch）急於將號稱「科學醫學」的美國醫學向外輸出，並與洛克斐勒基金會（Rockefeller Foundation）一拍即合。1914 年北京協和醫

學院的建立,除了延續過去在華醫療傳道的基礎外,更重要的是成為美國科學醫學向東亞輸出的灘頭堡。由於中國不是殖民地,美國醫學在華發展勢必另闢蹊徑。於是透過公共衛生的方式,美國醫學以另一種方式伸出它救贖「不健康華人」的援手。。

隨著十九世紀後新興醫學科學(medical science)克服疾病能力增加,大眾對於科學醫學(scientific medicine)益發充滿信心。因此科學醫學在傳染病控制與發展公共健康上獨佔先機的印象,強化了中國人認為西醫進步有效的印象。這情況也一樣發生在日本,但相較於中國的政治混亂與中央政府缺乏主導力,日本政府從未將醫學與衛生的權力假手他人,而是自主扮演了醫療提供與衛生救贖的角色。至於韓國的情況則十分複雜,1910年被日本併吞使李朝的醫學改革一下進入到殖民醫學的情境當中,但有悠久歷史的韓醫及傳統身體、病理觀,卻又成為日帝時期朝鮮民族精神續命的解方。值得注意的是,十九世紀末後,東亞的現代醫學儘管在外觀上是西方的,但重要的內在力量卻是來自於對科學醫學的信賴。不論是美國在華醫者或日本洋醫、朝鮮西醫,西方醫學能在此時快速擴大影響力的各種原因中,現代醫療科技的進步與之前殖民醫學有關救贖的論述都功不可沒。

二、帝國醫學(imperial medicine)

帝國醫學或有時被稱為帝國醫療服務(imperial services of medicine)的概念與相關實踐,則與殖民醫學一樣令醫史學者感到困惑與難以定義。如果只是簡單地套用「醜惡的殖民主義」,或「貪婪的帝國主義」等約定俗成之印象,或許會把帝國醫學簡單視為帝國主義者美化自我行為的糖衣。像史賓賽·布朗(Spencer H. Brown)就從操作與實用的角度,將兩者都稱為帝國的工具(a tool of Empire),其些微的差異僅止於施行目的與對象的不同。在此觀點下,以歐陸經驗為基礎的西方醫學及相關的公共衛生被視為「帝國的工具」,在象徵和實際的操作上都代表了西方醫學改造殖民風土,以適合白人居住及拓墾的理想。把醫學視為帝國發展的工具,同時也是對於西方文化,尤其是醫學

科學自信滿滿的態度，以及把殖民地視為改造對象與醫學競技場的思考。對許多十九世紀西方作家和醫師來說，儘管殖民地被描繪成冒險家的樂園，但多數殖民地所處之熱帶更常被描繪為白人的煉獄。小說家威廉‧索美塞特‧毛姆（William Somerset Maugham）就曾在作品中哀歎：熱帶環境對於白人來說「不是一個適合的地方」；簡單的一句話，總結了近一個世紀帝國醫學的實踐動機和大眾支持的原因。十九世紀末和廿世紀初，醫師們試圖解決實踐帝國主義時的醫學難題。在這個過程中，他們將種族理論、病理、醫學地理學和全球政治混合在一起，形成了所謂的帝國醫學研究。這個研究在很大程度上，既是可信的醫學科學，又是相對於所謂「現代醫學」的傳統西方醫學遺緒。此外，這種醫學對種族構成和地區環境之間相互作用的研究，還構建出一番科學論述去支持許多歐洲列強的殖民管理方式。

威廉‧拜納姆（William Bynum）就認為，熱帶醫學之所以從十九世紀中期開始發展，並成為一門流傳廣泛的醫學專業，正是因為帝國間的激烈競爭以及它逐漸強化的科學能力，有助於歐洲統治下的新領土上之基督教化、文明化、商業化，或簡單地說就是帝國所需要的支配權力：「如果醫學可以馴服熱帶地區猖獗的疾病，那它無疑具有作為帝國工具的政治力量」，因而在十九世紀末，還有人直接宣稱「醫學本身就證明了帝國主義的合理性」。對殖民醫學採批判立場的大衛‧阿諾，於是在 1988 年明確指出「（西方）醫學是帝國主義意識形態的一部分」，並在十九世紀開始將醫學的運用及教育，作為一種贏得殖民地社會接納帝國統治的說詞，但實質上是為了掩飾殖民統治的強制特徵，以及建立更廣泛帝國霸權的方式。

隨著殖民中心論史觀在 1980 年代末的興起，醫學史學界開始意識到帝國醫學的概念，隱含相當強烈的「西方中心論」前提，並因循喬治‧巴瑟拉（George Basalla）有關西方科學傳播的解釋模型。對巴瑟拉的三階段模型（圖 2-1），尤其是科學知識從西方中心，向非西方邊緣社會傳播和吸收的單向發展軌跡，從 1990 年代以後，已有不同的學者提出反駁及批判性修正。這些批判的共同點即在於，帝國醫學其實是殖民地科學與實作經驗的受惠者；在特定的殖民情境條件下，殖民的醫療及衛生問題，通常都能有力地促成西方科學和醫學的進步。在許多的殖民科學與醫學史研究計劃中，熱帶醫學的發展是當中研究比較透徹

的課題;除了已知帝國醫學與熱帶醫學唇齒相依的現象外,許多研究也指出現代熱帶醫學的展開,其實是借著帝國的控制力與科學研究的理由,以殖民地作為醫學科學實驗地與觀察場域而對發展現代醫學產生重要的貢獻。

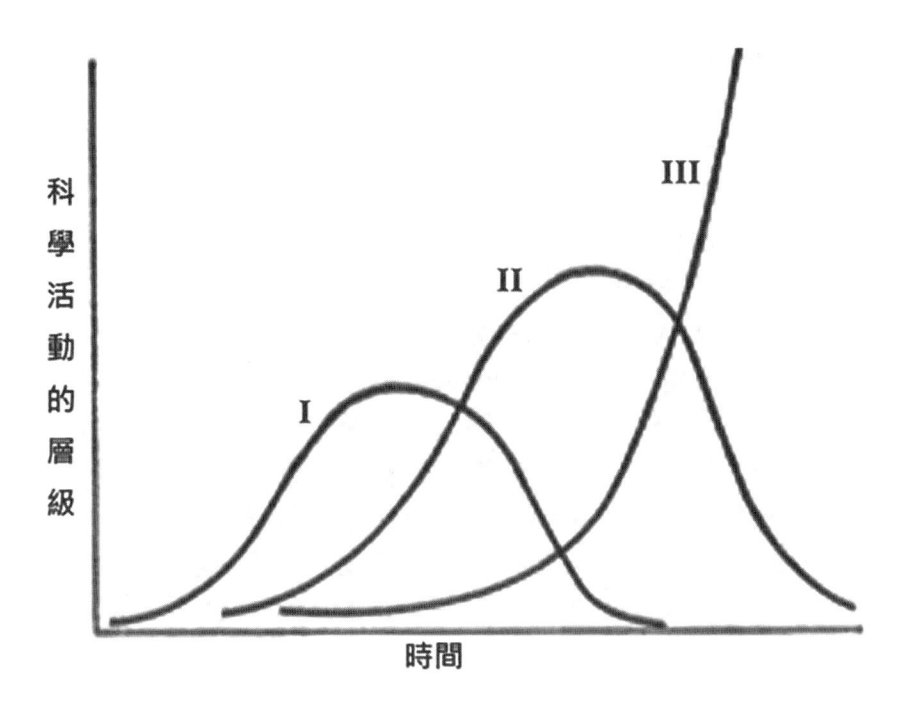

圖 2-1、喬治·巴瑟拉（George Basalla）的西方科學在殖民地傳播三階段模型

發展階段:

I. 基礎科學探索 (Preliminary scientific exploration)

II. 殖民科學 (Colonial science)

III. 獨立科學傳統 (Independent scientific tradition)

儘管巴瑟拉的三階段模型在很多方面都存在問題，但卻能表現出殖民科學為何能增強帝國主義尤其是西方帝國主義的信心。巴瑟拉理論中以西方為源頭，往殖民地單向傳遞科學知識的模型，明顯忽略了各個殖民地地理位置之間背景和經驗的巨大差異。通過「科學 vs. 非科學」的論證方式合理化「西方 vs. 東方」、「帝國 vs. 殖民地」之刻板印象。這樣的觀點當然肯定了西方醫學作為帝國工具的價值，但另一方面來說，卻也低估了在殖民主義影響下邊緣地區，如中國、日本、朝鮮等地，不僅有獨特的文化背景及維繫了數世紀的傳統醫學傳統和實踐，並且忽視了它們與新興西方醫學科學的多層次互動。

然而帝國醫學並非單純地只是一種帶有政治信仰的醫學實踐，而是醫學科技史觀與帝國主義思維的相互拉抬。舉例來說，發源於社會達爾文主義的歐陸社會病理學，刺激了醫學理論中的種族衛生學發展，並在從十九世紀初到廿世紀前十年左右，提出構建或規範種族的「醫學」標準。在這段時間中，接受西方環境病因學和體質醫學的東亞醫師們，也相應地推出了與環境病因學和體質醫學有關的自然觀念和「種族」的概念，作為擁護與應用西醫理論的一種態度。但到廿世紀前半，上述理論卻因為基於細菌學和寄生蟲學的熱帶醫學知識生產而必須有所調整。正是因為科學醫學的威力使然，醫學知識生產的關鍵場域不再只是醫師臨床上的觀察與推論，而是要求任何推論都至少須能以統計數字或實驗證明的方式予以確認。進一步說明，就現在醫學史的研究所知，1930 年代之前大多數西醫專家都認為，各個種族都是自然環境下的產物，運用帝國醫學的重點是如何馴化熱帶自然，以增加溫帶歐洲人的生存機會。但到了廿世紀以後，由於體質人類學、細菌學等關鍵醫學科學的快速發展，醫學文獻中頻繁地提出了有關種族不可變性的多源論觀點，種族的外觀或許是自然環境的結果，但就體質與疾病易感性而言，與其花精力去改變種族體質的差異，倒不如去關心環境中的細菌及寄生蟲。於是，帝國醫學的焦點開始從殖民者的身上移往殖民地的病原體。嚴格來說，醫學科學並未摧折帝國醫學的一些假設，儘管不再依賴醫學改善種族適應能力的說法，歐洲人仍舊肯定醫學科學有助於個別身體對熱帶環境的調適與抵抗力，進而轉念鼓吹透過預防醫學及衛生防疫，可以把許多熱帶病原體消滅或從環境中移除，以便保護那些似乎比本地人更容易受到感染的殖民者。因此自廿世紀初期以來，公共衛生官員越來越積極地努力通過

控制病媒和「本地病原（local pathogen）」來限制疾病傳播。總結來看，十九世紀對於「熱帶地區白人」體質的興趣與醫學想像，也許是十九世紀醫學地理學中相當醒目的一個現象。但到1900年前後，根據醫學史家埃爾溫・阿克奈希特（Erwin Ackerknecht）的說法：「氣候觀點與其它的核心（hard core）知識幾乎一起都被遺忘了！」細菌學等新興的醫學科學，似乎使得有關疾病在空間上的分佈，以及生物體與區域環境的研究變得多餘，而自然環境中的病原體及人的衛生行為則變得更加重要。上述的變化不僅沒有削弱帝國醫學的力量，反倒使其得以透過公共衛生的包裝，除滲透入東亞社會的日常外，還支撐了東亞諸國以科學醫學「內殖民」傳統醫學的態度。

當我們轉換立場從東亞的視角看待西醫東來時，立刻可以發現十九世紀的東西方間存在高度的文化差異和政治不對等性，以至於不該依賴單一的分析框架予以解釋。毫無疑問地，巴瑟拉模型確實能部分解釋西方科學和醫學東傳的初期現象，但隨著科學醫學變得越來越符合價值中立性和非西方地區對其的快速吸納，任何單向式的科學和醫學傳播的解釋模型，都會嚴重低估傳播過程的關鍵回饋及殖民非西方社會的主動性。簡要地說，殖民背景的特殊性為新的醫學觀念與實踐，如熱帶醫學的生成創造了有利條件，而這樣的條件並不可能存在於近代的西方社會或環境中。尤有甚之，原本模仿西方醫學的東亞追隨者，除了逐漸成為現代醫學發展的重要助手外，甚至借用了帝國醫學的許多論述方式，對內企圖消滅傳統醫學，或是像日本一樣發展其殖民與帝國醫學體系。就內化帝國醫學或前述「內殖民」的觀點而言，帝國醫學的某些舊論述也許未必符合歷史的真實軌跡，卻相當有助於我們掌握近代東亞社會裡，在地西醫與殖民醫學踐行者的思路。

三、十九世紀東亞地區的傳道醫學與特徵

十八、十九世紀除了殖民運動外，西方醫學亦曾透過醫療傳教士的活動傳入東亞世界。對於十九世紀進入到東亞地區的殖民主義來說，傳道醫學功能也十分重要。當西方帝國主義在東亞建立殖民地的初期，殖民醫學主要的服務對

象是殖民官員、軍隊及相關的眷屬。類似1910年代後美國福音教派提供窮人與黑人醫護照顧的情況，以服務受壓迫人民為口號的教會醫學，亦是深入被殖民者與社會的重要西醫提供者及健康照護者。他們除了常被醫學史家以較為正面的態度予以評價外，甚或被解釋為殖民醫學的救贖或反省之舉。舉例來說，對於熟讀清末中國近代史的人來說，那段歷史充滿著西方帝國主義的煙硝味和民族屈辱感。當船堅炮利的硝石硫磺爆發於中國土地之際，鴉片煙味也正侵蝕著中國人的身軀與意志。但1842年一群匿名的英國長老教會傳教士呼籲：「中國是我們的福音工廠！讓英國人的決心，送一些遠比鴉片及毀滅性戰爭更有意義的福音過去。」在這般理想的號召下，西洋傳教士蜂擁進入中國。其中有人根據聖經教義堅信醫療傳道就是效法基督的行誼。許多傳教士於是利用慈善醫療作為傳教手段，他們期待透過治療肉體上的病痛，換得尋常百姓心靈上對於基督教的信仰。醫療傳教士們如此的信念，也來自於聖經中經常記載，耶穌基督曾多次行神跡治療病患，因此醫療傳教也可說是效法基督的行誼。

但另一方面在同屬西方人的殖民者眼中，相隨殖民醫學而伴生的傳道醫學，有時卻未必與前者那麼不同。根據醫學史家沃爾斯（A. E. Walls）的說法，十九世紀的傳道醫學正是傳教工作中的「重型火炮（heavy artillery）」，藉由優勢之西方醫學技術增強福音傳播的力量。不過從醫學技術史的角度來說，沃爾斯對傳道醫學或西方醫學技術的信心，嚴格說來不算有太穩固的實證基礎。因為在廿世紀科學醫學充分發展之前，西方醫學在東亞地區的治癒率或臨床表現，未必比許多傳統醫療更有效，也因此不見得那麼容易發揮說服改宗的功用。許多十九世紀中葉的西方探險家，例如大衛·利文斯頓（David Livingstone），有時反而更信任在地的醫者和他們傳統的治療手法，而不是衣著儼然的殖民地醫官。有趣的是，西方探險家對本地醫療的信心，卻常來自於前述西方環境醫學或瘴氣論的信仰，而非人道精神或對於傳統文化的同情心。只因為廿世紀以前西方社會認為治療及染病都與環境風土有關，基於經驗積累而來的在地療法當然更適合用來治療當地的風土疾病。然而，到了十九世紀末隨著外科手術的改進、血清和疫苗的發展以及細菌學病因論的理解，西方醫學與其他文化的醫療體系之間的技術差距逐漸被拉開，這也才給傳教醫療事業帶來了新的發展動力。

當然醫學一開始僅被視為是保護西方傳教士自身健康的工具，這與他們習於西方的治療傳統以及自身的優越感有關，並不一定可以做為西方醫學優於其他傳統醫學的證據。但當他們傳播福音的努力受阻時，傳教士們自然而然轉而希望以醫學來打開受眾的心扉。有趣的是，聖經裡許多有關治療或治癒的典故，也經常出現在挑戰其它非基督教力量的場合，這一點倒相當符合殖民主義挑戰非西方社會的本質。於是早在科學醫學展現其真正的實力之前，教會機構就已開始藉由醫療進行殖民社會的精神征服。凡是國家孱弱且醫療機構缺乏的地區，如清末中國，醫療傳教士往往自行建立診所或醫院，通過照顧生病及貧窮的底層人民身體，說服他們改信基督教以尋求心靈的淨化。除此之外，醫療傳教士所設立之藥房與醫院，在幫助吸引信徒、建立與維持可運作的基督教社群之餘，有時甚至會阻擋來自敵對傳教士團體的競爭，確保傳道醫學團體可以各自在異地持續發展優勢。就這一點來說，傳道醫學團體間的相互競爭，有時不免讓它們向殖民政體或在地行政機關靠攏，讓醫療傳道的慈悲蒙上一絲陰影。

　　十九世紀下半，有許多傳教士依然鼓吹利用慈善醫療作為傳教手段，認為治療病痛是克服偏見、爭取好感的最好辦法。醫療傳教士宣稱，治療病痛不只是慈善行為，還有深刻的宗教意涵；因為聖經記載，耶穌基督曾多次行神跡治療病患，醫療傳教可說是效法基督的行誼。更重要的是，科學醫學在十九世紀中期以後的西方社會已佔有權威性的地位，此時的西方醫學以實證醫學（Evidence-Based Medicine，EBM）為基礎，多方證明它是西方科學理性與進步下的成就。但科學醫學的成功也加深了殖民主義的政治隱喻——西方殖民者正通過殖民統治的方式，將殖民社會從傳統的迷信與巫術治療中拯救出來。科學醫學的支持者與基督新教信徒們，抱持著歐洲已經脫離黑暗時代的信念，滿懷信心地要將這場發生在歐陸的醫學與宗教的革命，推往懵昧無知的異教徒世界——哥倫布之前的美洲大陸和亞、非兩地。這對於大量依靠軍隊、員警、收稅者及司法官的殖民政體而言，恐怕更樂於透過教會醫療機構裡的醫師，以較低的政治或社會經濟成本獲得並維持有效之殖民地控制。顯然相較於粗暴血腥的軍事武力征伐，傳道醫學的宗教外衣與慈悲形象，有時更能破除當地對殖民統治的文化對抗。職是之故，傳道醫學經常被殖民行政官員視為是一種「開化及安撫的力量」。醫學史家就曾指出：熟練的醫師遠勝過一隊步兵，而一間經

營完善的醫院「終究遠比一組馬克沁重機槍（Maxim guns）更有強大的威力」。附加於傳道醫學的「開化與安撫」想像與功能，使得西方醫學不再只是一種外來殖民的或異質的概念與技術，而是具備了意識型態支配與醫療文化重組的強勢說服力。然而仍必須再三提醒的是，在社會達爾文主義（social Darwinism）與帝國主義興盛的十九世紀，不論是殖民醫學或傳道醫學的論述與實踐，都經常充滿了種族主義偏見的語言。極力肯定西方醫學對白人健康的重要性，還把各種不健康與生病的原因，歸因於其它種族的無知或不相信上帝。儘管某些醫療傳教士可能會批判帝國主義的殘酷無情，但他們更常把對於西方醫學的高度信任，有意無意地表現在與殖民醫學的長期合作，及對在地傳統醫療的鄙視之中。

在十九世紀的東亞社會，外科手術大概是西方醫學最讓本地人民印象深刻的治療手法。這或許跟中、日傳統醫學中長期輕視外科技藝的儒醫傳統，以及金創科、傷科漸漸流於郎中手藝有關。此時的西洋外科承襲的是十七世紀「現代解剖學之父」維薩里以來，根據「眼見為憑、手觸為實」的態度一脈相承之人體機械論，與中醫從脈象與氣運的角度談論病理的傳統，有著極為根本的醫療文化與身體觀上的差異。此外，醫療傳教士習慣把外科成果，如白內障手術使盲人重見光明的表現，宣傳或比擬為聖經裡的耶穌神跡，使之在物理的實證基礎上還能堆疊宗教或形而上的多層想像。顯然奠基於現代解剖學知識的西洋外科手術，在這批醫療傳教士的手上，充滿著許多弦外之音可供發揮。有趣的是，當傳道醫學借重西洋外科來傳播基督福音與神跡之際，十九世紀時的部分草本西藥，反而是因為與東亞傳統用藥形式相仿，受到本地人民的接納。在此需要釐清的是，現代以化學或生化學為知識基礎，所發展出來的藥理學及藥物製造，大致上來說是廿世紀後的主流現象。根據高晞等人的研究發現，十九世紀隨著殖民者或傳教士來的西藥，儘管藥理學說不盡相同，但在形式上卻都以草本的方式展現在東亞病患的眼前。就某種角度來說，藥物形態的相仿降低了本地患者的抗拒，除非是那些具有深厚傳統藥理知識的仕紳階層，底層人民可能也願意嘗試類似中藥植物或礦物樣態的西藥。

當然，不論西洋外科如何展示其神乎其技、西藥怎麼看來像是傳統草藥，十九世紀西醫在東亞諸國的活動，仍舊不斷引發各種衝突。以中國為例，就今

天大多數人的觀點,清末西醫的引進應該代表了「科學」和「進步」,而醫療傳教士們也自認,他們為醫療資源不足的「落後地區」帶來免費的慈善醫療,紓解當地人的病痛,理應大受歡迎才對。然而,這樣的想像卻和實際狀況出入甚遠。由於清朝政府因鴉片戰爭戰敗,列強逼迫中國開放門戶,教會組織才趁著帝國主義擴張之便,威迫中國接受基督教來華傳教。因此來華醫療傳教士儘管高舉人道與慈悲的大旗,對於飽嘗民族屈辱感的漢人仕紳而言,他們的身分誠與侵略者並無二致。中國開放傳教之後,英國長老會先在廈門建立據點發展,由於臺灣和廈門語言相同,該會傳教士認為臺灣是下一個拓展傳教工作的理想地點。1864 年初,馬雅各(James Laidlaw Maxwell)醫師銜命抵達廈門,學習當地之閩南語和熟習風土民情後即前往臺灣行醫傳教。來到台南的馬雅各醫師,儘管醫療服務招來不少群眾,但仕紳的疑懼以及百姓謠傳卻也一發不可收拾,指控馬雅各施行邪術,挖取人心、內臟和眼睛來煉製藥物與鴉片。屢遭騷擾、攻擊的馬雅各向當地知縣求助,但仕紳、官吏卻都推託表示愛莫能助,甚至認為傳教士施行邪術和用迷藥害人並非謠言,就連專程處理馬雅各教案的清政府官員也大多對此說法深信不疑。

類似的情況也發生在日本。1859 年,美國長老會傳教士詹姆士·寇帝斯·赫本(James Curtis Hepburn)前往日本從事醫療傳教工作,並在美國領事館的保護下放棄長崎的醫務,前往新開放的條約港口橫濱,於 1861 年在宗興寺開設了一間診所。作為第一個駐在新開放的條約港口附近的醫療傳教士,赫本很快融入了當地的外國人群體,並因此被任命為美國領事湯森·哈里斯(Townsend Harris)的醫師。根據現在的研究發現,赫本攏絡日本病患的手法非常多元。他一方面招收在地日本學生,如古屋佐久左衛門、沼間守一等人傳播西醫知識,另一方面在開立處方時使用許多日本漢方草藥,儘量符合日本病患既有的用藥習慣。但卻仍因為他積極地向在地日本人傳授西醫與基督教義,幕府當局在疑慮氣氛下要求赫本將診所遷往橫濱外國居民區,並向日籍病人施加壓力要求他們停止前往就診。終於迫使赫本關閉在宗興寺的診所,轉而在橫濱外國人居留地的京橋重操醫業。

十九世紀下半在東亞持續出現的傳道醫學衝突案件,帶頭滋事者其實往往是地方仕紳,甚或有政府官員背後鼓動。他們所持的理由多半是文化性、道德

性的而非醫學性的，當然也有時會參雜政治上的動機。此外，醫療傳教士也確實經常認為傳統醫學和當地宗教信仰有密切的關係，若能證明西醫比傳統在地的「巫醫」高明，更可一挫異教信仰的銳氣。這樣的想法不免招致中國仕紳或日本士族的反感，導致文化摩擦之餘更有意氣之爭的成分。此外，當時傳教士偏好以割除腫瘤、白內障以及摘取結石等，這類具有戲劇性效果的外科手術來吸引病人。認為這類效果明確的外科療法，更會讓當地人信服西醫的效果。然而傳教士卻常為了傳教之目的，讓施術過程刻意充滿基督教的儀式感，從引導病患敬拜上帝、按額禱告，乃至於看診施術時，勸誘病人信教，都讓求診的病患或冷眼旁觀的仕紳們心感不安。對不明就裡的當地人來說，傳教醫療的宗教色彩，很容易讓他們誤以為傳教士是借助神力來進行治療，甚至是在施展邪術妖法。百姓這樣的印象往往與傳教士批評傳統「巫醫」的言詞形成強烈的對比，不免予人以子之矛、攻子之盾的機會。原本良善美意包裝的傳道醫療事業，在十九世紀初期的東亞，卻遭遇激烈的暴力抗拒，並且導致不幸的流血衝突。在傳教士能夠改變當地人對於宗教、醫療和身體的認識之前，反基督教人士總能運用傳統文化資源，對傳教醫療的用意和效果做出敵對的解釋，進而有效地抗拒基督教的教化與現代醫學的啟蒙。如此的矛盾及衝突也恰好投射出，在廿世紀科學醫學席捲全球之前，西醫其實未必能完全仰賴實證基礎贏得東亞人民的信賴。

地方人士眼中西方人批評傳統「巫醫」，卻在進行醫療行為時訴諸宗教力量的自相矛盾立場，對醫學傳教士而言卻毫無違和。這是因為歐洲經歷過近代歐洲的科學革命與宗教革命後，到了十九世紀傳道醫學進入東亞世界時，已經可以把宗教和科學這兩個看似對立的領域相結合；這是一個非常有趣且獨特的現象。也許正是因為當時的西方社會已不再認為宗教和科學之間有著無法跨越的鴻溝，大多數十九世紀的醫療傳教士多半將基督教視為一種「理性的（rational）」宗教，堅信其闡述的「真理」經過了千百年的試驗和驗證，一如西方近代科學的飛躍般，早已超越了許多文化的原始迷信與信仰。不過話雖如此，單是在西方醫學的內部，殖民醫學與傳道醫學間還是各有領域與關注的。相較於殖民官員更重視殖民者的身心健康，傳教士們一方面希望救贖被殖民者的身心靈，彌補殖民醫學不能也不願照顧到的陰暗面。但他們卻也生活在「西

方醫學至上」的矛盾中，往往未經思索就批判殖民社會，認為把宗教與治療相結合是原始的、愚昧的做法，是導致前近代巫醫傳統延續之主因。為了拯救無知的本地人們，醫療傳教士與殖民官員一樣都肩負著「文明開化」殖民社會的天職；對許多身在東亞的西方人來說，這就是「白種人負擔」的天命。

前述的討論與說明，似乎意指傳道醫學可能只是一種意識型態，不儘然可以收納到醫學技術史或知識史的範疇中予以理解。但事實不然，除了前述傳道醫學搭著西洋外科進步的順風車，以及早期西藥形式與東方傳統用藥相近的便利性，都顯示傳道醫學在東亞的發展，仍與近代西方醫學向科學醫學轉向的進程息息相關之外，近年來醫學史學家在討論西方醫學傳入殖民地環境的過程時，還圍繞著特定的醫學「爭議知識」與其背後的概念進行深刻討論。例如解剖與保存標本的概念與作法，就是造成當時傳道醫學常和本地知識份子產生齟齬的重要爭議知識。在人體機械論主導下的現代解剖學，重視人體的分割解剖及病理標本的保存，這些實際的人體物質都被視為醫學及病理知識或判別的重要來源與依據。是故，部分西醫師在當地重症病人死去後，會想要透過病理解剖來進行研究、理解病因。但因許多東亞社會並無解剖的醫學傳統，解剖死人的做法經常引起當地人的恐懼和憤怒。更何況在許多廣為流傳的民間傳說和傳奇故事裡，都會提到可以用人體來煉丹製藥的情節。舉例來說，在《西遊記》中，吃唐僧肉可以長生不老的情節就是這種觀念的反映。甚至是東亞都推崇的傳統醫書也不乏用人體為藥的記載，如《本草綱目》中的人部，便列舉了許多利用人體各部位來治療疾病的方法。二十四孝傳說裡的〈割股療親〉甚至宣稱，孝順的兒女割下自己的肉讓父母食用，可以治好父母的疾病甚至延年益壽。這類傳統思想顯然都與西方解剖學格格不入，也讓那些反對傳道醫學的民間人士振振有詞。

四、小結

　　十九世紀在西方醫學傳入東亞世界的過程中，殖民醫學與傳道醫學共同扮演了重要的先驅角色，就當時地緣政治的情況來說，醫療傳教士在中、日等國的主動角色，差可比擬殖民衛生官員在英屬印度、馬來亞（時稱海峽殖民地）或荷屬印尼的功能。學者梅根‧沃恩（Megan Vaughan）就曾提出了一個重要的對比觀點，她認為醫療傳教士和殖民醫療官員在執行醫療任務或衛生行政的策略上，兩者存在著目標之重要差異與價值上的重合。傳教士比較關注個別患者及其護理，而殖民官員和軍醫則更重視疾病發生因素、傳播媒介和人口變化。透過現代醫療的治療成果，傳教士期待贏得當地人的好感與信任；透過福音書中耶穌治病的範例，他們賦予醫療活動崇高的宗教意涵；透過宣教手段和儀式，他們試圖把治療身體與拯救靈魂的目標合而為一。而殖民官員則似乎更在意統治的穩定性，乃至於殖民經濟的產出率。

　　只是無論醫療傳教士還是殖民醫療人員，都對殖民地傳統社會的健康信仰和醫療方式抱持輕蔑的態度，輕易地就把那些非西方的醫學信仰和治療實踐，視為他們引入西方醫學理念和實踐的障礙，殖民官員及醫療傳教士對於這樣的阻擋，均莫不急於除之而後快。從這樣的研究觀點延伸而來，醫學史家曾以「抵抗和回應」做為分析視角，有人根據各種教案衝突情節，假設殖民社會或本地居民是被動和防禦性的，只是在船堅炮利的壓迫下不得不接受西方醫學的入侵。然而，也有學者提出反向的思考，他們從信眾群體的擴大，以及教會醫院迄今仍為東亞重要的醫療資源推論，接受西醫的在地醫者與患者其實都是積極主動的接納。對他們而言，接納西方醫學與治療通常是自主的選擇和綜合性思考的結果。值得注意的是在十九世紀時期，東亞社會尤其是在主要城鎮和商業活動之外，許多群體和活動仍然罕見西方醫學的影響和實踐。但這情況到了十九世紀末、廿世紀初後出現了巨大轉變，背後的原因除了東亞政治、社會等外部因素的改變外，也與西方醫學往現代科學醫學轉向的步伐緊密相依。

　　1893年，英國海外傳道會（the Church Missionary Society，又名英國聖公會）在倫敦創辦了利文斯頓醫學院，專門為新進的傳教士和休假期間在國內的海外傳教士提供簡單的自救、急救，以及新式醫學技術和護理培訓。從1900

年起,醫療傳教士在新的熱帶醫學校的課程中,學習了最新的思想和衛生建議。儘管中國、日本不能算是「標準」的殖民地,而韓國也不能算是西方殖民地,只是在 1911 年後遭到日本併吞。但在傳道醫學的引導下,帶有殖民醫學意味的醫療傳教工作與西方醫學擴張,持續地在非西方文化的東亞地域發酵,並讓當地的居民承認了依託在科學醫學下西方文明可能具有優越性。殖民醫學與傳道醫學在東亞的經驗是如此的重要,著名的環境史學家麥克‧沃博伊斯(Michael Worboys)宣稱,1900 年後醫療傳教工作的重點開始從亞洲轉向非洲,醫療傳教士在殖民衛生官員的支持與掩護下,在黑暗大陸上盡情施展他們在遠東地區所學到的東西。

十九世紀東亞的殖民醫學史,不能僅從殖民醫學與傳道醫學運用醫科學和技術的不斷改進來書寫,兩者之間相互支持所增強的西醫傳播權力和影響,也應被審慎地納入思考。當然,不同機構和個人發起的多樣化醫療工作,具有許多不同的目標、方法和結果。醫療傳教工作在地方上、特定疾病方面,以及意識形態上仍然具有重要意義。殖民地醫療服務當然著重在公共衛生措施上,儘管具體內容的優先順序一直在變化中,但我們不應忽視西方醫學如何通過殖民醫療和政策實踐的穩定傳播,以及其在東亞社會中所累積的經驗與相應之調適,最終塑造了隱含這些東亞經驗的現代醫學。

若從史學史的角度來看,興起於 1990 年代的東亞醫學史研究熱潮,長期以來習慣用「外史」與「內史」的方法,區別前者之醫療政治或社會文化史範疇,與後者的醫學知識技術史兩個次領域。據此而言,殖民醫學或傳道醫學史研究中有關「醫學研究和殖民政策」和「文化交流和宗教衝突」兩個面向,大致可以視為外史角度的探討。相對地,有關「醫學知識的傳播」、「藥物及醫療技術輸入」,與「醫學教育改革」等,則屬於比較關乎內史方面的探討。值得一提的是,十九世紀中葉到廿世紀之間,正值西方殖民運動大肆入侵東亞之際,西力東來之際基督教義也乘風而至。而這段時間也恰好是現代醫學經歷了現代解剖學、生化學、細菌學等各種重要科學觀念之洗禮,踏入後世稱為「科學醫學」或「實證醫學」的關鍵時代。是故,殖民醫學在東亞發展的歷史,也可視為科學醫學在東亞的軌跡。從這樣的背景來說,單從外史或內史的觀點來理解現代醫學在東亞的經歷,都不免挂一漏萬或有見樹不見林的遺憾。

結合內、外史的醫學史研究角度，有益於細緻地理解現代醫學在東亞的發展歷史。傳統東亞社會的醫療身體觀偏向於強調身體、心靈和精神的緊密相連，這或可稱為身心一元論的醫療身體觀。十九世紀很少有西醫從業者期望能夠改變這樣的思維方式，他們也非常清楚西醫人體機械論所具有的身心二元論與前者格格不入。簡言之，西方醫學本質上就具有不容分割的還原主義和客觀性假設，與東亞傳統治療體系的整體性和主觀性根本不同，當時醫界就認為兩者分歧如油與水難以融合。毫無疑問地，西醫在東亞的傳播不止於知識與技術的運用，還涉及教育、思維方式，以及文化上的重大變革。但也顯而易見地，西方醫學的從業者或鼓吹者，必須與殖民社會或在地政治圈中的主要權力來源保持聯繫並贏得支持，才能借用這些非醫學力量，在東亞社會裡打造適合西方醫學生存的空間。十九世紀末的東亞是個動盪的社會，姑且不論西方帝國主義在本區域內蠶食鯨吞造成的煙硝四起，各國境內也實在難稱太平——1870 年有日本明治維新、1860-1890 年中國洋務運動，韓國則出現 1870 年代的持續動亂。總的來說，明治維新、中國洋務運動和韓國李朝改革的發展，都代表了東亞國家在十九世紀末和廿世紀初期，邁向現代化的自主努力，其中醫學領域也經歷了深刻的變革和發展。這些歷史事件對東亞國家的醫學和衛生體系產生了深遠的影響，塑造各地現代醫學實踐和教育的基礎。這些變動都讓各地西洋醫學的推廣無法擺脫國內社會、政治情勢的羈絆，只是單純地從殖民醫學史觀點或傳道醫學加以分析，並無法簡單概論東亞區域內個別的現代醫學發展經歷與特徵。

參考書目與延伸閱讀

1. Arnold, David. *Science, technology and medicine in colonial India*. Vol. 5. Cambridge University Press, 2000.
2. Au, Sokhieng, and Anne Cornet. "Medicine and colonialism." Joris Vandendriessche and Benoît Majerus eds., *Medical histories of Belgium* (2021).
3. Caprio, Mark. "Abuse of Modernity: Japanese Biological Determinism and Identity Management in Colonial Korea." *Cross-Currents: East Asian History and Culture Review*, 3:1,（2014）.
4. Hu, Cheng, "The Modernization of Japanese and Chinese Medicine（1914-1931）." *Chinese Studies in History*, 47:4（2014）.
5. Lynteris, Christos. "From Prussia to China: Japanese Colonial Medicine and Gotō Shinpei's Combination of Medical Police and Local Self-Administration." *Medical History*, 55:3（2011）.
6. Park, Jin-kyung, "Picturing Empire and Illness" *Cultural Studies*, 28:1（2014）.
7. Worboys, Michael. "Colonial medicine." Roger Cooter, John Pickstone eds., *Medicine in the Twentieth Century*（2020）.
8. 李尚仁主編：《帝國與現代醫學》(臺北：聯經出版事業公司，2008年)。
9. 飯島涉：《マラリアと帝國：植民地醫學と東アジアの広域秩序》,（東京：東京大學出版會，2005年）。
10. 劉士永、王文基主編：《東亞醫療史：殖民、性別與現代性》(臺北：聯經出版事業，2017年)。

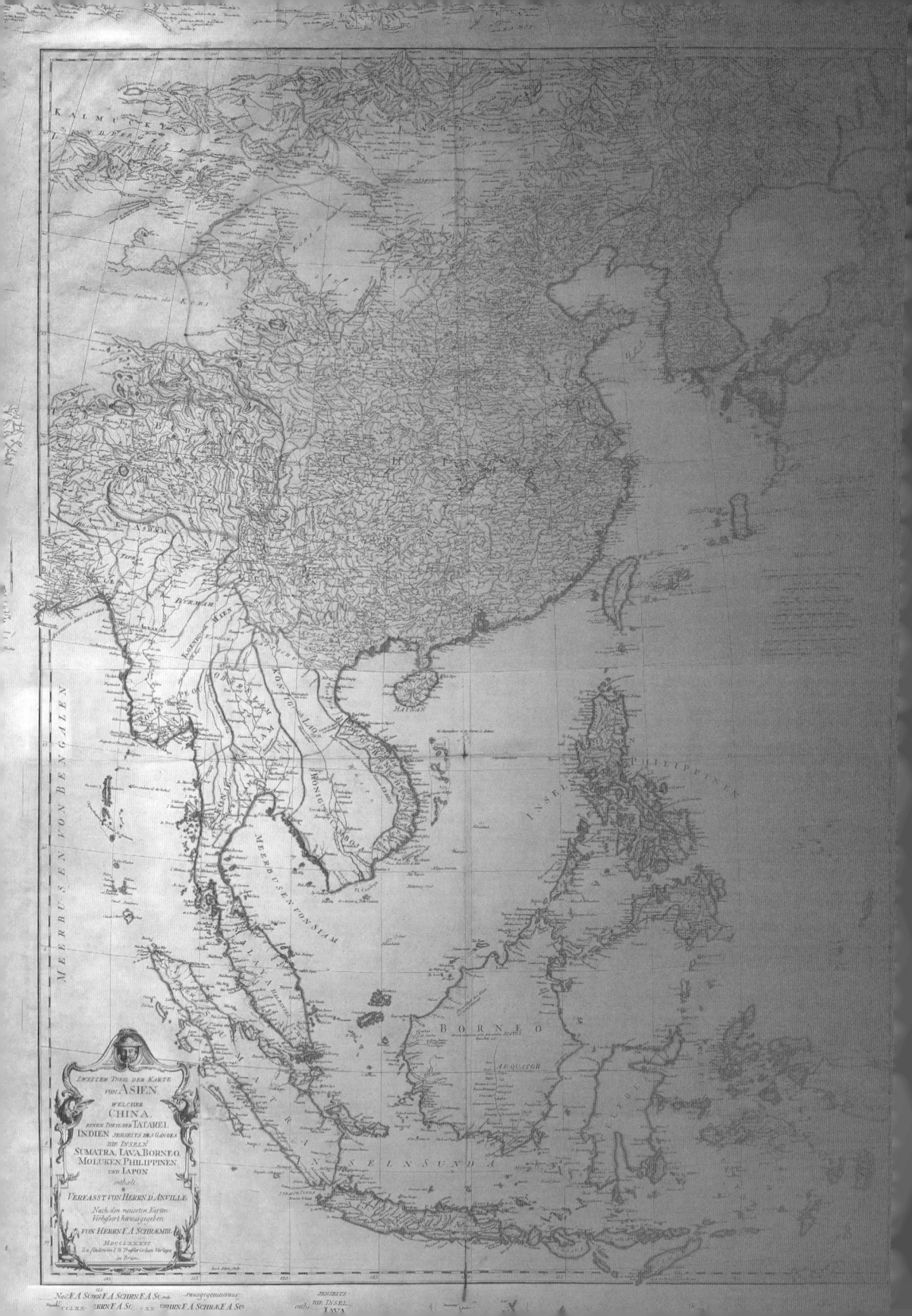

ZWEITER THEIL DER KARTE
VON ASIEN
WELCHER
CHINA
EINEN THEIL DER TATAREI
INDIEN JENSEITS DES GANGES
DIE INSELN
SUMATRA, JAVA, BORNEO,
MOLUKEN, PHILIPPINEN,
UND JAPON
enthält
VERFASST VON HERRN D'ANVILLE
Nach den neuesten Karten
Verbessert herausgegeben
VON HERRN F. A. SCHRAEMBL
MDCCLXXXVI

第二篇

歷史演進與轉向

- 西方醫學在近代日本
- 西方醫學在清末中國
- 西方醫學在朝鮮
- 東亞殖民醫學的形成與特徵
- 現代醫學教育的輸入
- 冷戰初期的國際衛生與地緣政治

/ 第三講 /
西方醫學在近代日本

"A man who becomes conscious of the responsibility he bears
toward a human being who affectionately waits for him,
or to an unfinished work, will never be able to throw away his life.
He knows the 'why' for his existence,
and will be able to bear almost any 'how'."

—— Viktor Frankl, *Man's Search for Meaning*

"It is from a weakness and smallness of mind that men are opinionated;
and we are very loath to believe what we are not able to comprehend."

—— Francois de La Rochefoucauld, *Maxims*

儘管中國傳統醫學輸入日本已有十幾個世紀的歷史，但在十八、十九世紀的江戶幕府期間，一些日本醫師開始將中國傳統醫學本土化，致力於衍生出獨特的日本漢方醫學。他們對於發展日本本土醫學的態度，除了有意取代中國醫學的主流地位外，也代表了德川幕府時代醫療文化中一系列社會與知識變化上

的彙聚。當 1748 年朝鮮朝廷循例派遣使節團前往日本，祝賀新上任的將軍德川家重時，隨團的朝鮮醫師就向日方醫學家野呂元丈清楚表達，亟欲知道日本醫學與中國醫學的差別何在。根據日方的回復，這些差異包括了日本漢方醫學知識的民間可獲取性增加、身體認識論的轉變和對西洋醫學知識的新態度。在鎖國政策影響下的幕府政治除支持漢方醫學發展的努力，如學者們試圖恢復古代日本醫學文本，用於調和中、日醫療實踐，與形成新的漢方醫學學術意識形態外，也力推使用本土方藥替代中國進口藥材，並相當謹慎地維繫著對於西方醫學的獵奇態度。

回觀日本漢方醫學的源流，十六世紀以來日本逐漸形成同源而異流之四個主要醫學流派：首先是以宋明醫學理論與治療方法為主體的所謂「後世方派」；其後則是獨崇漢代《傷寒雜病論》強調臨症擇藥，全面摒棄陰陽五行、臟腑經絡、脈診等理論的「古方派」；以及調和兩者的折衷派和耶穌會士帶來的「南蠻醫學」。時至十八世紀以後由於町人階級的上升、教育的普及，明清中國社會裡的儒醫現象也在德川幕府社會中現身。根據山田慶兒等人先行研究有關幕末京都地區之古方派，學界乃對日本受中國明清儒學影響，派生江戶儒學與日本儒醫的脈絡日益清晰。自從日本學者從明末儒學派生出江戶儒學以來，漢醫古方派對於後來日本醫家援漢入洋的主張影響最深。該學派的大家或可以著名的江戶儒學者荻生徂徠為代表，主張以客觀的角度重新認識中國古典醫籍。受他影響的學者尤其重視訓詁考證的實學功夫，強調學問的樸實方為正道，因此才有「古方派」之稱號。此外，幕末日本還另有折衷派醫家的出現，他們認為古方派的醫術雖也言之有據、施治有理，但拘泥舊學、刻意摒棄今說與用藥，卻也崇古過甚，未免失之萬一。儘管十八、十九世紀的日本醫家，為採何種思路發展本土漢方醫學啾啾不休，但古方派一家對於實證的堅持與折衷派相容的態度，從醫學史的後見之明而言，後來都對日本引入西洋醫學具有無可磨滅的影響。

清代徐松在《宋會要輯稿》中曾言：「（宋）政和七年……朝廷興建醫學，教養士類，使習儒術者通黃素，明診療，而施與疾病，謂之儒醫。」於是中國境內儒醫之名始流行，儒而知醫成為士人的時尚之舉；下迨明、清兩朝「以至於無儒不通醫，凡醫皆能述儒。」日本江戶儒學既與中土儒家潮流相依，上述

古方醫家的出現即深受中國儒醫風尚之影響，他們各種的主張與堅持則是為針貶後世方派醫家媚俗治症且不求醫理的郎中心態，期待把民間認為醫術僅是一種技藝之學的社會印象，昇華到「醫乃仁術也……須就格物窮理之勢也……」的專業高度。町泉壽郎以幕府醫學館對於《外台秘要方》的考證、翻刻為例，具體展現古方派漢醫名家山脇東洋，受徂徠學而重視校勘、考證的精神，進一步提出江戶漢方醫家出現了「儒中の醫」或「儒醫一本」的治學風尚。企圖博採諸家精華的折衷派醫家亦重醫書正典之考證，卻是欲採「以古鑒今」的方式為後世方派的醫術與用藥去蕪存菁。但不論是古方派或折衷派，日本漢方醫學到江戶中期，都因為流派的爭辯，不約而同地走向考訂醫理、重視臨床實效的樣態。日本醫史學者石原明文就認為「考證派最終壓倒其他傳統醫學各派，成為幕末的醫學主流。」儘管他們的出發點是為了辯護自己的主張，可卻也意外地蘊積了當時日本漢方醫學重視思辨及客觀實證的態度，兩個恰好可遙遙呼應同時期西方科學思維、重視理性與實驗的心理狀態。

　　時序遞延到幕末漢方與西洋醫學對決之際，儘管傳統漢方醫學曾假幕府鎖國政策力抗西洋醫學傳播，但隨著幕府政治在明治維新後的崩解，日本終究迎來了醫學體制全面西化的時代。嚴格來說，幕府末年日本漢方醫學重視考訂與論證的歷史意義，不在於江戶社會也出現了儒醫的傳統，亦無關古方派與折衷派誰獲得最後的勝利。而是這場發生於十八、十九世紀幕末漢方醫學的爭辯，卻為十九世紀中葉後日本醫家結合荷蘭醫學預鋪道路，成全了明治維新時期西洋醫學在日本的獨領風騷。當然，這一段近代日本醫學的西化歷史對傳統漢方醫家而言，也可以是和田啟十郎在《醫界之鐵椎》中感慨之漢醫沒落過程。

一、從「蘭醫學」到日本西洋醫學

　　由於對西方的天文學、植物學、馬術、醫學和武器感到興趣，第八代德川幕府將軍德川吉宗在1721年廢除了長期以來限制荷蘭貿易船隻僅能在長崎停泊，以及有關荷商進口外國書籍等限制。此外，幕府還派遣日本學者前往長崎的荷蘭商館，直接尋求西洋學問的第一手接觸。在雙方的交流當中，醫學一直

是非常重要且頻繁交流的項目。這除了日本漢方醫學界為內部爭辯引發之單方面興趣及需求外，荷蘭商館與入港商船也都有駐館及隨行船醫的職務安排，這當然有利於雙方醫界的頻繁交往。不過由於政府開放程度仍有限，當時荷蘭雇員中很少有人懂得比較複雜的日語，因此雙方交流的主要語言還是荷蘭語。因為在討論科學和醫學概念時非常不便，日本的翻譯者遂不辭辛勞地努力掌握這些討論中的晦澀術語，不斷地假借舊名或另創新詞引進西方新說。儘管困難重重，日本醫師對於荷蘭醫師們使用的西醫仍舊產生濃厚的興趣，並且越來越多地尋求將西方知識和技術融入他們的漢醫知識中，因此在日本近代醫學的語境中，創造出泛稱西洋知識的「蘭學」與特指醫療知識與技藝之「蘭醫學」名詞。

嚴格來說，「蘭醫學」並非日本最早接觸的西方醫學；隨著西班牙耶穌會士進入明代中國後，這些耶穌會教士也曾致力於打開日本的傳教事業，施治贈藥自然成為他們宣教的手段之一。例如，1556年葡萄牙人艾美達（Luis Almeida）開始在西日本一帶，以西洋外科救治意外受傷的平民與戰場上的士兵。1568年又有兩位歐洲教士在京都設立南蠻寺（西班牙教會），藉治病以宣傳宗教，甚至勸說若干日本人隨其學習醫術。後來耶穌會士們分別於長崎、府內等地開辦醫院，史冊有載：許多癩瘡患者「經南蠻流外療，歷數月而痊癒。」當時教會內部亦記錄：「1559年夏季以來，（府內醫院）接受內外科各種治療的患者在二百人以上。」然而大名豐臣秀吉卻認為，這類南蠻（西班牙）教士治療「既為拯救靈魂而行宣教，亦為治癒肉體而使用粉藥、膏藥與燒傷藥劑，」但事實上卻是妖術惑眾，企圖動搖國本；遂下令焚毀南蠻寺，脅迫日本教徒改宗易教。儘管耶穌教士在扶桑傳道事業中輟，本地教徒不得不四散隱匿，然南蠻外科並未就此斷絕，而是潛伏混入漢方醫學後世派的金創科與傷科之中。其中，後世方派名醫山本玄仙的《萬外集要》（1619），是現存最古受到南蠻醫學影響的日本外科醫書，甚至還衍生出栗崎、中条、阪本流等日本漢方外科或金創流派。不過受制於日本長期的鎖國政策與對基督教嚴厲之禁絕態度，南蠻外科雖早有發展並被吸納入漢方金創科之中，西洋醫學在日本社會直到江戶時期仍不足與漢方醫學分庭抗禮。

1602年荷蘭東印度公司成立，力圖拓展遠東地區的航路與貿易，但接觸日本時亦受制於《鎖國令》實施。來日荷蘭商人與眷屬僅能侷促於長崎的

荷蘭商館活動，而相關之醫療則由輪替駐館的船醫負責。學界對於駐在長崎的荷蘭船醫所知不多，但1649年隨船前來駐在地的賈斯柏・雄柏克（Caspar Schamberger）醫師，卻被日本醫史學界認為是開創「紅毛（荷蘭）醫學」的要角。賈斯柏曾於歐陸的三十年戰爭（The Thirty Years War）中擔任軍醫，之後被荷蘭東印度公司招募為船醫，並派任為使節團隨行醫官前往江戶晉見大名。1650年，賈斯柏受命以手術診治幕府派出使節的重病，意外地讓紅毛外科在閉鎖的幕府深宮大宅裡一展長才，賈斯柏也因此被幕府要求脫團續留江戶三個月。除了賈斯柏精湛的外科療效令幕府大名刮目相看外，紅毛外科在日本的推廣，也仍受惠於漢方醫家不少。根據德籍日本醫史學家沃夫岡・蜜雪兒（Wolfgang Michel）的說法，出身唐津土井藩的漢方醫家河口良庵，曾經得到長崎儒醫的推薦前來向賈斯柏學習紅毛外科。此外還有出身關西的古方派醫家鳥飼道節，也曾師從賈斯柏專攻外科。後來後世方派漢醫伊良子流外科的第四代傳人伊良子道牛，帶藝投師鳥飼道節專修紅毛醫學；曾以外科手藝精湛得甲府藩主之命出入邸府，後更將其推薦予日本天皇，世襲為天皇典醫。按富士川遊《日本醫學史》推論，以荷蘭醫學為核心知識的紅毛外科因合流日本漢醫的金創外科，而得以在幕末日本持續發展生根。究其時代機遇與發展動因已不像早先的南蠻流外科或漢方醫金創科，僅僅出自於傷患救治上的實際需求，至此當已與傳統漢方醫家形成技藝上與知識上的交融。

由於紅毛外科技藝在西日本取得令人印象深刻的成功，各地諸侯大名紛紛派遣侍醫前來學習。紅毛外科一時間成為德川幕府內廷被認可的西洋醫術，並逐步開放西洋醫書的流通，且派人採集彙編紅毛醫學相關知識。隨著荷蘭醫學的逐漸發展，時人也改以荷蘭譯名「阿蘭陀（荷蘭）外科」一詞，取代略有輕蔑之意的「紅毛外科」。到十八世紀初期之際，原本以外科技藝為勝的西洋流醫家，開始向日本傳遞西洋外科之重要知識基礎。以知識為根本的和洋醫學交流已然開啟，此時荷蘭醫學向漢方醫學輸入現代解剖學，逐漸影響了日本的基礎醫學理論與內科治療，從根本上為日後全面輸入西方醫學預鋪道路。

在德川幕府開放西洋書籍輸入前的1706年，譯書家栖林榮休將有「軍事外科之父」美譽的法籍理髮師外科醫師（Barber-Surgeon），也是軍醫的安布魯瓦茲・帕雷（Ambroise Paré）的 *Les Oeuvres d'Ambroise Paré*《安布魯瓦茲·帕雷著

作集》荷蘭文輯要，翻譯為日文版《外科宗傳》，但囿於《鎖國令》無法公開流傳。後因個人獵奇與現實的需要，德川吉宗在 1720 年應允酌情放寬禁令；不但准許引入特定用途之外國書籍如《外科宗傳》，還逐步同意把其它荷文書籍翻譯成日文。1787 年森島中良出版《紅毛雜話》當中，遂得以記載許多來自荷蘭的知識，書裡約略討論了西洋的醫院和一些疾病的知識。在逐漸放鬆的鎖國氛圍中，寶歷年間（1751-1764），豐前中津藩醫者前野良澤就學漢醫吉益東洞時，終於得以親閱《外科宗傳》之荷蘭原文與日文譯稿。當時年逾四十歲的前野雖已為漢方名醫，但看到荷蘭醫學書籍時仍瞠目不能解，乃發憤學荷蘭語，希望能一窺西洋醫學之奧秘。1771 年 3 月 4 日，前野良澤與古方派醫家，也是外科名家的杉田玄白同往小塚原刑場「觀藏（臟）」。根據杉田的記述，這名受刑女子來自京都的部落民階層，因罪被處以裂屍之刑。因為部落民屬於幕末日本社會最底層的賤民，是唯一被允許處理動植物和人類屍體的群體，因此容許執行曝屍荒野，任憑他人觀看的極刑。值得注意的還有，此時前野與杉田進行的是「觀藏（臟）」，不儘然與西洋醫學的解剖實作完全相同。根據他們事先申請及事後上奏的文書來看，該詞彙應更近似漢方醫學傳統的「內觀」與「藏象」意涵。另一個點出杉田等人執行的是漢醫「觀藏」之舉而非西洋解剖學的證據，則是杉田等人並未親手執刀進行解剖，或是將器官位置分別繪製圖像，而是由執行屍裂的劊子手依慣例解屍供人觀覽。據說這名劊子手十分有經驗，自稱從年輕時起就執行過多次的屍解，完全可以配合旁觀群眾娛樂或醫者專業的需求。據此，就中醫或日本漢醫的知識傳統來說，1770 年代前野與杉田對於「觀藏」最初的理解，可能和同時代中國醫家葉天士、解剖名家王清任等人對藏象學或解剖的認知相去不遠，只是他們「觀藏」的理由是為辨明「西洋醫學之所異」。

與過去圍觀行刑屍解的群眾不同，杉田和前野及助手帶著一本名為 *Ontleedkundige Tafelen* 的荷蘭解剖學專書前來，專門要根據書中的圖表與被解剖屍體的部位與臟器外觀進行仔細比較。杉田等人驚異地發現真實臟器的外型、位置與傳統漢方醫書中描述的完全不同，卻與荷蘭書中的說明與圖繪幾無二致。可是杉田也知道，有兩位幕府德高望重的後世方派醫師最近也曾進行過「觀藏」，但他們卻假設這是因為中國人和日本人的身體結構不同，才會產生漢方

醫書紀錄上的差異。杉田與前野等人無法接受這樣的看法，認為這是因漢醫舊說傳抄導致疏漏不少，不若荷蘭醫學之眼見為憑並可驗圖為證，事後兩人聚集當時名門醫家多人著手譯書，希望校對漢方醫學在人體臟器解剖上的謬誤。這樣經過四年、易稿十一次，終於根據荷版 *Ontleedkundige Tafelen* 譯成日文《解體新書》四卷。《解體新書》刊行之後，日本醫學界始知西洋醫學以實測窮究事理的特長。只是當時杉田和他的同事們顯然不知道，*Ontleedkundige Tafelen* 其實也是譯本，原稿是 1722 年出版的德文醫學教科書 *Anatomische Tabellen*。這樣輾轉翻譯西洋解剖學書的連結，意外地預言了八十年後日德醫學的緊密關係。

《解體新書》是一部圖解解剖學文本，也是第一本被翻譯成日語的西洋醫學文本。這本書對於西洋醫學傳入日本，在出版前提和翻譯方法上都具有革命性的意義。首先，這本書出現在大多數日本醫學者仍然堅信漢醫至上的年代，他們普遍相信中國醫書的經典價值，並認為日本與中國在身體結構、病徵差異，甚至是生命徵象，都可用「華夷之變」的角度予以微調。幕府末年的日本漢方醫學知識基礎主流，仍然以中國明清醫家暢言的陰陽調和、五行相生相剋為尚，不過是添加了宋明理學及儒醫的流行觀點。相對地，到十八世紀末期，對許多日本人而言，西方醫學依然得通過荷蘭商人和荷蘭語才能些微窺看，充滿了零碎且雜亂的外來資訊。不僅片段取得之西醫知識不成系統，其中更有許多訊息被誤解或遺漏。不僅是西洋醫學訊息獲得困難且支裂，即便是翻譯根本的日荷字典編著也難以執行。第一本荷／日、日／荷雙譯詞典，直到 1850 年代才完成，但也由於政治因素流通不廣。可見在這種背景下，1774 年《解體新書》的出版的確是日本近代醫學史上極其重要的事件，這本書無疑地發出了日本系統性學習西洋醫學的初鳴。

《解體新書》的出版對年輕一輩的日本醫家衝擊不小。試舉一例來看，宇田川玄繼前野良澤之後接任津山藩侍醫，年紀才廿五歲就已經精通荷蘭語。他不滿足於僅專攻「阿蘭陀外科」，遂將精力投注於荷蘭文內科醫書十多年，博採諸家精要著成《西說內科選要》。1793 年《西說內科選要》出版立即風靡一時，其後逐年增補不輟，一路流傳到明治維新之後。1804 － 1829 年間，幕府更開辦學校，進一步傳播荷蘭教師帶來的西洋新知。透過荷蘭商館協助傳入的西洋新知，逐漸在日本的知識階層中散佈開來。德籍醫師菲利浦・法蘭茲・馮・

西博爾德（Philipp Franz von Siebold）即在此時赴日定居長崎。西博爾德生於德國巴伐利亞維爾茨堡城的醫師世家；他1822年擔任荷屬東印度公司在巴達維亞的駐地醫師，1823年再受命前往長崎出島。初抵長崎的西博爾德因緣際會地治癒了一名當地官員，因而破格允許在商館以外的地區活動與行醫。1824年，西博爾德獲准招募五十名生徒（日語：學生）開辦醫學校——「鳴滝塾」，該校日後成為日本發展西洋醫學的濫觴。但也在此時，幕府將軍對於西方勢力，尤其是英國與俄國船隻的近海侵擾深感不安；屢經制止與溝通無效後，終迫使日本政府通過更有力的驅逐法令並加強執行《鎖國令》。1828年當西博爾德在長崎的荷蘭商館任職五年正準備離開日本時，幕府官員卻接獲密報進行搜查，發現行李中藏有日本地圖等違禁品。這些書籍與地圖是西博爾德在1826年陪同荷蘭軍官晉見幕府將軍時，從日本醫師和學者那裡得到的餽贈。但幕府仍以叛國罪指控西博爾德，並在關押一年後將其驅逐出境。至於與他在長崎或江戶會晤過的日本官員、學者和醫師大約卅人，則分別遭到逮捕關押甚至處決。當時最著名的蘭學者也是洋書翻譯局要角的高橋左衛門，即因此被逮捕死於獄中；後來影響日本殖民醫學發展甚為重要的後藤新平，其堂祖父高野長英雖在事發當下歸隱鄉野避過死劫，但依然在1838年秋天因不堪逃亡的生活而自殺。無疑地，1828年的西博爾德事件是日本幕府時期吸收西方醫學的重大挫折，也顯示僅僅依賴主君個人的好奇與寬容，對於全面接納西方醫學是不夠的，日本醫學制度上的重整或思想改革才是根本之道。

從1793年《西說內科選要》到1823年德籍醫師馮・西博爾德赴日定居長崎，日本醫學界雖仍習慣使用荷蘭醫學或阿蘭陀醫學稱呼歐陸的西方醫學，但事實上，當時日本應該已相當清楚荷蘭在輸入德國醫學的仲介角色。或許更重要的是，西博爾德門下倖存下來的日本學生，不僅仍秘密地分享各種西方醫學知識，尚且結合在地的漢方醫學同僚在農村地區隱密地傳授西學。根據日本學者的說法，這些西博爾德學生被後來的歷史家稱為「天縱英明的一代，註定要繼續傳承蘭學的旗幟。」他們「在醫學領域強烈地感受到歐陸西洋醫學的優勢不可違抗⋯⋯。」只是西博爾德事件以及幕府加強《鎖國令》之舉，畢竟還是延誤了西洋醫學在日本的進展長達廿年。

隨著蘭醫學或明或暗地擴散，加上和洋折衷派醫家的崛起，日本逐漸出現

了獨立自主養成的西醫學派。1838年，備中國足守藩士，佐伯瀨左衛門的三男，緒方洪庵（1810-1863）在大阪成立一所名為「適適齋塾（簡稱適塾）」的蘭學校。該校諸多有名的畢業生，如橋本左內、福澤諭吉、大村益次郎、大鳥圭介、長與專齋等，日後都成為明治維新時期推動日本現代化的關鍵人物。若僅就推廣西醫的角度而言，緒方在1849年即著有《病學通論》，是在日本首次根據西洋病理學自行出版、探討疾病成因的典籍，可謂是日本在地化西洋醫學的代表。從時間上來看，緒方洪庵的《病學通論》，是日本醫界第一個受到歐陸衛生學與病因論影響，但全然出自日人之手的專業西醫著作。同時代與緒方洪庵齊名者，還有佐藤泰然。泰然曾於1830年前往長崎，師事以西洋生理學見長之鳴瀧塾弟子高野長英，再入適塾修習至1838年，返回江戶開設專授西洋醫術的和田塾。1843年佐倉藩主獎助他開設病院，並將和田塾遷建擴大為佐倉順天堂。順天堂西洋醫學塾不久就成為日本關東地區西洋醫學的重心，可以說西洋醫學在東日本的傳播發展是與順天堂分不開的。從幕末到明治初年，適塾出身的洋醫學家在日本輸入與調和西洋醫學上有著舉足輕重的地位。爾後，同為適塾出身之長與專齋，不僅溯本正源地將蘭醫學回歸德國醫學「正統」，更身任明治政府的衛生局局長，開啟明治時期日本醫學全面西化，嚴格來說應該是德國化的時代。長與專齋於1854年到1860年間受學於適塾，明治4年（1871）受明治政府任命，赴歐美考察各國醫事衛生制度。原幕末舊制之醫務局於1875年改制為衛生局，長與專齋就任為首屆衛生局長。在其自傳《松香私志》裡，清楚的記錄他對英、美、德諸國衛生制度差異的理解，以及為何要由《莊子》中擷採「衛生」，翻譯德文Gesundheitspflege（意指健康公共事業）一詞，並點明西式健康與衛生事業對日本西化運動之重要性。明治時期，日本醫界人士已逐漸直接引用德國醫學名詞，擺脫了幕末時期對荷蘭醫學的依賴。再者，從幕府末年《解體新書》帶來的震撼，到長與專齋之強調衛生制度的建立之際，日本醫界關心的問題，顯然已從結構性、個別性的支解人體，企圖藉西法參酌漢方生理機能論述的角度，轉為與明治維新政治意識形態相符，且更關注國家與社會共同利益之公共醫療與衛生施政的理論及實踐。對於明治初年的日本醫家而言，衛生健康已不單是個人自利養生的範疇，也與社會公眾的整體健全及國家生存發展息息相關。

美籍科學史學者詹姆士・巴賽洛繆（James R. Bartholomew）根據幕末社會嚴格的身分階級制推斷，這段時間中得以接觸蘭學者，主要還是具有一定教育基礎之士族階級。他認為武士家族的識字率較高，經常能接受到正式的漢學教育，因此對於西洋知識的追求比較容易些。相對於日本早期推廣西醫的漢方醫家多半出身世襲行醫的士族門第，亦有中國學者指出，中國社會結構的重心是家族，不比日本幕府社會嚴格的身分制度與社會階級劃分，更重視的是中舉升官或發財而光宗耀祖。在這種風氣之下，王清任的解剖既然無益於舉業，當然不易引起社會重視；而杉田玄白等人卻能因為無需顧慮階級升降，更能直視西醫與漢方醫學的差異，從專業的醫者立場投入西醫翻譯的工作並傳諸後人。日本史學家亞爾伯特・克雷格（Albert M. Craig）則認為日本社會在幕末時期對西洋科學的接納，應與儒學的普及有莫大的關係。他認為江戶儒學在日本的演變中，「窮理」被視為當時日本流行之「實學」的根本價值，也是日本幕府學者得以與西洋科學接軌的關鍵點。就這樣的說法來推斷，「挑戰與回應」的史觀就不完全能解釋西洋醫學在日本的發展。修正此說或許還可考慮創造「國體論」的日本思想家渡邊華山，所謂「化夷變夏」的思維方式——就日本漢方醫學來說，日本應該走出以中國醫學為本的知識窠臼，折衷調和西洋醫學作為日本現代醫學的張本。

二、明治維新與日本的醫學西化

　　儘管明治天皇在 1874 年頒佈《醫制》的重要性無庸置疑，但日本從幕府末年以來的歷史積累和影響仍不可忽視。從 1774 年《解體新書》出版以來，西方醫學儘管在日本的傳播起伏跌宕，但並未完全退出日本醫界，甚至是日本的皇室與諸侯藩邸還持續有所關注。舉例來看，儘管在日漢醫持續質疑英國醫師珍納（Edward Jenner）發明的牛痘接種術，1849 年號稱「佐賀七賢」之一的佐賀藩主鍋島直正仍舊讓他的長子接受牛痘疫苗，讓珍納牛痘術開始在十九世紀 50 年代日本的大部分地區廣泛傳播。另根據宮廷的官方記錄《明治天皇記》，1857 年孝明天皇同意讓年幼的幸宮王子接種牛痘疫苗，他後來成為孝明天皇唯一倖存的子女，就是赫赫有名的明治天皇。從歷史的後見之明而言，西洋種痘

術由荷蘭傳入意外地保存了未來天皇的生命，甚至可謂確保了後來日本西化與強盛的歷史進程。在年輕幸宮王子接種牛痘的1850年代，武士學者佐久間象山在深入研究中國儒學和西方科學後，感慨他與同時代的日本儒士何其有幸可以「出生在被西方人啟蒙的亞洲理性和邏輯之後」，因此能夠理解「古代聖賢未知的道理」。佐久間堅信如果能「徹底研究東方倫理和西方科學藝術，無論是精緻和精神的還是寬廣和粗糙的，都將通過把內外知識結合到事物中，使得人民受益，為國家帶來恩惠。」由《解體新書》展示外國醫學知識的有用性，質疑漢醫實踐與客觀有效性，乃至於佐久間象山的感慨，都可以嗅到幕末日本充滿著「化夷變夏」或「夷夏之變」的思想氣息。

　　不過只有隱而未顯的西醫伏流是不夠的，日本社會尤其是政府還需振聾發聵的一擊才能喚醒。進入十九世紀德川幕府末期後，隨著西方勢力入侵東亞，日本近海開始出現外國船隻侵擾。江戶幕府一直堅拒除了中、荷以外各國通商開港之要求，但到了1853年，美國東印度艦隊司令官馬修・培理（Matthew C. Perry）以強勢炮艦外交強迫日本開港，形成震動全國之「黑船事件」。此時的日本一如清末中國，在不敵外侮之下不僅被迫開港通商，還簽下許多不平等條約。打開國門帶來的混亂局面使日本人對外國人心懷憎惡，孝明天皇本就對洋人厭惡至極，身旁近臣遂進言發動驅逐洋人的「尊王攘夷運動」。然而身居江戶（今東京）城的幕府殘酷鎮壓了該運動，不僅釀成安政大獄還在1860年後發生連串的暗殺事件與諸侯攻伐，導致幕府威望與執政能力的削弱。由於位處西南的薩摩藩經歷過薩英（國）戰爭、長州藩則有遭受英美法荷四國艦隊炮轟下關（又名馬關）的慘痛教訓，兩個藩國都有體認外國實力強大的切膚之痛，力主必須師夷長技儘快建立近代國家，以免日本步上清廷後塵甚至淪為外國殖民地。於是兩藩在1866年結成秘密軍事同盟——薩長同盟，並於次年吹起倒幕戰爭的序曲。以薩摩、長州、土佐與肥前四藩同盟的倒幕派在1868年戊辰戰爭得勝後，立即推動「大政奉還」將國家政事歸還天皇，德川幕府正式走下歷史的舞臺。在倒幕戰爭期間，明治新政府參考美國憲法建立三權分立的政治組織結構，並頒佈《五條禦誓文》，明確「開國和親，尊重公議世論」的外交方針。待天皇遷都東京並擬定《大日本帝國憲法》時，由於內部政爭與衝突不斷，明治天皇派遣伊藤博文前往歐洲考察各國憲法。返國後，伊藤決定參照君

主權力相對強大的德國憲法，修改並撰寫符合日本國情的憲法草案。1889 年 2 月 11 日，明治天皇欽定頒佈《大日本帝國憲法》；該憲法最重要的特徵是，被稱作「天皇大權」的絕對權利──天皇擁有神聖不可侵犯的主權，故得總攬統治權掌握軍隊統帥權和內閣任免權。

事實上，德國對於明治維新時期日本的影響幾乎是全面性的。首先，在戊辰戰爭中作戰的是各諸侯大名的家臣「藩士」，他們當中有許多人解甲返鄉後，聽聞新政府內部政爭不斷，便已預測可能會發生第二次戊辰戰爭，因此從新請纓就地開始了大刀闊斧的軍事改革。除了長州藩早在 1860 年代就已經引入普魯士教席與操兵法外，此時後進諸藩如紀州藩等也創立了徵兵制度，並模仿普魯士組建了二萬人的近代軍隊。除軍事改革之外，明治初期日本師法德國的氣氛，同樣也發生在醫學西化運動中。早在幕府末年引進荷蘭醫學的日本醫家，已逐漸意識到荷蘭醫學真正的源頭，是今天日爾曼（德國）一帶的醫學知識。明治政府更接受荷蘭傳教士貴多・費爾貝克（Guido Verbeck）的意見，於 1869 年由相良知安正式建請明治政府採用德國醫學體制，宣告日本醫學西化的範本正式由荷蘭醫學轉向德國醫學。此後直到第二次世界大戰結束，日本的醫學主要都受到德國醫學的影響。明治天皇為瞭解世界新知並推展日本西化，1871 年派遣岩倉使節團以兩年的時間周遊歐美，隨行的醫師長與專齋就在此訪學途中，意識到了西方醫學與衛生學的特徵及趨勢，並於 1873 年轉換中國莊子著作中「衛生」的本意，用來翻譯德文 Gesundheitpflege 一詞。由於日譯漢詞後來對於中國吸收西方新知影響甚巨，長與的這個「發明」事實上影響了中、韓兩地公共衛生事業的發展，卻也造成日後醫學史家理解二戰前日本衛生學（hygiene）與戰後公共衛生（public health）時的困擾。

岩倉使節團返國次年（1874），長與專齋擬稿的《醫制》正式由明治政府頒佈實施。頒佈《醫制》不僅代表西方醫學在日本的傳播受到法律保障，也等於表明日本醫學現代化開始由外緣轉入內化的階段。對於日本如何本土化外來的德國醫學，韓裔美籍學者 Hoi-Eun Kim 在 *Doctors of Empire: Medical and Cultural Encounters Between Imperial Germany and Meiji Japan* 專書中指出，除了醫政與衛生制度全面移植自德國體系外，明治時代日本醫學的「德國化」過程是全面性之跨國轉向。一開始這是個由國家強制推動的西化過程，將數十名德國

醫師引入日本的醫療機構與新成立的東京帝國大學任教，同時也將數百名日本學生送往德國的大學學習。然而，德國醫學輸入明治日本並非單向性的接受，而是在日本已有的西洋醫學知識基礎上，所產生之具有互惠與自我調整特性的交流。例如，東京大學醫學部於1876年在本鄉的加賀藩府邸設立不久，德國醫師爾溫·馮·波茲（Erwin von Bolz，1849-1913）應聘前來負責內科和產科的教學；另一名德國醫師朱利奧斯·斯克利巴（Julius Scriba，1848-1905）則於1881年來到日本，負責外科和皮膚科的課程。在這批德國醫學教授的指導與聯繫下，東京大學醫學部1879年派遣首批官費留學生前往德國學習。當越來越多的留德醫學生回到日本後，他們不僅逐漸取代了外國醫學教師擔任教授職位，更加速根據日本國情調整所學習到的西洋新知與技術實作。因此，Hoi-Eun Kim認為日、德兩國醫學技術和文化上的交流是互相的，不能單純以巴瑟拉理論單向輸出或殖民醫學的角度予以理解。只不過在對於以西醫取代傳統漢方醫學的作法上，明治政府堅持且不容妥協的態度，卻又彷彿模仿了西方殖民醫學強力排除殖民社會傳統醫療的作風。日本以政令壓制傳統醫學的做法影響周邊國家至深；1895年中日甲午戰爭前夕，日本國會通過法律禁絕傳統漢方醫學與漢方藥物的合法地位。公告中明確認為漢方醫學是不科學與迷信的醫療，其藥方只是未經科學分析驗證的「草根樹皮」而已。至此，原本許多西方殖民醫學的實踐與特徵，在日本《醫制》頒佈後通過法令的方式，逐漸轉變為日制德系「國家醫學（Staatsmedizin）」的樣態。於是，明治時期以德系國家醫學為本壓制漢方醫學的經驗，除了是發展日本現代醫學的重要現象外，其實踐經驗也為日後發展日本殖民醫學提供了不少參考。

值得一提的還有，雖然許多的研究都認為明治時期的醫學西化政策十分重要，以德國醫學為本的日本國家醫學，決定了西洋醫學與傳統漢方醫學爾後五十年的命運，但這並不意味著傳道醫學在日本醫界悄無聲息。美國外國傳教委員會（American Board of Commissioners for Foreign Missions）的醫學傳教士約翰·C·貝瑞（John C. Berry）於1872年來到日本，希望能影響日本的醫學教育，朝著更受基督教影響的方向發展。由於明治政府強烈採用德國醫學作為其醫學西化的國家政策基礎，促使日本醫學教育大幅傾向於採納德國的醫學理念。同志社——這所由公理會（Congregational Church）在1875年設立的私人

學校，擔任校長的新島襄對此政策傾向就深表憂慮，認為德國「科學主義至上」的醫學理念，將導致懷疑主義和無神論。新島襄堅信，日本醫師應該要在基督教道德基礎與西洋醫學間取得平衡，不須將兩者對立起來更不必棄絕基督教神學。在日本的西洋傳教士，尤其是貝瑞特別支持新島襄的理念。回美述職期間，他積極提出了一項支持新島襄理念的宣言，並四處在美國的基督教社群中籌集資金。貝瑞主張與新島襄合作，建立一個跨教派的基金會，用來扶持同志社成立醫學校，並鼓勵其他的日本城市效仿。儘管這個主張於美國公理會所在之費城基督教社群中頗有迴響，但駐日本的美國宣教士委員會卻無法同意跨教派合作的想法，再加上當時日本經濟困窘的背景下缺乏資金，以及日本社會仍普遍對基督教抱持懷疑的態度，這個提案與同志社醫學校的規畫終遭擱置。由此案例可知，明治政府以國家力量主導醫學西化，是明治政府醫學西化之大政方針，難免具有許多類似殖民醫學由上而下且具政治強制性的舉措。在這種日本國家醫學體制中，明治時期日本的傳道醫學自然會受到限縮。但從同志社辦學不成的事例，不難發現除了日本偏好德國醫學與國家醫學體制外，也存在著日本社會對基督教長期疑慮，以及在日教會內部相互競爭無法協力等問題。據此，日本傳道醫學之難有表現，並不能簡單歸因於一端。

儘管德系國家醫學概念是日本執行醫學西化的指導思想，但就其本質為何卻到十九世紀末都還莫衷一是。繼任長與專齋衛生局長一職，後來又陸續擔任臺灣殖民政府民政長官、滿鐵總裁、東京都知事的醫師後藤新平，於 1889 年將摘要與輯錄德文衛生行政與理論的著作，集結出版了《國家衛生原理》一書。對於理解明治時期，日本醫學西化與國家醫學的意識形態內涵，該書是極具時代代表性的作品。後藤在書中指出衛生之道是人類求生存的「本能之道」，然而各國環境風俗有異，有關衛生的「法度」當然不能照章全部移植到日本。當務之急是在全日本各地展開衛生調查，其調查內容除了流行病、風土病之外，也須包括自然環境條件與人種、民俗等內容，這顯然就帶著西方環境醫學的影響。此外，《國家衛生原理》也反映出強烈的社會達爾文主義視角。在後藤看來，人類與萬物一樣都須符合弱肉強食、適者生存的進化原則。醫學與衛生的發軔，來自於人本能上具有追求「生理圓滿」之「生理需求」，意即生存的最終目的是為滿足「心身健全之生活」。但是因為個體之間也具有相互競爭之本

能，因此個人的自制與自律，並不能保證獲致集體健康圓滿生活。是故，只有藉助政府或國家的力量，以行政規範裁定紛爭、建立秩序，才能使個人與集體都能夠實現「生理的圓滿」。立足於當時德國政治思想界流行之社會契約論、國家有機體論及社會進化論的混合論點，後藤宣稱人是「國家有機體的一份子」，而國家則是完成「生理的圓滿」的最高有機體集合。在這般的論述中，醫師與衛生官員不僅是治療與研究疾病的專家，更是發揚科學主義、實踐社會達爾文主義，以提升無知國民文明及生活水準的國家政策執行者。就如此的觀點來看，明治時期流行的國家主義（或國家醫學）與殖民醫學間，確實存在著若即若離的連結。

　　《國家衛生原理》書中所顯露的國家主義與社會達爾文思想，是明治時期日本發展西洋醫學的一大特點，不論公私部門均受這些意識形態主導，造成二戰結束前的日本特別重視衛生防疫等工作。以近代公共衛生的防疫體系來說，隨著工業化的全面展開，歐洲社會逐漸建立了現代國家的制度框架，而以維繫健康勞動力為目標之公共衛生，遂在現代國家的形成中扮演重要角色。作為英國公共衛生改革者和功利主義哲學家傑瑞米・邊沁（Jeremy Bentham）的朋友，愛德溫・查德威克（Edwin Chadwick）的著名報告《關於英國勞工階層衛生狀況的報告》突顯了這一觀點。該報告指出在保障人口健康方面，現代國家應可從預防醫學與公共衛生的理論和方法中，獲得防控疫病的必要與有效手段。由路易・巴斯德（Louis Pasteur）和羅伯・科霍（Robert Koch）等人所代表的科學醫學，在十九世紀末開始徹底改變了傳統西方醫學的預防模式。科霍於1882年發現了結核病的病原菌，被認為是歷史上的一個重大突破，因為他開創了一種疾病的全新認知方式。實驗醫學的奠基者克勞德・伯納德（Claude Bernard）則闡釋了科學醫學的工作內涵，他認為醫學科學不僅僅是實驗技術上的創新，還得涉及到邏輯哲學和歷史的思維方式。進一步深入理解了巴斯德和科霍在1880年代以來，在醫學實驗上的方法論差異後，我們就可以知道為什麼明治時期的醫學家會將科霍的理論，而不是巴斯德的觀點，作為日本帝國預防醫學的模範。這是因為巴斯德專注研究傳染病的發生方式，以及人體如何形成對疾病的免疫性。而科霍則致力於通過培養細菌來建立科學防疫的衛生原則──消滅或阻斷病原體造成疫情。儘管今日已知兩種方法理當相互結合，可以更有效地

減少傳染病發生。但從醫學史的角度來看，巴斯德關注的是預防接種——一種更接近預防醫學的觀點，而科霍則關注細菌在環境中的傳播作用——這種更具普遍性意涵的公共衛生防疫思維。相較於前者需較高的技術性投入，後者則有較大的政治操作解釋空間。

我曾在《武士刀與柳葉刀：日本西洋醫學的形成與擴散》中，概述了日本醫家的門派之爭與醫閥出現的歷史脈絡，也略述日本漢方醫家的庶出子孫如何在階級嚴謹的封建體制中，企圖以洋醫之學擺脫無法承襲家業的困局。其中與東大派醫師青山胤通等人不和的北里柴三郎，在 1891 年結束長達五年於德國羅伯·科霍研究所（Robert Koch Institute）豐富且知名的研究後返日，旋即接受後藤新平等人的資助，成立了私立大日本衛生會，以「官資民辦」的方式推動全國性的衛生與醫療改革運動，並向日本社會展示帝國所欲追求的衛生現代化方向。私立大日本衛生會的成立宗旨是研究、維護和改善日本國民的健康和生活，致力於向日本人民推廣衛生知識，並支持政府的相關衛生行政。在實務方面，該組織除了負責牛痘疫苗接種以及傳染病調查外，還在東京白金台附近設置了專屬的隔離病舍與相關之研究實驗室。日本當時的醫學菁英與領導者，幾乎都積極參與過私立大日本衛生會的活動，顯示他們儘管在私領域中或有摩擦衝突，但在公領域或總體目標上還是具有一致性的。對明治時期的日本醫界菁英而言，私立大日本衛生會之所以重要，是因為它的衛生改革目標，與日本帝國追求醫學現代化方向是重疊的：1. 日本的衛生與醫療改革事業，類似於普魯士通過衛生改革來鞏固民族國家地位一般，必須要能為日本帝國的繁榮和安全做出貢獻；2. 日本的國民健康狀況與其他國家相比較差，不利於與世界列強抗衡競爭，因此為日本民族命脈之延續，作為關鍵的醫療與衛生改革必不可缺席；3. 衛生與醫療改革的共同目標是保護和改善國民的健康以提高生活品質，此為推升國家富強的必須手段。隨著時序推移，醫學西化運動在明治初期或許還延續著幕末以來救亡圖存的想法，但隨著日本在東亞地位的高漲，衛生及醫學現代化與帝國主義的關係就變得更加唇齒相依了。

三、細菌學興起：日本現代醫學的科學基石

不論是西方或東方，對於人為何會生病這個大哉問，一直都有病源內生與外感的兩個觀點。以影響日本幕府對蘭醫學態度甚巨的天花來說，儘管愛德華・珍納醫師早在 1798 年發明了牛痘術，但直到十九世紀末細菌學發展，甚至是更精確一點來說，病理學家埃利亞斯・梅金尼可夫（Elias Metchnikoff）提出系統性之免疫學（immunology）概念前，中醫傳統上常以「胎毒」這個內生且帶點遺傳意味的概念，解釋為何有些人會感染天花且愈後終身不患。事實上，類似的想法及推論也曾出現在十九世紀以前的西方醫學中。這也就是為何珍納發明牛痘術後，儘管提出許多臨床證據，卻仍未能立即在歐陸流傳開來，甚至是在他的家鄉英國都遭受十幾年的抵制才被列為國家預防政策。十九世紀中後期西方發展出來細菌學說，完全砍斷了中西醫學在古典時期的傳統病因解釋，這是讓西方醫學從傳統跨入現代，或者是稱為科學醫學很重要的一門學問。當然，珍納醫師並沒有細菌學或免疫學的概念，而牛痘術的成功有很大的部分還是得歸因天花病毒自身的生物特性，使得感染或牛痘接種者得以終身免疫，才讓後來的支持者趁勢宣稱預防醫學與強制接種的必要與進步性。今日的免疫及預防醫學家早已知道，多數的傳染病和疫苗並不具備終身免疫的特性。但正是由於牛痘能誘發天花終身的特殊性，西方牛痘術才有機會打開日本幕府與皇室的心鎖，讓尚處封閉狀態的日本社會為西方醫學打開醫學打開第一扇窗。

十九世紀是細菌學興起的時代，雖然過程並不像許多科普讀物描述的那樣順利且迅速，但是人類基本上開始逐漸而且緩慢地接受了細菌是造成疾病重要的原因。在此潮流影響下，十九世紀末的西方醫學的研究興趣集中於病因學理論上；其狂熱程度不僅表現在傳染病的研究上，還擴及於一些心理障礙和營養缺乏性疾病，這些根本和細菌或病毒無關的病症，都曾被認為是細菌作祟所致。從某種意義上說，這些研究大多建立在相似的假設上──即每種可被特定分類的疾病都該由一個必要的病原造成。實際上，這個直到十九世紀末佔據主導地位的病理假設，今日已知是因為對解剖學與外科的過度信心導致的不必要謬誤。就今所知，即便是任何肢體上的物理狀態變化，如外傷症狀或損傷感染，都可能有許多不同的原因，並不容易用一對一的簡單邏輯過度化約。因此，對

於特定疾病採用病因學判別雖是必要的，但若把特定疾病與病因間輕易地劃上等號，那就未免過度簡化了疾病或受傷的成因；但這偏偏就是細菌學誕生時西方醫界常見的思維方式。

細菌學開始發展的十九世紀中葉，正好是西醫東傳的高峰期。姑且不論前述細菌學背後的簡單對應邏輯，以及這個邏輯如何支援殖民醫學與帝國醫學的發展，光是這段時間歐洲幾個赫赫有名的細菌致病論推手，就已足夠讓急欲向西方學習先進醫學的日本目眩神迷了。細菌學的開展與現代實驗醫學的概念形成脫不了關係，而後者更奠定了實驗室在發展科學醫學的關鍵角色。急欲攀附西洋醫學驥尾的日本醫界，自然不會輕易把目光移開細菌學的領域。

1865年法國生理學家，今日人稱「實驗醫學之父」的克勞德・伯納德出版了 *l'Etude de la Medicine Expérimental*（《實驗醫學研究介紹》），書中總結醫學實驗的方法、工作特徵，更重要的是強調客觀證據與邏輯之思維方式，讓科學界已接受之實驗室文化、邏輯以及思維的方式進入醫學研究領域裡。實驗對於推進生理學及細菌學的重要性，通過伯納德擅長的活體現象研究，讓只有生命體必須本身是活著的情況下，才能顯示出來的重要生理與病理特質，可以在實驗室人為控制條件的前提下形成客觀存在的證據（evidence），並支撐醫學上的科學推論或臨床應用。實驗醫學概念對於實驗與科學的態度，決定了兩位「細菌學之父」路易・巴斯德和羅伯・科霍的研究取向和步驟。巴斯德透過將肉汁裝在鵝頸瓶中的著名實驗一戰功成，他不僅推翻了流行的「生命自然發生說」，證明瞭細菌才是造成肉汁腐敗的元兇，更推論其極為可能就是萬病之源。從醫學史的角度來看，巴斯德發明細菌學說的意義可不僅於此。STS（Science, Technology, and Society 即科學、科技與社會）學者布魯諾・拉圖（Bruno Latour）發現普法戰爭中落敗的法國，戰後力圖振作視改造國民體質是走向富強的必要項目，因而傾舉國之力推展公共衛生改革運動。值此同時，巴斯德在實驗室裡檢視顯微鏡下的細菌，掌握細菌致病特性並提出細菌傳染論。在法國政府主導下，透過新聞媒體迅速取得社會大眾的認可。為國家政策服務的公共衛生專家們，更把實驗室裡發現的成果與推論，導向法國公共衛生的改革論述之中：強調巴斯德的成就是科學精神在醫學的具體展現，而在實驗室中發現的細菌則是全法國都應該齊心對抗的敵人，從而使得法國公衛運動的推展獲得政

治與社會認同之正當性。於是在全國共識形成下，衛生改革的必要性與科學價值深入人心，上至拆毀貧民區以利下水道開鑿，下至不可隨意吐痰的個人道德要求，乃至於逮捕皮膚潰爛的遊民，都是歐陸許多國家借用細菌學的科學隱喻後常見公衛手段。

德國作為普法戰爭的勝利方，除了使得普魯士王國一統日爾曼地區，建立了第一德意志帝國，也同樣在細菌學的領域支持羅伯・科霍的細菌學成就，讓普法爭勝一路延續到實驗室的舞臺上。科霍在細菌學上的各種貢獻中，霍亂弧菌與結核菌的發現最為醫界津津樂道。但對醫學史家來說，最重要的還是他穩定了細菌實驗方法：固態培養、分離與純粹培養，這些有利於發現特定菌株的手法。除此之外，他提出的科霍法則（Koch postulates），讓醫學家終於能應用科學客觀原則於反覆驗證，確認特定微生物與特定疾病的病源關係。該法則的出現讓預防醫學與公衛防疫出現合作的契機——十九世紀「清潔運動（sanitary movement）」主張的排汗淨水與定期清掃街道等，不過只是一般性的清潔衛生手法，此時認為更有效的方法應是針對特定傳染病的病原體，實施強制疫苗接種，或是根據細菌、寄生蟲等的生物性特點進行標靶式擊殺。1910年，羅伯・科霍研究所研究員保羅・埃利希（Paul Ehrlich）和來自日本北里研究所的秦佐八郎，在經過六百零五次的實驗之後，共同發明一個以砷為基礎所製造的梅毒特效藥－砷凡納明（Salvarsahi），因其實驗序列又稱 606。埃利希兩人由細胞染色法得到靈感，致力於將毒性物質透過梅毒螺旋體的染色特性針對性地消滅病原體。這個療法因為應用化學反應的思維，當時便得到了「化學療法（Chemotherapy）」的稱號。只是這個稱號近年來因為癌症化療廣為人知的關係，被化約成為癌症的專屬治療方式，但若回溯其歷史原貌，則本意應指以化學特性與物質而產生的治療方式。

在日本明治時代國家醫學思想的主導下，細菌學發展與相關實驗交由衛生行政相關之各類傳染病研究承擔。與二戰之後的現代日本醫界情況不同的是，戰前推廣細菌學這一生物學分支的機構不全然是大學，更常包括衛生行政機構所轄管的「研究所」。這些機構之所以被命名為「研究所」而非「試驗所」，便已暗示其具有發展細菌學術的任務，不與檢疫機關所屬專職驗菌的「試驗所」等而視之。明治時期日本醫學科學的制度化努力，主要工作是在學術界內進行

人才培養，和新知識生產體系的建立。然而對於發展細菌學而言，由於其還具有應用性質，不僅在日本學術界內需推進相關教育的制度化，政府也得在實際應用中把檢驗與相關衛生教育一併定制化。於是，不論是學界還是政府都要面臨實踐細菌學工作時的諸多挑戰。

　　明治醫學教育改革之藍本——德國現代醫學教育，其一大特徵即是實驗醫學與醫學實驗室的發展。德國醫學科學家在此概念下被要求專注於大學教學與實驗，理論上全然不該涉及具體之臨床診治的工作。仿效德國體制，1890年代日本的醫學教育開始時，便被規劃成一個三層金字塔型的結構。其中，東京帝國大學醫學部（1877-1945）和其他帝大系統的醫學部，是為了完成日本醫療體系西化而設立的。帝大畢業的醫學生被稱為「醫學士」意即具有醫學士學位者，也隱含有「醫學專門人士」的意思。明治時代的帝大醫學部畢業生是當時鳳毛麟角的菁英，他們嫻熟德文便於吸收來自德國的高階知識。就他們的學歷背景與社會地位來說，當然是屬於整個教育金字塔的頂端。以這批帝大醫學部菁英畢業生所代表的德國現代醫學，之所以能在維新不久後的日本發生作用，無庸置疑地受惠於當時任教日本的德籍教師甚多。在生物醫學的領域中，爾溫·巴茲（Erwin Bälz，1849-1913）這位德國生物醫學家的角色尤其值得注意。巴茲於1876年至1902年間任教於東京帝國大學，他有系統地將當時歐陸主要的現代醫學概念介紹至日本。更重要的是說服日本政府通過官費留學制度，快速地把德國為師、日本為生的醫學交流關係建立起來。由於巴茲與其德國同事的支持，第一代日本實驗醫學家飯島魁（1865-1921），由德國返回後不久即正式任教於東京帝大。姑且不論之前已經提過的北里柴三郎、緒方正規、青山胤通，及山極勝三郎等早期的日本醫界山頭，廿世紀初期，許多在東亞周邊地區大放異彩的日本醫學菁英，如五島清太郎（1876-1935）、宮島幹之助（1872-1944）、吉田貞雄（1873-1964）、小泉丹（1882-1952）與小林晴次郎（1892-1964）等，都有在東大巴茲講座教室工作過的經歷，並因赴德訪學或進修經歷而躋身於日本醫界菁英之林。

　　類似飯島魁之於日本建立生物醫學中實驗動物學的地位，緒方正規在1880年代留德歸國後，旋即開啟了日本細菌衛生學研究的新世代。相較於當日同窗緒方正規已成為一代宗師、雄霸東大等帝國大學體系，北里柴三郎卻顯然失之

東隅（日本）收之桑榆（國際），不僅親炙德國細菌學大師科霍（1884-1891）教誨，實際參與了狂犬病與白喉的疫苗之開發製作，還因此在國際血清免疫研究上佔有一席之地。1892年，東京帝大日本現代醫學的中心地位，因為緒方正規有關腳氣菌與竹下菌的論點，受到北里柴三郎的嚴厲挑戰及指摘。由於拒絕屈居帝大細菌學講座門下，北里柴三郎在私立大日本衛生會的支持下，返日後立私立傳染病研究所，網羅一批東大菁英門生如高木友枝、北島多一、志賀潔、秦佐八郎、宮島幹之助、野口英世、草間滋、大穀彬亮、高野六郎、後藤格次、金井章次、小林六造等人，儼然在1892年後展現與東大緒方細菌學研究室的犄角之勢。由於這種分庭抗禮之勢來自於北里柴三郎個人的威望，當時民間或醫界也都暱稱這個研究所為「北里研究所」。1892年傳染病研究之所以採民間性質成立的原因，據日本醫史家研究其實另有私人恩怨的因素存在。具有國際聲望之北里拒絕與昔日同窗緒方一起任教於東大，甚至因較晚歸國屈居門第階級森嚴的帝大體系底層，乃由時任衛生局長的長與專齋與適塾同窗福澤諭吉提出此一折衷對策。由於該所屬於私立大日本衛生會，資金來源除民間捐贈外仍有大量官方預算，加上東大既有的獨特地位，故早在私立傳染病研究所成立次年，日本醫界便不斷有將該所收歸國有的呼聲傳出。後來終於在北里承認香港鼠疫菌失誤的機會中，日本政府於1899年將該研究所先行改隸內務省，1914年轉文部省所屬並改名為國立傳染病研究所，最後這個研究所還是落入了東京帝大的管轄範圍。

　　北里的私立傳染病研究所移轉至東京帝大的過程，一方面顯現了明治日本醫界新派閥成形與攻防的激烈，但也是因為國家醫學概念已在日本國內取得主導地位，以致新式大學教育與國家級研究所的運營，都被認為事關政府的威望與國家顏面。早先北里柴三郎拒絕返回東大任教的理由之一，即是他認為封建的敬師與權威主義風氣，使得東京帝大的教職員無法進行「真正的科學討論」暢所欲言。然而明治時期的國家醫學與帝國顏面，終究還是讓北里研究所收歸國有。除此之外，當日本1895年與清廷簽訂《馬關條約》，正式納臺灣成為第一個殖民地後。現代醫學對於日本的意義就不僅僅是接納「西洋新知」而已，還有為帝國擴張發展殖民醫學與帝國醫學，甚至是取代已在臺灣有數十年基礎之傳道醫學的重責大任。不論從哪個角度來看，引入與發展現代細菌學的時代

意義與價值，對於明治時期日本的醫學都是多層次的。在 1895 年之前，細菌學的引入代表的是先進西方醫學東入扶桑與本土融匯。1895 年之後則是先進現代醫學的殖民地應用，是日本帝國主義得以與西方殖民勢力並駕齊驅的關鍵。

四、小結

　　從歷史的發展來看，幕府末年的西醫東渡扶桑，到明治維新的主動醫學西化，正好落在西方醫學由傳統跨越到現代醫學科學的關鍵階段（圖 3-1）。瘴氣論與醫學地理學逐漸淡出病因學的主流地位，繼之而起的是實驗醫學與細菌學等現代醫學科學。十九世紀西方醫學的帝國醫學思維，恰與明治皇權建立的政治理念相符，因此不僅沒有因為幕府的垮臺而受到挑戰，反而在後來國家醫學的呼聲中被延續下來。當然，日本幕府以來嚴格的身分階級與門閥世襲的社會結構，促成日本醫界內部漢醫向洋醫轉換之過程。這個轉換的動力並非只是來自西方傳道醫學或殖民醫學的挑戰，也有著日本漢方醫學古方派與折衷派，從中國儒學中發展出來的樸素科學精神為前驅。只是在西方細菌學引導公共衛生改革蔚為醫學西化風潮之際，明治政府認為唯有由上而下的醫學與衛生改革方能立竿見影。以細菌學發展為例，明治政府通過將細菌學的知識和技術納入衛生行政體制，來實現醫學西化和發展細菌科學之目的。由於德國政府期望科霍創建的細菌學能夠解決衛生行政面臨的問題，因此長與專齋等人在尋求建構日本衛生行政的科學性方面，遂非常關注科霍等人在細菌學方面的進展，並在醫學教育與衛生制度化的設計上致力與之融合。在這種有利於己的情況下，北里柴三郎等人通過利用日本醫師集團內的矛盾、應對緊急的傳染病防控問題，以及瞭解德國的研究情況，將細菌學研究所建立在衛生行政的相關機構而非大學中，希望以私立的體制避開逐漸成形的醫閥限制。於是，當緒方正規將實驗細菌學引入東大講座制並納入日本醫閥結構時，北里柴三郎則努力鞏固細菌學在政府與民間的地位，並將比較不受醫閥體制影響的細菌科學研究機構建立起來。

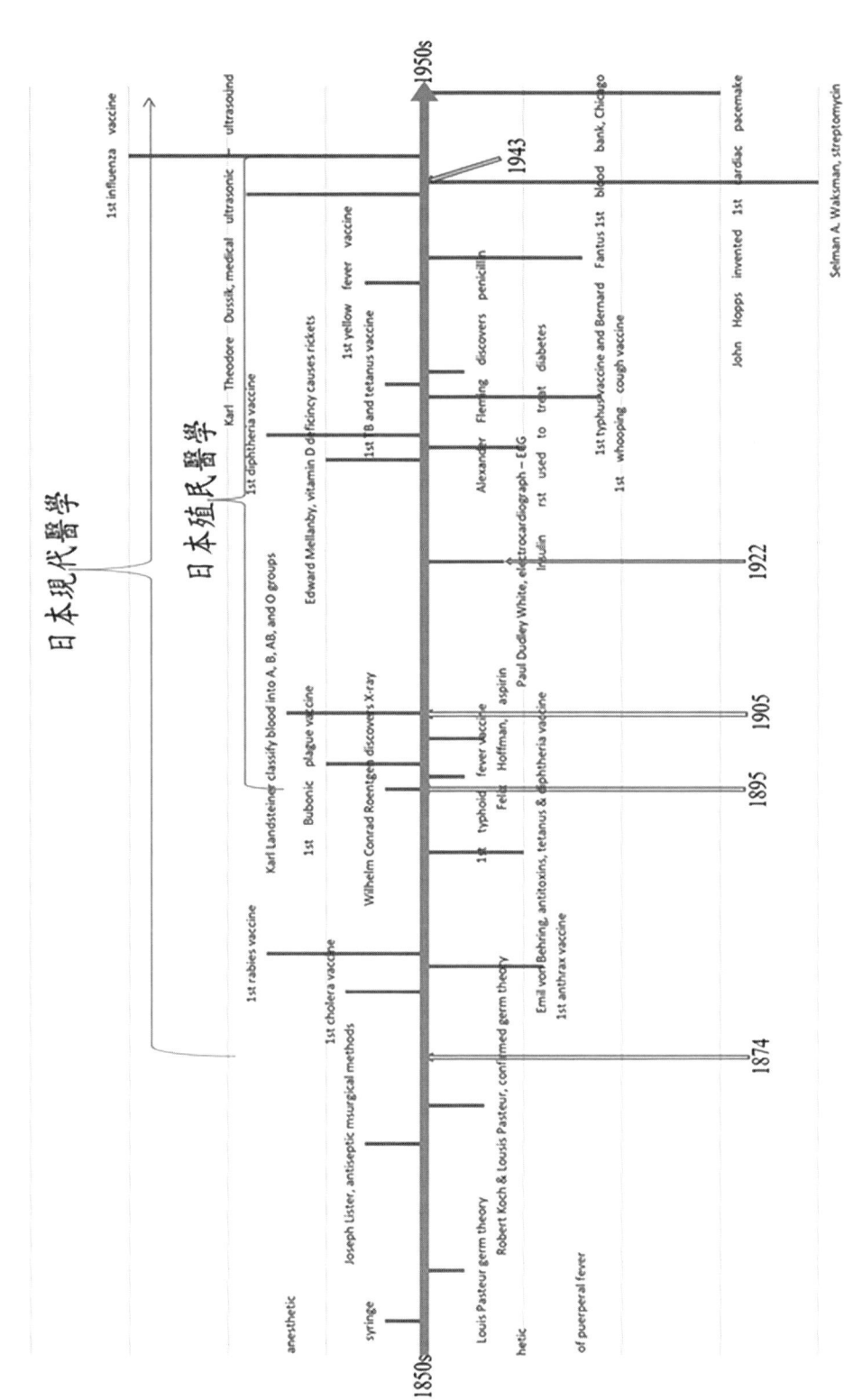

圖 3-1、全球醫學史視角下的日本醫學發展（作者自繪）

到佔領臺灣前夕，日本衛生行政機關基本上已具備調查及收集有關疾病發生和病原體檢驗的能力。可在據之瞭解和評估疫情的狀況後，依照《傳染病預防法》等法律施行強制性的主動防疫行動。在傳染病防控的各個階段，衛生部門都可能採用細菌學知識合理化其強制作為。甚至有時某些細菌學知識與概念的應用，還可能支持本土性的疫情研究或移作管控不良衛生風俗的理由。到廿世紀初期，日本衛生與醫政官員基本上已能掌控現代衛生行政中三大指標：科學技術規範化的行動指引、根據科學資料制定相關的法規和規章，以及依據衛生統計配置衛生防控人員以及專門設施。這三個因素既是支撐現代衛生行政的重要指標，也是二戰前日本國家醫學的關鍵內容。在公共衛生及傳染病防控制度化的這三個指標中，明治政府首先做到的是科學技術的人員及資源配置和設施，這有助於對當前一般衛生與風土病分佈情況進行瞭解，隨後是法規和規章中明確規定科學資料的必要性，之後才是確保科學調查方法及防控指引能與時俱進。北里柴三郎根據日本發展這三大指標的順序，認為二戰前日本衛生行政的科學技術具有政治目標導向性。雖然新出現的細菌學知識與檢驗、調查技術會隨醫學進步而變化，但日本衛生行政的政治目標導向性特點卻都保持不變。對於以衛生行政堅持國家醫學之政治目的，似乎是明治時期日本衛生行政運用醫學科技進行知識生產的一個特點。

總結日本現代醫學與衛生行政化和學術界中細菌學開發制度化的過程，可以發現前者中主要的價值在於疫調資料和防控技術的產出，這些都是支撐日本現代醫學或醫療科技化的實證基礎。而後者關注的是人和知識的融合與影響，涉及到的是傳統醫閥體制與國家醫學意識形態之調適。前者的目標是解決實際的醫療與衛生問題，而後者在意的則是傳統醫界倫理之維繫及社會對政府醫學與衛生工作上的信賴。值得一提的是，明治時期的細菌學發展尚處於實踐西洋醫學、培養本身技術能量的階段，這使得日本細菌學經常被當成一門發現真相的醫學科技，而非可以任意輕啟論辯的醫學理論。此外，也因為在衛生行政發展初期，多數的實際工作都花在說服或教育民眾，協助政府進行衛生調查等瑣碎的工作上，這些比起實驗室裡艱深且高冷的技術分析而言，對於加深日本民眾對現代醫學之信賴可能更為重要。

相較於日本在明治維新之後中央權力之擴大與鞏固，同屬東亞世界的中、韓兩國，顯然就沒有類似的政治與社會經濟餘裕，可以借重主導西學進而發達中央的控制力。在中國與韓國，至少到韓國被日本併吞的 1910 年代之前，傳道醫學是將西方醫學引入兩國的主角。部分殖民或帝國醫學的影響，也經常需要透過傳教士或搭配部分炮艦實力才能由下而上地拓展。易言之，現代醫學與公共衛生的行政體系化，當是日本醫學西化運動中最具特色的部分，而醫學教育與細菌學在日本的發展，又讓整個行政化顯得更為中央集權化與菁英化，並成為與中韓兩國的一大差異。

參考書目與延伸閱讀

1. Ciriacono, Salvatore. "Scientific Transfer between Europe and Japan.: The Influence of Dutch and German Medicine from the Edo Period to the Meiji Restoration." *Comparative*, 20:6（2010）.
2. Do-Hyung, Kim, and Park Eun-Young. "A Comparative Study on Acceptance and Distribution of Modern Medical Care in Japanese Colonies." *Iranian Journal of Public Health*, 47:Suppl 1（2018）.
3. Kim, Hoi-eun. *Doctors of empire: medical and cultural encounters between imperial Germany and Meiji Japan*. Vol. 17. University of Toronto Press, 2014.
4. Kim, Ock Joo, and Miyagawa Takuya. "Development of modern medical doctors in Japan from late Edo to early Meiji." *Korean Journal of Medical History*, 20:2（2011）.
5. Kingsberg, Miriam. "Legitimating empire, legitimating nation: The scientific study of opium addiction in Japanese Manchuria." *The Journal of Japanese Studies*（2012）.
6. Low, Morris, ed. *Building a modern Japan: Science, technology, and medicine in the Meiji era and beyond*. Springer, 2005.
7. Sugano, Yukiko, and Yoichiro Takahashi. "The role of state medicine in modern Japan." *Rechtsmedizin*（2024）.
8. Trambaiolo, Daniel. "The Languages of Medical Knowledge in Tokugawa Japan." *Rethinking East Asian Languages, Vernaculars, and Literacies, 1000–1919*. Brill, 2014.
9. Van Sant, John E. "Rangaku Medicine and 'Foreign' Knowledge in Late Tokugawa Japan." *Southeast Review of Asian Studies*, 34（2012）.
10. 蔣竹山：〈文化轉向與全球視野：近代臺灣醫療史研究的再思考〉，《漢學研究通訊》，第 36 期第 4 期（2017 年）。

/ 第四講 /

西方醫學在清末中國

❖

「世眼紛紛眛是非，不應刮膜在金錍。
知君聖處工夫到，且道心盲作麼醫？」

——元好問〈贈眼醫武濟川〉

*"A little knowledge is apt to puff up, and make men giddy,
but a greater share of it will set them right,
and bring them to low and humble thoughts of themselves"*

—— Alexander Pope, The Mystery of Phanaticism

❖

　　十九世紀的中國清政府在 1860 年中英鴉片戰爭後，被迫逐漸開放邊境封鎖與通商口岸。此後的一百多年，中國經歷了形形色色的西力東漸，其中即包括戰爭在內及與西洋列強交涉的屈辱過程。相較於日本明治維新支持者運用「王政復古」的口號，立憲保障天皇無上權力集中制的作法，晚清中國顯然不僅在洋務或自強運動上都舉步維艱，甚至還衍生皇權旁落與政府威信崩壞，

直接造成了清末至民國初年的地方割據及社會不靖。就整體社會結構與制度來說，清末的中國社會其實只改變了非常小的一部分，而且早期主要的變化還是發生在有限的通商口岸在地社會中。對廣大的中國內地社會而言，西力東侵一事並未掀起較大的漣漪；西方醫學的影響亦符若是。於是從醫學現代化的角度看來，如果說日本在明治維新之後的現代醫學發展結果，是直接受惠於日本天皇體制混合西方帝國醫學及殖民醫學特點後的東亞樣板；那麼清末中國對於西方醫學的欲拒還迎，則是未見中央主導下放任醫學西化的社會現象側寫。

隨著醫學史研究在中國的推進，近代西方醫學傳入的軌跡也日益清晰可見。近二十年來中西學界的研究多數指出，十九世紀初應當是中國接觸近代西方醫學的關鍵時期。但這些研究者對於西醫在華傳播所遭遇的阻難和困境論證，看法與推論上似乎還有相當差異，不論是從民族主義出發或借用「挑戰──回應」史觀都有進一步反思的空間。當然，對於中國這樣一個已經長期擁有自己醫學理論與技術的民族而言，面對外邦傳入且陌生的西方醫學時，人們在態度上的接受與抗拒，必然是可以想見的常態現象。因此有學者指出：「從疑慮、懼詫到認可、接納甚至崇拜，基本構成了晚清以來中國人對西洋醫學的認知軌跡。」然而，如果細究既有的研究後也不難發現，西方醫學在中國的傳播有自南而北、從沿海而內地的軌跡。以中國廣大之地理量體，比之於日本列島，不難推斷中國地緣社會及文化的巨大差異，恐怕也是造成學者分析西醫東傳的難處，分析中國醫學西化進程時必須考慮的重點。

與日本幕府時期實施鎖國政策，但允許荷蘭東印度公司在長崎開設商館居留的情況雷同，十八世紀的清代中國也對外實行封禁政策，僅允許洋人在香港、澳門兩地居留與進行有限的商業活動。但光是這樣有限度的邊陲接觸，十八世紀末的廣東南部邊緣與港澳接壤地區就已出現了西醫入華的痕跡。但與清末中國內部地緣政治情勢不同的是，荷蘭商館所在地的日本長崎儘管遠離幕府政治中心──東京，卻相對比較靠近天皇所在地──京都；這或許是明治天皇年幼即有機會接種牛痘的關鍵地緣因素。但若根據嶺南學派大家科大衛（David Faure）的說法，廣州、香港、澳門一帶舊稱嶺南的地區，是稍晚才被漢文化吸納的南蠻地區，也是南明王朝與盛清對峙的最後根據地。因此，一方面傳統儒家文化的影響或許不如中原地區來得強烈，另一方面也是清代地緣政治圈的邊

陲。可能因為如此，十八世紀包括西醫在內的西方知識與技術傳入後，嶺南社會對西學的抗拒並不明顯，甚至出現將西方新事物、知識與實踐揉合，進一步豐富了在地之文化複雜性。西方醫學作為當時新知識與學問之一環，不論是跟著帝國主義者的船堅炮利還是傳教士之福音而來，都展現了清末中國嶺南地區吸納西方醫學過程中的文化複雜性與獨特性。既然邊陲地緣關係及文化特性對於西方醫學進入嶺南的最南端至關重要，那麼當西方醫學在上海或更北方的天津、北京一帶開展時，又會怎樣與在地的文化及醫療傳統相互衝擊或融合？身處於地方差異巨大的中國，十九世紀的清廷更加晦暗也益發無力主導洋務的開展。然而這並不意味中央對於西方醫學的引入毫無作為，甚至是某些改革未曾對後世醫學歷史發展帶來影響。凡此種種，都讓綜述十九世紀西醫傳入中國的歷史，無論如何都是極其艱難的任務，也無法避免挂一漏萬的風險，僅能擇其梗概做結構性的說明。

即便不論中國地緣廣邈，地域社會與在地文化多元且複雜的現實，挾著船堅炮利在民族屈辱感中進入中國的西方醫學，對中日兩國民眾來說都是一個異質性的東西，只是傳統以仕紳為基盤的中國社會，顯然讓中國接納西醫的路徑經歷比日本更為漫長的過程。有關西醫早期在華傳播問題，如上所述，近二十年來已有許多中外學者投入研究，除獲致部分相對普遍的共識外，也由於研究標的之個別差異、地緣社會與階層之不同，甚至是引用參考材料來源、中西醫本職立場等因素，這些學者對於西醫入華的解釋尚不盡一致。是故，從研究課題、材料特性，以及當前各路學者的秉性及偏好來說，學界在此時尚未達到可以著述西醫在華通史的程度。據此，以下說明將博采諸家說法，關照西醫入華整體之大歷史走向，儘量說明十九世紀西醫入華的特徵。

一、斷續但多源的西方醫學輸入

早在鴉片戰爭以前，西方醫學已隨傳教活動抵達中國，但明末跟著天主教耶穌會士輸入的傳統西方醫學，在清康熙一朝漸受約束，最終還是因為禁教令下而戛然中止。迨十九世紀中葉西方醫學再度來華之際，中國與西方都已非昔

日樣貌。此時輸入西方醫學的主角已經變成新教教會，其背後更有西方工業革命與科學思維的加持。相對地，清末中國科技發展停滯，對西方事務與科學發展無知且冷漠，再現中土的西方醫學卻已進入科學醫學的初期階段。

自從1553年葡萄牙人被允許定居澳門後，天主教耶穌會士紛紛前來澳門傳教。眼見澳門傳教粗具成效，教宗於1566年任命卡內羅（Melchior Carneiro）為澳門主教，他到任後陸續修建仁慈堂（Santa Casa da Misericordia）、辣匝祿麻瘋院（Hospitalde Lazaro）和拉法醫院（Hospital de Rafael，又稱白馬行醫院），以收容棄嬰孤兒、替人治病為手段，藉此勸誘澳門華人信奉天主教。然而耶穌會士並不滿足於澳門傳教，更希望以澳門為基地進入中國內地宣揚福音。為此，耶穌會認定入華傳教者必須先在澳門學習準備，以便精通中國話及熟習中國禮儀和民情。該策略迅速讓耶穌會在華傳教事業頗有斬獲；1582年抵達澳門的義大利耶穌會士利瑪竇（Mathieu Ricci），就是先在澳門「學華語，讀華書」，對中國話稍有成就後才進入內地傳教，日後成為在明代中國傳教最著名的人物之一。到1610年，中國內地的天主教徒已發展到兩千五百人，其中包括徐光啟、李之藻、楊廷筠等有深厚儒學教養的明朝高級官吏。因為內地傳教的成功，耶穌總會1609年責成建立澳門聖保祿學院，負責來華傳教士的訓練。該學院除了擁有一個藏書四千多冊的圖書館外，還附設小診所和藥房提供信眾與周邊居民醫療服務。此外，聖保祿學院的課程設計均借鑒葡萄牙大學培養傳教士的〈神修課程〉，以西方古典學術知識為主體，視神學為知識之皇冠、拉丁文為語文基礎作為指導教育的思想綱領，其下分設自然科學門負擔天文曆學、物理學、醫藥學等，另有哲學、神學和人文學門的漢語、拉丁語、音樂、修辭學等十項課程。

十七世紀清帝國建立後，耶穌會士在華施醫調藥的故事仍不少見，但處境已今非昔比、日漸艱難。清康熙32年（1693），卅九歲的康熙皇帝染上御醫認為的「惡性熱病」，但西醫根據高燒、畏寒、打擺子等症狀，診斷皇帝應該罹患了瘧疾（malaria fever）。御醫們試了種種中醫妙藥，甚至向民間廣求秘方，卻無一見效。無計可施之下，由於康熙曾聽其他傳教士說過，在法國有一種治療這種瘧疾的妙藥「金雞挐（金雞納霜）」，遂召宣兩位傳教士張誠（Jean-François Gerbillon）和徐日升（Tomás Pereira）提供此藥而果然疫愈。之後西方

醫學雖然未能讓康熙皈依基督教，但卻引起他對西方醫學高度的興趣，康熙因此常向來華教士求取西洋藥物，甚至欽定翻譯西說的醫學書籍。1690年時，康熙下令法國傳教士白晉（Joachim Bouvet）和巴多明（Dominicus Pareniu）進宮講解人體解剖學。康熙之後傳旨將其講義及插圖用滿文整理抄寫並裝訂成冊，內容包括解剖、血液循環、化學、毒物學和藥物學等共計九卷，並親校書名為《欽定格體全錄》。但此書並沒有公開出版，頂多僅供內廷限制翻閱而已，這使得更廣大的中國醫界與社會失去瞭解和接觸當時西方醫學的機會。光以《欽定格體全錄》所展示的現代人體解剖知識來說，比起杉田玄白的《欽定格體全錄》就早了八十多年，卻未有機會在中國引起類似的醫學思想風暴。尤其糟糕的是，康熙晚年宣佈禁教，而雍正皇帝更於繼任次年（1724）交由禮部正式發佈禁教命令。清代之禁教令實施至十九世紀上半之乾隆年間，讓中國處於近百年閉關自守的局面。不過值得說明的是，清政府雖然明文禁教，但並未排斥他們傳授西學。此舉讓西方醫學還能有限度的輸入，但卻是限縮在宮廷與部分皇帝恩准的學者和醫家，仍舊無緣影響廣大的中國社會。

十八世紀滯華傳教士在處境艱難，無力開展西學與宣教的情況下，具有醫藥知識的傳教士既然無法公開從事醫療傳道，便有人轉而留心研究中國傳統醫藥，甚至將在華所見所聞傳回歐陸本土。要言之，十九世紀以前的天主教傳教士曾經依靠西方醫學和藥物接近皇室，勉強維繫了中樞高層對西醫的興趣，並能在朝廷默許下繼續從事醫療活動。不過由於清初政治氣氛丕變，他們不再能像明末時期的耶穌會士投入西書翻譯與教學。為免遭難文字獄的危險，清初的傳教士們避開立書著述西方醫藥，即便說明也多半只敢隱諱地用隻字片語藏在臨床治療說明中。於是在清初禁教期間，中土學者所能窺見的西醫知識，大多數仍屬明末傳教士的譯本，經常還是割裂的敘述或加上了中醫理論修飾包裝，實在已非原來西方醫學的原貌了。

十九世紀中葉以前的醫療傳道事業受到禁教令影響，中西交流僅限於廣州十三行範圍內進行的商業貿易。因此在鴉片戰爭爆發前，廣東地區是西方醫學比較容易出現的地區，主要的執行者常是英國東印度公司的隨船醫生和傳教士。他們當中有不少人曾在印度、日本、朝鮮與東南亞地區行醫，因此對於和中國病患打交道並不陌生。為照顧在華的洋商，英國東印度公司很早就專聘醫

生常駐廣州、澳門為他們醫病檢查身體，這些醫生有時也會澤被當地的華人患者。根據廣州洋行的紀錄顯示，皮爾遜（Alexander Paerson）醫生曾透過澳門取得牛痘疫苗，施種於當地的小孩身上。皮爾遜在剛開始種痘時，就著手編寫介紹性小冊子，後由傳教士斯湯頓（George Thomas Staunton）譯為中文，定名為《新訂種痘奇法詳悉》。為推廣牛痘術，皮爾遜從1805年起陸續聘雇華籍助手，其中以邱熺最是活躍，把皮爾遜的種痘工作由城市推廣到農村。同年，《新訂種痘奇法詳悉》修改封面，題為《英吉利國新出種痘奇書》印行出版，是清末最早介紹西洋牛痘術的書籍。1815年皮爾遜在廣州的行商公所開設了診所，在其監督下由中國痘師給兒童接種牛痘。邱熺除了主持皮爾遜的種痘所外，還輯要《新訂種痘奇法詳悉》部分內容，於1817年出版改編的《引痘略》，成為清末傳播牛痘法最主要的方書，其後復刊本不下四、五十種。

倫敦會牧師羅伯特·馬禮遜（Robert Morrison），是十九世紀第一個來華的傳教士。1820年，馬禮遜與英國東印度公司一名外科醫生約翰·利溫頓（John Livingstone）合作在澳門創設了贈醫所。次年擴大該診所為醫院規模，以治眼疾為主。這是傳教士在澳門開辦的第一所教會醫院。值得一提的是，他們還聘請一位懂中醫藥的華人作助手，秉持救助身體及靈魂的醫療宣教宗旨，專為貧苦百姓服務。這是基督教在華開設的第一家醫療診所，也是新教在華醫療傳道事業的開始。有趣的是，利溫頓兩人開辦這家診所不單是為了救治病人，也有出於對中醫藥興趣的部分。當時的傳統西方醫學尚未進入到現代化學與藥理學的層次，草本藥物仍然是西醫用藥開方的主流。難怪西醫利溫頓會想看看中國藥材是否「可以對現今西方所掌握的，能減輕人類痛苦的方法，作些什麼補充。」他們還為此理想，建立了一個藏有八百卷以上中醫書籍的圖書館，配備各種中藥，以便延聘中醫前來實地講解與調劑。

受馬禮遜傳道醫療理想的影響，英國東印度公司另一名傳教士外科醫生郭雷樞（Thomas R. Colledge），在1827年又開設了一家眼科醫院，免費為百姓治病；但由於缺乏人手，該醫院被迫於1832年關閉，後遷往廣州重新開業。不過郭雷樞仍從經營醫院中發現，醫療確實比較容易取得當地人的信任與好感，「請醫生界的善士前來做好事，以博取人民的信任，由此而為逐漸接受那美好無疵的基督教鋪平道路」；同時也主張「在他們的醫療實踐中，還要滲入

宗教、哲學、醫學、化學等。」上述觀點不僅代表了當時在華醫療傳教士的普遍心態，這段敘述也顯示醫療傳道的核心知識，還包括了可代表西方醫學的科學核心知識與思維，如哲學與化學等。為具體推廣醫療傳道的理想，1838 年在郭雷樞的倡儀下，美國傳教士醫生彼得・伯駕（Peter Parker）、傳教士裨治文（Elijah Coleman Bridgman）共同成立了「中華醫藥傳教會（Medical Missionary Society in China）」，鼓勵傳教士在華行醫，藉此消除西醫與中國人的隔閡。但必須特加說明的是，相較於耶穌會士以用藥換得中國皇帝與大臣們的信賴，十九世紀中葉以後來華的醫療傳教士們，則是使用中國明清以後漸入末流的外科，拿著手術刀一步步劃開中國社會的門戶。

在中華醫藥傳教會的要求與提供經費下，伯駕於 1834 年到達廣州，次年 11 月就在廣州新豆欄街（Hog Lane）開設了廣州眼科醫局（Ophthalmic Hospital）。第二年春天，怡和行的行商伍敦元捐贈土地與資金擴大這所新醫館，並更名為「博濟醫院（Hospital of Universal Love）」，即是後來廣州博濟醫院的前身。為擴大醫療傳道且兼顧在地洋人的需要，伯駕於 1838 年 7 月 5 日回到澳門開設了一所眼科醫院。醫院建立之初，澳門當地人一如廣州民眾般，對西醫治療抱持相當之懷疑，但不久後即因為慈善免費治療與醫療成效卓著，博得當地人普遍的信任。僅僅在 1838 年 7 月 5 日到 10 月 1 日，近三個月的時間裡，就有七百名左右的病人接受了伯駕的治療，平均每天七十七個人。儘管伯駕開設的是眼科醫院，除眼疾外，其它各科疾病也在他的治療範圍之內。在近七百例病歷中，眼疾二百五十四例自然居該院各類疾病診治之首，其次為消化道疾病共一百八十六例，其餘是耳疾四十二例、炎症一百三十七例、體格疾病廿二例、痙攣性氣喘八例、神經系統疾病六例、生殖器官疾病六例、肝病三例、發熱四例、呼吸系統疾病十二例、循環系統疾病一例、先天性缺陷和損傷十八例等。然而，伯駕後因廣州眼科醫局重新開張而離開澳門，遺留下來的醫務則因為人手替補不上，澳門眼科醫院在開業三個月後被迫暫時關閉。返回廣州的伯駕曾於中、英因鴉片問題緊張之際，相傳「間接」治癒了林則徐的疝氣，使得林則徐對博濟醫院倍加贊許，伯駕也因此得以繼續留院。他工作直到 1840 年返國述職後，博濟醫院也中止了醫療工作。至於在澳門方面，伯駕返回廣州不久後，英國倫敦傳教會派遣外科醫生雒魏林（William Lockhart）來澳門接替

伯駕的工作。此外，1839 年美國公理會又派醫療傳教士威廉・戴夫（William Diver）、倫敦傳教會派遣合信（Benjamin Hobson）醫生來到澳門助陣。關閉兩年多的澳門眼科醫院於 1840 年重新開放，直到 1843 年初《中英南京條約》簽訂後，才再次遷往香港繼續發展。

至於患者來源方面則除了洋人行商外，在華西醫的本地患者主要是兩類人：一是社會底層無力求醫問藥的窮苦人，二是經中醫久治不愈的病人。但伯駕「憑著他在外科上的技巧，不久就為他的醫局贏得了朋友」，一大批病人通過伯駕的親手診治而痊癒，畏懼疑慮心理逐漸消失，就醫人數日益增加，眼科醫局業務逐漸變得繁忙。伯駕很快得到了當地百姓的信賴，中國境內最早用中文出版的近代期刊《東西洋考每月統記傳》刊載〈醫院〉一文，詳細介紹了伯駕的眼科醫局及其在中國的影響：「病人不遠千里而來，得醫矣。傳說此事者親眼看醫院之士民雲集，擠擁，老幼男女如曦來。莫說廣東各府廳州縣之人，就是福建、浙江、江西、江蘇、安徽、山西各省居民亦來求醫矣。儒農官員，各品人等病來愈去矣。」隨著傳道醫療規模日益擴大，接受西方醫學的範圍也急劇增加，但地理差異仍十分明顯。像廣州、上海這樣相對發達的城市地區，正是醫療傳教士或教會醫生活躍的場域，前往當地西醫院的中國患者自然比貧窮落後的內陸地區要多得多。因為這樣的地理分佈特徵，有學者指出十九世紀中葉後西醫入華的路徑，出現從南到北逐漸擴展的趨勢。首先是從原本就較熟習「萬國風俗」的廣東開始，擴展至東南沿海一帶較為開放的地區，再隨萬國租界與通商口岸的進一步開放在上海興盛繁茂。上海後來隨著國際交通地位的提升，居民益發瞭解及習慣現代醫學的思維與治療方式，甚至在民國初年成為西方醫學在中國境內最主要的聚集點。從發展地理趨勢來看便不難理解，為何當伯駕等醫療傳教士在南方立穩腳跟圖謀發展之時，西洋醫學在京師仍舊苦於無處施展。

原本在澳門眼科醫院工作的雒魏林於 1844 年在上海老城東門外開設上海第一家西式醫院－中國醫館（即今仁濟醫院）。1861 年，頂著英國皇家外科醫學院院士頭銜的雒魏林取道埃及趕回中國，計畫在北京開辦西醫院；10 月 3 號，英國使館購得附近的房產出租給他興辦醫院。1862 年雒魏林在北京的醫館開始看診，這才開啟了一波西方醫學進入華北內地的高峰，這個醫館後來變

成現在協和醫院的一部份。後來的學者研究發現，由於雒魏林醫術精湛，醫館頗受京師官員及民眾信賴，《申報》曾載文描述了當時的情況：「京都有西人設立醫院一所，用以救濟疾苦之人，意至善也。據云去夏至今一周年中共醫有九千六百十八人，可見華人亦皆信其術精勝矣。」醫院從開辦起就有當地新教徒在院協助交代醫囑，也趁便散發聖經小冊子給患者甚或圍觀群眾。短短一年之內，醫院的候診室幾成宣教的講堂，差使雒魏林的倫敦教會借力使力，成為第一個在北京的傳教機構。1864 年 3 月，在雒魏林的提議下，傳教士醫生也是漢學家的德貞（John Dudgeon）接替雒魏林，主持北京的醫療工作。

自《南京條約》簽訂後，洋人醫生與醫療傳教士紛至遝來，在各個通商口岸或城市要地興辦醫館。1873 年，《申報》曾如此說道：「自中西通商以後，凡泰西諸國醫士接踵而來，藥材齊集而至，如上海一區，西醫之設立醫館已有數處……無論中西富貴貧賤之人，均可就醫於各館，富貴者求醫而不求藥，貧賤者則醫藥皆出之館中，甚至貧苦無告之人，沉重難治之症，並令住宿館中，供其飲食，遣人扶持，病癒即行，不費分文，立法之善，誠莫與京矣。」另一篇時評也報導：「自中國通商以後，西醫之至中國者，各口岸皆有之，非徒來醫西人，而且欲醫華人。但華人不識西國藥性，不敢延請西醫，故初時華人均不肯信西國醫藥。於是西醫邀請中西商富，先集鉅資，創立醫館；次集歲費，備辦藥材，以為送醫之舉。初則貧賤患病、無力醫藥者就之，常常有效；繼則富貴患病、華醫束手者就之，往往奏功；今則無論貧富貴賤，皆有喜西藥之簡便與西藥之奇異，而就館醫治者日多一日，日盛一日也。」

對於西方醫學能夠在短短的數十年間就擄獲華人病家信任的原因，「醫術精湛」，尤其是外科技藝的高超，是最常見諸於當時報章雜誌的說法。1846 年麻醉與消毒技術的發明及應用，常被醫學史視為現代外科手術上的重大突破，甚至有人稱之為維薩里創建現代解剖學以來的第二次外科高峰；這樣的觀點也的確被許多後世醫學史家接受，成為著述西方外科科學史時的重要立論基礎。然而醫學史家克里斯多福·勞倫斯（Christopher Lawrence）卻認為，現代外科手術的突破與麻醉、消毒技術的發展並無必然的關係。他認為十九世紀末期現代外科手術的進步，是工業社會下身體觀轉變的結果。這一過程以十九世紀末期外科手術成為主要醫療方式為舞臺，雖然這一變化本身確實可能涉及到外科

技術、麻醉方法的進步，但相對地，還需要有生理學與藥理化學的前驅進步作為支撐。更重要的是，外科醫生在手術臺上顯現的無畏態度，經常與殖民探險家的英雄氣概並稱，透露出此時外科醫療文化的某些男性與殖民主義的隱喻特質。最後一點可也同樣重要的則是，從十七世紀以來現代解剖學所建構的人體機械論（human mechanism）醫學身體觀，因為工業革命與其經濟結構發展的緣故，更容易讓外科所代表的「修補」意涵被患者接受，成為客體化身體與手術治療臨床信任的一部分。從這個角度而言，那些記者筆下「在醫院大門外，排在大街上候診的隊伍，看一看每天清晨從四面八方湧來的車馬轎子，看一看那些官員、侍從、馬夫、轎漢，是如何把整條街擠得水泄不通的。人們把小孩舉過頭頂，否則小孩就會窒息、擠傷」的群眾，所需要的不僅是西方醫學的治療，還有潛移默化中對於西方現代性中有關科學、工業尤其是身體觀的文化轉向。

二、晚清中國的醫學現代化與時代侷限

西方傳教士們不惜花費大量精力，來華開設醫院免費為群眾看病，最終目的當然是想博取當地人的信任，吸引更多的人歸順他們的上帝。然而也因為他們在醫療上的努力，為數千例華人患者解除了痛苦，同時也為中國醫學與衛生的現代化帶來發展的契機。十九世紀來華的傳教士們為了快速擴展影響力，原本就希望能實踐自上而下的傳教策略，但現實上的政治鎖國與民風保守，造成西方傳道醫學只能從中國社會底層開始發芽生根。從社會史的角度來說，學者常認為西醫在融入中國社會的漫長過程中，雖歷經風雨、一波三折，但其先進的制度體系與技術手段，仍逐漸贏得了社會公眾的普遍認同並形成了穩固的西醫觀念，奠定了西醫紮根中國並日益發展的社會心理基礎。但從醫學史的觀點來看，十九世紀的西方醫學自身也正經歷脫胎換骨的變化，西方醫學之所以能在此時收服中國社會的人心，不免有著歷史發展偶然與巧合的機緣。具體而言，為何是外科與藥物而非其背後的解剖學、生理學、藥理學等基礎醫學知識，成為開啟中國社會接納西醫的敲門磚？這不僅是中西醫學技術進步與否的問題，更是中西比較醫學史的專門議題。於是，如果不能掌握西方醫學在十九世紀末、

廿世紀初所經歷過的科學轉向過程，就不容易理解中、日在接納西方醫學的過程中，為何會出現衛生與醫政體制的落差，以及為何傳統醫學科學化爭議在中國尤其激烈的原因。要言之，西醫在晚清中國被視為外來技藝而引進，以奇技淫巧的形象由中國底層慢慢往上發展。但同時期的日本卻採取由上而下的模式，政府以系統性的西化政策引入相關知識與思維方式，全面性地看待並吸納西方醫學。兩國在面對西方醫學態度上的落差與取捨，正是導致中國在醫學近代化（modernization）與現代性（modernity）發展，與周邊鄰國日、韓出現時間及實踐方式落差的重要原因。

以具體事例來看，1693年康熙服用金雞納霜的過程與之後的反應，就十分值得玩味。首先，要將金雞納霜這種中醫陌生的西洋藥物送入皇帝體內，加上中醫正典裡毫無金雞納樹這植物的藥性等訊息，可想而知會受到所有御醫的懷疑或抵制。但既然康熙獨排眾議，執意服用金雞納霜，宮中御醫總須有對應之道。為防萬一起見，宮內謹慎地先找來一些同樣罹患瘧疾的病人，在御醫監督下依傳教士建議劑量試服，結果他們的病情果然好轉。根據這樣的結果，御醫們才同意康熙服用金雞挐。此一作法當然無法符合現代醫學與臨床實驗的要求，但卻不難看到傳統中醫「試藥」的影子。同樣也是奠定在「試藥」的個人經驗的基礎上，康熙自此開始對西洋醫學與西藥大感興趣與信心。雖然他後來還是下令禁教，也未將西洋醫書譯本公諸於世，但從一事中仍可窺見康熙至少對於「以身試藥」深具信心。康熙服用金雞納霜二十多年後，《紅樓夢》作者曹雪芹的祖父曹寅也染上瘧疾，遍訪名醫終不得治，無計可施下，於康熙51年（1712）上奏乞藥。康熙接報批示：「今欲賜治瘧疾的藥，恐遲延，所以賜驛馬星夜趕去。……。南方庸醫，每用補劑，而傷人者不計其數，須要小心。……金雞挐專治瘧疾。……若不是瘧疾，此藥用不得，須要認真。萬囑，萬囑。」可見得康熙此時深信南方庸醫誤用補劑，只能寄望自己驗之有效的西洋治瘧奇藥「金雞挐」。以上這段故事頗符合醫學現代性尚未在中國出現時的面貌，而且也呼應了西方早期藥理與前實驗醫學的時代樣態。康熙「以身試藥」並推廣之舉動對醫學史來說，正好顯示了十九世紀以前中西醫理及藥學差距其實並不若今日之大。

至於清末開始被沿海城市階層所接受的西洋外科手術，也有類似重視臨床

療效卻輕忽醫理的情況發生。多數近代中國史學者認為在西醫東漸的過程中，中國民眾對於西方醫學的接納多與知識層面無關，主要還是得益於西醫在外科與藥物上的技藝和臨床療效。原本西方醫學入華之初，為了攏絡社會底層的窮困患者，以免費施醫捨藥作為推廣西方醫療的主要手法。況且早期西藥的樣貌與今日的膠囊、針劑完全不同，反倒和中藥的丸、散、丹、膏有幾分神似。後隨中國人與西醫接觸日深，加上中醫外科久不經傳，清末以來中國民眾的就醫習慣逐漸走向中、西醫並存的情況，其後更在外科與部分用藥上出現向西醫傾斜的情況。隨著西方醫學科學與科技發展迅速，前述外科與相關麻醉、消毒等學理應用日廣，到十九世紀末時，國內報章雜誌上有關西醫院的介紹越來越多，其中《點石齋畫報》即以非常寫實且生動的畫面，描繪了洋人「仁醫濟世」的許多場景，如「著手成春」、「西醫治病」、「收腸入腹」、「西醫治疝」、「剖腹出兒」、「瞽目復明」、「妙手割瘤」等等，附記的文字尤其顯現當時國人對西洋外科與洋藥的肯定。以一幅〈妙手割瘤〉為例（圖 4-1），該圖主述上海西門婦孺醫院女醫生邀請滬上西醫會診，為一女病人切除一百五十多磅肉瘤的病例，並記載了手術過程：「將該氏置機器鐵椅上施以悶藥，用利刃將瘤割下，然後噴水令其蘇醒⋯⋯據西醫云，此等大瘤從來未有，故已浸以藥水寄往泰西大醫院中藉資考究。」而該婦痊癒後「行坐起居如釋重累，不禁喜出意外。」這幅紀實性畫面反映了當時中國人，尤其是都市民眾對於西醫外科的一般觀念，且顯現西方醫學如手術與病理標本，在十九世紀末出現向沿海或通商口岸市民階層擴散的現象。於是，若以西醫院及執業人數多寡、就醫行為等中國社會西醫化現象作為現代化指標的話，西方醫學到十九世紀末可謂已被沿海許多城市居民所接受，早已不是當初用免費之傳道醫療施治貧苦病患，交換中國底層群眾改宗皈依的樣貌了。換言之，如果僅從醫學現代化或西方化的出現時間來看，清末中國沿海城鎮的發展速度其實未必比日本落後太多。

但以今日臨床醫學與基礎醫學的知識分野來看，當外科手術漸被中國病患接受之際，西洋外科背後的基礎醫理也是現代外科發展重中之重的解剖學，卻始終遭到異樣的眼光對待甚或激烈抵制。西醫作為舶來品初來中國之際，對於普通民眾來說無異於天外來客，社會民眾普遍對西人和西醫抱持懷疑、恐懼的心理。顧炎武書中曾記載清初民間流傳著西人蒸食幼兒的謠言：「嘉靖初，佛

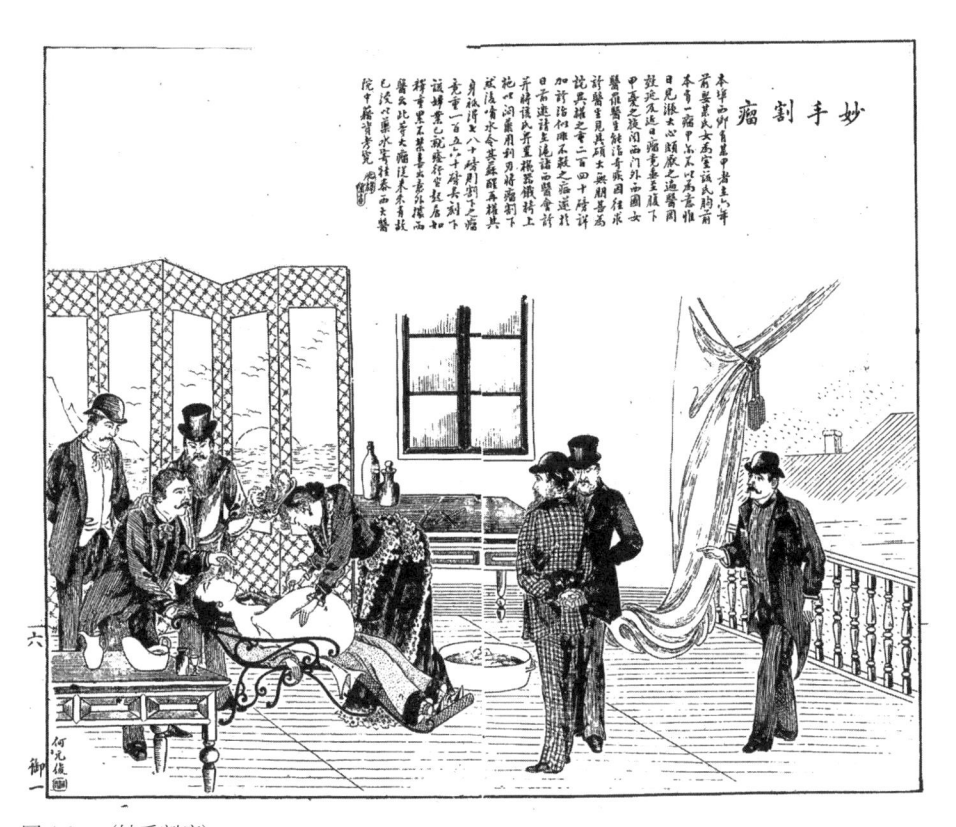

圖 4-1、〈妙手割瘤〉
資料來源：何元俊，《點石齋畫報》（1894），頁 11-12

朗機國遣使來貢……其人好食小兒，其法以巨鑊煎滾湯，以鐵籠盛小兒，置之鑊上蒸之，出汗盡，乃取出，用鐵刷刷去苦皮，其兒猶活，乃殺而剖其腹，去其胃，蒸食之。」這般描述著實駭人聽聞，可這卻是誤會了西醫執行解剖與製作標本的必要手法，更遑論西方解剖學背後更為複雜的人體機械論。事實上，中國民間對西醫的偏見，有很長的時間都沒有消除，直到十九世紀下半期，社會上針對教會醫院尚有種種訛言。諸如教會醫師以迷藥誘人入教，以媚藥淫褻婦女，西醫解剖屍體或製作人體標本等等惡行劣跡。對於民眾為何能接受西方外科診治卻對解剖百般質疑，余雲岫分析公眾對於屍體解剖的驚詫和畏懼後，認為其因出於「保守屍體為吾國最神聖不可犯之舊習，國人見其如此也，遂譁

然以為殺人食人，如水滸綠林之所為矣，百口辯解，終莫肯信。」

就發展時序而論，盛清時期的中醫對於「金雞挈」這味洋藥的醫理其實並不清楚，康熙因此才會與傳統中醫的溫補下瀉等理論匹配。而康熙本人對此藥的信心，也似乎並非來自西方對該藥的藥理解釋與生理知識，而是依靠傳統中醫或風俗舊慣中「以身試藥」的態度。清末中國傷患接受西洋外科卻難忍解剖實作的態度，除了反映中醫外科（瘍科）久不入儒醫之流，長年遭貶抑為郎中術士奇巧淫技之外，恐怕更重要的是從歷史轉向的角度而言，錯失了與西方醫學同步進入科學化之契機。試觀明治維新以來，日本曾出現腳氣病之細菌說與營養說、竹內菌種鑑別與志賀赤痢菌等現代基礎醫學論戰；而當前近代中國醫學史的研究中，卻比較關注現代化衛生行政等，僅見之醫理論辯則有很大一部分侷限在中西匯通與中醫科學化，這兩個比較偏向中醫醫理的領域當中。從某個角度來說這是由於日本的現代醫學在十九世紀中葉後與西方醫學幾乎同調，意外地參與了十九至廿世紀期間西醫科學轉向，往現代醫學過渡歷程中許多的論戰與爭議。但西方醫學在中國長期被視為西洋奇藥或巧技，以至於漠視西醫轉向現代醫學中一些重要的學理論辯，後來的學者自然難就這類個案進行分析。正因為西方醫學在日本的發展進程較早，晚清中國遂常見由日本輸入基礎醫學知識；其中最具體的歷史個案，或許就是中國借道日本的翻譯，引入細菌學與微生物致病論，以及在日本學習德國生藥學的衝擊下，隨著日本的步伐提出中藥科學化的呼籲。

如果說金雞納霜所代表的是傳統中國對西方現代藥理相關科學的無視，那替西方醫學在華殺開血路的外科手術，則是因著解剖學無法適應中國文化與社會價值，導致西洋外科長期以西洋奇技的方式在華流傳，令相關的人體機械論及身體觀無法像在日本一樣落地生根。這些醫學現代性的重大問題，每個都事關中國社會醫學觀念與身體認知習慣的改變，卻也是讓鄰近的日本得以文字便捷的優勢，引導中國現代醫學發展數十載。究其歷史背景，面對清末民初以來的社會不靖、政治動盪，中國顯然無法採取像日本一般由上而下，師法德國醫學定於一尊的做法。但在十九世紀末以後，西醫東來之勢已無可抵禦，以至於中國出現的是由下而上，從民間各自發展的局面。究竟十九世紀以來到民國初年的中國社會，錯過了那些西洋醫學的科學轉向內容？而已經輸入中國的西方

醫學藥物和技藝，背後究竟是通過怎樣的日本轉譯科學理論作為支撐呢？

相較於現代西方世界慣以「傳統中醫（Traditional Chinese Medicine，TCM）」稱呼中醫，彷彿西方醫學自始就被歸類為是現代醫學的一環。但事實上西方醫學一樣有稱為傳統或古典（classic）的時期；舉凡體液論、瘴氣說，或是蓋倫式解剖學（Galenic anatomy）都是西方傳統醫學的重要成分。直到十四至十六世紀間，始發於義大利的文藝復興運動，後來跨越了庇里牛斯山與阿爾卑斯山，掀起了西歐之宗教改革運動等，才為現代世界帶來第一道科學精神的曙光，也因此被醫學史家視為現代科學醫學的奠基時期。在許多西方醫學領域的科學轉向中，解剖學及外科學是現在學界公認最早跨入現代醫學的領域。維薩里於1543年出版的 *De humani corporis fabrica*（《人體的構造》），修正了中古時期以來蓋倫對於人體結構的許多謬誤，被視為發展近代人體解剖學的早期權威著作之一，他也因此常被醫界稱為「現代解剖學之父」。在維薩里出版該書以後，如真實般可見的人體解剖繪製及學說慢慢發展，相關解釋並與西歐在物理學概念和實驗精神進步息息相關。於是有關水晶體折射成像、肌肉的緊張收縮，以及關節的彎曲與受力等人體現象，都可以從物理學的各領域，如光學、力學等概念中獲得合理的解釋。再者，中世紀以來的理髮師——外科醫生群體原本就比較不受制於傳統經院哲學與蓋倫教條（Galenic doctrines）傳統，更多地是仰賴臨床實踐而累積之經驗進行手術治療。但正因為如此，理髮師——外科醫生的技法長期不被視為「嚴謹」的醫學。直到維薩里所帶來的現代解剖學革命，不僅讓他們驗之有效的外科技巧有了足以和內科體液論（humorae theory）抗衡的理論基礎，還令外科與新興的科學精神、理性主義與實驗精神有相伴共生的契機。

至於同時期在地球的另一端，中醫也並非沒有外科的傳承，只是因為多種歷史及社會因素，才使得中醫外科自明清以來漸趨沒落。生活在十六世紀末到十七世紀中的明代醫生陳實功，就是一代外科聖手著有《外科正宗》一書，但也已經是他那個時代寥寥可數的瘍醫（外科醫生）。南宋後理學抬頭並衍生出明清時期儒醫盛行的風氣，造成中醫逐漸偏好內科調理醫治，以至於最後中醫出現了外科「內科化」的現象。再者，重視臨床實作經驗的很多瘍醫，既未必是兼通內科之人又不經儒業，自然難以著述個人的行醫成系統學理。更何況社

會上不重視瘍醫往往視為江湖郎中,最終加速了中醫外科的沒落。相較於瘍醫之技、理分離,外科西醫在中國卻是另一番光景。當德貞1863年到達中國後,他除了擔任外科醫生,也在京師同文館講授解剖和生理學,此外「每天需要抽出兩個小時的時間和他的學生們,專心把一些有價值的書翻譯為中文,當然他還要為政府學院準備講義或者講課。」德貞在半年一次為中國海關提交的醫務報告中,也都會記載大量有關氣候狀況、自然特徵和河流流域的資訊,以及居民的健康習慣與疾病特徵。以上這些都顯示十九世紀在華西醫,確曾試圖把西方醫學中有關醫學地理學、瘴氣論等重要理論知識局部地輸入中國,但這些古典西醫重要的學理基礎,也都像後來之現代解剖學般,未能被社會大眾與醫界接納。

有關現代解剖學在晚清中國造成多種爭議的成因,魯大衛(David Luesink)對此研究指出,不論東方還是西方,人體結構的實際知識對醫生和學者來說一直非常重要,然而中國社會價值及儒家傳統中,對於使用屍體獲取知識的做法非常排斥。在晚清時期,剖屍或者甚至誤開墳墓,都被視為嚴重違反法律和儒家正統的行為。在《孝經》中,孔子反對任何形式的自傷或肢體毀損,也因此衍生出「全屍」與「善終」的風俗態度。這樣的思維方式在民間,甚至還受到道教與風水迷信的影響,上自士紳官吏,下至販夫走卒,不管是出於公義或私利之理由都莫敢不從。流風所及清代律法也明確規定,擾亂死者遺骸是非法和不孝的行為,將受到嚴厲的懲罰如「千刀萬剮」此等的酷刑。這些社會價值、儒家準則與國家律法,共同把個人的死亡家族意義化、遺體的保存道德化,並在法典中以強烈且殘酷的刑罰,維持以上的思維方式與行為準則。但正是這樣穩固且久遠的傳統價值框架,讓現代解剖學這個科學醫學在西方與日本的起手式,卻在中國遭到延遲直至1920年代才有法源對醫療相關解剖予以保障。

相較於解剖學與外科早在十六世紀就出現了近代化的轉機,西方醫學的內科與相關的用藥知識的科學轉向卻是緩慢的,也意外造成早期的西藥能夠進入中國社會之原因。早期的西方藥理學受限於現代化學、生化學與藥理學尚未成形或學理不全,以致於相關的用藥理論與調劑方式,仍深受中古醫學草本藥物與煉金術的強勢影響直到十八世紀。舉例來說,十六世紀著名的煉金士兼醫

生馮‧霍恩海姆‧帕拉塞爾蘇斯（Von Hohenheim Paracelsus）相信透過煉金術可以改變物質的本質，因此在治療配藥中首創了草本與礦物藥的化學提取和調配應用，亦曾針對鋅冶煉後的晶體呈現出的尖銳外觀，特別命名為「zink（古德語意思為「尖銳」）」賦予其製成之藥物能穿透病灶治療的意象。不過在錯誤的物質可變換假設下，煉金術並無法真正地為藥學進步提出貢獻，必須等到十八世紀後，化學實驗的定量化才因為精密天平的發明，進入到可信賴的層次，方能衍生出十八世紀末，安東莞‧拉瓦錫（Antoine Lavoisier）的質量守恆定律，約翰‧道爾頓（John Dalton，1766-1844）根據原子論推算之化學反應式，與原子結合架構的數位模型。在這樣的基礎上，十九至廿世紀之有機化學與藥理學才出現發展的可能性。從上述可知，當西方醫學在十九世紀走入清代中國時，其內部實存在著內外科、手術與用藥不平衡發展的情況。尤其是十九世紀初，西方藥學理論基礎難稱穩定，藥物療效也不容易保證，可相對是外科至此時卻已累積近二百年的經驗，並在臨床上獲得一定之口碑了。

當1863年康熙服用金雞納霜治療瘧疾時，此時傳教士由印度帶來的或許已是化學提純後的藥粉，在藥效上當比草本熬製品有長足進步和效果。如此推測是因為根據現在研究得知，1820年法國化學家皮埃爾‧佩爾蒂埃（Pierre Joseph Pelletier）和約瑟夫‧卡芳杜（Joseph Bienaimé Caventou）首次從金雞納樹皮中萃取出奎寧。他們所分離出來的奎寧素後來又在1852年經過路易‧巴斯德分析，將金雞納所含的兩種不同生物鹼明確區分為奎尼丁（quinidine）和辛可尼丁（cinchonidine），進一步實驗證明金雞納的有效成分與藥用價值。換句話來說，儘管康熙等人表面上服下的是從金雞納樹皮「炮製」而來的藥粉散劑，但真正讓藥物得以褪去自然樣貌並產生作用的，卻是近代以來的西方科學發展與思維方式。單就金雞納霜在十九世紀的藥理研究，即涉及了與今日製藥工業息息相關的定量分析、萃取法，乃至於結晶學等專門化學知識與化工技術。附帶一提，德貞曾在中文報刊《中西聞見錄》上發表〈奎寧的優點〉一文，在該文中他曾指出進口偽造藥物的危險性，其中也提到了有關化學提取及藥理實驗的諸多要點，足見在華西醫對於將現代西方藥理帶入中國也曾盡過一份心力。不過或許是因為德貞個人的興趣，他不只是引介西方藥物與藥學到中國，也曾在一些醫學期刊上發表過有關中醫與中藥的論文，並鼓勵西醫們應該注意與研究中醫的醫理及藥物，但可惜以上的呼籲都未能在中西方引起廣泛的注

意。

最後，由於西方醫學在中國由下而上的傳播態勢，對清廷當時的官員與知識份子來說，即便不把西方醫學視為邪魔歪道，怕也很難擺脫其背後因著帝國主義與炮艦外交所帶來的恥辱感。或許就由於這些非醫學的社會、政治，乃至於文化價值衝突所限，西方醫學在晚清中國的正面形象，總是限縮在醫療技術與藥物的神妙療效上。相較於對西醫奇技的瞠目結舌，中國人在不易辨明療效之西方醫理的追求上，就顯得比較興趣缺缺。舉例來說，中國並非沒有類似《解體新書》之類的作品，合信早在 1855 年就已經用中文出版《全體新論》介紹人體生理學和人體解剖學，甚至還東傳日本造成轟動。但顯然中國社會並未出現像日本醫界面對西方解剖學時的震撼，也遑論能出現引入西醫身體觀與治療學的革命性轉變了。

三、中國的「衛生現代性」問題

清末民初中國人重視實用的態度，或許是造成西醫以技術形式輸入中國的原因。相對於醫療技術，比較虛幻的現代公共衛生體制尤其是思想，則是在現代化理想下，成為中國知識份子救亡圖存的期待。梁其姿認為嶺南（廣東、香港、澳門）地區是中國最早的僑鄉，也是最早與西方接觸的窗口。更何況這個地區進入到中原文化勢力範圍相對較晚，其政治與文化邊陲的位置都是造成西方醫學與衛生觀念得以在本地發展的重要因素。此外，郝先中則深入分析後指出清末民眾對西醫只是逐步產生了興趣而已，並沒有真正出現對於現代醫學觀念的接納。因為觀念的轉向有賴於熱情的升溫和習慣的養成，教會醫學深知要在整個中國民眾中培養和形成西醫觀念，就必須擴大西醫治療的影響並拓展實踐空間。儘管清末的廣州是西醫搶灘中國的前沿地帶，但傳教士們仍然意識到「要鼓勵在中國人當中行醫，並將上帝賜給我們的科學發明、病例調查等有益的知識，提供一部分給他們分享……利用這樣一個代理機構，就可鋪平更高的道路，贏得中國人的信任和尊重。」大致上說來，在洋人與教會比較活躍的通商口岸城市，西醫的影響力逐漸從中國民眾的生活底層向上擴張，儘管到了清

末時西醫覆蓋面仍相對有限，但其「顯著的療效確實改變了大部分中國人的態度。」以廿世紀初期的蘇州為例，這個已位居上海內陸腹地的城市，已可見越來越多的蘇州人開始接受西醫。西醫、西藥被蘇州各階層廣泛使用，甚至一些上流階層也會到教會醫院求醫問藥，接受陌生的治療方式，某些豪門貴族甚且將子弟送往教會醫院自費學習西醫。對西醫的態度改變後，治病觀念也隨之轉變。多數蘇州居民「有病輒就院治」，不再像過去那樣求神拜佛，或是猶豫躊躇於求診中醫還是西醫。

　　一般民眾對於西醫與相關概念的理解及傳播，常是學者用來說明晚清中國醫療及衛生現代性出現的課題。舉例而言，上海開埠以來，西人與日俱增，隨著上海商業化的發展，西化成為上海的一個重要社會特性，而上海民眾對於西醫的熱衷在近代中國也最具典型意義。自廿世紀初期以來，西醫與上海人的生活密不可分，看西醫、吃西藥成為市民生活中不可少的重要內容。至於社會大眾如何理解與接納西醫藥方面，黃克武、郝先中等人均視上海為中國近代廣告事業的發源地，故從《申報》歷年的醫藥廣告中看出上海人對西醫西藥的轉向與信賴。民國初年《申報》每日發行八至廿四版，周日或節慶可能擴展到三、四十版，每一個版面上都有醫藥廣告。黃克武曾把《申報》上醫藥廣告分為五類：醫院、診所、藥房、製藥公司與進口洋行。醫院包括綜合醫院和專科醫院兩類。其中「綜合醫院的廣告全為西醫醫院所刊登，並沒有看到中醫醫院的廣告。」「專科醫院規模較小，絕大部分亦為西醫，如產科醫院、眼科醫院、牙科醫院、戒煙醫院等。」雖然「當時上海醫生的人數是中醫師多西醫師少，但在診所廣告方面卻是西醫的廣告多而中醫的廣告少。」學者於是認為這樣的現象表明「在民國初年，較多的西醫開始進入中國社會，不少的西醫師為了增加知名度，便在報紙上大力宣傳，希望能借此而招攬到更多的生意。」

　　對藥房廣告類似的分析也顯示仍是西藥占多數。上海的西藥業濫觴於十九世紀中葉，最初由英商大英藥房銷售家用成藥，後大英藥房職員自行開設中西大藥房。至黃楚久開設中法藥房後，上海才出現由國人自行製造與販賣藥物的西藥房。此後製藥公司與進口洋行的廣告，更是日復一日地對廣大受眾進行長期推介。黃克武考察發現：一些西醫製藥公司如美商兜安氏西藥公司、英商第威德公司、美國紐約利亞化學製藥公司、江逢治製藥公司、大生製藥公司等，

長期在《申報》上做廣告。其中兜安氏西藥公司（Foster-McClellan Company）的廣告量最大，該公司出產〈兜安氏密制保腎丸（Doan's Kidney Pills）〉，常年刊登的巨幅廣告，「堪稱居於民初各類醫藥廣告之冠。」從《申報》上的醫藥廣告偏好，亦可以間接反映出西醫、西藥在中國社會的逐漸流行，還可以看出西醫在民眾心目中優勢地位的確立，以及中醫式微下所可能產生的危機感。

黃克武於是總結了民初上海的三種醫療觀念：「第一種類型相信中醫，排斥或不知道西醫，這些人生病時會依一些自己熟悉的藥方至藥店抓藥，或購買中藥成藥，自我治療無效之後則向中醫師求診。第二種類型相信西醫而排斥中醫，這些人生病時會先到西藥房購買成藥，無效的話則至西醫診所或醫院看病。第三種類型較複雜，他們並不清楚區別中醫和西醫，而是普遍地從外界吸收參差不齊的醫療觀念，再依不同的病況採取不同的措施。」他推測民初上海「持第二、三類看法的人似乎越來越多」，「就《申報》史料來觀察，第三種類型的醫療觀念在民初上海十分普遍。」這種不分中、西，追求實效的醫療觀念具有很強的功利性，可能正是這種功利性的驅使，使中西醫在患者中並未形成對立的情結。郝先中則將此種中西醫混雜執業的場景，解釋為「中、西醫得以並存與相容的社會心理基礎。」然而這樣的轉變，主要還是發生在廿世紀初期以後，更具體地說是民國時期的事情了。究竟這個中國醫學現代性是如何積累出來的？與日本的發展又有何差異？或許我們可以從十九世紀末的西方醫學科學轉向，以及中國在當時的政治變革中找到一些思考方向。

自從美國學者羅芙芸（Ruth Rogaski）於 2004 年出版 *Hygienic Modernity: Meanings of Health and Disease in Treaty-Port China*，不久即有向磊執筆的譯本《衛生的現代性：中國通商口岸衛生與疾病的含義》出版。羅芙芸指出「衛生」一詞既然是日本長與專齋借義《莊子》後新創的日文漢字詞彙，背後隱喻的其實是一個全然近代西方的概念。她以十九世紀末天津的個案為例，說明在歐洲觀察者的眼中，中國人通過巫醫甚至祈禱尋求健康的方法是落後與迷信的，這與建立在實驗科學基礎上的近代醫學相去甚遠；後者在很大程度上是啟蒙運動、工業革命和帝國主義的產物。但羅芙芸也注意到，西醫和中醫在十九世紀中期，在許多內科病理與生理學概念上的區分尚不明顯，真正的轉變是發生在十九世紀最後的廿五年中。就在十九世紀最後的二十年間，中國知識界在日譯漢詞「衛

生」的引導下,大量轉譯歐美關於保持健康的文獻,從而逐漸改變了中國傳統「衛生」原本的含義。除了順帶輸入西方醫學背後有關醫學地理學、化學、生理學的與中醫有所差別的理論概念外,真正對晚清中國吸收現代衛生觀發生巨大作用的,正如余新忠、杜麗紅兩人後來的研究顯示,卻是建構在甲午戰敗恥辱上之衛生自強與國族救亡圖存的政治論述。

就西醫病理學從瘴氣論向細菌學的轉向來看,十九世紀中葉以後興起的微生物致病論,其實是個緩慢也雜音頗多的過程。舉例來看,1854 年 8 月一個燠熱的傍晚,倫敦市內的聖詹姆斯教堂裡傳出陣陣激烈的爭辯聲。聲浪較大也極具權威感的一方來自受人敬重、後世尊稱為「公共衛生之父」的愛德溫・查德威克(Edwin Chadwick)、「現代護理之母」南丁格爾(Florence Nightingale)以及著名的小說家狄更斯(Charles John Huffam Dickens),他們代表了當時主流衛生思潮的瘴氣論,認為困擾倫敦長達數月的霍亂起於惡臭且污穢的空氣。另一方聲音微弱但卻堅定的則是約翰・斯諾(John Snow),他相信新興的細菌致病學說,認為倫敦霍亂應是水中某種細菌造成的傳染病。約翰・斯諾拆掉水泵的做法與他對於霍亂水媒論之堅持,幾乎是每一個講授西方近代公共衛生發展與細菌學史時都會談到的故事。然而真正發生的歷史卻是那只拆掉的水泵,在第二年就被查德威克裝了回來,並在疫情並未再次爆發的情況下,讓瘴氣論派作為斥責細菌致病論為無稽之談的證據。以這個例子而言,十九世紀中葉中國對於西方衛生理論的漠然,或許更貼近來說是一種觀望的態度,並不能算是對於現代公衛與細菌致病論的無知。而日本醫界稍後對於細菌學發展的執著,也難以進步或真知灼見視之,更多地的是類似某種認為西方醫學必然先進的信仰心理。只是到了十九世紀末,科學醫學之勢已沛然莫之能禦,細菌致病論也被學者接受取代了瘴氣論。這時日本的西醫信仰才在甲午戰爭的煙硝中恰逢其時的自證為真,並成為晚清中國醫學及衛生現代化的藍本。

在甲午戰敗的恥辱感與反省浪潮中,清末民初的中國翻譯界自覺或不自覺地以「衛生」的日本定義,鼓吹衛生行政與建立現代化國家間的必要性:「衛生把中央政府、科學、醫生、員警、軍隊和人民結成一個整體,共同努力去保護民族的身體。通過這種語言的想像,衛生現在已經成了『衛生的現代性』。」在長與專齋與受其影響的中、日醫界與政界認知中,衛生「不僅僅是實驗室和

防疫，還包括教育、福利和大眾參與。所有這些部分的綜合將創造出一個強健的群體，可以建設和保衛新國家。」這樣的觀點就西方醫學的時代進程而言，是建立在從醫學地理學、瘴氣論向細菌致病論的科學轉向上，廿世紀初期時的衛生策略於是「包含了政府的科學掌握、預防疾病、清潔、警力、環境整潔，以及檢測和消滅病菌，」顯然已和中國古代與飲食、中藥、秘方、靜思、長壽之道等密切相關的衛生、養生涵義相去甚遠。對於此刻正要從傳統帝制走向現代政體的中國而言，建構現代衛生體系還意味著，「個人衛生和公共衛生在高度帝國主義的語境中成為文明和現代性的標誌」，甚至成了「衡量一個國家是否具備自主資格的總體性先決條件」。換言之，清末民初中國醫療及衛生現代性的出現，是在上述東西歷史背景交互作用前提下完成的。或許是因為衛生在清末中國的發展交雜了醫學專業與外部政治變局的關係，現代衛生學的基礎尤其是預防醫學與細菌學，遭受中國國內政局及社會不靖所致，比起日本來說確實留下比較少的訊息也相對紊亂許多。這導致後來中國學者大量的研究聚焦在衛生行政體系的建構，而非近代衛生知識、教育及規訓，與日用生活習慣上的分析。

誕生於西方的公共衛生概念與制度在十九世紀末葉後，以近代事物的姿態逐漸走入中國近代化的論述中。儘管早期歐美傳教士亦曾努力推廣衛生思想，但政府與民眾的反應卻相對冷淡。根據余新忠等人的研究，甲午戰爭是造成中國社會接納現代醫療尤其衛生觀念的重要轉捩點，而不能全然歸功於西方醫學裡微生物致病論的實證基礎。此後日本醫學西化經驗的影響對華逐漸加強，中國社會對近代衛生事務抱以更加主動的態度。於是，日譯漢詞「衛生」及其近代概念方開始由暗轉明，越來越多地出現在國人的著述當中。從醫學史研究的角度來說，此時新式衛生制度的建設與出現，當然可以作為現代公共衛生相關思想與實踐在中國立足紮根的表徵，無疑更適於學者廣泛引用現代化理論加以詮釋。舉例來看，2000 年日本學者飯島涉在《ペストと近代中國—衛生の制度化と社會変容》（《鼠疫與近代中國—衛生的制度化與社會變容》）書中認為，由於東北鼠疫所帶來的中國公共衛生制度建設與傳染病知識在民間的傳播，促使中國得以走上建設近代國家的道路。類似以近代公衛制度或組織作為中國現代化建設指標的研究，還有如黃華平的〈近代中國鐵路衛生防疫與鐵路衛生建

制化〉，以及王勇的〈蘭安生與中國近代公共衛生〉，這些論文都顯示了以制度建設標誌近代化階段性的外史性分析特徵。不過，這類有關中國公共衛生近代化的研究視角，由於聚焦於公共衛生制度的形成，因此有很大的研究主題會落在特定機構，如上海租界工部局的公共衛生管理，或公衛名人像是協和醫學院蘭安生、伍連德等人的經歷上，有時讓中國衛生現代化範式研究乍看之下更趨近於制度史與偉人傳的風格。

有關中國公共衛生制度的建設及其與現代化之關係，當然不必限於行政體系之建制與名人的經歷，民眾對於現代衛生概念的推廣普及、傳播接納更是值得關注的面向。這些從內史的角度來說，才趨近於衛生現代性內化的跡象，卻需等到廿世紀初期後，清末以來大量的留日中國學生進入各級政府擔任衛生行政或教育工作，才使得日本詮釋下的德國衛生體制與思想在中國的政府及民間立地生根。到1920年代，不僅推廣公共衛生，倡議中國衛生事業要符合科學化、近代化的理想，漸漸成為中國社會輿論的共識。即便是解剖的立法保障或是微生物致病論的推廣及公衛教育，這些多元的科學醫學知識才能在中國社會中相互交織，構成了一條複雜的近代化途徑，逐步顯現科學醫學與衛生現代性裡的中國社會特徵。要言之，當我們以衛生這個視角來看待西方醫學進入東亞的時序與過程時，除了突顯明治時期日本醫學現代化經驗對華影響的重要性外，或許更具意義的是，還得反思西醫挾著科學和療效就能摧毀日本漢醫學或中醫的舊觀點，是否只撿拾了部分歷史面貌。當1870年代日本推動學習西醫之際，西方醫學正放上科學轉向的最後一塊拼圖，此後的時代才能稱為現代醫學的世紀。儘管中國大概也在同一時間踏上模仿西學的浪潮，卻由於政治與社會紊亂，推廣西醫主要的力量仍在各方勢力角逐的民間與洋人身上。直到甲午戰後，日本明治維新成為清廷發展西學的範本，因此帶有日式風格的「西方醫學」，才開始一步步影響中國現代醫學與衛生建制的發展。中國的例子讓我們看到一個與日本完全不同的東亞醫學現代化現象，這是一個由下而上且各方角力的歷史經驗。

四、小結

　　欲瞭解西方醫學進入清末中國的階段與力度，明顯要認識其具有時空差異的梯度特點。除了社會民眾就醫行為及觀念的變化契合這一看法外，地方居民與西醫接觸時間長短，也經常決定了該地緣社會內化西方醫學觀念之深淺程度。這樣的角度確實可以解釋上海、廣東等通商口岸的民眾，對西醫接納的程度遠遠高於內地的原因。但同樣不容忽視的還有，盛清時期與十九世紀末西醫試圖合作說服之目標有別，以及西方醫學在中國由下而上傳播的歷史特性。明末清初的在華醫療傳教士仍希望能夠依託在皇帝或中國士人之間，由上而下的傳播當時與中醫、藥相比，表面上還不算太異類的西方醫學與藥物。這些西洋傳教士是否具有以藥物或醫技全面帶入西方醫學知識的企圖，我們今日實在不得而知。僅能就歷史的後見之明，喟歎西方早期科學醫學發展的知識苗芽被深鎖於宮中。失去如同日本從幕府末年到明治時期的發展般，讓日本的現代醫學與西方同步接觸科學轉向的歷史偶然機會。何小蓮在《西醫東漸與文化調適》中就指出，中國上層菁英處於傳統文化的核心位置，對傳統文化的堅持深受儒家與天命的影響。不若底層民眾處於傳統文化的邊緣地帶，對於儒家與天命說依存度較小，更在乎的是自身性命與健康，遂能先於上流社會在十九世紀中葉後，逐帝國主義侵華的風潮成為第一波接受西方醫學的本地群體。的確，當日本下層民眾受刑成為上層士族「觀藏」標的之際，中國底層民眾則以實際的心態直接體驗西醫，但也因為兩國社會與政治結構的差異，讓西醫東來在中國走的更見曲折而緩慢。在醫療與衛生現代化的風潮中，除了西方醫學科學轉向最後幾塊拼圖——細菌學、生化學、細胞組織學等漸趨完備外，中國的新知識份子對日本西化之理解日深，一般民眾實際體驗西醫的機會愈廣，廿世紀初的西方醫學已不僅僅是挾著科學醫學的療效走入中國的專業知識，甚且被認為是成就中國政治現代化與社會改造工程的重要環節。

參考書目與延伸閱讀

1. Fu, Jia-Chen. "Health and Medicine in Modern China." *Oxford Research Encyclopedia of Asian History*. 2022.
2. Johnson, Tina Phillips. *Childbirth in republican China: delivering modernity*. Lexington Books, 2011.
3. Luesink, David. "Anatomy and the reconfiguration of life and death in Republican China." *The Journal of Asian Studies*, 76:4（2017）.
4. McKay, Alex, "Towards a history of medical missions." *Medical History*, 51:4（2007）.
5. Xu, Guangqiu. *American doctors in Canton: modernization in China*, 1835-1935. Routledge, 2017.
6. 陳雁：〈清末民初傳教士「醫學傳播」的方式與影響〉，《唐山師範學院學報》，第 31 卷第 1 期（2009 年）。
7. 陳雁：〈清末民初北京西醫群體的形成與醫事之發展〉，《醫學與哲學》第 39 卷 6A 期（2018 年）
8. 杜志章：〈論近代教會醫藥事業對中國醫學早期現代化的影響〉，《江漢論壇》第 12 期（2011 年）。
9. 姬淩輝：《晚清民初細菌學說與衛生防疫》（成都：四川人民出版社，2022 年）。
10. 梁其姿：〈醫療史與中國「現代性」問題〉，《中國社會歷史評論》，第 8 卷（2007 年）。

/ 第五講 /

西方醫學在朝鮮半島的發展

↡

나는 나의 조국이 가장 아름다운 나라가 되기를 원하지,
가장 강한 나라가 되기를 원하지 않는다.
이기고 남을 억압하는 것이 아니라,
사랑받고 존경받는 나라가 되기를 원한다.
（我不希望我的祖國成為最強大的國家，
而是成為最美麗的國家。
我不希望它通過勝利和壓迫他人來達到目的，
而是希望它成為一個受人愛戴和尊敬的國家。）

——김구（金九），〈나의 소원（我的願望）〉

↟

除了十三世紀蒙古人的間接統治和十世紀初的一段內戰時期，在1910年日本吞併韓國之前，朝鮮半島經歷了長達一千多年，相對連續的政治獨立和統一時期。只是好景不常，朝鮮王朝在享受了近兩個世紀的和平時期後，從1592年到1637年逐漸面臨外來入侵和內部派系紛爭。其中影響韓國內部政治最深的，當屬1592年-1598年（明萬曆20-26年，日本文祿元年至慶長三年）間，

日本豐臣秀吉侵略造成的「壬辰倭亂」。儘管朝鮮在明朝的支持下擊退了日本侵略，但自此之後，朝鮮政局變得益發封閉和停滯不前。直到十九世紀中期，由於朝鮮堅守鎖國傳統抗拒西化，但因長期積弱不振無力且昧於周邊情勢，終究與中、日一樣受西方列強的侵擾而被迫簽署不平等條約。1894 年至 1896 年國勢頹敗與外力壓迫下，韓國爆發東學黨事件以及期間 1895 年明成皇后的暗殺事件。這些混亂除了讓清、日兩國在朝鮮半島上的衝突白熱化之外，還引發 1895 年中日甲午戰爭以及隨之簽訂的《馬關條約》，終止了數百年來朝鮮作為中國藩屬的關係。種種外部形勢的變遷與東亞出現的新國際秩序發展，讓朝鮮王朝的第廿六代國王李熙（高宗），決定將國號改為「大韓帝國」，模仿日本明治維新投入一個短暫但迅速的社會改革和現代化時期。然而現代化成效尚未見端倪，1905 年大韓帝國便已被迫與日本簽署保護條約，日本更在 1910 年宣佈吞併大韓帝國，此後直到 1945 年二戰結束前，朝鮮半島都屬於日本帝國之殖民地。

相較於日本在韓國政治史上長期扮演侵略者的角色，韓國卻是日本漢方醫學界公認的知識陸橋，很早就連通中醫東傳扶桑的路徑。日本漢方醫學在西元六世紀到十世紀之間，才逐漸與所謂的「民間藥」分離，被視為一門專業的醫學知識。日本漢方醫學得以實現專業化的關鍵就是因為分別透過中國及朝鮮，輸入像是《傷寒論》和《神農本草經》這類中醫經典書籍，以及往返三地的學問僧和醫生學者進行知識輸送與轉譯工作。據日本編年史《古事紀》所載，早在西元 562 年朝鮮三國內亂時期，便有朝鮮皇族流亡且定居日本，並獻上朝鮮宮中藏書中醫經典一百六十四卷和相關藥物書籍，其中就包括日後影響漢方醫學發展之《傷寒論》、《黃帝內經》和《神農本草經》。朝鮮醫家並不只扮演中醫東傳的過手而已，該國在傳統醫學領域也在努力追上中國的水準並試圖自為新說。韓國大約在十世紀左右受惠於印刷和紙張生產技術，開始有系統地翻印經典引入中土醫學，一時間出現中醫書籍和批註流傳朝鮮半島多地的盛況。中醫典籍與醫者通過來華商人和外交使者傳入韓國，給此後的韓國傳統醫學領域帶來許多新的知識和啟發，同時也刺激十三世紀以後，朝鮮醫家積極投入中醫醫理的在地調整及創新。終於在經過二百年的積累後，朝鮮王室於 1433 年下令編輯《鄉藥集成方》問世。從那時起，根據本地的草本藥性及醫療技術條

件，韓醫們發展出與中醫醫理及用藥方式不盡相同的「東醫（有時亦稱為「鄉醫」或「韓醫」）」。中醫對朝鮮東醫的直接影響，在十二至十六世紀間十分清晰。從十六世紀起朝鮮與明朝國交益深，韓醫開始特別關注明代中國出版之綜合性醫學著作，如《醫學正宗》、《醫學入門》、《古今醫鑑》和《萬病回春》等。韓醫偏重綜合性或百科全書式醫書經典的撰述，可以1613年出版的《東醫寶鑑》作為這個特點的代表。在「壬辰倭亂」的陰影中，朝鮮宣祖時期的御醫許浚花費十四年（1596-1610）的時間，用中文編寫了《東醫寶鑑》，並於1613年正式出版。這本書以《黃帝內經》的理論為基礎，融合金元四大家的醫學理論和臨床文獻，並強調了朝鮮鄉藥的應用。許多韓國醫史學者認為，《東醫寶鑑》的出版確立了韓國傳統醫學脫離了中醫理論的依附角色，首次使用「東醫」這一專用名詞來稱呼朝鮮傳統醫學，此後更能根據本地的臨床經驗與藥物特性而發展茁壯。

除朝鮮東醫的發展與西方活字版印刷術及中醫書籍流通有關外，德川時期的漢方醫學其實也算是朝鮮東醫出現的受惠者之一。十六世紀末來自朝鮮的耶穌會傳教士，將西方活字版印刷術帶到日本。其本意雖是為了印刷聖經及宣揚福音，但也同時造成中醫學和藥物文獻在日本的大規模翻印。在東醫治療擺脫中土藥材而納入朝鮮鄉藥的影響下，日本漢方醫生也受啟發思考使用民間藥（和方）或移入培植中國藥用草本，試探以自產藥物取代進口中藥之可能性。此一藥用植物培育的構想得到了第八代幕府大名德川吉宗（1684-1751）的支持，遂透過朝鮮半島走私許多中國明令禁止出口的藥草，移植到吉宗贊助的藥圃裡栽種。由上述簡要的歷史回顧可知，朝鮮除了作為中醫的接受者，也在十七世紀後發展出具有自己傳統特色的東醫，還從仲介者的角色扮演了德川時期日本漢方醫學的啟蒙者。然而，當時序進入十九世紀末後，先是西方傳道醫學及帝國醫學挑戰東醫的地位，甚至是日本新興的現代醫學也挾著崛起的帝國勢力侵入朝鮮半島。於是在大韓帝國短暫的十餘年光陰裡，朝鮮半島上出現了東西現代醫學爭衡的局面。

一、朝鮮王朝時期（1392-1897）的「東醫」與西醫

挾著帝國醫學及殖民醫學勢力進入東亞世界的西方醫學，無可避免地與既有的傳統醫學主流發生激烈的碰撞。中、日兩國基於量體大小、社會結構，甚至是政治背景等差異，兩國如何對應西醫的挑戰並接納融合顯然有所差異。十九世紀的朝鮮王朝自然也不例外，以上這三個外部因素當然會影響該國面臨的西醫挑戰與傳統醫學回應。朝鮮的傳統醫學從十七世紀開始，因為其受理學（韓國稱實學）思想影響甚深，在不易取得中土藥材與親炙名醫的現實條件下，逐漸衍生出具有在地醫理及用藥特色之「東醫」醫學。十九世紀中葉以後，西方醫學透過各種管道進入朝鮮社會，以東醫為代表之朝鮮傳統醫學對西醫刻意採取漠視的態度，而非中國的激烈抵抗或日本之化異為同。這或許是受到朝鮮實學家在明清更替之際，發展出來的域外「小中華」自負態度有關。此時在特有的兩班社會結構影響下，朝鮮醫界不把東醫視為中國醫學的海外翻版，而是以中醫為知識內核、韓國薌藥與四象學說為臨床治症轉化，扎根於朝鮮社會用藥傳統，反映韓人身體觀與草本知識的一種自給自足存在。再者若就國際關係而言，十九世紀以來中韓關係的轉變，西方諸國勢力加上日本帝國崛起的影響，尤其讓西方醫學在朝鮮半島上的發展情勢比中、日兩國來得複雜。朝鮮王朝以迄大韓帝國的東醫們，於是必須同時面對西方與日本兩套現代醫學的挑戰。

嚴格來說，朝鮮王朝在十七世紀中葉以後的官方醫學理論及與之搭配的醫療體系，大體上跟早期相比幾乎沒有太大的變化。傳統朝鮮社會奠基在十分嚴格的階級與身分制度之上；宗室以外的臣民分為良民和賤民，良民也叫四民，可再細分成四個階級：兩班（貴族與他們之嫡子女，亦稱士大夫）的社會階級最高，其下是中人（官員良妾所生子女及其後代，地位介於統治階級的兩班以及被統治者之間），之後為常民與白丁。至於良民之下則是賤民，包括奴婢、娼妓，賤妾（賤民出身的妾）之子女及其後代。只是儘管十七世紀後典醫依然負責皇室與上層階級如兩班的醫療工作，但面對皇室與兩班士族食指漸趨繁浩的局面，原本由單一典醫監主管的醫療業務，亦不得不增設為三醫司分擔日漸沉重的工作。此外，十七世紀以後兩班人數增加迅速，他們當中有不少人精通醫術且深知明清儒醫風氣，因此往往抱有儒業與行醫兼備的理想，常發生不願

受三醫司節制的情況。於是，雖說王室與貴族人口逐漸增加並分立三醫司分擔工作，但兩班在儒醫風氣下學醫自療者也越來越多，加上朝鮮王朝後期因財用負擔沉重將醫官數量縮減了三分之二，致令無法任職醫官的兩班貴族為謀生而轉入社會，和那些自習醫術的兩班、中人成為民間以行醫維生的醫員，並在圖謀醫業興旺的前提下推動了醫藥商業化的現象。

在早期朝鮮王朝嚴格的社會階級制度下，兩班想要成為醫者的途徑甚為狹窄，要不應試被舉薦為醫官而步上仕途，要不就只能以儒醫的身分偶涉醫業。但是到了十七世紀中葉以後，半島社會上出現了一群以行醫為生的「醫員」。儘管此時仍只有良民（兩班、中人為主）有機會習醫成為「醫員」，這些醫員不仰賴官職俸祿過活，而是純然地憑藉著醫員的名號看診營生。出身寒微的兩班及中人儘管有各種個人之因素投身成為醫員，但醫員現象無可避免地推升了朝鮮後期醫藥商業化的風氣。此外，醫員人數的增加也與習醫途徑日益多元化有關；由於印刷術普及了中醫書籍，除了兩班得以世襲家業而行醫外，各個不同階層的人們如中人與更稍後的常民，只要識字就有機會透過自修或拜師成為名醫。例如十七世紀末針灸名家白光炫本來只是個馬醫，因為靠著自己讀書思索成為著名的御醫。此外還有時稱名醫的李喜福，則是專攻中醫名家張介賓的醫籍，終於自成一派的東醫大家。只是，醫療商業化的負面影響也隨醫員群體擴大而生。醫員往往會運用各種方式來鞏固自己的權威以及患者客源，宣稱拜師名醫或親得名家秘傳等宣傳手法實屬常見也溫和。只是學者曾從當時流傳的醫員處方中還發現，有些民間醫員會進行過度或無意義的重複治療，或大膽地使用藥性強烈的藥品，甚至是無視醫典中的警語而擅用毒藥或扎針險穴。

必須說明的是，與明清以來中醫發展的情況相仿，根據東醫理論行醫的醫員多半也是以內科用藥為主的醫者，只是在中國針灸術隨瘍科漸趨末流之際，醫員們因為商業化的風氣敢於用險治病，使針灸術在朝鮮社會頗有發展空間。大致來說，在韓醫日趨商業化的發展過程中，醫生以及藥局、藥市的數量漸增。雖然一方面民眾信賴接受使得東醫理論的實踐範圍擴大；但是另外一方面，如上所示的種種負面現象也越發為人詬病，導致十八世紀以後朝鮮社會普遍認為醫員能力不佳且品性良莠不齊。同樣受到韓醫商業化風氣影響者還有藥局與藥市，兩者的蓬勃甚至造成當時來訪華人與日人對朝鮮市街的強烈印象。醫療商

業化的風氣背離了實學的價值觀；原本在朝鮮王朝的理學觀念中，「務本抑末」才是正道。也就是說，理想的社會應該是重視農業並輕視商業才對。但十八世紀以後朝鮮社會商業化的風潮已沛然莫之能禦；藥局與藥市的出現，尤其可作為此時醫藥商業化風潮中最具代表性的現象。早在十七世紀時，藥局便已經出現在朝鮮半島上，並與供藥、採藥、煉藥團體互相提攜，組成自上而下的供藥商販體系。儘管商人被朝鮮社會尤其是實學家視為四民之末，但現實上卻是政府迫於社會用藥及穩定藥價之需求，反倒立法緩和藥局之間的競爭或壟斷、保障市面上藥材品質及供應，與蓬勃之醫員現象成為另一個假借實學「濟民」思想而興盛的醫藥行業。

由於藥材的販賣流通一方面與市場的需求波動息息相關，另一方面還與中藥材須按照季節性採集的特性有關。因應藥材買賣及定期採藥市集的興盛，朝鮮後期遂有定期藥市（韓名：藥令市）的出現。藥令市的起源並無明確的考據，但是每年中藥材盛產的春天及秋天，在大邱、原州以及全州等處皆有大型藥材市場開設。藥令市的擴大無疑與朝鮮社會醫藥商業網絡擴大密切相關，其活動一直到日本殖民統治時期都仍相當興盛。因應藥材商業化快速的發展，「都庫（藥材托售商販）」的行為越來越發達，藥局面臨專賣壟斷或惜售的情況時有所聞，甚至還導致過宮中藥物斷供的情形。都庫販賣的物件不限於昂貴的藥材，也包括一般民眾經常使用的普通處方，這使得都庫可以憑藉壟斷藥物買賣的力量極大化其政治及社會影響。有學者從醫學史的角度認為，十八世紀以後醫藥商業化的蓬勃發展，具體反映了東醫吸收傳統鄉藥後，朝鮮民眾對這套醫理普遍之肯定與接納，才讓原本不受待見之常民「都庫」獲得社會重視。從韓醫的發達與普及來說，朝鮮王朝晚期社會上醫藥商業化與醫員數量增加，顯示了朝鮮大眾實用主義的求醫態度及市場化的醫藥活動，這些都為遠來的西方醫學預留了民眾需求的空間。

受到實用主義與醫藥商業化的影響，在開港通商的 1880 年代，韓醫最大的特徵便是以《東醫寶鑑》為基礎，以及基於此一潮流所產生的四象醫學，大量出版實用、應急與便攜使用的醫學書簡。此時的實用醫學書籍以康命吉 1799 年編纂的《濟眾新編》為首，而後有黃道淵等人合著的《附方便覽》（1855）、《醫宗損益》（1868）、《醫方活套》（1868）及《方藥合編》（1884）等。

在這些書籍之中，尤其以《方藥合編》可謂是韓醫實用醫藥書籍的最佳代表。該書不僅「以方輯醫」網羅大量各地的處方和藥品，還以歌謠方式記錄處方以便流傳。從實用效果來說，1880-90 年代的韓醫界看來相當重視臨床療效，而不儘然拘泥於醫書的正統及權威性。這樣的思維方式使得李濟馬編著的《東醫壽世保元》（1894），得以提出四象醫學或四象體質論，調整已視為正統之傳統東醫醫理，脫離中國以陰陽五行論為主的中醫理論。雖然李濟馬的四象醫學還是受到傳統實學道德論與身分觀的限制，但已粗略地出現了解剖概念與傳統醫學氣質、稟賦相配的折衷態度。簡言之，朝鮮後期的醫療體系發展，不論是在用藥或醫理上都回應了民間的需求，也因此根據臨床所見進行了理論的調整。這或許解釋了同樣是面對西方醫學傳入，朝鮮為何不像中國出現對於解剖學強烈的抵制，反而是傳統藥商與民眾都更寬容地接納西藥。

相對於朝鮮實學直接傳習自明代理學，刺激了本地東醫理論的出現與實踐，朝鮮後期的西學則是間接透過清代中國引進，且受整個東亞地緣政治因素影響甚深。1592 年由於日本侵略造成王辰倭亂，朝鮮王朝因受明朝援助而能保疆衛土，以致明朝覆滅後尊於理法而不甘心向「女真亂華」的清朝稱臣納貢。在「尊明（華）攘夷（清）」的氣氛中，朝鮮實學家發展出域外「小中華」的論點，對於盛清時期之各種學術思想包括西學在內，都懷抱著無法認同的態度，除了傳統明代性理之學外，一律被鄙視為「斯文亂賊」的邪說。在這樣的時代風氣裡，早期西方醫學在朝鮮自然處處碰壁，僅有極少數的人甘冒不諱留心西方醫學的發展。十八世紀前期實學家李瀷著作的《西國醫》，算是朝鮮王朝比較早期介紹西醫知識的重要作品。儘管李瀷的筆法尚稱平實也對西醫學說不儘然同意，卻仍遭受實學家的嚴厲撻伐，導致其門生安鼎福編訂其學說《星湖僿說》時，不敢將《西國醫》收錄至正本《星湖僿說》當中，僅僅是納入了附錄性質的《星湖僿說類選》。李瀷的《西國醫》乃依據明代耶穌會傳教士湯若望（Johann Adam Schall von Bell）之《主制群徵》（1629）修撰而成，因此書中認同腦主知覺說即「頭有腦囊，為記含之主」，但他也試圖將西醫的腦主知覺說與東醫的心主知覺說折衷，故提出「決在腦而知在心」的說詞以為緩頰。可儘管李瀷已對性理之學做了相當大的妥協，安鼎福仍不得不另行發表批判西學的《天學考》以安撫眾怒。顯然在十八世紀排斥西學並且墨守成規的實學體系

中，西方醫學很難在兩班等上層階級裡找到同情與支持。

不過李瀷等人的努力倒也不是徒勞無功。李瀷在《星湖僿說》中認為，西醫理論相對於中國的醫學理論來說，非常詳細也不容忽視。只是由於西醫的概念和術語與中國醫學相去甚遠，因此才會變得難以理解，但深究其背後的醫理仍該是合一且相通的。十八世紀末著名的詩人與醫家丁若鏞（茶山先生）是朝鮮王朝實學思想集大成者，他的茶山學縱向繼承了星湖李瀷、鹿庵權哲身等經世學派的傳統，橫向則吸收了明清理學和朝鮮北學派，以及天主教、西方科技等西學。因此在批判中醫陰陽五行理論的立場上，丁若鏞反對將所有病因都歸咎於陰陽不平衡的中醫病理學說。尤其是在直接接觸到西方醫學書籍後，他在1866年的《身機踐驗》裡對中西醫學說進行了細部比較後，特別強調西方解剖研究身體結構，明確了體內臟器和各個部位的功能。中國醫學文獻與之相比，其描述的生理部位不夠明確，自會導致病理說明模糊不清。後續十九世紀出現的崔漢綺也曾批評中醫陰陽五行理論，但其立論點卻是以天文學、數學、器用學、醫學為基礎，將「氣數」的概念調和匯通，成為其所謂之「氣學」取代陰陽五行說。十九世紀以後許多朝鮮醫家受到調和折衷思想的影響，似乎並沒有將東（韓）、西醫學視為相互排斥的兩端，反而更多地將其視為可以相互補充的關係。以大韓帝國時期閔榮素於1902年出版的醫學教科書《病理通論》的序言為例，在對東、西醫學進行了一番評價和比較後，他認為東醫注重「理」作為生理基礎，但這種理念非常微妙且非常人所能懂。但西方醫學重視可見的形式，於是透過解剖研究人體的奧秘發展出外科治療等實用技能。因此他認為西方醫學易學，即使一般人也可以輕鬆學習西醫學，但有天賦異稟且深入用功者才有精通東醫的機會。此外，關於治療疾病的方法，閔榮素將疾病比擬為藏匿巢穴中的強盜，認為東醫治療是用言辭和引誘來安撫和驅趕強盜，而西醫學則是拿起銳利的武器直搗巢穴「毀室擒賊」。最後閔榮素假設東醫理當長於內科，而西醫無疑地專擅外科，兩派醫學最終會因智者出而融合並嘉惠萬民。

從十九至廿世紀崔漢綺和閔榮素等人所期待之東（韓）西醫學折衷，可能也投射了士人對於現實局勢激變的內心狀態。十九世紀80年代的朝鮮王朝面臨內外壓力交迫，當時西方帝國主義勢力在東亞不斷擴張，國內則因土地所有權和佃農制度引發了階級衝突與社會動盪。有趣的是，1876年日本藉故迫使朝

鮮王國開港通商後，來自北美的福音教派傳教士，卻成為第一批進入韓國之醫療傳道先鋒。1876 年日韓根據《朝日修好條規》訂定《江華島條約》之後，朝鮮半島變成了各方帝國主義競逐的戰場。面對西學勢力東漸的壓迫感，朝鮮知識份子分化為兩派——保守派堅持傳統價值自稱「衛正斥邪派」，而其他人組成之「開化派」則認為應該要積極引進西學、推動近代化改革。在 1910 年日本併吞大韓帝國之前，儘管兩社會仍想緊緊地把朝鮮社會控制在實學的理想中，但西學與隨之而來的西醫勢力卻已在半島上漸成氣候。大致上來說，朝鮮後期以來所引進的西洋醫學，型態可分為歐美影響下的傳道醫學，以及日本新興帝國主義進逼的殖民醫學兩種，兩者均以通商港口還有重要的都市為中心向外擴散。

1884 年，「衛正斥邪派」與「開化派」衝突導致甲申政變，開化黨發兵挾持朝鮮高宗，但第三日即被駐朝清軍將領袁世凱等人平定。政變期間，保守派領袖閔妃之外戚閔泳翊遭砍傷嚴重，但在朝醫官卻無力醫治，朝廷的德籍顧問建議延請美國傳教士醫生安連（Horace Newton Allen）進行診治。1883 年安連被美國長老會派遣到中國，次年轉入朝鮮不久即碰上該場政變動亂。經過一夜的緊急手術，安連終於成功救活了閔泳翊。儘管政治立場不同，安連不僅救活閔泳翊，也為受傷的清兵治療，因此獲得敵對雙方的接納。尤其是拯救閔泳翊之舉，讓安連於 1885 年受薦為朝鮮宮廷醫生。3 月，他破天荒地被批准問診朝鮮國王大妃趙氏，同時覲見了當時掌權的高宗李熙。由於安連的醫術獲得朝鮮王室的禮遇和信任，因此結交不少朝鮮高層官員，甚至是曾經的敵人日本公使也招聘他出任使館醫生。1885 年 4 月 10 日，在朝鮮王室的支持下，安連終於開設了朝鮮半島上第一家西洋醫院——「廣惠院」（後改名濟眾院，即今韓國延世大學附屬醫院）。此後朝鮮民眾對西方醫學開始從接觸到瞭解，甚至是產生主動學習之興趣。廣惠院首年即服務了二百六十五名住院病人和一萬零四百六十名門診患者；提供的醫療服務中以手術和奎寧等藥物對韓國人最稱神奇，因為這些都是信奉傳統韓醫的朝鮮社會前所未見的新事物。

從 1885 年廣惠院（濟眾院）創辦開始，以漢城（今首爾）為中心，在朝鮮半島開展傳道醫學的基礎。到了 1890 年代左右，西方各個新教教派接連派遣醫療傳教士至朝鮮執行醫療傳教任務。此外由於朝鮮實學威力猶在、民風保

守閉塞，美國長老會特別關心朝鮮女性診療的困難及不足，因此在 1887 年刻意開辦女性專門醫院——普救女館。這所婦女專門的醫館並不限於婦科，而是針對韓國女性的社會風俗需要而開設，希望以女性專門醫院的形式收治更多的朝鮮女性患者。隨著西醫日漸深入民間，艾德蒙斯（Margaret J. Edmunds）在 1903 年於普救女館內成立看護婦養成所，被學者視為韓國最早的護理教育。流風所及，加拿大長老會則在 1899 年，由羅伯特·格理遜（Robert G. Grierson）在元山地區開始小規模醫療活動，成效漸漸顯著到 1901 年亦在城津創辦濟東病院。英國傳教士則在 1890 年抵韓開始醫療傳教，次年於貞洞以及駱洞兩處開設診療所，並隨醫療傳道風氣大開在仁川開辦了聖路加醫院。

到朝鮮時代末期、大韓帝國建立之際（1905），西方傳教士在全國已建立了主要由私人贊助之卅家醫院和診所，並以醫院附設臨床教育的方式提供本地人西醫教育。根據呂寅碩的研究，朝鮮王朝末期的傳道醫學有幾個特徵值得注意。首先，醫療傳教士很少受到政府的干涉，因此可以比較自主地進行傳教與醫療活動。再者，或許是受到醫藥商業化風氣之影響，醫療傳教士離開漢城向鄉村擴散的過程中，在地方上並未遭受太多教案的困擾，有時還安全感強大到採用一人一診所的方式，勇於深入民間進行巡迴診療。最後，這些醫療傳教士開設的醫館或醫院，經常也提供當地人西醫教育，只是這些西醫教育多半採取十九世紀前半西方常見的師徒制與臨床訓練為主。這樣的訓練不僅讓韓國本地人從實作中認識西方醫學，也有助於建立西醫生與本地醫學生間，建立起類似傳統私塾般師徒的依存關係。

相比於西方傳道醫學以外科和醫學教育，逐步在朝鮮半島上擴大西醫影響圈。做為醫學西化後進成功者的日本，則避開傳教士們的刀鋒，改採推銷日製洋藥作為向朝鮮社會展現日式現代醫學的手段。由於相傳進口西藥如「金雞蠟（即金雞納霜）」、驅蟲藥－比陪拉辛（piperazine）等療效神奇，朝鮮民眾一時間對於洋藥信心十足，競相搶購之餘也讓許多藥房視販賣洋藥為搖錢樹。於是，在西方輸入藥物仍屬極度不易的情況下，日本西藥尤其是大眾醫療藥品類的消化藥劑，迅速在西藥治症有效與韓醫內在調理的交互宣傳手法下，在朝鮮半島上大發利市甚至被視為真正西藥的替代品。1876 年朝鮮開港通商不久，日本的藥品業者便蠢蠢欲動，頻繁地在各地藥令市及藥鋪活動，出現西藥、日本

漢方與韓方成藥競相逐利的局面。宣稱是為了抵抗日本藥品商大舉入侵的市場壓力，平壤的藥品販賣業者閔並浩在1897年成立同和藥房，並且推出〈引蘇丸〉以及〈活命水〉這兩種類似日製洋藥的韓製消化藥劑。據報紙訪問所述，閔並浩出身武科兩班，因此有出入宮中學習韓醫秘方的機會。他受洗成為基督教徒後，又曾在濟眾院等處親見西洋醫藥的神效，因此很早就打算將東（韓）、西醫藥的長處合而為一。活命水正是他實踐這樣構想下的一項產品；此藥由中藥藥渣所萃取出的複方芳香烴，並且在經過過濾製程後成為粉末狀，接著將進口藥材阿仙藥以及丁香磨成粉末，然後再加入三氯甲烷（chloroform）以及薄荷調配才能做出活命水成藥。同和藥房在大韓帝國時期成立，1908年向衛生局正式取得官方許可後，共計生產了八十九種和洋式醫療藥品，其業務甚至一直興盛到後來日本殖民統治時期。與閔並浩經歷類似的還有1903年李庚鳳成立之濟生堂藥房，以及該藥房生產消化藥品〈清心保命丹〉的故事。相較於訂價十錢高昂卻仍廣受朝鮮社會追逐的日本仁丹，濟生堂藥房的清心保命丹只需六錢，便號稱能達到仁丹同樣甚至是更好的效果。眼見活命水與清心保命丹的成功，韓國境內類製藥與販藥業者莫不競相模仿，如濟生堂藥房的保命水、和平堂藥房的回生水、天一藥房的通命水以及朝鮮賣藥的藥水，還有樂天堂藥房的樂天藥水、模範藥品的蘇生水以及朝鮮商會的活命求生水等，十餘種東洋與西洋成藥仿製品紛紛出籠。國產韓洋混合式藥品的出現當然反映了此時醫藥商業化的負面衝擊，但無可諱言地也展現了西方醫藥已逐漸為朝鮮民眾接受的事實。

二、牛痘術與西方醫學輸入

朝鮮王朝末季社會對於西醫與西藥的快速接納，除了傳道醫學及商品藥的快速發展外，韓人自行引進牛痘術的歷史經驗亦功不可沒。從醫學技術近代西洋醫學技術史的角度來說，英國醫生愛德華・珍納以研究及推廣牛痘接種、預防天花而聞名，並由於1796年他發明的天花疫苗被認為是世界上第一支疫苗，因此經常被後世冠以「免疫學之父」的尊稱。無庸置疑的是牛痘術的成功，和天花（人痘）的生物特性極有關係，以至於在這個相對屬於特例的牛痘與人痘

經驗裡，人類有些歪打正著地抓到了免疫的機制。舉例來說，儘管珍納因為發現了牛痘與人痘間有相似的免疫現象，但事實上他並不完全理解現代醫學的免疫概念，甚至因為當時的病理熱力學之影響，誤將一些免疫反應視為慢性炎症。隨著十九世紀細菌學與相關致病論的發展，科學家們因而發明多種傳染病的疫苗後，這才算推動了免疫學的發展。巴斯德還把原來珍納用來專指牛痘疫苗的 vaccine 一詞，進一步擴大為今日廣義上疫苗的統稱。只是從醫學技術與知識史的眼光來看，真正可以稱為現代免疫學開端的事件，或許是 1890 年伊米·貝林（Emil A. Behring）和北里柴三郎，對於白喉毒素和破傷風毒素的抗毒素研究。此外，人類對於天花病毒的發現與認識，也比牛痘術發明晚了近一百年。1893 年俄國學者德米特里·伊凡諾夫斯基（Dmitri I. Ivanovski）才從實驗觀察中得知，煙草鑲嵌病株中有某種致病物質，能穿越細菌無法通過之陶瓷濾杯並持續擁有傳播疾病的能力，而開始了對於「病毒（virus）」的討論。但早期微生物研究者定名 virus 時僅認為這是一種毒素（poison 或 toxin），可能由環境生成或細菌受刺激所產生，並非後來認知的病毒本身就是一種物質（bio-substance）。有關病毒屬於生命物質的概念，還得再等到 1926 年才由美籍學者湯瑪斯·瑞佛斯（Thomas Milton Rivers）確認，應將之視為獨立於細菌分類之外的生命物質，瑞佛斯因此在許多醫史書中獲得「近代病毒學之父」的稱號。

由於對免疫現象觀察的長期累積，十九世紀末至廿世紀初醫學界對於疫苗能殺死或抑制細菌（antimicrobials）的原因極感興趣，因此提出毒素（toxin）、類毒素（toxoid），以及抗毒素（antitoxin）等推論，其中的抗毒素即有學者認為應是後來抗體（antibody）與抗生素（anti-biotics）的前驅概念。就時間順序來看，牛痘術的發明其實反映的是某種知其然卻不知其所以然的成功案例，可視為醫學科學發展重視觀察與推論的早期階段現象。由於天花病毒先天具有終身免疫的特性，十八世紀歐洲牛痘術的成功或可稱之為一個美好的意外。因為相較於其它早期病毒疫苗如白喉、破傷風等均曾引起諸多臨床爭議，其免疫效力衰退期也常成為反對接種時的口實。不過需在此一提的是，歐陸諸國在十九世紀推廣牛痘接種時，許多的爭議並不完全指向免疫效果有無的本身，而是側重在於異體（牛對人）接種所可能引發之變種或道德風險。正因為如此，利用人類天花接種之人痘術直到十九世紀中葉，仍在許多歐陸社會裡流傳，並不如

某些科普書籍描述之「牛痘一出、人痘盡消」的局面。

當牛痘術傳入東亞之際，也在中、日兩國產生過上述的變種與道德爭議。這除了與人痘術在東亞已流傳有數百年的歷史外，對於西方醫學的社會心理與傳統道德之抗拒也是原因。因此在中、日兩國最早接種牛痘的人，多半還是社會中下層民眾或經濟上的弱勢群體。這也是為何明治天皇未即位前即接種牛痘的經驗，會被日本醫史學界視為日本接受西方醫學其來有自，並聲稱明治政府能採取由上而下推動西醫化的遠因之一。相較於中、日兩國，韓國一樣也是人痘術廣為流傳之地，儘管下層民眾依然是早期牛痘術的主要接受者，但原本在朝鮮王朝後期就廣為流傳的醫藥實用主義與東醫重視針灸風氣，使得牛痘術的針刺種痘行為較未遭民眾抗拒。於是牛痘術不僅成為西方醫學傳入朝鮮的先聲，而且還得與日後大韓帝國模仿明治維新進行醫學西化的理想結合。當然作為西方醫學成功的範例，受到高宗庇護而逐漸繁盛的醫療傳教士們，當然也不會錯過主動運用牛痘術傳播西學的機會。

丁若鏞是韓國學界認為最早在朝鮮推廣介紹人痘的醫生，他的《麻科會通》第六卷卷末即附有《種痘心法要旨》一篇。此外還有 1817 年李鐘仁著述的《時種通編》中也介紹了人痘術的訣竅。人痘接種迅速在朝鮮傳開，到 1886 年時，李圭景在《五洲衍文長箋散稿》中便指出「在近代，沒有人不接受種痘的。」但從 1890 年代後半期開始，即開港通商之後到大韓帝國初期為止，西洋傳來的牛痘接種已漸取代人痘術成為主流。根據當前韓國醫史界的普遍看法，1867 年朝鮮開港通商後，牛痘接種法的引進以及開設濟眾院，應該算是韓國近代醫學史發展過程相當最具有歷史意義的兩項事件。明清以來的韓國為了預防痘瘡（天花），一直以來都是採用丁若鏞以降傳統韓醫的人痘接種法，近代之後隨著傳道醫學東來牛痘接種術法也開始流行，但對韓國民眾而言兩者並無高低優劣之別。直到開港口通商日洋勢力全面進入朝鮮半島後，才有池錫永引進的牛痘接種法開始流行且漸成唯一主流。當然，由於濟眾院等西醫診療機構的設立，這些西醫在朝鮮半島上醫療空間的擴大，對於牛痘術成為主流也有推波助瀾的效果，並在西式醫院等等的新醫療空間開始了一股嶄新的變化。

牛痘透過英國東印度公司醫生推廣，於十九世紀初從香港與廣州進入中

國,隨即跟著傳道醫學之發展,逐漸在中國通商港埠與中下層民眾間造成影響。於是有漢譯本《種痘奇法》的出版,以及 1817 邱熺編譯集結中國最早的牛痘接種法著作的《引痘略》。這些西方牛痘術在中國的發展引起丁若鏞的注意,他在 1828 年的《麻科會通》的附錄裡,就有記載牛痘術之《新證種痘奇法詳悉》部分。值得注意的是,丁若鏞在書中指出若是痘師熟悉人痘術,實施執行牛痘術應該也不會有任何困難。因為兩者之差別僅在於痘苗來自於人或牛,而牛痘疫苗除利於大量採集且毒性較低,更適於未滿一歲的嬰幼兒接種。由其言可見得在東亞,至少是朝鮮半島社會,人痘到牛痘的轉換過程似乎比早期西方和中國都順暢些。開放港口通商之後,西方醫學裡的牛痘術更是藉由各種管道進入朝鮮半島。如池錫永赴日本學習牛痘術,崔昌振前往中國向醫療傳教士學習,李有鉉則分別在俄羅斯及中國多處學習牛痘法。到 1884 年甲申政變前,牛痘的主要接種對象仍是一般民眾。但之後到 1895 年時期的甲午改革(即大韓帝國)期間,牛痘術已向上普及到以兩班為基礎的政府官僚組織與皇族。根據許多韓國醫學史的研究,對於牛痘術向朝鮮上層社會階層發展的過程,池錫永的角色誠然不容輕忽。

1876 年大韓帝國派遣第一批外交使節團前往日本,隨行醫生朴永善返國後,將攜回之久我克明所著作的《種痘龜鑒》及習得之牛痘術,一併傳授給了門生池錫永。然因深感間接學習日本牛痘術仍屬有限且難得精隨,池錫永於 1879 年前往位於釜山的日本濟生醫院,親自向院長松前讓以及海軍軍醫戶塚積齋習藝。他在兩個月後從釜山帶回了痘苗以及種痘針,並開始在漢城實施完整之牛痘接種法。池錫永回到漢城後於 1880 年受高宗之命開設牛痘局,但因痘苗供應不穩,同年 5 月,池錫永隨同第二次訪日團,向東京的內務部衛生局牛痘種繼所長菊池康庵,重新學習並且練習有關牛痘的採集、製作以及儲藏方式等步驟。後又將痘苗五十瓶帶回朝鮮,並在 9 月開辦牛痘種苗場。此後雖偶遭劫難,但池錫永的種痘事業受到全州、公州等地方官員注意,並應邀前往兩地普設種痘局。1885 年池錫永出版《牛痘新說》上下卷,書中的歷史記述從愛德華・珍納發現牛痘開始,一直到中文牛痘術譯本的介紹,藉此顯示西方牛痘術一樣也在中國運用得宜。同年朝鮮政府公佈全國實施牛痘種痘法,並且任命池錫永開始訓練種痘醫生。不久之後,牛痘的接種範圍往北延伸到間島,而往南

則是遍及至濟州島。但是，池錫永在1887-1892年時因遭羅織罪名判處流放，加上1890年爆發多起牛痘局舞弊事件，導致政府下令中斷種痘事業。直到1892年漢城一帶爆發天花疫情，朝廷才又召回池錫永。返京之後池錫永旋即設立牛痘保嬰堂，實施嬰幼兒免費牛痘接種。基於此功績義舉，1894年池錫永奉召進入內閣，從此牛痘接種事業方可以作為大韓帝國的重大改革之一。

對朝鮮王朝後期牛痘接種普及與取代傳統人痘術的現象而言，可謂社會逐漸信賴西洋醫術的一種表現。作為1885年朝鮮第一家西醫院的濟眾院，自然也是牛痘術普及的受惠者之一。接受皇室資金援助所建立的醫療傳教士醫院本命名為廣惠院，但稍後朝鮮高宗引用《論語》「博施濟眾」改名為濟眾院，藉以示其仁術濟眾之意。早期濟眾院在安連主持的時候，擁有四十張病床及每日可門診百餘名患者的水準。另為培植本地的醫療人才，1886年安連在院內設立了濟眾院醫學堂，被學者視為朝鮮最早創辦的西洋醫學教育。安連在朝鮮政府中任官直到1887年去職返美後，濟眾院交由約翰·海龍（John W. Heron）負責。海龍1890年突患痢疾過世，院務再交予查理斯·文頓（Charles C. Vinton）承擔。三年後，奧利弗·阿維森（Oliver R. Avison）成為濟眾院主事，要求朝鮮政府授權其全權負責濟眾院營運，且無須再定時向朝廷彙報經費與共商院務營運。適逢大韓帝國成立在即的1894年9月末，朝鮮政府准其所許正式移交濟眾院經營權給阿維森。

濟眾院成立於人痘術尚居主流的年代，根據《濟眾院第一年度報告書（1886）》的記載，當時漢城人口的百分之六十至七十皆有接受人痘接種的紀錄。但1888年接任濟眾院第二代院長任務的約翰·海龍，已被朝鮮群眾認為握有極佳的牛痘苗與接種技術。之後的十餘年間到1901年時，負責醫院營運的奧利弗·阿維森就曾在報告中提到，被院方授權並獲官方資格證的種痘醫生們所施行的牛痘接種數量已相當令人注目。由於院外池錫永從日方習得的牛痘西法，也獲朝鮮朝廷支持並在隨後數年設局種痘。因此，儘管種痘仍是濟眾院西醫生擅長之醫術。但作為一所在朝鮮社會頗富名望的西醫院，濟眾院顯然需要更多的靈丹妙藥，才足以擴大其在朝鮮社會傳播西醫的影響力。既然外科、種痘，與金雞納霜是史家常謂十九世紀末西醫東傳時的寶器，此三寶對朝鮮社會而言亦不屬例外。李朝後期遭逢「唐瘧（疑似瘧疾）」疫情，年長者的死亡

率幾乎近半，年輕力壯者愈後也難免殘疾。可是當醫療傳教士將「金雞蠟（即金雞納或奎寧）」傳入韓國後，據稱朝鮮瘧疾患者立即感受該藥的神效。安連尚任濟眾院院長時就曾說道：「人們開始知道奎寧的價值了，因此許多人都想要購買奎寧。」正是因為瘧疾的治療藥劑金雞蠟，在疫情恐慌的氛圍中被朝鮮群眾認為，是比起傳統藥物治療「唐瘧」最見效的西洋藥物。無怪乎在《濟眾院第一次年度報告書》裡，也存在著「奎寧是濟眾院所販賣最受歡迎的藥品」這樣的紀錄。由於金雞蠟大受歡迎，儘管須以高價購買該藥但需求仍絡繹不絕。有鑑於此，黃玹著作的《梅泉野綠》（1896）就記錄一首當時的歌謠：「牛痘接種法的問世，使得年幼的孩子們得以成長，而金雞蠟的出現，便是能夠使年長者延年益壽。」兩者都是李朝後期朝鮮民眾眼裡的西方良藥，更是打開西方醫學在韓發展的鑰匙。

洋藥金雞蠟確實的臨床效果具體反映在濟眾院瘧疾患者統計上；《濟眾院第一次年度報告書》（1886）中曾經記載著內瘧疾院內瘧疾患者有一千零六十一名（約 10%），而根據《一九零一年度濟眾院年度例行報告書》的紀錄，半年左右後因瘧疾求診者已降至十八件（約 0.6%）。這恐怕除了濟眾院施藥的影響外，也可能如當時院長阿維森所述：「因為大量的奎寧，透過朝鮮的仲介商販賣至每個家庭，使得大家都能夠購買取得。」但他同時也指出百姓的濫用藥物「由於自己隨意治療的關係，這使得情況變得相當惡化……。」後面這段話反映的正是這段時間裡，濟眾院曾經救治了一些誤用與濫用金雞蠟的病患，甚至還有入院前已死亡的個案。此刻在朝鮮流通的真正金雞蠟已非類草藥形式之樹皮粉末，而應該是經過化學或藥理製作的精煉奎寧。只是在西洋藥物廣受朝鮮百姓接納之餘，偽假錯藥的問題似也成為無可避免的後遺症。

通過牛痘術、濟眾院西醫與部分西洋仙丹妙藥之影響，加上李朝後期社會上彌漫之醫藥商業化與實用主義氛圍，西洋醫學或是十九世紀末初露頭角的科學醫學在半島上漸成氣候。雖在西醫診治的場合醫藥糾紛仍時有可聞，但整體來說，當 1895 年李朝進行「脫中（國）」政策，企圖擺脫清廷宗主國政治與文化宗師的羈絆，高宗師法明治維新建立大韓帝國後，其所欲仿效之朝鮮現代醫學發展模式理所當然地趨近於日本經驗。從 1876 年日韓簽訂《江華條約》以來，日本西洋醫學已在朝鮮半島南部占下灘頭堡，如釜山以軍事醫療的方式

興辦西醫院即屬一例。但在大韓帝國 1910 年正式被日本併吞成為殖民地以前，根據 1905 年的日韓《乙巳保護條約》所成立的統監府，儘管容許日本藉此機構可以干預韓國的外交甚至是內政，但對於朝鮮的西洋醫學發展來說，池錫永的牛痘西法、濟眾院的傳道醫學，與各種漢洋藥材成方的發達，仍是韓國醫史家眼中大韓帝國短短十五年國祚裡的亮點。

三、日本帝國醫學與大韓帝國的醫療改革

　　大韓帝國時期是李朝政權在甲午改革以後，正式全面推展現代衛生醫療體系的時期，但韓國開明派能主導改革事業的時間卻僅僅十年左右。1905 年簽訂的《乙巳條約》確認大韓帝國屬於日本保護國的政治地位，旋踵而至的統監府時期（1906-1910），儘管表面上仍延續高宗改革理想的韓國衛生與醫療現代化，但已可視為日本帝國醫療服務向殖民醫學過渡的重要階段。

　　雖說學者認為高宗的甲午改革是受到第一次中日戰爭的刺激，謀思以日本明治維新為借鑒所設計出來的救亡圖存之舉。但有些日本衛生與醫療現代化的訊息，其實早在甲申政變之後，便已在韓國開明知識份子間流傳。如開化派知識份子的俞吉濬在其編纂的《西遊見聞》中，便已提到應該建設中央與地方的衛生局，負責一般衛生行政與防疫作業的構想，該構想在 1894 年正式被納入甲午改革中開始執行。類似日本改幕末醫務局為內務省下設衛生局之舉措，李朝政府在新成立的內務衙門中設置有衛生局，負責一般衛生行政與傳染病預防的業務，並及於醫藥和痘瘡等其它相關業務。但與《西遊見聞》所建議者不同，內務衙門仿效日本制度規畫警察作為衛生事務實際執行者，但傳染病業務則另行整合在衛生局之內。衛生局的成立是為了整合既有與新設之防疫業務，順勢聘用醫生或衛生專業的官員負責。與此同時，傳統李朝舊制的典醫監也順應改革潮流，將原負責之藥材相關業務整合，放在模仿西醫院設置但由韓醫掌管的「內醫院」中。從實際的運作與制度推展來看，由於李朝政爭不止加上西醫人才難覓，成立之初的衛生局長期均由非醫者出身之地理局長兼任，導致一般衛生與防疫任務旁落非醫學專業之警察部門；顯見大韓帝國推展醫學現代化內部還有許多現實問題有待解決。

矛盾也發生在現代衛生行政之規畫與實踐的落差上。大韓帝國規劃衛生局的主要業務在於管理傳染病、醫療人員以及藥品的行政規畫方面，但日常生活中的衛生監控及檢查業務卻屬警察的常態任務之一。有趣的是，此時日本內地雖也要求由警察配合衛生清潔工作，但這部分卻並非其常態任務。反而是在日本新取得的臺灣殖民地，衛生警察制度成為其在臺殖民統治中一大特點。韓國朝廷在 1894 — 95 年間，把警務廳從內務衙門獨立出來並且升格為中央直屬單位，同時將衛生及防疫相關工作規劃為警務廳的常態業務。如此的設計可能與此期間多種疫情頻發有關，但往往導致警察無法兼顧維持治安的本職，又不能符合保障衛生、預防疫病的新要求。更何況朝鮮警察執行衛生及防疫任務的專業訓練實嫌不足，最終招致各界批評徒有設計美意，執行卻僅是差強人意而已。

　　其實在 1897 年成立大韓帝國之前，高宗亟欲在甲午改革中納入衛生局與警務廳的原因很多，其中之一與奪還檢疫主權有相當關係。李朝被迫開港通商後，檢疫權操於外人之手，被當時士人與後世韓國史家視為不平等條約的恥辱之一。1880 年代時為保障朝鮮政府政治和經濟上的權力，兩班士人已出現呼聲要求奪回由列強主導的海港檢疫權。因此 1894 年開始的甲午改革回應這股民氣，推出〈檢疫規則〉（1895）以及〈傳染病預防規則〉（1899）作為利權收回之法令依據。儘管上述條文內容流於簡略且模稜兩可，但清楚指定實施港口檢疫與內陸防疫措施是內務衙門大臣的權力。1895 年內陸屢發之霍亂疫情，造成國內升高由警察進行防疫與檢疫的需求。有趣的是，從一連串頒佈的霍亂防治法令的病名，如〈虎列剌病預防規則〉、〈虎列剌病消毒規則〉，與〈虎列剌病預防及消毒規則〉等，可見清楚看許多日譯漢詞新式病名的使用，顯示了日本現代醫學藉文字之便影響西擴朝鮮的痕跡。對於朝鮮的現代衛生與防疫體系而言，由於疫情蔓延至內陸的緣故，早先日本與中國主要針對海港霍亂檢疫設計的法規，此時卻成為韓國發展陸上檢疫體系的關鍵參考。在近二年的霍亂防疫過程當中，中央與地方都重視警察所可能發揮之防控功能。為了強化地方行政組織的防控霍亂疫情之能力，除了借鑒日本提出一系列法令外，還針對傳染病的診斷以及管理，要求各地西洋醫師協助，指導警察進行消毒、隔離和掩埋，甚至是傳染病隔離院的經營等。相較於同一時期的中國而言，李朝防疫與衛生行政向日本學習的趨勢就更為明顯。

1897年高宗正式決定改國號為大韓帝國，並針對衛生醫療的現代化提出「酌古參新」的原則。在這個原則下除引進西方現代醫學外，傳統的韓醫體系也被保留下來。就這時點來說，韓國傳統醫學的匯通之路與西醫化或科學化似乎比中國要早一些。大韓帝國的成立沿襲了之前衛生與醫務行政設計的部分缺陷，原本的衛生局設計因為局長為兼職，直至1898年衛生局局長改為專職後，才開始有效執行現代衛生與醫藥行政之規劃。高宗從1899年開始更進一步模仿日本，將衛生局業務分為衛生課以及醫務課兩個下級單位，衛生課負責主管的業務有傳染病、公共衛生、檢疫以及地方衛生；而醫務課負責主管的業務則有醫師以及藥劑師的業務、藥品的販賣以及管理，還有地方醫院事務等等。這樣的體制一直持續沿用到1905年統監部成立前。值得一提的是，為了符合高宗提出「酌古參新」之原則，1899年以來的衛生局長都由韓醫擔任，顯見韓醫在大韓帝國的特殊地位，甚至能主導以（日本）西學為底的現代衛生行政。

　　「酌古參新」如果就字面上的意思來看，可能與清代「中體西用」概念相近。可如果放在醫療衛生的領域來看，便不難看出「酌古參新」不是個區分主客體的原則，而更像是一種各司其職的共治狀態。例如，韓醫仍舊在李朝社會之醫療領域中佔有主導與優勢地位，但衛生作為一個現代事務事物及概念的前提下，西方與日本現代醫學自然就表現得比較強勢。1899年，大韓帝國成立中央直屬由韓醫主持的內醫院，業務範圍涵蓋疾病治療、嬰幼兒種痘、家畜檢查、成藥買賣管理和檢查、韓方藥材檢查與製藥方法及炮製教育等。內醫院設計為包含醫生十五名、藥材技師一名以及藥師一名等，而醫生專科尚可再分為種痘十名、韓方內科醫師二名、外科醫師一名以及針灸師一名等，所有醫師皆為韓醫並得兼任典醫（朝廷醫官）。以韓醫治療為主體的內醫院，在處方上卻是韓藥與西藥並行使用。根據政府統計顯示，1899年6月初期為止，接受西藥的患者數有五百十五人，其中施用韓藥者有二百三十名。1900年內醫院改制更名為普施院，不足一個月又改稱廣濟院。儘管在改制過程中韓醫主導的本質依舊，卻逐步強化了疫情與災民的西法救濟功能。此外隨著牛痘術的普及，內醫院的種（人、牛）痘科也被獨立出來，並與衛生局的種（牛）痘所統合成立了漢城種（牛）痘司。要言之，從甲午改革開始，大韓帝國企圖以日本為借鏡現代化其醫學與衛生體系，但也在韓醫強大傳統與民間醫藥習慣的現實考慮下，

出現了大韓帝國時期內醫院這樣的韓醫醫院，院內並行韓、西藥方與治療的現象。內醫院作為將韓方與西藥並行的傳統醫療機構，顯露出大韓帝國醫學現代化與中、日兩國不同之處。其實大韓帝國也曾有意設立並運營西醫學院，並鼓勵韓醫生經營較為大型之民間醫療機構，規劃讓所有境內的醫學院都能同時教授韓、西醫學，但終究因為1906年後統監府干涉及1910年日本的併吞以致理想未能實現。

除了堅持延續韓醫的醫療功能外，池錫永的種痘事業也被當成國家改革項目而保留下來。早在甲午改革期間朝鮮政府就公佈了〈種痘規則〉鼓勵種痘、培養痘苗、痘師。但因政局混亂，1896年後朝鮮的種痘事業遭到相當多阻礙。由於政治上的不安以及財政困難的緣故，韓國官方無法維持痘苗的製作與種痘師養成。此時從日本公使館退休的日本醫師古城梅溪開設私立贊化病院，兼營種痘養成所訓練種痘師。由於贊化病院培養了許多韓籍種痘師，因此大韓帝國為了將牛痘接種法推展至全國，延聘古城前往池錫永主掌之醫學校擔任教席，順勢將牛痘接種法包含在大韓醫學校的正式教育科目中。隨著痘師與痘苗數量增加，1898年大韓帝國政府在漢城分別設置有五個種痘署且各自開設一個種痘場所，並以國家財政為基礎來實施免費的牛痘接種。原本除了漢城以外，各地區的牛痘接種均係接種者自行負擔，價格頗稱紊亂。漢城種痘司成立後，1901年將種痘費用全國統一。1905年時，原本與廣濟院同級的漢城種痘司，改編成為廣濟院所屬種痘所，統合各地的種痘作業，一併將地方種痘所的名稱皆改為廣濟院某某種痘支所，終以七年的時間將全國種痘事業整併為單一體系。1905年以後，統監府動員警察勢力與軍隊，以更強大的行政能力推動牛痘事業，朝鮮牛痘接種者人數快速上升。但不久之後，引入牛痘術的池錫永卻在1908年因罪遭到降職，甚至在日本併吞後完全將其解除官職。

醫療或可堅守傳統，種痘事業亦得延續，但面對十九世紀末依據西方細菌學為基礎的檢疫和防疫規範，致力保存韓醫之大韓帝國也必須仰望西方醫學而有所對應。1902年夏天，韓國同時發生全國性的霍亂與瘧疾大流行。大韓帝國根據1899年制定之六種法定傳染病防治規程，在仁川、釜山及元山陸續實施海港檢疫的工作。值得一提的是，對於仁川霍亂流行，1900年醫學校校長池錫永與教師古城梅溪，均曾到處演講預防瘟疫的方法，強調疾病是藉由細菌為傳

染途徑才會發生瘟疫，可視為西方細菌學在韓普及之一例。相比於霍亂刺激了細菌致病論成為海港檢疫之理論基礎，內陸的瘧疾疫情則強化了西醫與衛生警察合作之必要性。瘧疾從1902年7月開始肆虐，旋即由平安地道區快速往外擴散。為遏止疫情進一步發展，大韓帝國設置防疫局並任命警務使李容翊為總負責人，事務委員則聘雇外國人醫師擔任，增強了朝鮮衛生生警察的檢疫功能及臨床權威。有關於衛生警察或警察執行衛生事務的概念，最早是1882年開化黨人金玉鈞在《治道略論》中所提出的現代巡檢功能，但他並未如後來制度冠以「衛生警察」之名。直到甲午改革出現代警察制度之警務廳後，才有衛生警察的具體職務規劃與專屬名稱。由於衛生警察直屬於警務廳，造成警務廳才是實際的衛生業務執行單位。瘧疾疫情發生後，政府除設置中央防疫委員會負責規劃與指揮，地方實務上則交由總巡及巡檢負責衛生警察之功能。有趣的是，除了以西法進行科學防疫之外，大韓帝國也會在全國實施癘祭以及城隍祭，似有同時以宗教安撫人心的意思。

從甲午改革到大韓帝國成立，朝鮮高宗確實有心挽救危殆的國運，無奈日本勢力逐漸高漲，亡國之勢已難逆轉。大韓赤十字醫院的創立與淪為日人控制的歷史，或許正是從醫學史看大韓帝國迫於形勢無力回天的縮影。為了尋求西方各國外交認同，大韓帝國於1902年派遣官員至日內瓦參與紅十字相關會議，三年後即創辦了赤十字醫院。為此，高宗下詔：「酌古參今並且同時參考列國的法治，進而設立大韓帝國赤醫院」。大韓赤十字醫院本該是韓國醫學「酌古參今」理想之標竿，但此時由於日俄戰爭後日本強力介入廣濟院運作，促使高宗更希望透過大韓赤十字醫院的創立，確立大韓帝國在國家醫學上的主體性，並同時展現新醫學在韓國的力量。無奈因為《乙巳條約》的簽訂使得韓國喪失外交權，導致該醫院運作事實上已完全籠罩在日本醫界的干涉下。

1905年以後還能避免日本干預的朝鮮醫療機構，恐怕只剩下主要的西方傳道醫院了。1904年濟眾院院長阿維森接受了路易斯‧世弗倫斯（Louis H. Severance）的捐贈後，濟眾院轉型並改名成為世弗倫斯醫院。1906年大韓政府也提供資金作為支援。世弗倫斯醫院整合許多醫療傳教士們的貢獻，不僅提供當時最先進的西方醫學科學治療，同時還設置世弗倫斯醫學專門學校（或稱濟眾院醫學校），日後成為韓國境內著名的延世大學。由於安連曾任濟眾院的院

長，又長期在美國駐韓公使任職直至 1905 年，其後接替的歷任公使與濟眾院長皆與西方駐韓公使維持密切關係。此外，美國洛克菲勒基金會也因其與美國長老會之關係，長期捐贈資助這所醫院的營運，甚至到二次世界大戰爆發前夕。正因為擁有外力的保護與支持，世弗倫斯醫院得以在大韓帝國時期維持既有的營運方式，成為少數與大韓皇室友善還能避免日本勢力干擾的醫療單位。只是隨著日本殖民朝鮮半島，這樣的局面也在 1910 年後產生了變化。

與世弗倫斯醫院堅守醫療專業立場不盡相同，自朝鮮政府開港通商後，日本在釜山、仁川以及元山等處為中心，以提供在韓日本人醫療服務為名，由日本軍醫們成立私人醫院。1877 年日本海軍在釜山成立濟生醫院、1880 年日本陸軍成立元山生生醫院、1883 年則在仁川以及漢城成立了領事館附屬醫院以及日本官醫院等設施。除了治療日籍病患外，這些日式西醫院也是對韓宣傳日本醫學西化成就的廣播站。此外，這些在韓日本軍醫還經常是日韓親善組織「同仁會」的骨幹。同仁會是 1902 年根據「由清、韓以及其他亞洲諸國中的醫學以及伴隨著該國中普及的技術，並且以保護彼此人民的健康還有救濟病痛」為目的所成立的機構，儘管中國才是同仁會活動的主要目標地，但該會也在 1904 年派遣副會長佐藤進抵韓任職陸軍軍醫統監，負責在大邱、平壤、龍山等處之同仁醫院建設經營，直到 1910 年日本併吞朝鮮後才將同仁醫院移交給朝鮮總督府。

當 1906 年統監府成立之後，首任統監伊藤博文立刻提出醫院整併案，計畫以統監部做為衛生醫療體系中心，把大韓赤十字醫院、廣濟院以及大韓帝國學部所屬醫學校附屬醫院，合併為一個醫院系統。伊藤博文為了整合醫院的業務，找來擔任同仁會副會長的陸軍軍醫總監佐藤進指揮主導。1906 年到達京城（即漢城改名）的佐藤進，隨即著手規劃建立一所能夠「執行治療、醫師教育以及衛生行政」的醫院，該醫院後由伊藤博文命名為大韓醫院。根據西元 1907 年的〈大韓醫院官制〉，該醫院直屬於議政府並由內務部院長，醫院治療大臣兼任院長，醫院治療完全採西式標準，並有教育部以及衛生部的設置。其中教育部負責醫護及藥師之臨床養成與日文教科書編纂，而衛生部則是接收原本警務局所擔任衛生業務，顯見大韓醫院才是統監府衛生行政的中樞機關。可是還不到一年的光陰，統監部再改組大韓醫院成為由日本完全主導的衛生與醫療行

政組織。1910 年隨著日韓兩國合併，大韓醫院先是改名朝鮮總督醫院，1928 年再成為京城帝大醫學部附屬醫院。在大韓帝國最後的五年間，統監部全面掌握了衛生醫療體系並進行改組，除了大韓醫院的改革外，統監部還設置了警務顧問部衛生課管理全國衛生業務。1907 年的霍亂流行，讓統監部決心將原有的警察體制，正式轉換為殖民地特有之衛生警察制（圖 5-1）。1908 年警視廳正式接管衛生局所有的衛生業務，完全弱化大韓帝國的衛生局功能，轉換成為以衛生警察支配衛生業務的姿態。

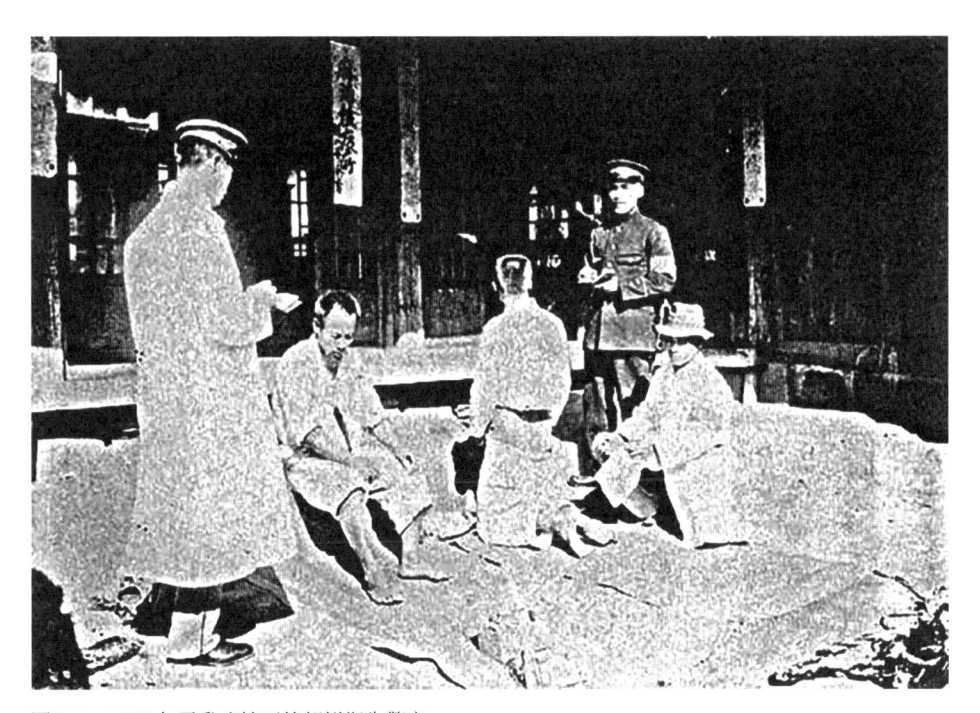

圖 5-1、1919 年霍亂疫情下的朝鮮衛生警察
資料來源：신동원（申東元），[의학속사상（醫學的思想）]〈위생경찰, 식민조선 만병골치약（衛生警察，殖民朝鮮的萬應丹）〉，https://www.hani.co.kr/arti/culture/book/110728.html，2024/10/26 檢閱。

四、小結

　　作為東亞醫學現代化與政治改革的後進者，大韓帝國的醫療與衛生改革並未得到足夠的時間以發揮效果。從表面上來看，大韓帝國的改革似乎與明治維新的醫學現代化方向非常接近，但若究其內涵，卻又可以發覺這套改革中隱含著相當程度保存韓醫的理想，還把西法牛痘術視為韓國既有的新醫術。這或許是因為早在李朝後期的十八世紀韓醫已開始從中醫分離，除了發展出後來東醫的理論與概念外，也把明清時期漸不受重視的外科及針灸術，發揮成為現代韓醫的重點醫術和理論。韓國的這些現象的確是研究東亞醫學現代性時很重要的課題，但卻也因為韓國夾處於兩個東亞大國之間又受到多方西方列強影響，以至於西方醫學在韓國的發展經常處於政府與社會無力主控的局面。不過從帝國醫學與殖民醫學的角度而論，韓國卻又比臺灣的殖民醫學發展，多出了統監府時代從帝國醫學向殖民醫學轉換的特殊階段。這個階段的存在增加了學者看待日本殖民醫學的困難度，卻也提供了研究者分析現代醫學與生物政治學（bio-politics）間錯綜複雜關係的機會。以 1910 年以前的韓國為例，西方醫學在某種程度上影響了傳統醫學的社會形象及再定義，更重要的是韓國的歷史經驗讓我們得以反思西方醫學對傳統醫學的偏見，是否傳統醫學其實也存在著對自身醫理不夠自信的心理因素。再者對於近代韓國醫學史的研究，韓國學者對於池錫永牛痘接種法，以及安連創造之濟眾院神話深感興趣，但因為朝鮮牛痘接種法與日式現代醫學的發展密切相關，而美式醫學的引進又和安連作為美國外交官員有無法區分之關係，每每指出韓國在十九世紀末期，現代醫學發展除了隨醫學科學發展的浪潮而動之外，也有必要細究所謂現代醫學在不同東亞國家或社會裡的變形與調整。就後者而言，從歷史看韓國醫學現代化的問題，除提供我們分析韓醫學所曾扮演之特殊歷史角色外，也可在從臺、韓的殖民醫學經驗中，一窺日本現代醫學的發展，如何受惠於其「殖民地實驗室」的概念與實作。

參考書目與延伸閱讀

1. Flowers, James. "Hanbang Healing for the World: The Eastern Medicine Renaissance in 1930s Japan-ruled Korea." *Social History of Medicine*, 34:2 (2021).

2. Han, Gil Soo. "The rise of Western medicine and revival of traditional medicine in Korea: a brief history." *Korean Studies*, 21:1 (1997).

3. Kim, Sonja M. *Imperatives of Care: Women and Medicine in Colonial Korea*. University of Hawaii Press, 2019.

4. Lachaud, Marie-Océane. "The institutionalization process of smallpox vaccination in Korea: institutional initiatives of Chosŏn before 1894." *31st AKSE (Association for Korean Studies in Europe) conference*. 2023.

5. Park, Hun-Pyeong. "A study of the medical officer system of the Joseon's royal family after the Gabo Reform." *The Journal of Korean Medical History*, 33:2 (2020).

6. Park, Jin-kyung. Corporeal colonialism: *Medicine, reproduction, and race in colonial Korea*. University of Illinois at Urbana-Champaign, 2008.

7. Shin, Dong Won. "Korean Medical Discourses on Western Medicine, 1720-1876" 《다산학》, 15 (2009).

8. Son, Annette HK. "Modernization of medical care in Korea（1876–1990）." *Social Science & Medicine*, 49:4 (1999).

9. 김옥주.〈한국의 서양의학사 연구 동향과 전망〉《의사학（醫史學）》19:1 (2010).

10. 여인석.〈한말과 일제시기 선교의사들의 전통의학 인식과 연구〉《의사학》15:1 (2006).

/ 第六講 /
東亞殖民醫學的形成與特徵

❧

*"The art of concluding from experience and observation
consists in evaluating probabilities,
in estimating if they are high or numerous enough
to constitute proof."*

—— Antoine Lavoisier, *Bully for Brontosaurus*

*"Each of us is the product of many chains: the evolutionary chain,
the racial chain, the genetic chain, the environmental chain, and many others.
The immense mass of events of which we are alternately
the cause and the effect surpasses the human imagination."*

—— Laura Huxley, *You Are Not The Target*

❧

　　普拉提克・查克拉巴蒂（Pratik Chakrabarti）在專書 *Medicine and Empire: 1600-1960* 中，提出了四個殖民與帝國主義發展的歷史階段：重商主義時代（1600-1800）、帝國主義時代（1800-1880）、新帝國主義時代（1880-1914）和新帝國主義與去殖民化時代（1920-1960）。對於東亞殖民醫學而言，如果從

日本明治維新起算,將之視為殖民帝國主義的東亞樣態,其時間範圍應該主要落在了新帝國主義到去殖民化初期的時間軸上。儘管查克拉巴蒂引用大量詳細的資訊,說明並分析傳統藥用植物與西方醫學、殖民軍隊和帝國海軍的發展,乃至於氣候、種族以及熱帶醫學等主題,但他並未清楚且具體地說明,西方殖民醫學在新帝國主義階段究竟與前後的歷史階段有甚麼不同。然而從查克拉巴蒂討論帝國士兵罹患黃熱病、壞血病和痢疾等疾病的經驗,以及帝國醫療在其中的發展與對應之道,我們大致可以發現帝國與殖民地的關係似乎互害卻也是共利的。正如作者在書中第 96 頁的陳述:「疾病和死亡是帝國主義不可避免但令人不快的後果」,但同時殖民運動所帶來之「流行病的全球傳播改變了現代醫學,促成了現代公共衛生的誕生。」要言之,對於那些西方帝國而言,殖民運動傳播了疾病,導致殖民地上的軍隊與官員受害;可是相對他卻也因為殖民地對抗疾病的新知識與經驗,讓西方帝國的人民受益於新藥物、新治療方法等,那些異於西方的治療經驗和藥物。看來查克拉巴蒂似乎有意對巴瑟拉擴散論模型提出折衷性的看法——殖民醫學並非單向式地由帝國中心外溢到殖民地上,才讓殖民者與被殖民者雨露均霑。對查克拉巴蒂而言,殖民地是帝國醫學重要的知識來源及科學實驗室,沒有了殖民地經驗,帝國醫學便不易有明顯的進步。如果將這視野投射到東亞地區,日本在 1895 年之後因為意外取得臺灣成為東亞唯一之殖民帝國主義。此後以日本殖民地——臺灣(1895)、朝鮮(1910),甚或中國東北及沿海佔領區為基點,所發展而來的日本殖民醫學,是否也可以用巴瑟拉或查克拉巴蒂理論加以解釋,確實是研究東亞殖民醫學時有趣的提問(圖 6-1)。

一、日本醫界的摩擦與帝國擴張

單就時間長短來看,日本明治維新始於 1870 年代,取得臺灣成為第一個殖民醫學的實踐場域則是 1895 年,兩者相距不過區區廿年左右。即便再把十九世紀中晚期日本人學習荷蘭醫學漸趨明顯,培養出像是長與專齋、緒方洪庵等人的時間算上,也不過只是再增加個卅年左右。換言之,以不足五十年時間所培育出來的日本西洋醫學資源及人力,想要立刻有效處理「蠻煙荒瘴、鬼

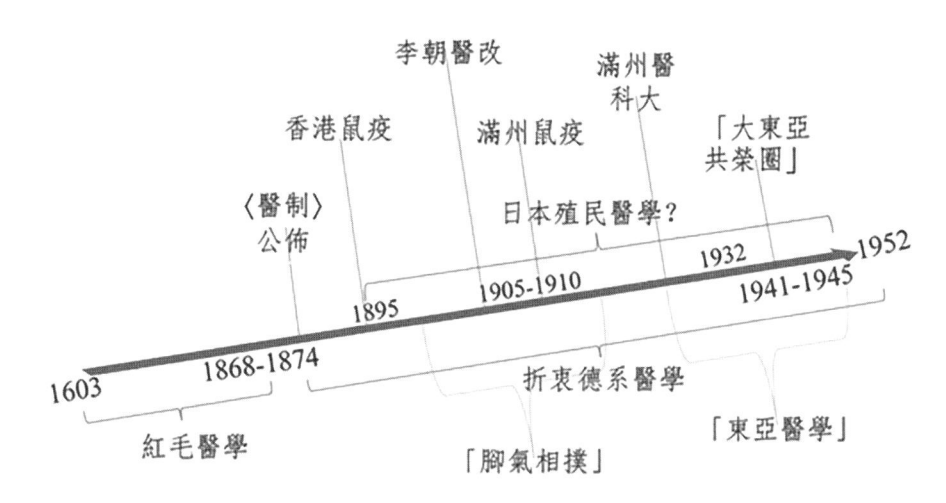

圖 6-1、日本殖民醫學事件簿（作者自繪）

界之島」的臺灣風土時，日本的西方醫學界恐怕還處於力有未逮的窘境。這種情況當然不太符合巴瑟拉理論中，知識及人才由帝國中心外溢的推斷。明治維新所推動的全面醫學西化，採取了由上而下的強制手段，並結合幕府末年的維新派門閥推動，這不僅延續了長期存在日本社會的門閥之爭，導致新興之西醫界內出現劇烈的摩擦。日本醫界黨同伐異的結果，一如擁幕派武士「新選組」在會津戰役後敗走北海道，一批早期的日本西醫菁英也因醫閥門派之爭，終致遠赴殖民地重啟事業。有趣的是，此等因為非醫學因素造成菁英醫生遠離殖民母國的情況似早有前例；根據哈佛學者大衛・阿米塔吉（David Armitage）的研究 *The Scottish Diaspora*《蘇格蘭人的離散》指出，由於宗教差異、政治衝突，乃至於教育等不平等的情況，許多愛丁堡、格拉斯哥大學出身的優秀蘇格蘭醫生無法在英國倫敦等地立足，轉而隨著快速擴張的英國殖民運動，紛紛前往海外殖民地或異國發展。這些人當中就不乏像是來到中國的「熱帶醫學之父」派翠克・萬森（Patrick Manson）之流的醫學菁英。他們除了在英屬印度開啟了著名的帝國醫學服務（Imperial Medical Services）機構與熱帶醫學外，也曾為非殖民地的沙皇俄國、遠東日本以及中國帶來現代醫學及公衛體制的曙光。

1874年《醫制》公佈後，明治政府為加速學習仿製德國醫學，大量派遣官費留學生專職赴德習醫。其中為人熟知者，有後來以文名垂世的森鷗外和東京大學細菌學教研室的開山始祖緒方正規。受到維新戰爭時期勤王派與擁幕派門閥對峙的影響，雖與敗者集團的醫者均屬背景顯赫之醫學世家，第一代的日本官費留德醫學生仍多半出身勤王軍一方。因此原本在幕末時期，漢方醫家本就存在門戶與醫學流派之爭，到了明治時期醫學留德政策底定實施後，原本的漢方家世門風的相爭，在維新與倒幕的政治及征伐風潮中，這些日本留洋醫學生們卻又因為各自接觸之西洋醫理有別，出現許多值得醫史家關注的醫理辯論，甚至部分爭執還導致日本殖民醫學的早熟及展開。其實日本漢方醫界早在幕末時期，已出現古方派、後世方派、和洋折衷派等互爭長短的醫學世家，為此德川幕府曾將醫理爭議交由目黑道琢家系出掌「躋壽醫學館」，希望透過中醫傳本的校訂、辨偽與其權威地位，避免醫理的爭端成為政治上的衝突。然而，此一安排隨著明治維新成功與醫學全面西化的政策實施，不僅未能達成原有的理想，反倒還將某些門閥爭議，從漢方醫學的領域延續到了西方醫學的範疇之中。

　　明治初年，在許多有關病因與病理的歷史爭論中，以「腳氣」、「鼠疫」兩種疾病，除能表現出現代西方醫學對於日本發展殖民醫學之影響外，其中腳氣一病的醫理轉變，更是反映了日本漢方醫學向西洋醫學過渡時期，諸多令人玩味的現象。今日稱為「腳氣病」的 beriberi，在 1901-1925 年間才被醫學界確認是一種維生素缺乏症。但在十九世紀末到廿世紀 20 年代之前，因為傳統中醫、日本漢方醫也有一番對於「腳氣」的病理推論和治療建議，甚至關於腳氣病的病理及治療還曾被視為攸關日本國運的一番大事。然若考究腳氣病名的歷史後，不難察覺其病理隱含的中西醫理轉換，以及該病被日本稱為「國病」的特殊時空背景。

　　根據唐代名醫孫思邈的論述，直到西晉永嘉（307-313）以後，由於中國境內人口不斷南移，許多類似腳氣的記載才大量出現：「自永嘉南度（渡），衣纓士人，多有遭者，……近來中國士大夫雖不涉江表，亦有居然而患之者。」然至隋唐時代（589-907），醫書中關於腳氣病的描述十分多元但定義模糊，如猵病（今日醫史家認為是淋巴管炎）與瘇病（現代醫家稱象皮腫）也被歸為腳氣的症狀。其實傳統中醫或日本漢方醫家口中所謂的「腳氣」，不限於西洋

病名之 beriberi，應該還混雜了種種其它的疾病。自唐宋以來即深受中國影響的日本漢方醫學界，不令人意外地也出現腳氣這個病症的記載。只是照現在的史料所見，日本人罹患所謂腳病或腳無力的症狀發生雖稍晚，病況與疫情卻似乎更甚於中國。相較於宋代以後中醫有關腳氣病流行的狀況漸趨平穩，日本的腳氣病個案卻從江戶中期的十八世紀中葉起快速蔓延，專論腳氣的日本漢方醫學著作因情勢所趨而不斷問世。此時紅毛（荷蘭）醫學已逐漸在西日本現身，部分西洋醫師故也對此病症有所紀錄與推論，只是受限於當時的西方醫學知識水準，他們的說法與療方顯然不比漢醫同輩高明。

腳氣病流行的情況到明治政府建立後仍未見改善，明治天皇為此於 1878 年糾集漢、洋醫學權威組織腳氣病院，希望一舉解決這個沉痾。根據今日研究者所見，東京腳氣病院的組成時間甚短且成效不彰。從其組成份子與規畫來看，亦見日本在《醫制》實施的五年內，漢洋醫學之間尚未出現決定性的轉變。然在「腳氣」被視為國病的壓力下，曾經接種過牛痘之明治天皇，當然期望先進的西方醫學能一舉解決多年沉痾，因而屢屢責成西洋醫學界提出對策。明治政府對於防治腳氣「國病」的積極態度，隨後引發了日本醫學史上著名的腳氣病成因論戰。其中「腳氣菌病源說」的代表人物，是長州藩出身的陸軍軍醫森林太郎（森鷗外），而「營養失調中毒說」的主張者，則是薩摩藩背景的海軍軍醫高木兼寬。他們兩者都出身明治勤王軍的兩大門閥，卻因為留學國在十九至廿世紀初期的醫學範式差異，引發了日本洋醫界在腳氣病成因說上數十年之對峙。

高木兼寬生於幕府末年的 1849 年，1872 年擔任海軍省醫務局軍醫副，1875 年升軍醫少監並赴英留學至 1880 年回國。返國後，高木兼寬歷任海軍軍醫要職至海軍軍醫總監（1885），被視為英國海事醫學在日本的代表性人物。根據查克拉巴蒂的看法，西方殖民醫學其中一個重要的根源，就是英國海軍軍醫的經驗與海事醫學的積累。據此，高木兼寬所代表的日本海事醫學理當有機會在 1895 後，成為日本在臺發展殖民醫學的濫觴。然而事與願違，因為德國細菌學才是十九世紀末以來的新醫學科學主角，加上日本明令以德國為醫學西化之張本，導致高木兼寬的海事醫學未能刺激日本殖民醫學誕生。當然，甲午戰爭之前的日本帝國尚僅敢關注本國政治與軍事的帝國化發展，若非 1895 年

的三國干涉還遼，迫使清廷在馬關條約中割讓臺灣，日本也不會意外地成為一個殖民帝國。

在 1874 年《醫制》指導之下，德國醫學成為日本醫學西化的模仿目標。德國醫學並不以海事醫學見長，且相較於英國醫學重視臨床觀察與分析的特徵，德國醫科學家更重視基礎醫學，強調利用實驗進行細菌培養與建構病理邏輯關係的科學分析。以上十九世紀德國醫學的特徵，正是日本留德陸軍名醫森鷗外，執以反駁高木兼寬「營養失調中毒說」的重要醫理與歷史背景。1888 年，森鷗外返日接任陸軍軍醫學校與大學校教官，除 1895 年曾隨軍短暫在臺灣停留外，1904-06 年更擔任日俄戰爭第二軍軍醫部長，1907 年後受命升任最高職位陸軍軍醫總監、陸軍省醫務局長等職。從其個人經歷可見，森鷗外所代表的正是陸軍體系與德國醫學的觀點，不論是其醫學訓練背景抑或研究觀察的空間場域，顯然都與海軍軍醫高木兼寬迥然不同。此外，臺灣作為日本第一個殖民地，也是最早發展殖民醫學的場域，除 1936 年以後小林躋造總督時期，都是由日本陸軍擔任重要的佔領與軍管任務。甚至在 1938 年日本提出「東亞新秩序」、1940 年「大東亞共榮圈」等政策，造成海軍在臺灣戰略地位升高後，海軍軍醫在臺灣的影響力仍微不足道。換言之，與英國的情況迥然不同，日本在臺發展殖民醫學的根源，是以德國醫學為基礎的日本陸軍軍醫體系。

高木兼寬提出腳氣病應屬「營養不良導致蛋白質變性中毒」說不久，森鷗外立即對之實驗統計提出批判，認為高木的實驗雖「符合科學要求具有實驗組與對照組之區分」，但實驗中的外在變數太多，實驗紀錄過程中無法有效掌握氣溫、濕度等重要的疾病誘發因素，因此不認為高木的實驗證明了糧食是導致腳氣病的真正病因。為進一步強化其論點，森鷗外申請了國家經費支援，根據他認為有效的統計與實驗調查方法，發表對於腳氣與陸軍兵食的相關研究。森鷗外最終認為總體的營養狀態雖是兵食的要務，但其僅能提高士兵的體質與一般抵抗力，不儘然能產生專門抵禦腳氣病的效果。儘管森鷗外一開始並未具體指出有所謂腳氣菌的存在，但顯然他認為該病導因於某種外部侵害，外染的毒性或細菌都是可能的病源。因此僅透過兵食改善士兵抵抗力是不夠的，找出病原才能一勞永逸。

此時日本醫學界內部強烈的權威主義與弟子門生情結，可能導致森鷗外等人堅持腳氣菌學說。1884年，正值森鷗外赴德修習醫學之際，石黑軍醫監即贈言「致力於兵食之研究」，此話成為爾後森鷗外致力於腳氣菌與兵食研究之關鍵。返日後的森鷗外，回到日本陸軍軍醫學校擔任教官，此時的校長正是石黑忠悳，兩人在兵食研究上合作無間。之後又得到來自東京帝國大學細菌學研究的支持，更加堅定了兩人對於腳氣菌的看法。秉持石黑腳氣菌假說的森鷗外，很快地就在同輩東京帝大醫學部第一任細菌學教授緒方正規和病理學教授山極勝三郎的研究中，找到支持其論點的依據。

　　明治17年（1884年），緒方正規挾日本學習德國細菌學第一人的稱號返國，1885年東大旋即為其開設衛生學講座並任命為教授，之後再增聘為新設之黴菌（細菌）學講座教授，爾後凡大學新設細菌學講座，均須緒方認可方得放行。此時，內務省所屬東京實驗所下轄設備新穎之細菌檢查所，也交由緒方正規兼任主管。此時的緒方躊躇滿志，也自認擁有日本細菌學研究極其重要的地位。甫抵國內的緒方很快就交出他的第一份成績單。針對腳氣病源的論爭，緒方正規根據他所知最先進的德國細菌學，在1885年4月7日宣佈「發現」了腳氣菌。緒方腳氣菌的發現，不啻是為堅持腳氣病細菌感染說的石黑忠悳與森鷗外打了一劑強心針。根據後來的《東京醫事新志》第368號所載，參與緒方腳氣菌發表會的均為日本醫界赫赫有名的人物：如佐藤進、石黑忠悳、三宅秀、高木兼寬、大澤謙二等人；而高木兼寬是當時唯一一位對這個結論提出異議的人。

　　同時遠在德國科霍研究所進修的北里柴三郎，看過緒方的研究後用德文和日語發表了一篇措辭激烈，反駁其結論的文章，強烈質疑緒方的腳氣病菌說及其發現過程。但東京帝國大學醫學部內科學第一講座教授青山胤通，並未接受北里與高木的質疑，而是力挺緒方正規的腳氣菌感染說。事實上，早在1885年緒方發表腳氣菌說不久，青山胤通即已結合醫界有力人士，如森鷗外、山浦謹之助（東大內科學教授），聯名反對高木兼寬的反駁。等到後來北里挾國際盛名指責緒方之研究有誤時，青山更是舉東大與陸軍軍醫學校同好之力，全力反擊北里等人。青山曾以東大前輩的立場責難後輩的北里不知尊師重道，以致有批駁緒方理論之舉，亦曾公開自詡為「（東京）帝大的青山、青山的帝大」，

可見並不在意以醫閥自居。

至於東京帝大病理解剖學教授山極勝三郎則在其〈腳氣病論〉論文中，引用了緒方正規的腳氣菌觀點，但改採比較折衷一點的「中毒說」，認為腳氣病是由某種細菌引起臟器內的毒性反應，才會導致患者出現腳氣的症狀。值得一提的是，「熱帶醫學之父」萬森連同一批著名的英國熱帶醫學家，在 1902 年發文 "A Discussion On Beri-Beri" 於《英國醫學雜誌》（*The British Medical Journal*），針對腳氣病（Beriberi）提出專業討論。其中部分參與者也採取森鷗外等人的推論，認為腳氣病不能排除是一種因微生物誘發中毒症狀的疾病，可見得當時東西方均對此病莫衷一是。

正當日本醫界對腳氣病病源爭論不休之際，香港鼠疫的爆發加深了日本醫界內部的派閥對峙，甚至引發了早期日本醫學菁英的出走，意外促成日本現代醫學轉型成為早熟的殖民醫學樣態。1894 年 5 月 8 日香港發現第一名鼠疫疑似病例，但實際上這時專收華人的東華醫院已有廿人患上鼠疫，且據報另外還有四十多名太平山街的華人也可能死於鼠疫。5 月 10 日，代理香港總督依據衛生條例，宣佈香港為鼠疫疫區，隨即緊急頒佈防疫條例，並尋求海外尤其是日本的協助。由北里柴三郎和青山胤通領軍的日本鼠疫調查團，於 6 月 12 日抵達香港。日本調查團表面上看來都是醫界一時之選，但若細究每人的出身背景，便不難看出其學術政治下的妥協面。首先，北里柴三郎代表的私立傳染病研究所，正是他與東京帝大緒方正規不合後另立山頭的研究機構，這也解釋了為何緒方並未入團的可能原因。副團長青山胤通出身東大並長期支持緒方正規，甚至與北里時有激烈的爭辯。至於指派為北里助手的海軍軍醫石神亨，則兼具高木兼寬女婿與其恩師石神良策養子的身分，是海軍派支持北里反對腳氣菌論的健將。北里等人抵達不久後，隨即視察醫院與進行病理解剖採樣；14 日從一具死亡十一小時的屍體血液標本中採到可疑的細菌。並將該血液注入另一只鼠體，也得到鼠疫發作的血液反應，符合當時認可細菌檢驗上的「科霍法則（Koch's Postulates）」。香港政府醫官立刻將消息通知倫敦的醫學期刊（*Lancet*）《柳葉刀》。而此時，由越南出發的巴斯德研究所研究員亞歷山大‧耶爾辛（Alexandre Emile Jean Yersin）才剛抵達香港。

和日本調查團的名醫群相比，耶爾辛當時只是個沒沒無聞的研究者。他於1890年以船醫離職前往法屬中南半島的西貢服務，直到1894年，法國政府與巴斯德研究所才以「調查疑似滿洲肺鼠疫疫情」為由，同意他申請前往香港（圖6-2）。抵港不久後，耶爾辛就發現日本人只採取器官和其中的血液做化驗，忽略在臨床上顯而易見的淋巴結節腫大病理徵候。耶爾辛後來終於在淋巴腺檢體中，觀察到了大量的鼠疫桿菌，並確認與北里採得的標本明顯不同。然而，真正發現鼠疫桿菌的耶爾辛不知道的是，日本調查團雖然表面風光，但內部卻始終具有強烈的門閥對峙之勢。

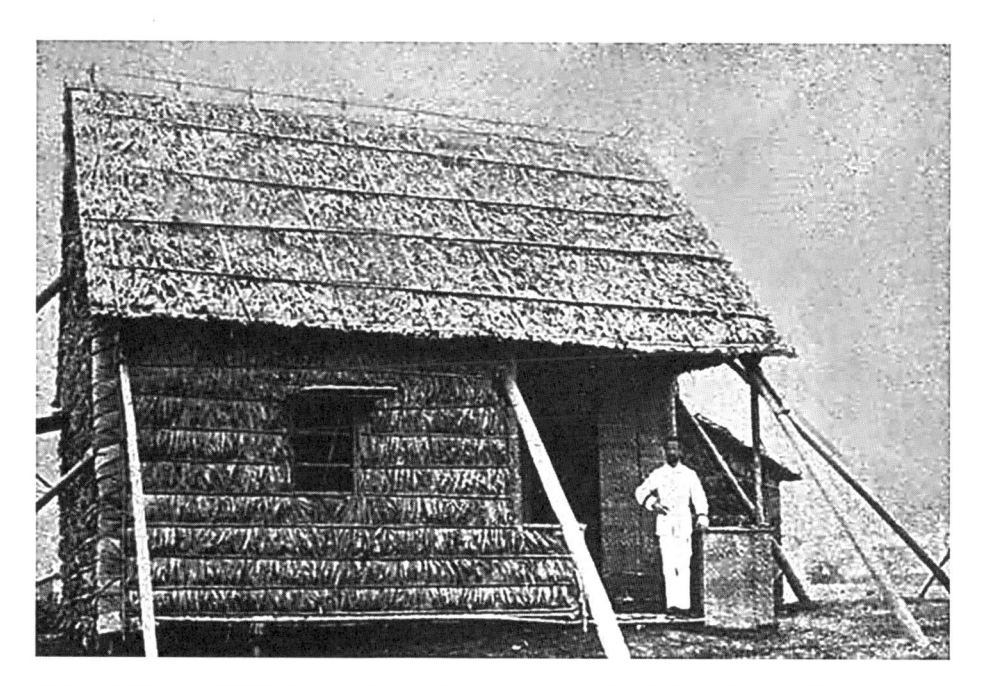

圖6-2、亞歷山大‧耶爾辛（Alexandre Emile Jean Yersin）在香港居住的草房前留影

資料來源：原件存于巴黎巴斯德研究所，翻拍自 Alice Lebreton-Mansuy, "The discovery of the plague bacillus in Hong Kong, 1894," December, 2014, http://efaidnbmnnnibpcajpcglclefindmkaj/http://www.bibnum.education.fr/sites/default/files/yersin-analysis-28.pdf, 2024/10/26 檢閱）

在香港調查期間，青山胤通與石神亨雙雙罹患鼠疫，造成日本國內對他捨身奉公的印象，多少也提高了青山在日本社會中「良醫奉公」的印象。1894年返國不久，青山胤通即發表公開演說，詳細說明鼠疫患者血液採樣的過程，並提及耶爾辛也發現了鼠疫菌但形態不盡相同。青山後來把演講內容化為文字，更仔細地發表在1895年之《東京大學紀要》中，具體指出北里發現的細菌具有三種樣態，形態與耶爾辛描述的不盡相同，而且兩者在格蘭氏染色反應（Gram staining）上也不一致。儘管青山胤通此時亦無法確知何者才正確，但已將批評重點置於鼠疫菌是否另有兩種形態，抑或北里菌其實是遭到污染之標本上。而就在香港鼠疫正在蔓延，且日本醫界對鼠疫菌判別莫衷一是之際；中日簽訂《馬關條約》割讓臺灣成為日本殖民地，意外地讓鼠疫的爭論開啟了日本在臺殖民醫學的先聲。

二、日本殖民醫學在臺灣的開端

根據現有的研究顯示，明朝中葉漢人便開始渡海來臺墾殖，至明末清初隨著漢人移民的增多，中醫和閩粵及原住民的民俗醫學醫療也可能在臺流通，但具體情況因苦無文字紀錄頗難辨明。至於清代治臺期間（1683-1895）則因兩岸交通頻仍，閩粵移民人口逐漸增加，帶來眾多大陸各地的中醫及民俗醫學的多元景觀。因此這兩段時期之臺灣醫療發展仍以中國傳統醫學為導向，在師徒制度與代代相襲的習染下，形構出屬於臺灣漢文化社會的醫療主體。根據記載：「清康熙22年臺灣被納入版圖，翌年方有養濟院設置以收容孤老殘疾者，此後在乾隆、道光年間相繼有養濟堂、留養局、收容所、回春院等機構設立。」

西方醫學在臺灣的出現，誠與其殖民經驗相伴隨生。1624年荷蘭人佔領臺灣南部一帶後，首位總攬全島行政大權的Maarten Sonk長官即具有醫師背景。日人村上直次郎〈熱蘭遮築城始末〉一文則指出於1625年興建的普羅民遮城（今臺南赤崁樓）內就有醫院存在，而在荷蘭學者興瑟（W. Ginsel）的論文中亦提及荷蘭「當局決定屆時將派遣藥草專家與藥劑師前往臺灣」的描述。不過，儘管荷蘭殖民臺灣期間已有局部發展的西方醫學，但受制於佔領區域及行政管

理體制,「當時的醫療制度與人員以商務或軍人為主,間或有傳教士醫師,但仍未完全脫離官方色彩」,「並未對臺灣居民有診療記錄」。直到「鄭成功於1661年戰勝荷蘭人,開闢臺灣,有組織的將中國文化帶來臺灣,招來大陸有名醫師前來診治官吏,甚至大陸醫師亦決定久居臺灣,對一般民眾提供醫療服務,保持民眾健康」。

1860年代後,清帝國因不平等條約與西方列強的壓力,逐漸開放臺灣各港通商,西醫遂得以依附著這般政治優勢而進入臺灣。其中脈絡之一,即是在清帝國建立海關醫官制度後,由洋人醫師擔任醫官,但薪資由清政府負責。「海關醫療勤務(Medical Service of the Chinese Imperial Maritime Customs)的設立,主要是防止外來疫病經由船隻傳入通商港埠,以保護英國的商業活動。其維護帝國利益的出發點與英國在其他殖民地的醫學政策取向無異。」此外,根據不平等條約中傳教自由的規定,傳道醫學成為西醫此時期在民間社會發展的主軸線。其中畢業於愛丁堡大學在南部行醫佈道的馬雅各(James L. Maxwell. M. D.),即是具有專業醫生資格的傳教士,而行走於北臺之馬偕(George Leslie Macky)牧師,則屬「許多宣教士雖然不是醫師,但具備醫藥常識是宣教師共有的特質」之類。傅大為認為在1858年後臺灣便已進入殖民醫療的脈絡中,或者說是陷入了「半殖民醫療」的情境。不過,清末新政亦為臺民主動吸收西醫留下一縷脈絡。連橫在《臺灣通史》中曾云:「臺北官醫局:在臺北城內考棚。光緒十二年,巡撫劉銘傳設,以候補知縣為總理。招聘西人為醫生,以醫人民之病,不收其費,並設官藥局於內。臺北病院:亦在考棚。光緒十二年(1886),巡撫劉銘傳設,以醫兵勇之病。」然而,由於政治與國際關係之紛擾,西醫與中醫甚至是原住民巫術醫療,都是日本殖民臺灣前的醫療群像。雖然西方醫學在清末臺灣已逐漸被接受,但其影響力仍未達撼動中醫或民俗醫療的程度。真正關鍵性的改變,恐怕還是與日本全面殖民臺灣有關。

1896年日軍駐臺南部隊二等軍醫村上彌若發現,安平地區有疑似病人四十至五十名,臺南市區也有近十名之譜。他隨後將從病人腺腫液培養出的檢體送往東京軍醫學校教官岡田國太郎請求判定,結果岡田證實臺灣送來的檢體與耶爾辛氏鼠疫菌相近,這是日本首次檢出之耶爾辛氏桿菌。同年9月,該病再由淡水傳入殖民地政經中心之臺北,日本在臺當局才因此大為緊張。在征臺戰役

中早已深受傳染病困擾的日本人，對於 1896 年鼠疫登入臺灣更是相當恐慌。次年（1897），由於與中國大陸戎克船貿易，鼠疫繼續流行於鹿港，後來更蔓延全島。鼠疫流行達到頂峰時，全島患者達一萬三千三百四十三人，死亡者一萬零六百三十人。雖然醫務及有關人員盡力防範，仍久久無法杜絕鼠疫流行。臺灣總督府在病源未明的情況下發佈《衛生組合規則》，希望以大規模動員清潔的方式阻止疫情擴散。但中山善史的研究卻發現，1889 年開始於日本國內制度化的民間衛生團體「衛生組合」，在臺灣卻經常淪落為權力鬥爭的場域，最終不僅未能發揮清潔防疫的功能且多以解散收場。

為了究明病因、病理以尋求有效的預防和治療方法，臺灣總督府陳請拓殖大臣緊急派遣細菌學、病理學專家各一人來臺。幾經交涉後，東京帝國大學同意派遣細菌學權威緒方正規以及病理解剖學講座教授山極勝三郎，專程來臺調查直到 1898 年 1 月 3 日。根據緒方正規等人的報告，確認黑死病是以老鼠為傳染媒介後，臺灣總督府將清潔運動之目標轉向為大規模滅鼠行動，並要求實施隔離法。凡疑傳染病亡者需埋一丈深，發生鼠疫之家貼黃紙條，大流行時甚至全村燒毀；船舶有疑似傳染者舉黃旗、停港外不許泊岸。但臺灣鼠疫的情況卻仍無消退的跡象，直到 1917 年才隨著第三波世界大流行退潮逐漸絕跡。然以上述上臺灣總督府的簡易規則，已可見與同時代的西方標準十分相近。

前述第一個確認臺灣鼠疫的岡田國太郎、以及後來抵臺之緒方正規與病理解剖學家山極勝三郎，都未參與 1894 年的香港鼠疫調查團，但卻在 1897-1899 年的臺灣鼠疫中扮演關鍵性的角色，意外地開啟了日本殖民醫學的濫觴。岡田國太郎 1886 年由東大醫科畢業，次年任陸軍三等軍醫。1890 年陸軍提供官費資助赴德習醫，1893 年返日擔任陸軍軍醫學校教官，1901 年後來臺擔任臺中衛戍病院醫師兼臺灣守備混成二旅團司令部附。出身陸軍軍醫的岡田，一直是腳氣菌病源說的擁護者。即便是在日俄戰爭後面臨大量陸軍士兵死於腳氣病的慘況，岡田仍和小久保惠作聯名發表論文肯定緒方的說法，堅稱腳氣菌的鏈球菌形式。而山極勝三郎比起岡田國太郎，則是明治醫界赫赫有名的人物。他於 1880 年進入東京大學預科，1885 年考入東京帝國大學醫學部，1891 年赴德留學，1895 年歸國後即進入東京帝大醫學部專任病理解剖學教授。除了前述之〈腳氣病論〉外，山極勝三郎也發表過〈ペスト（鼠疫）病論〉強調判定病灶

並採取樣本,是取得致病病原的重要手法。有趣的是,山極勝三郎採用北里柴三郎在香港同樣的手法,卻取得類似耶爾辛氏鼠疫桿菌的標本。1897年緒方的日文正式報告書〈ペスト病研究覆命書〉一出,正式以臺灣之發現的成果挑戰北里鼠疫菌的正確性。附帶一提,緒方也懷疑鼠疫菌會因蚊子叮咬而傳染,這點多少反映了當時臺灣普遍的瘧疾問題和當時日籍醫生的某些推論特徵。

除了向日本政府或國內醫界提出日文正式報告書外,緒方回國後根據臺灣調查的資料發表德文專論。更重要的是,緒方正規等人的臺灣現場調查,確認了造成臺灣鼠疫的單一菌種即為耶爾辛氏鼠疫桿菌。緒方確認此一發現後,隨即將結果以德文發表在重要的細菌學雜誌上。導致一場原本只是日本醫界內部的爭論,演變成為國際細菌學界的焦點。緒方日文版〈ペスト病研究覆命書〉發表不久,北里柴三郎為回應其挑戰,於《細菌學雜誌》發表〈ペスト病原因調查第二報告〉,修正認為鼠疫菌在人體內有桿狀、雙球狀或鏈球狀的形態,並認為因感染部位與時間而有形態乃至於毒性上的變化;顯示他已採取了一個比較妥協的說法。等到緒方正規的德文研究發表後,更引起了一系列國際與日本國內的追蹤研究。但北里並未立刻失去其支持者,曾參與香港調查的石神亨仍舊力挺北里鼠疫菌的存在。而日後以發現赤痢菌聞名的志賀潔,雖然感覺到病原辨別可能有問題,但因其作為北里門生的身分仍語多隱晦。事態演變至1899年私立傳染病研究所召開第五十三回例會時,原擬由所長北里柴三郎發表專題演講親自回覆各方的指謫,卻臨時無預警的取消。根據志賀潔的回憶以及海軍軍醫矢部1900年發表論文指出,這與北里不得不承認耶爾辛氏菌才是真正的鼠疫病原有關。

醫學真理的爭辯不見得就能平息醫界裡的人事與權力風波。北里柴三郎在1899年的默認失敗,恰好給予宿敵絕佳的機會。當時擔任東大醫學部部長的青山胤通,即趁此機會主張將私立傳染病研究所收歸國有;此舉也奠定了青山胤通人謂「東大(醫)閥推手」的稱號。於是,專為北里柴三郎設立之私立傳染病研究所在1899年由內務省接管,並在短暫移交文部省管轄後,於1914年移入東大醫學部,成為今日醫學科學研究所之前身。私立傳染病研究所被東大兼併的過程中,許多北里培養出來優秀的醫學家隨他進退,當中就有不少日本西醫菁英隨日本之擴張而南進臺灣、西走朝鮮甚至滿州。

以北里及門生為主體組織的私立傳染病研究所，與東京帝國大學緒方、青山等人的衝突，持續且深刻影響了日本殖民醫學的發展。許多來自北里門下的醫科學家，受到國內派閥爭執白熱化與傳染病研究所轉移至東京帝大的衝擊，除了隨北里轉任新設之慶應大學醫學部外，也逐漸將其活動領域隨著日本帝國勢力發展而擴大，北里門生把足跡深深烙印在殖民地與日本海外勢力範圍中。從某個角度來說，北里等人與東大的衝突，所引發之醫界菁英離散現象，與日本國內新醫學人才是否充沛足堪外流殖民地不一定有直接關係，這一點顯然與前述巴瑟拉的理論有所為違背。北里門生的出走既是私立傳染病研究所團隊的崩解，但也可視為日本殖民醫學的開枝散葉，與現代醫學在東亞地區的落地生根。離開日本母國內部醫閥對峙造成的左右為難，日本精英的醫學家在殖民地或日本勢力範圍上，不僅可跨越國內的派閥鴻溝，還可以共同面對殖民地在醫學研究與疾病防治上的挑戰。

被日本醫界昵稱為臺灣「衛生總督」的高木友枝（1885-1943），無疑是明治日本醫學菁英中的一員，也是北里門生中有關血清反應研究的重要成員。1900 年代正當北里柴三郎被迫為鼠疫菌爭議保持緘默，國有化傳染病研究所壓力遽增之際；高木友枝在前中央衛生局局長、時任臺灣民政長官後藤新平的邀請下，出任臺灣衛生顧問。高木得到後藤的充分授權，負責規劃殖民地臺灣的醫療服務與公共衛生，因而避開面對 1914 年傳染病研究所移轉至東京帝大的尷尬局面。從日本醫界菁英離散的觀點來看，他在殖民地臺灣的醫療改革與活動，可算是日本現代醫學傳播至其殖民地的第一波漣漪。高木友枝在 1885 年畢業於東京帝國大學醫學部。他於 1893 至 1897 年間在私立傳染病研究所內接受北里指導研究，並獲其支持於 1897 年贏得前往德國科霍研究所學習的機會。然而，他在 1900 年返日後不久，即須面對私立傳染病研究所充滿爭議性的轉移，而昔日好友後藤新平則早在 1897 年接任了臺灣總督府民政長官的新職。或許是因為北里鼠疫菌爭議涉及緒方在臺灣的採樣，也或許是因為與後藤的友誼，高木將其餘生的精力投注於臺灣，直到 1912 年才退休離臺。由於他在改善臺灣醫藥衛生方面的貢獻，高木於 1913 年獲得了帝國醫學博士稱號，但獲頒的專業已非昔日在北里門下的血清學，而是來臺之後貢獻最多的衛生學專業。

1895 年中日戰爭後，高木友枝在陸軍大將兒玉源太郎的麾下服務；戰爭期間，日本軍用船發生霍亂。1895 年 7 月，他奉命前往似島臨時陸軍檢疫所，任檢疫所事務官製造霍亂血清用以治療患者，是世上首次用霍亂血清治療霍亂之實例。後來後藤與高木還共同管理監督設在大阪的隔離檢疫站，此時的他已因在抗霍亂與鼠疫的大規模疫苗接種上的成就，贏得日本國內極高的評價，被授與國立血清研究所代理所長一職。當兒玉源太郎於 1897 年被任命為臺灣總督時，後藤新平立即應邀擔任臺灣民政局長官。五年後，由於私立傳染病研究所與東京帝國大學間持續的衝突，後藤抓住機會邀請高木辭去慶應大學的職位，以衛生顧問的頭銜讓高木正式參與臺灣殖民地的醫療改革。高木於 1912 年接受後藤邀請來臺，身任諸多要職如擔任臺灣總督府臺北醫院院長及醫學校校長，以及主導疫病之撲滅與預防工作，其中就包括早期鼠疫防治與後來的臺灣全島防瘧運動。

　　高木友枝來臺後，一方面推動大清潔法作為殖民地公衛的主幹策略，二來則設置衛生警察，加強疑似病患與帶菌者之搜尋與監視。在高木友枝的主持與日人居住臺灣的現實考慮下，日人聚居之都市首先成為殖民地醫療及衛生改善計畫的試點。早期參與日本殖民衛生工作之成員，多屬第一線的臨床軍醫，至於像高木友枝這樣已經躋身上層的醫科學家並不多見。於是高木友枝的醫界聲望在某種程度上說來，正好可以團結這群軍醫以殖民地臺灣做為觀察與實驗基地，在東大的影響圈外發展出臺灣獨特風格的熱帶或殖民醫學。擔任衛生顧問後，高木設計了許多新式衛生制度與醫學機構，並隨著後藤已經打下的殖民行政基礎，高木進一步擴大了殖民地臺灣之醫療服務與衛生工程的整體架構。

　　在醫學教育方面，原本 1897 年為補充醫療人力而設立的「土人醫師養成所」，在 1899 年由山口秀高推動改制為正式的五年制，專收臺灣人之醫學校「臺灣總督府醫學校」，至 1902 年高木友枝接替山口秀高擔任校長，迄該校改名「臺灣總督府醫學專門學校」期間，他與在臺醫師創設臺灣醫學會及發行《臺灣醫學會雜誌》。另外，為補充醫療人力的不足並取代傳統漢醫在臺灣社會之影響力，高木以醫學校校長之姿，要求提供公費醫學生且逐年提高醫學訓練的素質。雖說正式學校制度之現代醫學訓練在臺灣的發展始於 1905 年，但若非高木友枝個人的努力與醫界之聲望，現代醫學教育的成果或許不會在 1916 年之後的

臺灣社會快速發展。這些殖民衛生政策與醫學教育的規畫，除了造就臺籍醫生成為日本殖民時期的社會菁英外，也對於後來日本在朝鮮實施的殖民醫學多所啟發。

1909 年 2 月 23 日，高木友枝視察歐美返臺後，建議創設臺灣總督府中央研究所獲准並兼任所長。這個臺灣總督府中央研究所是在日本殖民地上首次出現尖端的基礎醫學實驗所。1911 年 2 月 18 日，高木友枝受託參加德國於德勒斯登（Dresden）舉辦之萬國衛生博覽會，出版德文著作 *Die hygienischen verhältnisse der insel Formosa*《臺灣的衛生事情》，向國際宣揚日本殖民臺灣下的醫事與衛生改善狀況。從學者後來對這本書與日本殖民醫學的研究中可知，日本殖民臺灣期間的醫療改革，乃透過兩個相關步驟：醫療資源的創造及新式醫療系統的創建，建構現代醫學的三個基本元素：預防醫學、實驗室及新醫療機構。在 1920 年代以前，日本殖民醫療系統的初奠基礎，實是以大量人命與政治自由之犧牲為代價。而 1920 年代晚期以後，則是以獨尊西醫、扶持私人開業醫為主體的醫療照護模式為主軸，相對地則是中醫及其他醫療專業之削弱。臺灣總督府一方面壓抑漢醫執業，藉以減少西醫師，尤其是私人開業醫的競爭對手。1902 年舉辦的漢醫師執照考試，是在殖民期間絕無僅有的一次。傳統漢醫生在 1902 年還超過兩千人，到 1945 年卻銳減為不到四十人。在殖民初期，還可見到某些漢醫在接受短期的西醫訓練後，轉而以西洋醫學為本業擔任起公醫的角色。但大約到 1930 年代晚期，已有超過 90% 的臺灣醫者專門執行西醫業務，僅有低於 2% 的漢醫生仍在提供中醫療法。概括而言，西醫師此時幾乎獨佔了整個臺灣合法的醫療市場了。

由於日本殖民臺灣之際緊接在日本香港鼠疫爭議之後，而日本醫界內部近十年的摩擦與爭議，意外地讓高木友枝等一批醫學菁英隨日本帝國勢力擴張而出走。對他們而言，殖民地臺灣除了是一個有利於日本現代醫學發展的科學實驗與觀察場域外，日本西洋醫學與公共衛生架構在臺灣之出現，也同時有利於日人「馴化」臺灣的風土乃至於人民。

三、日本殖民醫學向朝鮮半島的輸出

　　在日本醫學菁英首波出走的風潮中，類似的過程也出現在朝鮮，隨後更延伸到了滿洲與部分中國地區。然而，臺、韓兩地因為殖民時間與施政內容有別，仍對日本殖民醫學在兩地之樣貌形成差異。日本西洋醫學雖早在正式併吞朝鮮前就已現身該地，但其發展有限且遭受朝鮮社會的排斥。事實上，朝鮮社會抗拒日本西洋醫學力道之大，複雜程度遠在臺灣之上，原因之一在傳統韓醫之外，在十九世紀中期後，以美國教會為主的勢力便已輸入西洋醫學，導致與後來傳入的日本西洋醫學產生正統之爭。另一個差異則是日本宣佈殖民的時間已是殖民臺灣的十五年後，因此對於如何建構殖民地醫學體制或已成竹在胸，甚至是有本地機構與經驗移植的相當基礎。

　　日韓《乙巳條約》（1905）簽訂後，日本在韓設立統監府並同時動警察察、軍隊，以及大韓帝國以來的衛生行政力量來推動其殖民醫學事業。不同於日本殖民臺灣之初，尚須包容中醫與既存的傳道醫學活動，朝鮮總督府在1908年即把韓國牛痘術的代表人物，也是大韓醫學校的校長池錫永降為學生監，更在正式併吞韓國的1910年廢除池錫永官職，之後並將其資格登錄為「醫生（醫學候補生）」，低於殖民政府所認可的「（西）醫師」資格。再者，雖然朝鮮總督府醫院附屬醫院講習所的經營有品質上的問題，卻仍根據1913年頒佈之《醫士規則》，自動給予該校畢業生們醫師執照。但同樣的優厚條件，卻並未適用於包括世弗倫斯醫學校在內的其他私立醫學教育機構。甚至在次年要求這些私立醫學校畢業生，與既有五年以上行醫資格者（韓醫為主），均須接受並通過由總督府主辦之醫師資格考試資格，未通過者即不許行醫。此外，做為李朝醫療改革重點而設立之大韓醫院，則在合併之後先更名為朝鮮總督府醫院，又於1928年起改隸為京城帝大醫學部附屬醫院。而且，設備相對先進的大韓醫院在改制之後，幾乎成為日籍病患為主的專屬醫院。甚至希望入院接受公費治療的韓籍患者，還需要取得警察署或相關衛生機構的證明書才能求診。

　　衛生警察制度是日本在臺殖民醫學與衛生事業的重要工具，韓國雖非例外卻也另有脈絡。日本帝國1905年將韓國納為保護國不久，就為了完善統監部以及警察制度，設置了由日人主導之警務顧問部，並在既有的警務局裡分設衛

生課,主管醫療與衛生業務,將相關的業務皆歸屬於衛生警察權管轄中。原本大韓帝國時期的衛生警察,主管業務與權力限於防疫以及檢疫業務,並須受民間醫療專業者及仕紳監督。但此時除了統監部設置專責之衛生警察外,1907年的霍亂大流行以及日本皇太子訪韓,均使得統監部得以藉全面防疫為理由,大幅擴張衛生警察之管控內容。1908年時,大韓帝國的醫療與衛生行政原本屬於警務局(疫情時)與衛生局(平時)分工的情況,正式改由警視廳全面接替衛生局主管醫療及衛生業務。此舉逐漸弱化了大韓帝國時期的衛生局功能,轉換成為以衛生警察全面支配衛生業務的姿態。

從1905到1910年間,日本帝國政府通過派遣醫生赴韓、興建並改組醫院和控制疫情,逐漸在韓國社會推廣日本版的現代德式醫學。而1910年以後日本殖民醫學之全面覆蓋朝鮮半島,不僅如臺灣般也培養出一批接受日本殖民醫學教育的韓籍醫生世代,在殖民體制的保護與殖民現代性的說詞包裝下,他們不僅收入頗豐,尚且受到鼓勵投入地方公共事務,辯護日本殖民醫學的先進性及強調帝國醫療的慈悲。大體而言,在1910年之後的十年間,朝鮮總督府透過各種行政改組與職權轉換的方式,逐漸排除大韓帝國醫療衛生體制中韓籍醫生的角色,並順道排擠在韓國行之有年的韓醫與傳道醫學勢力。在制度與殖民統治先行的歷史背景下,出走朝鮮殖民地的日本醫界菁英,並不完全像高木友枝在臺灣般扮演制度設計者的角色,而是在已趨穩固的殖民醫學體制上揮灑發揮。其中志賀潔(1870-1957),這位前北里團隊的成員也是高木友枝的同事,即因積極推動朝鮮公共衛生設施、醫療服務,尤其是醫學教育,可被視為在韓推動日本西洋醫學的關鍵人物。

志賀潔出生於1871年仙臺藩藩醫世家,他在1897年因發現痢疾桿菌(Shigella,志賀氏桿菌)而聞名國際,並從1901年起擔任北里轄下之私立傳染病研究所寄生蟲研究部部長一職。在北里與東京帝大的爭鬥日熾之際,為了避免陷於國內醫界「為師者諱」與服膺科學真理的兩難,志賀潔選擇前往德國與血清學家Paul Ehrlich一同在柏林工作直到1905年。返日不久,志賀即面臨北里鼠疫菌失誤的風波,他並未選擇正面回應,反倒是再以實驗方法證明緒方腳氣細菌說的不足相信,似乎是迂迴地支持北里,再次表現了作為北里弟子的支持與責任。當1912年私立傳染研究所移轉東京帝大的問題已勢不可擋之

際，志賀再遠赴德國進修研究以避免爭端，直到1914年才正式隨北里辭去工作。此時，有鑒於現代醫學在臺灣的發展，以及與朝鮮既有醫學勢力的競爭，日本朝鮮總督府為與已富盛名且歷史悠久之傳道醫學校抗衡，不僅廣設各類醫學校，並屢次請求日本醫界素有名望者至朝鮮主持醫學教育。於是志賀潔在各方鼓勵下，於1920年接任朝鮮京城醫學專門學校校長一職（該校於1929年改為京城帝國大學，即為1945年後，今日首爾國立大學前身）。志賀潔後來從1929到1931年更兼任京城帝國大學總長與朝鮮總督府的衛生顧問，不可不謂位高權重。1926年京城帝大醫學部開設，志賀潔擔任教授、醫學部長，再度邀請許多的北里門生故舊前往任職。

這些北里的門生故舊，不僅任職於京城帝國大學醫學部，還遍及朝鮮的細菌學研究所與血清疫苗製造機構中，推動1930年代血清與疫苗製成品的大幅增加與品質改善。其貢獻直接影響到1934年，日本內務省管轄之細菌檢查所同意朝鮮境內設立直轄之斑疹傷寒疫苗製造室；也讓當時美國洛克菲勒基金會（Rockefeller Foundation），與其贊助之中華醫藥董事會（Chinese Medical Board），對朝鮮的醫學教育水準刮目相看。1924年時任洛克菲勒基金會國際衛生部（International Health Board）代表的維克多・海瑟（Dr. Victor Heiser），除例行性訪視長期支持的世弗倫斯醫學校外，還特別增加了拜會朝鮮總督府醫院的行程。在他的訪視報告中，海瑟雖然仍就保證會持續給予教會成立之世弗倫斯醫學校各項支持，但也特別指出，在志賀潔領導下的京城醫專及相關的醫學研究機構，有令人矚目的發展，值得基金會持續加以關注。

海瑟這番話引起了洛克菲勒基金會國際衛生部，亦是中華醫藥董事會成員與北京協和醫學院教授蘭安生（John B. Grant）的注意；他於1926年來訪，並提議中華醫藥董事會應該與志賀潔合作，在朝鮮推展美式醫學教育與公共衛生思想。同年，史丹福大學（Stanford University）校長Ray Lyman Wilbur也在訪問京城帝大醫學院後，向洛克菲勒基金會提出類似的看法。1927年，中華醫藥董事會旋即指派Roger S. Greene，會同洛克菲勒基金會由美國派來的醫學科學部門（Division of Medical Science）專家William Spencer Carter前往朝鮮，希望能取得朝鮮總督府的同意，共同推動京城帝大醫學部的醫學教育改造，以及與志賀潔的進一步合作。這些美國醫學在朝鮮半島上的後續發展，學界迄今尚

未厘清。但就現有資料不難發現，志賀潔與其引進的北里團隊是引起美方注意的關鍵，這點殆無疑義。

總的來說，日本西洋醫界在朝鮮的處境比臺灣來得複雜，日本打算在殖民地朝鮮推廣其西洋醫學的念頭與作為，需面對朝鮮李氏王朝時代來自美國傳教士引介的教會醫學，與朝鮮本地西洋醫學改革成果的激烈競爭。再者，長期以來，朝鮮社會即存在著西方 vs. 東方（韓國）雙元競爭的醫療概念，一份1914年的請願書中即陳述：「儘管我國的氣候與他國不同，且存在著許多他國不知的疾病，醫學校卻僅提供關於西方內科學與外科學的課程……因此我們希望政府能夠成立包含東方醫學與西方醫學的大韓醫學校……。」於是某些韓國學者即認為：「朝鮮醫學由傳統醫療到西方醫療的結構性轉變，不僅僅成長於日本殖民統治時期，也和美國傳教士在朝鮮的醫療實踐主義有關」。顯然地，日本殖民醫學在朝鮮一如美國教會醫學與朝鮮王朝的醫學西化改革，都必須應付東醫（韓醫）這個已經在朝鮮存在上千年的強大醫療傳統。在朝鮮總督府強力推行西醫的政策下，或許可以學習臺灣經驗用高壓的方式扼殺韓醫，但對於系出同門的美國在韓教會醫學與李氏王朝晚期的各個西醫學校，日本在韓西洋醫學界唯有自證優越性才能勝出。是以日本西洋醫學能否順利傳入朝鮮半島，誠有賴國內西醫界更臻成熟，朝鮮總督府也因而強烈期待名望醫者來韓協助發展。爭取日本醫界有名望者如志賀潔等自願離日來韓任教者，不僅有推高日本殖民醫學在韓地位的必要性，也是在朝鮮半島上與其他西洋醫學系統相爭時的利器。

四、日本殖民醫學餘波裡的中國東北與滿洲國

如果說臺灣與朝鮮是日本醫界派閥相爭下，菁英離散出走的直接受惠者，那滿洲與後來的滿洲國就因日本對俄戰爭（1904-05）勝利，意外地接續了日本殖民醫學的在華變形。俄羅斯和日本自1880年代以來，早已挑戰中國在朝鮮和蒙古等地區的控制權，兩國均試圖在中國東北建立自己的影響力。日俄戰爭後，日本取得了關鍵性的勝利，除將朝鮮納為正式保護國外，也將實際的控制

延伸到尚屬清朝領土的滿洲。作為俄國的戰爭賠償,日本取得關東地區特殊的九十九年租賃權,以及成立南滿鐵道株式會社(簡稱滿鐵),控制俄羅斯鐵路線到長春的佔領權。滿鐵的成立不僅為日本在關東地區帶來軌道控制權,還包括了開發和駐紮相鄰土地的權利。通過關東總督和南滿洲鐵道公司的管理,日本大幅擴建大連市和港口,積極發展整個關東地區。

原任臺灣總督府民政長官的後藤新平,不僅是趁勢力邀高木友枝來臺服務的關鍵人物,更在 1906 年接任滿鐵總裁後,根據臺灣發展公共衛生與殖民醫療之經驗及自信,擬寫了一套改善滿洲公共衛生與醫學教育的改革策略。事實上,日本進入滿洲時已經有了卅年在國內醫學革新和臺灣、朝鮮推行殖民醫學的經驗。然而,若非 1910-11 年的東北鼠疫,基本上日本統治者在滿洲未必能完全複製先前的殖民醫學經驗,僅能在建立滿洲國(1932-1945)傀儡政權之前,根據滿鐵公司的需要與勢力範圍,沿線建立公共衛生與檢疫隔離制度,並根據或比照臺灣的情況制定公共衛生法規。職是之故,雖然日本帝國主義勢力龐大,但仍需與當地的中國民間社會有所妥協。舉例來說,滿洲公共衛生協會的組織,即根據臺灣衛生組合之經驗,採臺灣地方保甲制度為藍本,重組當地中國既有之民間社會組織而形成之現代公衛輔助機制。

發生在 1910 年至 1911 年的東北鼠疫和防疫活動,許多學者都視其為中國現代醫學和衛生的歷史重要事件。但從醫史角度來說,有趣的是與其鄰接之朝鮮半島儘管沒有發生鼠疫病例,鼠疫防疫仍被視為象徵殖民現代性的關鍵。朴潤栽就指出,日本通過鼠疫防疫活動強制性動員韓人組織各種衛生防疫組合,在各種行動中強調了防疫的公共性,也確保了殖民統治的合法性,同時還在朝鮮人中取得了使其順從於日本統治政策的效果。相對地,中國政府與民間在 1911 年至 1931 年期間,都有一系列試圖在中國東北建立醫療機構的努力,但由於缺乏穩固的政治控制力,加上日本勢力的干擾,中方的醫療改革與衛生現代化,顯得十分零散且缺乏協調。這些醫事與衛生行政的變革,得等到 1920 年代末,隨著日本在東北勢力的加強與穩固後,才有比較一致的發展方向。

清政府早期對於滿洲鼠疫隔離政策的左支右絀,有很大的原因跟鐵路控制權不在手上有關。相比之下,俄羅斯和日本就能透過鐵路當局採取果斷的行動。

在哈爾濱的俄羅斯鐵路總監，授權哥薩克衛兵隊強制執行檢疫，標記疑似鼠疫的住所並將居民封鎖在住所之中。日本的關東州政府則配合滿鐵進行沿線區域封鎖，並實施了類似臺灣鼠疫時期嚴格的檢疫與隔離措施。中方的弱勢直到劍橋大學畢業的中國防疫醫官伍連德，以其西醫的訓練和背景，在瀋陽建立「滿洲鼠疫公共服務處（Manchurian Plague Public Services）」後，才在防疫外交及衛生主權問題上爭回了顏面。只是滿洲鼠疫公共服務處本身並沒有法定的政治地位，因此長期仰賴滿洲海關辦公室提供撥款，並依賴於地方官員個人的善意才能持續運作。是以伍連德雖擬藉其東北防疫經驗，宣導醫療改革願景遊說朝廷建立醫院，但終究未能改變該機構僅是一個疫情應急服務的本質。

清廷覆滅後，東北落入奉系軍閥張作霖與張學良的控制中，且由於和南京國民政府和各地軍閥勢力的合縱連橫，讓日本在滿洲的力量得到進一步發展的機會。在滿洲國建立之前，日本的關東州政府和滿鐵公司依靠鐵路控制權、關東行政機構以及一些特定的醫療機構，創建並實施了比較具有一致性的現代醫療與衛生計畫。事實上1910年代上述工作在東北的展開，基本上可視為早期滿鐵醫療與衛生規劃之擴大。因為至少從後藤新平接任滿鐵總裁開始，滿洲的醫事及衛生就受到相當之重視。根據後藤擬定的規畫，1908年大連醫院竣工，是日本在東北整個醫療系統的樣板，並隨著滿鐵及日本勢力的發展擴展到一系列的分支機構。1911至1932年期間，滿鐵總共建造與控制了四至五所醫院，並監督了眾多診所擴建。此外為了防疫，滿鐵與關東州政府還從日本引入了法規制度，並由時任滿鐵衛生局局長金井章次模仿日本國內衛生局的做法，統一緊急防疫與平時清潔衛生的事權和行政組織。1914年滿鐵進而成立了自己的衛生課，負責在關東內部以及為鐵路沿線提供衛生設施和設備。

為持續從日本輸入現代醫學並擴張其影響力，滿洲醫學教育的建立雖較晚於臺灣，但在後藤廣邀前北里門生到當地後即快速地成長。首先，南滿醫學校由南滿鐵道株式會社於1911年在奉天成立，該校在許多次對抗傳染病的工作上扮演著不可或缺的角色。出身前私立傳染病研究所後成為南滿醫學校的教授—鶴見三三，1914年被任命為南滿鐵道株式會社衛生課課長。鶴見為滿洲所設計之公共衛生組織，有許多和高木友枝在臺灣的施政十分接近，也在相當程度上翻版了朝鮮的體制。例如關東州政府曾組織名稱和功能都類似殖民地臺灣

相關機構之「關東州地方病及傳染病調查委員會」。由於朝鮮經驗的影響，鶴見從滿鐵大連醫院開始陸續以擴張軍醫院的方式，不僅提升了日本在滿軍醫的能力，也陸續引進了日本醫界精銳來滿洲教學與研究。雖然後藤於 1920 年因擔任東京都尹而離開滿洲，但他所引入的日本現代醫學及衛生行政，早已因南滿醫學校的創設以及鶴見等人的名望而日漸茁壯。1922 年，南滿洲醫學校晉升為滿洲醫科大學，接受了更多來自日本與臺灣的優秀醫學家，並在 1931 年後的滿洲國時期，成為當時公共衛生活動主要的教學、研究與政策規劃資源。相較於南滿醫學校的教育功能及在相關政策上的幕僚性角色，南滿鐵道株式會社則是在操縱滿洲醫療與衛生政治上具有極高的影響力。

滿鐵 1920 年代以後成為滿洲地區最稱強勢的政治力量，但在具體的醫事衛生行政方面卻因缺乏統治正當性仍有局限。因此 1926 年成立的滿鐵衛生研究所對日本西洋醫學在滿洲的擴張十分重要，讓醫事與衛生行政的建置得以從發展學問、應用西醫新知的角度，合理化其行政干預的事實。1914 年部分前私立傳染病研究所的人員與北里柴三郎，另外在東京成立了私立北里研究所（即後來的北里大學）。前述的鶴見三三就是在私立北里研究所推薦下，同意出任南滿鐵道株式會社衛生課長，並於 1918 年建議仿效臺灣總督府中央研究所成立衛生研究所，但該案未獲關東州政府採納，一擱置就是近十年的光景。然而，當 1924 年東京帝大出身之金井章次出任衛生課長後，他再次提出成立衛生研究所的方案，卻立即得到滿鐵的首肯，決定在大連建立滿鐵衛生試驗所。1926 年 1 月，滿鐵衛生試驗所開設，金井章次為首任所長，主要業務是生產衛生藥物與設備，其中除一般消毒液外，牛痘苗與霍亂、傷寒等菌苗的培養也頗受重視。1927 年 4 月，滿鐵衛生試驗所改名為滿鐵衛生研究所，同時擴大了試驗項目與研究能力，改制後該所下置細菌、病理化學、衛生、血清、痘苗、庶務之六科一課。金井章次任內開展各種人用血清疫苗等生物製劑生產，並揭示其任務之一是研究滿洲風土特有之保健衛生諸問題，兼行細菌學性一般檢查暨鑒定。關東州時期之滿鐵衛生研究所各科首長，幾乎均為北里柴三郎舊部門下或北里研究所之畢業生，當時就有人視該所如北里研究所滿洲支署。金井章次主政時期是滿鐵衛生研究所發展的關鍵階段，他直到 1931 年九一八事變後才辭職返回日本。另值得一提的是，由於滿洲並非日本正式的殖民地，懷柔與攏

絡當地人一直是關東州政府相當重要的政治手段。因此在滿鐵建立的醫院和醫學院中，日本人並未有太多優渥之待遇。例如，在滿洲醫科大學的大體解剖學安排中，不分日籍或朝鮮、中國的醫學生都須接受一百四十四小時的訓練，但在漢城的京城大學醫學專門學校中，韓國學生卻只有卅六小時的學習時數。但這不意味著殖民主義不存在於滿鐵的醫療與衛生服務之中。根據滿鐵的紀錄，1914 年日籍患者的醫院入院人數比中國人多四點三倍，而 1929 年也還有二點二倍的差距。此外，在維繫日本政治與經濟戰略優勢的思考下，日籍人員及其家庭都能優先獲得比較好的醫療保健補貼與照顧。只有像是撫順這樣的主要工業中心，因為勞動力稀缺而招致大量中國工人前來的情況下，才會出現全滿洲地區唯一中國患者占入院率多數的情況。

　　日本在滿洲的規劃者非常清楚現代醫學與衛生的宣傳價值，因此滿鐵特別渴望向外界展示他們的醫學成就，經常邀請外國科學家參觀先進的醫療設施，並製作各種宣傳材料，從學術期刊到大連醫院的明信片不一而足。此外與韓國的情況類似，日本也十分在乎排除東北地區既存的西方醫學勢力，尤其是早從十九世紀末就已經在東北地區生根的傳道醫學，所帶來之民眾衛生教育及慈善醫療。為與之對抗，日本從 1920 年代開始引入日本赤十字會滿洲分會，到 1928 年該會已在滿洲設有十五個分支機構，包括大連和奉天的醫院，以及十三個免費或補貼的診所。到 1933 年，他們的醫務人員達到五百四十四名醫生、一百六十名牙醫、五百八十四名醫學助手和一千一百零七名護士。到 1928 年，這些團隊已為一百一十六萬七千人次提供了免費治療。另一方面，滿鐵也重新包裝慈善醫療為其轄下之獨立事業。1929 年，滿洲鐵路公司大連醫院設立了同壽醫院，以「中日友好互利」為名專門為中國患者服務。必須注意的是日本赤十字會與滿鐵不同，其慈善醫療的目標是一般滿洲民眾，填補滿鐵相關人員以外之大眾基本醫療服務的需求。然而在日本大力發展其慈善醫療機構時，中國的慈善機構則受到相當程度地忽視，僅有世界紅卍會可利用其跨國組織的特點，與新興的日本神道教、佛教團體合作，持續發揮在中國東北地區的醫療與衛生服務事業。

　　利用在本國以及朝鮮和中國、臺灣建立醫療體系的經驗基礎上，滿洲的日本當局從零開始制定了特殊的殖民醫學藍圖。日本在滿洲的醫療系統一如日本

國內，也會組織、動員民間社會參與對抗疫病流行。日本赤十字會在滿洲的行動方式，就與其在殖民地朝鮮的作法相似，選擇性地動員滿洲菁英，通過其現代醫學人道主義的形象，擴大了日本的影響力。1931年末，關東軍輕鬆驅逐了張學良政權，1932年後的政治變革更引發了日本在滿洲衛生戰略的深刻轉變。次年初滿洲國正式成立確立日本對該地區的控制，並為更大規模和更系統性的醫療衛生規畫打開了大門。隨著1933年日本退出國際聯盟，以及1937年對華戰爭與二戰爆發，日本帝國的資源和機構被引導到軍事需求中，滿洲國當局只能通過吸收非正規部門來鞏固醫療衛生服務。這樣的作法使得滿洲國時期的醫療與衛生服務出現了公私難分的情況，甚至許多慈善醫療機構實際上就是政府醫療單位的分支。

隨著滿洲國的形成，日本官員準備將關東模式的醫療模式擴展到整個滿洲國家。而較長期的醫療發展目標，仍舊建立在滿鐵既有機構的基礎上。在這段期間滿鐵支持的醫學院擴展成為實質的醫學、藥學和牙科學院，並創辦了一系列擁有七百廿四張床位的肺結核病療養院。其中最宏偉的計畫，是由新成立的滿洲國民生部於1934年提出的計畫，旨在系統地擴展健康基礎設施，包含創建一批作為衛生基礎設施核心的國立醫院，以服務醫療衛生資源不足的地區。為配合此項規畫，滿鐵於1934年在新開設了十家地區醫院，次年再開設了五家。戰爭緊張情勢的彌漫，使醫療衛生規畫變得更加緊迫，滿洲國民生部越發大膽冒進，企圖在每個城市、縣和旗下都設置一家醫院，全國還擬建立一百三十家診所，並設定消滅鼠疫十年計畫直到1953年。迨中日抗戰全面爆發後，軍事戰略的考慮益發明顯。隨著轉向戰時狀態，滿洲國積極整頓現有的慈善醫療部門。根據日本同時實施的宗教團體法，沒收各地教會醫院或將他們的醫學院，如瀋陽醫學院就強迫移交給由日本與滿洲國權貴掌控的董事會。與此同時，滿洲國紅卍字會變成許多滿洲國政治名流的社交場合，包括皇帝溥儀作為董事外，許多滿州國首長也都在其中擔任高級職務。得此政界支持，滿洲國紅卍字會在新首都設立總部，並將分支機構的數量從1931年的卅個增至1941年後的九十九個。滿洲國不僅操控既有的慈善醫療機構，更在1934年由文政部下令成立「普濟會」，做為一種新型的國家慈善模式。普濟會比紅卍字會更得到高層的政治支持。儘管名義上是日滿合作推動滿洲國社會福祉，但真正活動的重心還是以醫療服務為主。

五、小結

　　和西方殖民醫學發展經驗不盡相同，日本在殖民網路中向外傳播的西洋醫學，受到早熟的日本國內醫界菁英出走潮影響，而在各個殖民地或海外勢力範圍中形成相互依存的關係。儘管國內仍舊有著東大派專擅醫界的現象，但在殖民地與海外勢力範圍上，國內的派閥爭鬥卻必須準備妥協，面對持續競爭或維持民族自尊的考慮。就某種角度來說，1894 年青山胤通在香港鼠疫調查的噤聲不語，或許也是來自於這般日本醫界常見的國家顏面考慮吧。

　　西方科學史學界對於如何瞭解殖民運動與西方科學擴散史，始終有著高度的興趣。在各種學說蓬出並起間，帝國中心論與巴瑟拉的擴散觀點似乎歷久不衰。但在日本殖民運動剛抬頭的十九世紀末，日本國內的醫療西醫化仍舊處於襁褓階段，不太可能有多餘的醫療人力與資金，用以解決其第一個殖民地臺灣惡劣的衛生與健康條件。更糟糕的是，1900 年代來臺的日本殖民者，除令日人稱為「蠻煙荒瘴」惡劣的自然條件外，還須面對武裝抗日與財政困難的威脅，尤其難以吸引日本合格西醫師來臺服務。如果日本西洋醫學向殖民地與周邊地區擴散，不儘然是醫療資源滿溢之結果，那麼過早的輸出日本西洋醫學與爾後海外醫學派閥間的複雜關係，顯然就必須從日本洋醫界內部作思考。高木友枝、志賀潔乃至於其他北里柴三郎的門生，除了在 1916 年做出全體總辭的驚人之舉外，細考他們後來的發展方向，也意外發現與殖民地和周邊地區醫學活動的關係。原本屬於科學論戰的腳氣菌、鼠疫菌等醫學專業爭辯，卻在日本醫學派閥主義成形與傳統倫理價值的相互牽引下，成為一群日籍醫學菁英在 1910 年代以後向海外殖民地離散的漣漪。這般現象在近代西方發展科學醫學的過程中實屬罕見。

　　不同於現代醫學帶來殖民社會進步的簡單論述，日本西洋醫學在東亞的擴散，應該有比現存技術性的解釋，隱涵更多文化或歷史性的複雜因素。從日本西洋醫界內部的發展源流審視這些複雜性的同時，反映出此一擴散過程在臺灣、朝鮮半島、滿洲與其他日本影響範圍間的多樣性。甚至是隨著日本帝國主義從臺灣、朝鮮半島，以迄中國東北及滿洲國擴張的過程中，日本殖民醫學的經驗因此被重層地移植與調整（圖 6-3）。正是這樣漸進的發展過程——儘管

日本帝國主義的政治與經濟核心在東京——造成其殖民醫學的中心化特徵不甚明顯的情況。從朝鮮與滿洲的歷史經驗可見，1910年以前日本在臺的醫療與衛生施政，與後來這兩個地方的醫學衛生發展，如人員的流通、社會與知識網路的建構，乃至於制度的借鏡與調整，都有密不可分的關係。在這樣的日本殖民醫學網路上，鶴見三三與金井章次方得機會成功招募日籍醫學家，前來滿洲共同組織醫療服務與研究團隊。而西走朝鮮半島的志賀潔，也才有機會在韓國開啟其癩病與赤痢菌的長期研究。

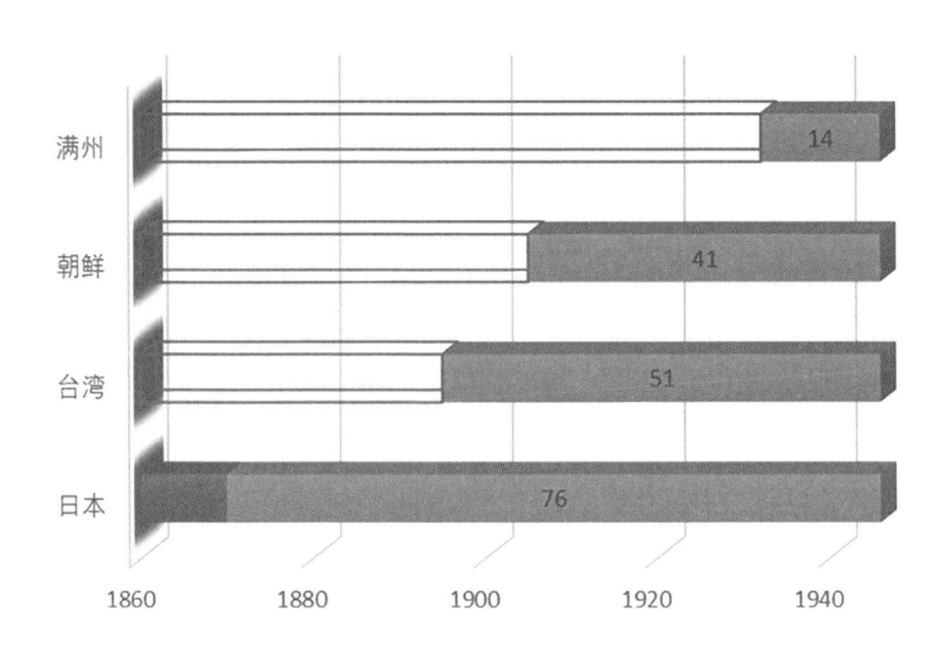

地區	年數
滿州	14
朝鮮	41
台灣	51
日本	76

圖6-3、日本帝國擴張與殖民醫學發展的時序關係（作者自繪）

日本殖民醫學對於現代醫學在東亞的影響或許還不僅止於此。當高木友枝在臺灣主導公共衛生與醫療改革的1910年代，臺灣總督府在上海也籌設了醫療組織「博愛會」，並分別在福建、廣東與北婆羅洲等地開設數家醫院。成立博愛會與周邊醫療單位的部分目的，是企圖與在中國日趨活躍的洛克菲勒基

金會競爭，希望在形塑中國西醫的傾向上有所抗衡。1931年原來的上海巴斯德研究所被博愛會接手改名自然科學研究所，成為日本在華的醫學研究重心之一。透過日本外務省的支持與協助，該所由東京帝國大學傳染病研究所的新一代細菌學家——橫手千代之助負責籌設並身兼代理所長。由於負有對華政策的緣故，該研究所的政策目標是培養日本與中國科學家之間的合作，並就近與臺灣總督府中央研究所維持熱帶醫學與寄生蟲病等領域之學術關係。就殖民醫學的發展來說，1930年代臺灣總督府中央研究所的研究人員下條久馬一，即接受博愛會的委託與上海自然科學研究所長期合作，進行中國南方傳染病之流行研究。下條久馬一代表的雙方制度性合作並非特例，而是日本殖民醫學發展的常態性特徵。這般因地制宜的高度彈性，也可見諸於朝鮮及滿洲的經驗當中。顯示日本帝國主義影響下現代醫學在東亞之擴散，更受到人際關係、地緣政治，以及社會文化差異之影響。這一點或許和日本作為一個後進的西方醫學學習者有關，但也可能和廿世紀中葉以前現代醫學科學的發展階段性有關。

參考書目與延伸閱讀

1. Lei, Sean Hsiang-lin. "Sovereignty and the Microscope." *Health and hygiene in Chinese East Asia: Policies and publics in the long twentieth century* (2010).
2. Liu, Shiyung. "The ripples of rivalry: the spread of modern medicine from Japan to its colonies." *East Asian Science, Technology and Society: An International Journal*, 2:1 (2008).
3. Park, Jin-kyung. "Yellow men's burden: East Asian imperialism, forensic medicine, and conjugality in colonial Korea." *Acta Koreana*, 18:1 (2015).
4. Park, Yunjae. "Japan's Oriental medicine policy in colonial Korea." *Korean journal of medical history*, 17:1 (2008).
5. Perrins, Robert John. "Doctors, disease, and development: engineering colonial public health in Southern Manchuria, 1905–1926." *Low, Morris, ed. Building a modern Japan: Science, technology, and medicine in the Meiji era and beyond.* New York: Palgrave Macmillan US, 2005.
6. Rychetská, Magdaléna. "Thirty years of mission in Taiwan: The case of Presbyterian missionary George Leslie Mackay." *Religions*, 12:3 (2021).
7. Scherer, Anke. "4.'Civilizing the Natives' with Modern Medicine: Strategies of Othering in the Implementation of Public Hygiene in Japan-Ruled Taiwan." *Epidemics and Othering: The Biopolitics of COVID-19 in Historical and Cultural Perspectives*, 14 (2023).
8. Zavala-Pelayo, Edgar, and Hung-Chieh Chang. "Religion, Gender, and Bodies: Women's Polyvalent Roles and Experiences in the Biopolitics of Taiwan's Presbyterian Missions." *Religions*, 13:1 (2022).
9. Zhang, Meng. "From respirator to Wu's mask: the transition of personal protective equipment in the Manchurian plague." *Journal of Modern Chinese History*, 14:2 (2020).
10. 陳力航：《慢船向西：日本時代臺灣人醫師在中國》（臺北：前衛出版社，2024年）。

/ 第七講 /
現代醫學教育的輸入

❖

"The writer in western civilization has become not a voice of his tribe, but of his individuality. This is a very narrow-minded situation."

—— Aharon Appelfeld,
Beyond Despair: Three Lectures and a Conversation With Philip Roth

"The value of a college education is not the learning of many facts, but the training of the mind to think."

—— Albert Einstein, *Einstein: His Life and Times*

❖

在西方醫學現代化的過程中,新式醫學教育機構的建立與訓練準則之確立,曾伴隨醫學專業化(professionalization)發展,且與現代科學醫學的發展息息相關。如果廣義地把科學視為一種理性化思維的宇宙觀及態度,那西方醫學的理性化過程或許還可以上溯自希臘時代。1509-1510年間,由文藝復興畫家拉斐爾繪製的「雅典學院(Scuola di Atene)」,是反映文藝復興時代嚮往

古典希臘羅馬理性主義的經典作品之一。就古典時期的西方醫學而言，畫面中的阿那克希曼德（Anaximander）是早期體液論的奠基者之一。而與柏拉圖位居中央位置的亞里斯多德，更是禮贊希波克拉底醫學的重要推手，也是部分西方醫史學者稱希臘羅馬醫學為理性醫學的原委。然而在希臘羅馬時期，像雅典學院這樣的菁英教育機構或許並不存在，許多醫生其實都是自學或出身師徒制的訓練方式。如此的醫學教育形式自然使得那些收藏「智者」言論的機構，像是著名的亞歷山大圖書館（259 B.C.）成為古代西方醫學教育的核心機構。只是和今日圖書館以典藏為主的功能不同，亞歷山大圖書館除了廣為收集、典藏書籍文獻外，還兼具博物館實體展示與開放式教育的功能。這般有利於自學者的亞歷山大圖書館，當然會是像蓋倫這類求知若渴的年輕醫生聚集之地。不過，蓋倫前往亞歷山大圖書館學習之際，羅馬帝國已因道德與宗教理由禁止屍體解剖，導致當時的醫生只是仰賴縝密的邏輯和似是而非的推理，僅能進行生理與病理學上的推演。於是，教育哲學上常見的「先驗唯心論（transcendental idealism）」和「經驗論」，時常反映在希羅醫家對於人體生理結構與病理發生的解釋上。舉例而言，除了體液論與蓋倫的心血潮汐論、靈氣（pneuma）說，歷數世紀而不衰是最直接的證明外，希羅時期到中古時代的西方醫生也從光反射的概念中，誤認視力如火炬，因「照亮」視野中的物體而被「看見」。

研究歐洲文藝復興及科學革命的學者都發現，歐洲在 1453 年後進入所謂的中古黑暗時代，但阿拉伯世界卻不僅保存、繼承了希羅時代理性醫學，甚至還有許多影響後世深遠的創見與發明。菲力浦·希提（Philip Hitti）就曾指出：「在九至十二世紀間，用阿拉伯語寫成的著作，包括哲學、醫學、歷史、宗教、天文和地理等方面的各種著作，比其它任何語言寫成的還要多。」伊斯蘭醫學具有幾個特色，影響後世西方醫學「科學化」頗稱深遠。首先作為古代知識的彙整保存者，伊斯蘭世界出現許多百科全書式的醫典與藥典編輯。西元十世紀的著名醫學家嘎西姆·札哈拉維（Abul Qasim al Zahrawi）集結數十年外科醫學知識與臨床經驗，著有 *Kitab al-Tasrif*《醫學手冊》一部大書。書中包括卅篇的內容，涵蓋大量臨床問題與治療建議，並附有歷史上最早的外科器械插圖與文字說明。一些現代外科器具的原型均在其中，如吸入麻醉和許多的外科器械、腸線（catgut）、鉗子、縛線（ligature）、外科縫針（surgical needle）、手術刀、

刮匙（curette）、牽開器（retractor）、外科用匙、探針、手術鉤、窺鏡（specula）和骨鋸等。1021 年，海什木或又名海桑（Alhazen）醫師則透過針孔成像的原理，反駁希臘醫生的眼睛「照亮說」，以實驗說明視覺並非如火炬照耀，而是光線反射物體進入眼睛的複雜光學過程。總總的伊斯蘭醫學發現，在十三世紀著名阿拉伯醫家伊本‧西那（Ibn Sina），或歐洲人稱呼之阿維森納（Avicenna）編著的 *The Canon of Medicine*《醫典》一書中多可窺見。他立足於希臘體液平衡循環論，創造了自己的學說及治療學理。伊本‧西那因此另著 *The Book of Healing*《治療之書》，在既有的亞里斯多德歸納推理法之外，補充了檢驗法和實驗法，成為日後十七世紀以降醫學科學發展的兩大基石。伊本‧西那對心血管循環系統中肺循環的詳盡描述，比起被譽為近代生理學之父的威廉‧哈威（William Harvey）早近三百年。附帶一提，伊本‧西那醫理重視的檢驗法和實驗法，或與阿拉伯世界經營「醫院（Bimaristan）」的方式有關。中古時期的伊斯蘭世界，穆斯林們修建了大量的這類醫院，它們不僅是醫療救治中心，還是設備齊全的醫學院與圖書館。廣義地來看，中古伊斯蘭醫學所建立的醫院，已粗具基礎醫學與臨床醫學的訓練與互動模式，使伊本‧西那利用實驗方法驗證醫理的主張得以實踐。

　　雖然對於文藝復興的成因仍眾說紛紜，但近東商旅貿易及十字軍東征無可諱言地，是伊斯蘭醫學輸入歐洲的重要途徑，也是促進西方醫學在文藝復興時期科學轉向的要因。由於所謂「東方秘藥」的傳說以及救治傷患士兵的實際需要，各式販賣藥品或醫療技術的行會，大量在東征路上的城鎮興起，原本提供靜休和療養的一些修道院，也轉型為簡單的醫院或護理機構。這些組織隨著歐洲市鎮經濟的復蘇、城市居民的醫藥需求，逐漸從改寫或翻譯古希臘與阿拉伯醫書，進而發展出各具特色的醫學教育功能。由於缺乏共同的知識與訓練基礎，這時候被視為醫者（healer）的大致有三類人：首先是根據傳統蓋倫式訓練方法養成的出現的內科醫師（physician），強調的是謹慎且合乎邏輯的歸納演繹生理、病徵與病程關係；第二類人則是受惠於東方秘藥而出現的藥劑師（apothecary），他們仍依循古典的體液論，但較前者更重視環境物質的作用，除了對於煉金術士（alchemist）的直接影響外，這些藥劑師比前者更具有物質主義的傾向，其實用主義傾向也有助於稍後人體機械論的醫學觀點興起。至於

外科醫生則被認為是比較低階的醫者，除了一身血污的形象與尋常屠夫無異外，他們的治療技能也常被認為缺乏哲學深度，不過就是「愚笨及膽大者（dumb and bold man）」就能擔任的工作，這群人有患者需要就開刀，要不就做點其它相關小生意，遂有理髮師——外科醫生（barber-surgeon）之名。

現代科學尚未成為西方醫學的核心基礎之前，師徒相授仍是當時醫學教育之常態模式，這和醫者能否舌燦蓮花與臨床經驗多寡有關。但隨著行會組織的擴大與早期城市中產階級的出現，行會開始從培養職業醫者的角度出發，建立醫學校以鞏固或擴大其商業利益並保守相關醫療秘密。十四世紀的黑死病疫情是否促成了文藝復興的出現或許還可討論，但這場瘟疫的確重創羅馬教會的威信，拖累蓋倫醫學的權威地位，刺激了醫學新觀點之突破。在行會擴張與經濟條件支持下，較具自由風氣的大學敢於收藏某些「離經叛道」的醫學書籍，容忍一批像是維薩里這等挑戰傳統權威的人物。除此之外，十五世紀末古騰堡活字印刷術的出現，對於上述趨勢更有推波助瀾的關鍵影響力。中古時期因為仰賴手抄本，醫學知識不容易保存、流傳，以及筆誤謬解頗是常見。於是醫學教育不免仰賴師徒私授及口耳相傳的形式，不僅流傳有限且謬誤往往難以更正。等到行會支持大學醫科教育，圖書館可以因活字印刷術典藏各種版本的醫書後，原本古典西方醫學裡一些不實用的部分，或是相互矛盾、不符合臨床經驗的東西，至此就面臨必須逐項修訂、比對，甚至是實驗檢證的壓力。

整個西方醫學教育到十六、十七世紀這段時間裡面，許多大學成為醫學科學的搖籃，如維薩里執教的北義大利巴杜瓦（Padua）大學，以及荷蘭萊頓（Leiden）大學、德國的哈勒（Halle）、斯特拉斯堡大學、英國愛丁堡以及奧地利維也納大學等，都是當時著名的新式醫學教育重心。就醫書廣泛流通而言，萊頓大學以位處西歐時尚重鎮與全歐最大書市，成為當時大量出版與典藏醫學書籍的著名機構。另外，哈勒大學則在阿拉伯藥典的收藏與藥用植物學基礎上，奠定了發展現代生藥學（pharmacognosy）的根基。至於臨床實驗與檢證方面，1730年代斯特拉斯堡大學逐步將臨床教學與實習制度納入正規醫學訓練課程。這項改變刺激了英國劍橋大學等醫學院與醫院的合作；到了1740年代，愛丁堡大學醫學院放棄拉丁文做為醫學用語，開始用地方語言——英語進行醫學教育並記錄臨床實驗與觀察結果。此一轉變顯示儘管語言、風俗文化可以也必然

互異，但醫學面對的人體及病理則在科學的面前必須具有一致性，於是醫書上的敘述與圖像可以放諸四海提供參照。影響所及，原本區別內科醫生、藥劑師與外科醫生的知識鴻溝，甚至是職場的階級性也有逐漸泯滅的可能。

隨著科學與醫學的關係日漸緊密，醫學教育自然須對新興的醫學科學做出適當回應。面對學醫必須涵蓋的各種科學知識，如物理、化學、數學、生物學等，傳統的自學與學徒式培養方式，顯然已無法應付新的情勢，個別的醫者權威更不可能樣樣精通，教育與執業的分科化已成趨勢。簡單來說，到了十七世紀科學革命後，培養一個合格的醫師就必須提供相襯之科學知識與思維訓練。有趣的是，早在內、外科的教育訓練因為科學的進展而融合前，內科醫師與理髮師——外科醫師的階級鴻溝，卻先一步因十八世紀末的法國大革命提前弭平了。

革命之前的法國醫界如其他的西方國家一樣，上層是接受菁英教育及哲學思維訓練的內科醫師，其下則有飽讀醫籍藥典且能辨識藥用植物的藥師，至於理髮師——外科醫師也和過去類似屈居底層。但在十八世紀時，由於現代解剖學的興起，已經出現少部分的外科醫師是由內科醫師培養的臨床助手，他們的訓練和知識程度也比許多同輩優秀，只是在整個醫生團體中這些人仍屬少數。此時多數的外科醫生訓練，仍舊靠的是臨床見習或者是師徒相授。所幸隨著十八世紀工業革命、城鎮發展以及市民階級，乃至於近代福利概念的出現，不論是教會、國家或私人捐贈的醫院均大量出現，那些無力接受菁英教育卻仍有志習醫的年輕人，得以在醫院附設的醫學校裡學習外科臨床技藝。1789年法國大革命爆發，「自由、平等、博愛」不僅是革命口號，也成為醫療政策與教育的改革目標。為了符合革命理想，原本以到宅看診為主的內科醫生被要求去醫院駐診，原本在以收容貧窮患者為主的醫院裡服務外科醫生，則得到進入大學接受菁英教育的機會。革命爆發後，引發一連串內戰之外，歐陸各君王制國家唯恐革命風潮延燒，也紛紛發起對於法國共和政府的戰鬥。連年的征戰使法國軍醫折損嚴重亟待補充外，亦對提升軍醫素質以保持戰力有立即需求。新的醫學教育改革於是啟動，讓內科與外科教育並重、臨床教學與理論教育結合，並重啟慈善醫院收容窮苦病患，既滿足慈善福利之名，又提供了臨床實習甚或病理解剖的機會。

雖說法國大革命開啟了現代醫學教育模式的先聲，但要說到最早開始科學醫學教育的，則非其世仇德國莫屬。1870 年普法戰爭之後，德國成功證明透過科學調查與方法，可以加速國家現代化與進步速度。於是在醫學教育的領域中，出現由大學醫學院專責醫學科學教育及發展，一般醫學專門學校訓練臨床醫師運用醫科學治療病患的垂直分工模式。醫學校中一般包括了二年的基本科學教育，以及隨後之二年住院臨床訓練，或是某些醫院附屬專門學校還有四年專科臨床訓練。這些醫學校的畢業生多數是臨床的醫者（Mediziner），按學歷高低可稱為 Arzt 或 Doktor，但不能與大學裡專職科研的醫科學家般稱為「Professor Doktor（教授醫師）」。相較於一般醫學校的課程，大學醫科只是加入了前二年的科學教育，但真正革命性的變化則是大學裡的醫科學教育。

從 1820 年代起，德國高等教育界出現大學應作為科學發展中心的呼籲，如教育家卡爾・勞莫（Karl von Raumer）直言大學應追求「純粹的科學」，亦即不受社會文化或政治影響的絕對客觀之科學。而萊比錫大學（Leipzig）的數學教授莫里茲・多爾比雄（Moritz Drobisch）更激烈主張，數學是所有純粹科學的基礎，只有數學語言才符合客觀、價值中立的科學精神，唯有能以數字邏輯呈現者才是真正的科學。在高唱科學唯一的聲浪中，從 1830 年代起醫學科學教育逐漸成為德國大學的一項特色，以 1842 年萊比錫大學醫學院的教育改革為例，在既有的基礎科學（Wissenschaften/fine sciences）中，區分出物理、數學等「高階科學（höhere Wissenschaften/higher sciences）」，特別設置「學院科學（Fakultätswissenschaften/faculty sciences）」，專責神學、法律、醫學等學科之科學化。根據教育改革理想在這樣為發展醫科學而設計醫學院時，必須包含三種教育形式：Lehre（講堂教學）、Forschung（實驗研究）以及 Seminare（分組討論會）。同時為保持科學研究的客觀與「純淨」，醫學院師生都有基本的收入保障，並要求不可與商業性治療有所糾葛，因此形成大學醫學院專注醫科學家之培育，一般醫學校側重臨床醫師養成的專業分工現象。

因為法國跟德國在廿世紀以前是整個現代醫學的領頭羊，而不是今天所認為的美國。所以日本在 1874 年明治維新後，自然會引入德國醫學教育體制；從東京帝國大學開始，逐漸地影響了許多重要的大學醫學院設置。而中國在甲午戰爭後也引進了這套日德混合系統，形成日、德、英、法與後來的美式醫

學百家爭鳴的情況。同樣地，歐洲大陸上面的醫學科學教育發展也受到美國醫界的注意，從十九世紀開始，陸續有學校採用所謂「歐洲課程」的小幅醫學教育改革。首開風氣的是費城總醫院附屬醫學校，其後跟進者有紐約市的 King's College（後為哥倫比亞大學醫學院）、哈佛大學、達德茅斯學院（Dartmouth College）等東北部醫學教育重鎮。而稍南的馬里蘭州則是要求成立醫學預科（Proprietary schools），為有意申請醫學院的學生提供必要之科學課程。

儘管以德、法為範本的「歐洲課程」已在美東部分地區推行，但廿世紀初，美國的醫學教育仍毫無章法可言。且不說像哈佛這類以神學院起家的高校，對於醫學院應否講授演化論仍有爭議，國土剛連通東西兩岸之美國還斥著三年制、一年制等良莠不齊之短期醫學校，當然也有連校舍都沒有的師徒制（當時俗稱 medical school on horseback）和自學者。這些學校的畢業生顯然很難稱為合格的醫生，也因此出現許多隨馬戲團巡迴表演兼行醫賣藥的密醫與庸醫。洛克菲勒基金會意識到美國的高等教育嚴重落後歐洲，1907 年委託亞伯拉罕・佛萊克斯納（Abraham Flexner）等人就「醫學科學原則」進行調查並提出建議。1910 年佛萊克斯納根據調查結果發表了著名的 *Medical Education In the United States and Canada*，簡稱 Flexner Report《佛萊克斯納報告》。這份報告分析了現有美國醫學院歐洲課程的困境，並主張在師法德、法醫科學教育體制的基礎上，因地制宜創新發展美國自己的現代醫學教育。

在洛克菲勒基金會的資助下，佛萊克斯納等人組成的醫學教育改革委員會，選定位於馬里蘭州的約翰霍普金斯大學醫學院作為新醫學教育的示範點。新的科學醫學教育體系在號稱霍普金斯四騎士（four horsemen）——威廉・亨利・韋爾奇（William Henry Welch）、威廉・霍爾斯特德（William Stewart Halsted），還有威廉・奧斯勒（William Osler）、哈沃・凱利（Howard Kelly）合作下建立起來，並逐漸成為各州醫學教育改革的範本。為了要滿足科學醫學的教育理想，生物學、化學、物理學被設定為三大醫學教育的基礎訓練。在霍普金斯醫學教育體系裡，醫學生必須完成基礎科學訓練，如物理、化學等以及語言後，才能進入專門的基礎醫學課程，並在通過基礎醫學考核後申請擔任住院醫師進行臨床訓練。因為如此規畫美國現代醫學教育，韋爾奇曾在向新生致詞時說過：「醫學是科學的，醫學也必須是科學的，所有的醫學的基礎理論

跟知識都來自於科學」，並把這一整套醫學教育背後的思維稱為「科學醫學（scientific medicine）」。

相對於德國大學醫學院把醫學科學與臨床訓練分離出來，美國的新模式卻是以科學為平臺，把臨床醫學跟基礎醫學結合，造成醫學院必須擁有附屬醫院或實習醫院的要求。也就是說，醫學科學的研發必須有臨床運用的可能性，而臨床知識與經驗的累積，既是驗證基礎醫學假說的實驗場，也是基礎醫學發展的靈感來源。比起更早期的日本跟中國來說，美國的醫學教育改革，是從模仿德、法醫學，進入到一個創造新典範的過程。又從醫史的角度來看，德國醫學科學教育的影響的確不容輕忽，但由於對德制度學習的時間差距，以及東亞各地不同的政治、社會與傳統文化力量，現代醫學教育輸入東亞的過程，乃至於廿世紀美式醫學教育在東亞的發展，均因此形成現代醫學教育在東亞的多重面貌。

一、日本現代醫學教育的「新官學」角色

日本封建時代是一個具有嚴格身分階級制度的社會，早自奈良和平安時期開始，醫學教育就依託在儒家思想當中，作為特定階層之職業身分或一部分之修身教育。隨著幕府政治的發展，傳統封建社會裡的「侍（samurai）」經歷儒家化，成為支持政府運作的「士族」或「公家」。因此從權力結構演變的角度來看，醫生在奈良和平安時期是世襲的家業，自學或繼承家業則是常見的醫學教育模式。儘管日本民間一直存在著開業醫的傳統，但只有朝廷認可的儒者可以獲得醫官的位階與權力。幕府體制開展後，國家統治權力分散到諸侯大名手中，醫學教育也相應地分散到各個世家及諸藩大名的手上。但由於幕府社會漸趨穩定、商業開展之緣故，醫生與民眾出現頻繁接觸的機會，部分名醫雖出身卑微，卻享有極高的民間尊重，顯示醫學教育除世襲家業外，也有私人傳授的可能。德川中期以後出現私塾醫學教育形式，可視為日本漢方醫學教育的傳統形式之一，顯已較之前的情況開放許多。

漢方醫學長期以來佔有日本醫學的主導地位，葡萄牙傳道醫學和荷蘭醫學

雖也曾帶來局部的西醫教育，但未能產生全國性的醫學教育改革。就學者所知，面臨西力東漸下的德川幕府末季，日本的國家醫學教育體系始於十九世紀，由幕府資助的醫學教育機構、各地大名設立的醫學校以及小量的留學制度共同構成。在此期間，基於荷蘭、英國、德國和法國的教育而建立的「洋學」私塾漸成潮流，部分西方醫學科學教本出現在西學私塾的醫學教育科目當中。有鑒於大阪緒方洪庵的「適塾」就是此時以翻譯及教授蘭醫學著名的私塾，即有日本學者認為，傳統私塾之漢方醫學教育模式，未必有礙日本現代醫學的輸入與傳授。

明治天皇從德川家取回政權不久後，即對 1858 年根據西法成立之種（牛）痘所進行改革，在幕末成立的種痘訓練所基礎上，於 1870 年成立日本第一所政府辦學的西式醫學所「大學東校」。經過政府內部大量討論後，明治政府再決定仿效德國醫學教育體制，於 1871 年邀請德國醫學教師穆勒（Leopold Müller）和霍夫曼（Theodor E. Hoffmann）前來，從 1872 年開始執行德式醫學教育課程。此時入學該校的學生須具備二年以上的德語教育，並通過東校入學考試進入醫科預備教育階段，完成醫預科後才算是五年期醫學教育的正式醫科生。此兩階段授課內容，比照德國制度並以德語講授。醫預科課程中學習的是基礎科學，如數學、物理及化學、生物等，以及醫學語文如拉丁文及德文。至於正式醫學教育階段，完全根據德國大學醫學院課程規劃，以七個基本西醫專業為準。不過大學東校時期的醫學教育，由於臨床設施不足主要仍偏重在基礎醫學理論。直到 1877 年東京大學教學醫院完工前，該校實驗及臨床醫學方面的訓練都十分貧乏有限。所幸憑藉著優異的德語實力，部分菁英學生得以獲選官費赴德進一步學習，返國任教後隨實驗臨床設施充實，逐步完成日本的現代醫學教育發展藍圖（圖 7-1）。

值得注意的是，大學東校裡的醫學教育一開始就有學用並重的考慮，不完全像德國大學只為了培養醫科學家而設。大學東校於 1874 年更名為「東京醫學校」，次年更開設以日語授課的新課程，方便畢業生日後看診及為民眾輸入新知。東京醫學校在 1877 年東京帝國大學成立後，併入成為東京帝大醫學部。根據 1886－1893 年間頒佈之《帝國大學令》，帝國大學採用德國 faculty 制度並配合留德官費生的專長，於醫學部設立專屬教研室和講座制。在新的帝大

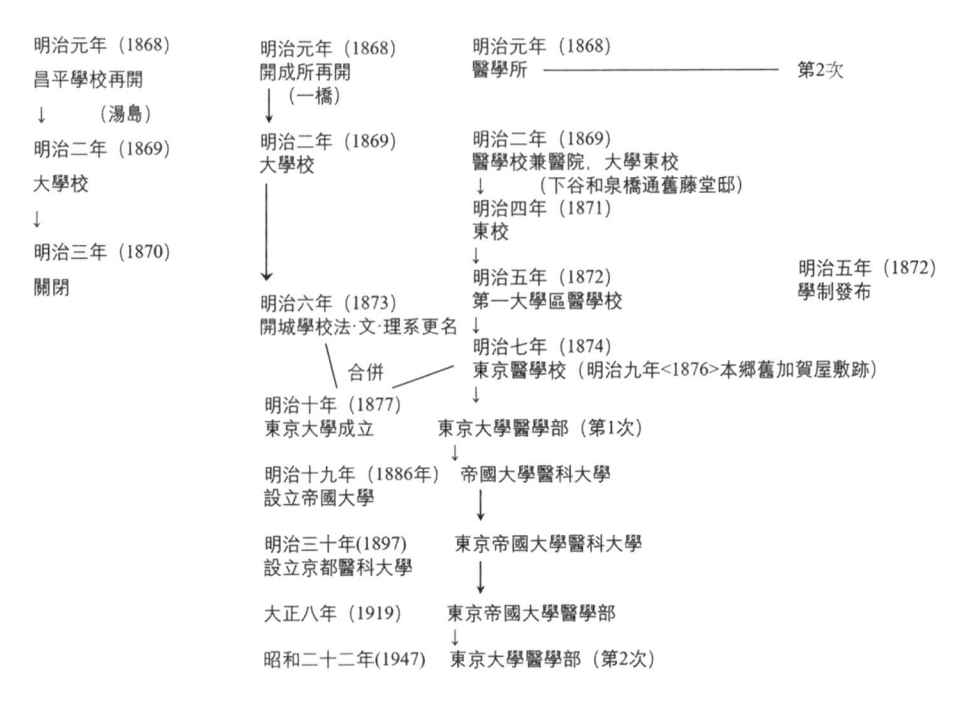

```
明治元年（1868）      明治元年（1868）      明治元年（1868）
昌平學校再開          開成所再開            醫學所 ──────────────── 第2次
↓     （湯島）        ↓   （一橋）
明治二年（1869）      明治二年（1869）      明治二年（1869）
大學校                大學校                醫學校兼醫院，大學東校
↓                                          ↓      （下谷和泉橋通舊藤堂邸）
明治三年（1870）                            明治四年（1871）
關閉                                        東校
                      ↓                    ↓
                                            明治五年（1872）        明治五年（1872）
                                            第一大學區醫學校        學制發布
                      明治六年（1873）      ↓
                      開城學校法·文·理系更名 明治七年（1874）
                            合併            東京醫學校（明治九年<1876>本鄉舊加賀屋敷跡）
                      明治十年（1877）      ↓
                      東京大學成立          東京大學醫學部（第1次）
                                            ↓
                      明治十九年（1886年）  帝國大學醫科大學
                      設立帝國大學          ↓
                      明治三十年(1897)      東京帝國大學醫科大學
                      設立京都醫科大學      ↓
                      大正八年（1919）      東京帝國大學醫學部
                                            ↓
                      昭和二十二年(1947)    東京大學醫學部（第2次）
```

圖 7-1、東京帝國大學醫學部傳承

資料來源：盧官一翻譯改繪，根據堀江幸司，〈16. 東京大學醫學部の名稱の変遷〉，《改訂版・江戶東京醫史學散步》，https://www.ishigaku-sampo.com/2017/06/09/16-東京大學醫學部の名稱の変遷/

體制中，教師主要負責向學生提供指導和探索各種醫學專業領域的機會，臨床實習及教學並非必修而屬於選擇性課程。由於日籍教師漸增與日語授課逐步成形，東京帝大時期的醫學教育，比前期增加不少日本在地化調整及特色。受惠於日語直接交流的便給和親近的師生關係，除了有助於醫學生學習，也適用於醫師專業人格的養成。無怪乎早期日本留德醫學教師在學生的描述中，不僅是實驗室研究或是臨床診斷上的明燈，更經常是心目中完美的人格者或亟欲模仿的專業人士。就在如此的關係基礎上，常見師生共同參與編輯日本醫學雜誌、組織學會活動，或撰寫日文醫學教科書的情況。也由於東京帝大醫學部師生的合作與推廣，大量地方性的醫學推廣會、衛生講習會被組織起來，甚至是模仿

東大建立地方性的醫學校。到1880年代底，地方政府籌辦的公立醫學院已經從個位數增加到卅所，而學制和教師來源自然都深受東京帝大的影響。

1874年的《醫制》僅授予西醫學校畢業生醫師資格，對於既存的醫生包括漢醫在內，則從1875年起採取醫師資格考試檢覈的辦法，從1879年起配合醫學校課程內容，啟動全國性的統一考試制度。為了加強與高等教育相關的法規，高等學校法和職業學校法分別於1903年和1894年頒佈實施。值得一提的是，許多高中層級的醫學校，早期被定位為帝國大學的預備學校，但到1901年它們也被升格為高等教育機構，稱為醫學專門學校。直到後來，部分私立醫學職業學校甚至自稱大學導致名目混亂，日本文部省才又參考德國體系與東大經驗，建立全國一致的醫學教育分層制度。如此設計之目的，一方面是維護西方醫學輸日後的一致性，另一方面則是把由東京帝大輸入之西方醫學視為正統的作法。

由於引入德國醫學被視為日本西化的重要項目，明治政府因此對外國教師的選拔抱持極高的期待。在面試十八名候選人後，年輕的內科醫師爾溫・巴茲（Erwin Bälz）獲選，開啟了他在日本廿六年奉獻現代醫學教育的生涯。巴茲獲選的理由之一，是他提出要日本徹底實踐德國醫學教育的理想及規劃。但事實上受到文化與社會差異的限制，他並未引入德國哲學相關的思維方式及教育，也因此日本醫界忽略了當時在德國許多批判現代醫學的聲音。此外，根據瀧澤利行等人的說法，巴茲也未能涉及醫學史的教育，這不僅讓具有傳統視角的日本醫學史論述得以延續，也造成日本傳統文化特質在與西方醫療體制的融合中，出現了非常獨特的「東洋」風貌。巴茲的醫學教育改造工程，完全集中在東京帝國大學醫學部。之後在東京帝國大學的基礎點上，第一代日本留德醫學生細菌學教授緒方正規等人，才確立了大學做為醫學研究與教育的定位。1918年，日本通過大學法和新的高等學校法，建立了帝國大學、專門學校及普通職業學校的三級學制。為此，除廣設帝國大學外，部分醫預科學校回歸為高中醫學高等科（預備班），並把多數的醫學專門學校、職業學校，升格為醫科大學。1920年代新設私立醫學專門學校與職業學校的風潮，則填補了帝大醫學部畢業生不願赴農村或「無醫村」工作的空隙。

秉持德國大學醫學教育理想的態度雖立意良善，但卻因為新高等學校法保留了封建時代以來的「醫局」制度，使得許多醫閥家族仍能掌控新式的醫學教育體制。此一情況直到二戰後在美國設計下的《厚生改革白皮書》出臺，才令醫局制度瓦解，使得醫閥家族不再能掌控日本現代醫學教育。另根據豬飼周平的研究指出，雖然模仿德國醫學教育制度是一大原則，但日本帝大學醫學教育體制並未完全排除臨床訓練的面向，這除了早期來日教學的德籍醫學教師多有臨床資格外，也與早期師資和西醫人數不足，必須滿足社會對西醫醫療需求有關。然畢竟大學醫學教育仍以高階的醫科學發展為主，因此多數臨床醫師的訓練，還是落到醫學專門學校以及醫學職業學校的肩上。這樣的醫學教育分層制度，雖不是完全涇渭分明，但大致還是可以根據大學負擔醫科學與臨床醫學發展，醫專或醫學校專責訓練臨床醫師作為功能區別。這個區別也同樣反映在教學語言上，以九州地區鄰近的福岡醫專和九州帝國大學醫學部為例，前者的授課以日語為主，教科書、學生筆記都是採用日文，但九州帝大的醫學生則德、日語兼備，採用德文教科書並習慣以拉丁文或德文撰寫筆記。

日本於1939年進入戰時動員體制，臨床醫師短缺於是成為一個突出問題。隨著日本領土的擴張，醫學教育的數量以及由此產生的醫務人員的數量，似乎比過去更顯緊張。由於日本醫學教育過去已有將職業發展與研究導向結合的高等教育經驗，因此進一步以帝大為基礎，擴展醫學專門學校和職業學校顯是可行的作法。如此既可以平衡保留帝國大學崇高的醫科學發展地位，同時也能增加不同系統各級別醫師的數量。據此，在二戰期間，七所帝國大學和六所公立醫科大學分別增設了臨時的附屬醫學專門學部或獨立醫專。1945年二戰結束之前，日本帝國政府總共建立了五所新的公立醫學專門學校或職業醫學校，以及十四所縣市層級的醫學專門學校和四所私立醫學校。

二戰後，盟軍佔領東京總部下的公共衛生和福利處（Public Health and Welfare Section）啟動醫學教育改革，廢除了醫學專門學校等職業學校，針對大學醫學院本科教育進行美式制度的調整，實施了臨床實習培訓與住院醫師制度。其結果是大學醫學部、醫科大學、專門學校和醫學校的數量，從1945年的八十五所減少到1948年的四十五所，學生數量從超過一萬人減少到二千八百人。同時，帝國大學改制為一般國立大學，不再具有醫科學的領頭羊地位和支

撐「醫閥」結構的講座制。1948 年一個受到美式醫學教育影響的暫行標準公佈，規定醫學部需實施二年制的醫預科課程，然後自動接續四年的專業醫學課程。1954-56 年間是日本戰後新醫學教育的奠基期，新的醫學教育根據美式標準進行調整，其中包括為期六年的連續本科課程，為臨床輪轉培訓提供一年實習制度以及醫療執業證照考試。從二戰結束到廿世紀 80 年代，日本的醫學教育通過美國的統治和援助、引導進行了改組。二戰後日本醫學院入學人數一度有所下降，但隨著經濟水準的調整又再次增加。1969 年日本醫學教育學會（Japan Society of Medical Education）成立後，醫學教育成為一個確立的學術專業領域開啟戰後日本醫學教育自主調整的機遇。該學會根據日本的社會特性與需求，長期派遣成員參加海外醫學教育課程與訪學維護醫學教育品質，並持續保有自己的醫學教育特色。

二、中國現代醫學教育的多源與紛擾

相較於日本透過帝國政府以從上而下的方式輸入現代醫學教育，十九世紀中期以來的中國，顯然在政治社會紊亂、多方帝國主義侵擾的情況下，不太可能採用類似的模式在華推展統一的現代醫學教育。但相對地，由下而上發展的醫學教育卻也在中國呈現出多源且豐富的風貌。就表面上來說，當日本主動成為德國醫學教育在東亞的實驗室之際，西方醫界卻以中國作為各種醫學教育模式角力的競技場。

西方醫學傳入中國與洋人在華的傳教事業密切相關，因此即有學者認為中國最早出現的醫學教育，可追溯到明代 1569 年義大利傳教士利瑪竇在澳門設立的第一家西醫院，以及院內訓練本地醫療助手的紀錄。從該所澳門西醫院設立後，其他來華傳教士也紛紛設立醫院，並訓練華人助手成為早期中國西醫知識傳播與教育的原型。傳道醫學模式在清末以來，漸成為在華西醫活動的主要方式；教會醫院不僅為中國社會提供迥異於中醫的新醫療模式，還培養了一批中國的西醫人才，為現代醫學在中國的發展奠定基礎。十九世紀初的醫療傳教士們創辦中國首批西醫院和西醫學校，翻譯大量醫學書籍報刊，培養了大批西

醫人才。如美國長老會傳教士醫生嘉約翰（John Glasgow Kerr），1859年在廣州創辦博濟醫院，他一生翻譯了卅四部西醫西藥教科書，培訓近一百五十名中國西醫人才。總的來說，傳教士醫生把各種新穎的醫學技術、醫學器材、藥物知識、醫療機構、建設體制以及醫學教育模式引入中國，初步在華形成以西醫醫院為主體的臨床醫療和醫學教育網路。此外，傳教士還掀起了十九世紀末、廿世紀初的留學潮，為中國醫學生提供了更加直接和全面學習西醫的機會。然而在缺乏政府的有力引導下，早期的西醫知識、翻譯名詞，以及教育訓練模式都無法統一且經常各自為政。直到民國初年出現統一規範的醫學教育之前，馬根濟（John Kenneth MacKenzie）等人發起成立的中華博醫會與機關刊物《博醫會報》，是此時在華西醫教育機構比較共同認可的交流及參考管道。

　　教會醫學教育機構為中國提供了現代醫學教育的簡要模式，他們從設立之初即注意借鑒和移植西方醫學校中的教育管理模式。十九世紀末，隨著西學東漸的潮流，中國開始創辦自己的西醫學校。1881年，在總督李鴻章的贊助下，馬根濟於天津開辦了倫敦會施醫院，還成立了一所僅有八名學生的西醫學堂，成為中國境內第一所西醫學校。這所學校的訓練結構，包括課本、考試和論文，主要都仿效西方尤其是英國的模式。但由於此時中國民智未開加上教案叢生，1884年該校僅有六名學生從醫學館畢業。另在李鴻章督辦北洋軍務期間，根據楊明哲的研究指出，他亦曾校閱由香港西醫書院第一屆華人畢業生演示的戰場救護。可見此時在華西醫間不僅互通聲息，而且可能與周邊殖民地也有教育上的互相提攜。

　　第二次鴉片戰爭（1856-1860）的失敗，刺激出晚清洋務運動的推展，其中包括了學習、引進和借鑒西方近代的醫學教育制度。在高等醫學教育方面，1894年北洋大臣李鴻章奏請於天津總醫院附設西醫學堂（又名北洋醫學堂）。辦學初期，該校學制主要是複製日本模式，且教師也多數來自日本，修業年限為四年，相當大學部的教育水準。1902年「壬寅學制」頒佈，將醫學歸入藝科，屬於高等學堂等級的大學預備科，修業年限為三年。但「壬寅學制」因政府準備不夠充分而未實行，1904年重新頒定「癸卯學制」採用日本帝國大學制度，將醫學劃歸與經學、政法、文學、格致、農、工、商等科平行的分科大學之一，但修業年限增為四年，長於其他分科大學的三年。壬寅學制頒佈同年，亦是袁

世凱小站練兵之際，天津醫學堂分別成立為陸軍、海軍兩醫學堂。法籍教員成為海軍醫學堂的主要師資來源，而日後遷往北京的陸軍軍醫學堂，則在日籍總教習平賀精次郎團隊的規劃下，採取了日本陸軍軍醫學校的教程。

從甲午戰後到民初的二十年之間，除了日本之外還有兩股西方力量，推動了中國現代醫學教育的發展任務。第一組是由英美傳道醫學發展而來的在華醫學教育聯合團體，主要是在北京、奉天、濟南、上海和廣州等地的教會醫院基礎上，建立起現代醫學教育機構，當中最具代表性的是洛克菲勒基金會。該基金會於1917年接管北京的傳教士聯合醫學院，根據霍普金斯大學醫學院的建校理念，在豫王府的基地上建起了北京協和醫學院（Peking Union Medical College）（圖7-2）。北京協和醫學院由洛克菲勒基金會設立的中華醫學董事會（China Medical Board）資助和支持，該校不僅是美式醫學在中國的灘頭堡，對整個中國醫學與衛生現代化的貢獻，正如馬秋莎的專書標題所示「改造了中國（Transforming China）」。中華醫學董事會不僅支援北京協和醫學院的建立，也贊助許多在華英國和北美傳教士興辦的醫學校。舉例而言，1915年中華醫學董事會決定支持一所在山東的基督教大學，改組成立濟南的齊魯大學醫學院。類似模式也陸續建設了南京聯合醫學院（1917）、漢口醫學院（1919）、北京北方聯合女子醫學院（1924）等。此外，還有幾所美國大學也在該董事會的資助下，參與了中國的現代醫學教育的發展。例如著名之長沙湘雅醫校（Yale in China）、上海聖約翰醫學院，乃至於賓夕法尼亞大學及費城女子醫學院，也個別贊助了廣州的兩所醫學校，在在可見英美系醫學教育對中國相對全面性的影響力。

早期為擴大民眾對西醫的接受，多數傳教士醫學校常見中文教學，並在《博醫會報》等刊物上，發表中文翻譯的醫學文獻與教材。早在1851年，英國醫學傳教士合信（Benjamin Hobson），就已完成一本解剖學和生理學的中文教材。之後又有其他人繼續翻譯的工作，如美國傳教士嘉約翰就出版了十數本的醫學教材和專著。隨著北京協和醫學院的發展，像是 Gray's Anatomy《格雷氏解剖學》這類西方通用之教科書，也陸續被翻譯成中文並成為教材。儘管中、英文都被認可為教學語言，但學生們仍被要求學習英語，並鼓勵直接閱讀英語教材和醫學文獻。事實上有許多紀錄顯示，醫學生們反而經常要求老師以英語講課，以

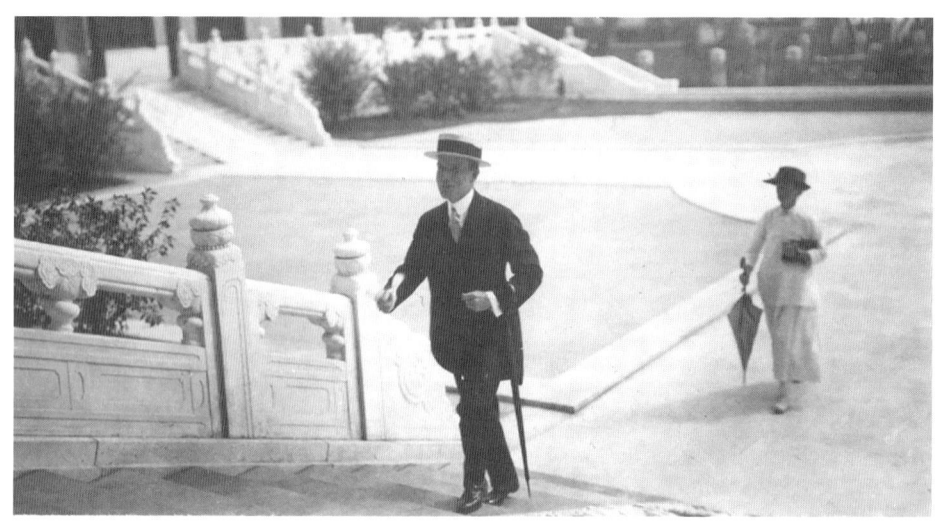

圖 7-2、1921 年 9 月，洛克菲勒二世（Rockefeller Jr.）參加北京協和醫學院捐贈暨落成儀式時，在醫學院庭院內留影。
資料來源：北京協和醫學院典藏授權使用，蔣育紅教授協助取得授權，2024.09.28

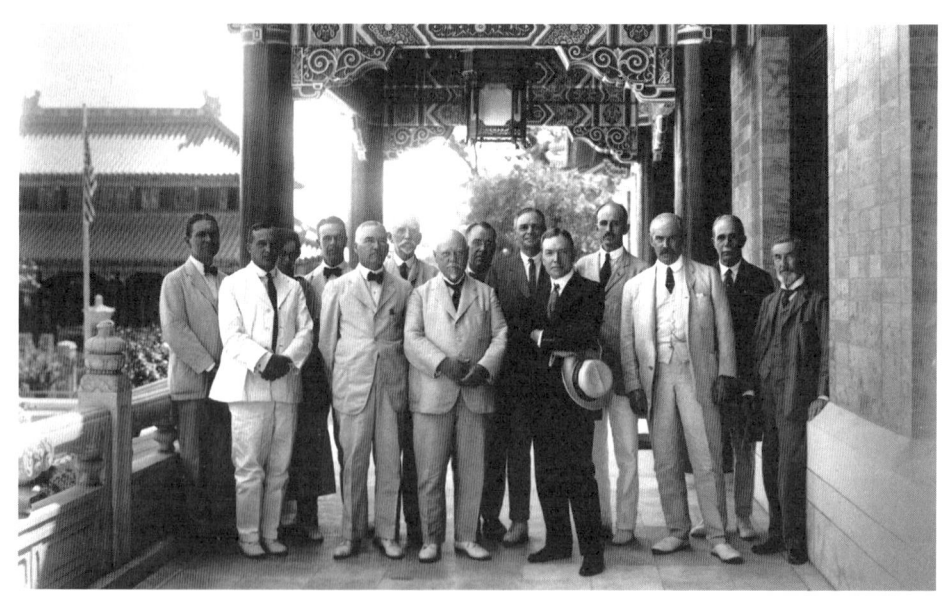

圖 7-3、1921 年 9 月，洛克菲勒基金會代表團與 PUMC 校董會、CMB 董事會成員，于 PUMC 落成典禮後留影。
資料來源：北京協和醫學院典藏授權使用，蔣育紅教授協助取得授權，2024.09.28

方便他們直接用英文做筆記。這些英美系的醫學校常要求一般入學者須從六年制中學畢業，入學後進行兩年校內的醫預科培養，之後才是五年的醫學課程以及最後一年的臨床實習。

　　德、法兩國從十九世紀開始就是現代科學醫學的領頭羊，隨著西方帝國主義入侵，它們當然也不會缺席中國的現代醫學發展。1897 年兩名德國傳教士遭到謀殺後，德國人佔領了青島並開設了一所小型醫學院，該院一直營運到 1920 年關閉，期間似乎僅訓練過幾名中國籍助手。相較於青島，上海才是德國醫學教育的主要舞臺。1899 年，兩名德國醫生鮑倫（E. H. Paulun）和薛伯（F. von Schwab）在上海租界的紫荊路，為貧困中國病患開設慈善醫院。1905 年，駐上海的德國總領事納貝（J. von Knappe），提議在中國建立足以代表德國醫科學卓越地位的醫學院，遂由鮑倫和薛伯領導的上海德國醫師協會於 1907 年在該院附近開設了一所醫學院。該校課程嚴格按照德國教育系統進行，基礎科學教師悉數來自德國醫學院，所有臨床科目均由上海德國醫師協會的人員講授，畢業生如擬進修研究生學位時，則推薦轉往德國的醫學院就讀。這所學校成立時名為中國德國醫學院，後來更名為同濟醫學院。當 1915 年洛克斐勒基金會支持的中華醫藥董事會（China Medical Board）委員西蒙・佛萊克斯納（Simon Flexner）訪問中國時，他盛讚同濟醫學院的教育，並與同期美國在華醫學教育的工作成效相提並論。1910 年，醫學院和醫院進行了擴建，但在 1914 年第一次世界大戰爆發時被法國人佔領。1921 年，同濟醫學院根據新大學法規轉交中國董事會監管；1923 年，該校改制為大學並接受江蘇省政府財政支持。

　　至於法式醫學教育方面，1883-1885 年的中法戰爭，確立了法國對東南亞等地的控制。1890 年巴斯德研究所西貢分部成立，是遠東地區第一個微生物學實驗室，專責傳染病預防與熱帶病理學研究等方面。1900 年，為紀念總督保羅・杜梅（Paul Doumer）以及支持法國對印度支那的治理，杜梅醫院於廣州開業。三年後的 1903 年，該院專門為培訓年輕中國男性，設立了一個護理訓練班。1902 年，中國天主教耶穌會神父馬相伯在上海開辦了震旦大學（Aurora University），但直到 1913 年，震旦大學才因為里昂醫學院教授尤金・文森特（Agrégé Eugene Vincent）的建議，認真考慮開設醫學教育專案。隨後在法國政府捐款及輿論支持聲中，1914 年，震旦大學錄取了第一批中國籍的醫學生。該

校所有的教學方法和課程都依照符合法國的標準，包括二年的預醫科和四年的專業醫學教育。震旦醫學院的教育著重實驗操作及臨床實習，學生從入學開始每天上午都須在聖瑪麗醫院（St. Mary's hospital）實習。這所學校後來屢經變革，並從上海第二醫學院成為今日上海交通大學附屬醫學院。

根據余新忠等人的研究顯示，甲午戰敗是中國衛生現代化與醫學西化加速的關鍵，也是日本醫學西化經驗全面影響中國的時刻。前述有關現代醫學教育在「壬寅學制」及「癸卯學制」中的規畫，即是日本現代醫學教育制度性引入中國的濫觴。1911年民國肇建不久，次年時任臨時政府教育部教育總長的蔡元培，頒佈了《大學令》、《專門學校令》和《專門學校規程》等文件。按民國初年教育部醫學院校的初級和中級教育規定，中學畢業生即可考入醫學專門學校。此時的醫學專門學校皆按1913年的《醫學專門學校規程》辦理，修業年限均為四年。至於高中畢業生才能投考之大學部分，則根據《大學令》將醫科與文、理、法、商、農、工並列，並設置大學預科。大學醫學課程共有一百零三個科目，是各分科裡課程門數最多的學科，其中醫科的修業年限是預科三年、大學四年。1917年北洋政府教育部頒佈的《修正大學令》，更加具有強烈的日式教育體制風格。根據該法令，凡具有文、理兩科者可設大學，其中含醫學院，而具有法、醫、農、工、商等五科之一者，得單獨設立為單科大學如醫科大學。這與日本學制裡大學得設醫學部，另有醫科大學與醫學專門學校的規畫相近。

這些源自日本的新學制，在五四運動中遭到英美系學者強烈批判，並在新文化運動的影響下，各界紛紛要求仿效美國的高等教育學制。1920年代初期，北洋政府教育部依據美國學制頒佈了一個新的學制系統。其中規畫取消醫學預科，改醫學專科的修業年限為三年，醫學本科的修業年限為五年。同年北洋政府又出臺《學校系統改革草案》，規定大學採用選科制替代原來的年級制，學生可以依興趣自由選課。1924年頒佈的《國立大學條例》，再次明確規定國立大學自主設立科系、規畫課程及其相關事務。以上種種變革，導致此時期各個醫學院校的課程規畫與修業年限差異甚大。1929年國民政府於南京成立，為統一高等教育亂象，新頒《大學及專科學校組織法》，規定大學分為文、理、法、教育、農、工、商、醫各學院，凡具有三個學院以上的稱大學，否則為獨立學院。在劉瑞恒等英美系醫師的指導下，規定醫學院修業五年、專科學校四年，入學

門檻均為高中畢業。1930年3月，醫學教育委員會召開第一次會議，議決醫學院分本科、先修科（即醫預科）兩級，先修科修業年限二年，附設於理學院，入學資格仍為高中畢業生。另允許醫學院附設四年制專修科，賡續醫學專科學校體制。但1931年改制以後，教育部仍無法完全統一各醫校的學制與教育內容，如齊魯、中山、北平國立醫學院及同德醫學院等，仍按照「德日課程」講授；北平協和、上海聖約翰、湘雅、華西醫學院及國立上海醫學院等，則是「英美課程」的代表學校。至於上海震旦大學醫學院，自然還是沿襲著法國的醫學教育模式，甚至在學期制度、授業年限等方面，都與他校有非常大的差距。

　　1935年，國民政府教育部為規範各所高等醫學院校的學習科目與課程，實施《醫學院暫行科目表》，進一步向美系醫學學制靠攏。1941年，該科目表修訂將醫學本科的修業年限改為六年，並規定特定學年課程結束後，需進行兩次階段性考試——第一次為第三學年末，大約是基礎醫學課程結束後之前期考試；第二次為第五學年末，即完成臨床理論教學、即將進入臨床實習之前進行後期考試。此一規畫與資格考試時間的安排，隱約可見美式醫學教育結合基礎與臨床醫學、講堂課和實習訓練結合的特徵。然而，儘管民國時期的醫學教育有向美式醫學看齊的趨勢，但從清末以來，中國留日醫學生人數眾多，除了臨床看診之外，更是各省醫務行政與教學的主力。清廷從1907年開始，即有官費留學生返國須擔任教員五年之規定。使得大量留日醫學生進入醫學教育及行政體系之中，而在當時出現「留日西醫」的特殊稱號。與日本的情況相仿，他們任教與任職多在公家單位，也因留學背景更青睞德國醫學，經常讓國民政府早期的美式醫學改革者備感掣肘。尤其在日文漢字與漢譯文字相近中文的情況下，大量日文醫書翻譯到中國的背景中，屢屢出現英美系與德日系醫學在華相互競爭的態勢，可謂民國時期現代醫學發展的歷史特點之一。

　　根據夏媛媛與張大慶的研究，對於醫學校課程規範與教學語言的制定，是英美系與德日系在醫學教育上的爭執重點。從學制表面上來看，日德派著力較深的多半是醫學專門學校，而英美派則主張設立大學醫學院或獨立的醫學院。兩方爭執以日德派質疑1935年《醫學院暫行科目表》的發言最具代表性：「（全國）醫學院課程大綱是參照北平協和醫學院的課程大綱做的……委員會是想要用著這種巧妙的手段，擁護中國純用英語學醫的學校，而壓迫純用其他外國文

學醫的學校。」但在檢視兩方爭執後，兩位學者也指出：「當時的中國國情決定了醫學培養宗旨的多樣化，並無哪一派的是標準或優於對方。英美派與德日派尤其在課程設置方面有所爭議，德日派重視理論基礎，英美派重視實踐操作，今天看來這些爭議對於醫學教育的發展均是有益的。」

三、日本殖民體制下的現代醫學教育

不論是早期的約翰・鮑爾斯（John Z. Bowers）或今日的張大慶，研究東亞近代醫學發展的學者，都無法排除帝國主義、殖民統治對於西方醫學輸入東亞的作用。當1870年代日本帝國主義勢力崛起之際，原本尚可以東西方對峙分析現代與傳統醫學的論述模式，於焉從前提假設上產生動搖。此前可以用西力東漸，外部解釋東亞醫學現代化的觀點，至此便須在新興日本帝國主義的擴張架構中，尋求日本殖民醫學的特質，並就其殖民發展階段性，重新理解現代醫學在東亞的特殊性。大致上來說，日本殖民體制下現代醫學的開展，大致可分為殖民臺灣、併吞韓國，以及侵略東北和扶持滿洲國等三個階段，在時間與發展特徵上，恰可分為十九世紀末到1910年的實驗與摸索期、1910-30年代的殖民醫學建設時期，以及1920年代末期以來的科學醫學開展階段。

1895年日本與清廷簽訂《馬關條約》，臺灣正式成為日本殖民地達半世紀之久。1895年的征臺之役中，因傷患病者死亡數六倍於戰死者。臺灣總督府汲取教訓並欲解決臺島「蠻煙荒瘴」的惡劣條件，除於臺北設置具有現代化的軍醫院外，並於1897年接受山口秀高的建議，成立「臺灣土人醫師講習所」訓練本地人作為醫務助手。日本在臺殖民醫學教育在醫學科學（基礎醫學）與臨床訓練有所區隔，且因殖民地特殊情況，更有種族上日本人與臺灣人之區別，造成臺人入學與行醫上的諸多限制。有學者就認為，殖民時期臺灣的醫學教育，不僅僅是培養現代醫療人才之搖籃，也被賦予協力殖民統治的期待。1898年，民政長官後藤新平演講指出，警察與公醫應該如同車之兩輪，協力互助殖民開化且缺一不可。據此，臺灣公醫不僅是為殖民政府執行西洋醫務的專業人士，也具有「文明的拓殖者」的身份宣揚日本殖民統治正當性。

既然日本殖民初期臺灣總督府就有培養公醫、協助殖民統治的想法，此時又恰好是臺灣現代醫學教育發展的關鍵期。使得日本殖民臺灣的五十一年期間總督府設立的歷代醫學校，長期設有公醫科的培育項目將公醫理想及政治任務擴及於普通醫學訓練當中。1896 年山口秀高就任臺北病院院長，建請設立只招收臺灣人的「土人醫師養成所」，施以正式醫學教育協助日籍醫師工作。該所 1899 年改制為「臺灣總督府醫學校」，提供三年制的臨床醫學教育。1902 年高木友枝接任校長，勉勵學生「為醫之前，必先學為人」成一時佳話。1915 年堀內次雄擔任醫學校第三任校長，當時是四年制「醫專」（日籍生）與三年制「醫學校」（臺籍生）分立的雙軌學制。到 1919 年前，臺灣人僅能進入臺灣總督府醫學校，而四年制醫專則為日籍生的天下。在臺人的力爭之下，1919 年醫學校升格為「臺灣總督府醫學專門學校」，改採日臺共學的入學政策，並開啟臺灣熱帶醫學研究的時代。1922 年該校再改名「臺北醫學專門學校」，簡稱臺北醫專。醫專時代雖為日臺共學，但因出路與行醫執照受限於臺灣與滿洲國等地的緣故，臺籍生經常占全校學生員額九成左右。有志取得日本帝國醫師行醫資格者，不論臺民或在臺日人，則須前往日本內地或甚至是朝鮮殖民地求學。

由於考慮到殖民地醫療的特殊性，1928 年臺北帝國大學成立時並未有醫學部之規畫，也拒絕醫專師生與臺灣仕紳要求把臺北醫專直接升格為醫科大學的主張。直到 1935 年由於臺灣社會對醫專升格呼聲高漲，日本國內醫專也陸續升格醫科大學，臺灣總督府才考慮在臺北帝國大學內成立四年制學士教育的醫學部（三年預科加四年醫學本科），延聘東京帝大醫學部教授三田定則擔任學部長。醫學部入學採日臺各半制，和臺北醫專幾乎全為臺籍生明顯不同。而原本的臺北醫專，未如臺民所願直接升格為帝大醫學部，也不允許比照內地制度改為醫科大學。反倒是在 1936 年將臺北醫專改名、改制為「臺北帝國大學附屬醫學專門部」，併入臺北帝大醫學部延續其專職培養臺籍醫師的角色。相對於醫學部兼顧基礎醫學訓練的要求，醫專部側重臨床醫師教育為主。值得一提的是，整個日治時期僅有上述官方持續成立的醫學校提供專業的醫師訓練。對於其他醫療專業如護理、藥學、助產，甚至是衛生學等，則無獨立之學校與科系設置。以護理教育為例，臺灣總督府在 1914 年公佈《看護婦講習規則》後，允許各級醫院與診所自行培育護理人才，而非成立專責之護理學校培育護士。

根據鐘信心的回憶，日治時期的看護婦教育，只得算是日本護理教育中的初等教育；臺灣的助產婦養成教育也有類似情況，僅能等同於日本國內的助產婦初等教育。要言之，殖民時期臺灣的醫學教育，具有對外培育醫學專業與社會菁英之政治目的，對內則在殖民地社會上造成「獨尊醫學」的民間風氣。

1945 年日本戰敗、臺灣歸還中國後，臺北帝國大學奉令改名為國立臺灣大學，醫學部易名醫學院，醫學專門部改稱醫學專修科，仍歸醫學院管轄。臺大醫學院改名之初，仍延續日本舊制轄有醫科及醫學專修科，直到 1950 年才以醫學專修科不符中華民國學制而停辦。醫科則逐漸延伸為五、六年制，到 1980 年代才改為七年制醫學士學制並改名醫學系。大致上來說，二戰結束初期，臺大醫學院的教育，基本上還是延續日本殖民醫學時期的基本架構，只是在學制上做了比較小範圍的改變而已。首先，臺北帝國大學醫學部原本是四年制，戰後最初改為五年制醫科，以便招收高中畢業生。不久後的 1947 年再改為六年制，是在維持四年本科的情況下，增加了一年的預科及一年的醫院實習。1949 年傅斯年搭機飛抵臺北接任國立臺灣大學校長，力促醫學院依照大陸時期美式醫學教育進行改革。臺大遂根據教育部規定，改醫學院為七年制，包括兩年的「醫預科」，學生修習通識及一般科學課程，之後才是醫學四年本科。其中本科的第三、四年修習基礎醫學，由醫學院基礎學科教師講授；第五、六的臨床教學及第七年的臨床實習均在臺大醫院進行（圖 7-4）。1949 年之後的美國援助與國府在大陸的教育體制，是促成臺灣醫學教育從殖民體制轉向美系醫學的關鍵。

至於在韓國方面，1899 年的大韓醫學校到 1907 年由統監部整合改稱大韓醫院教育部，次年再改名為大韓醫院醫育部，並於 1909 年時改編為大韓醫院附屬醫學校。因應日本併吞朝鮮的新局面，朝鮮總督府於 1910 年將大韓醫院更名為總督府醫院，原大韓醫院附屬醫學校降級為朝鮮總督府醫院附屬醫學講習所，並逐漸廢除公費醫學生制度。該醫學講習所授業年限為四年且課程內容著重於臨床醫師培養，使用之教材和教學時數，均與相當之日本醫學校一致，但僅允許朝鮮人入所學習。從 1911-1915 年之間，醫學講習所的畢業生有過半以上的人活躍於官立以及公立的醫院之中，剩下的人則是以自行開業為主或是東渡日本留學。相比於臺籍醫師多為開業醫師的情況，醫學講習所的畢業生們則任職官或公立醫院的比例較高。

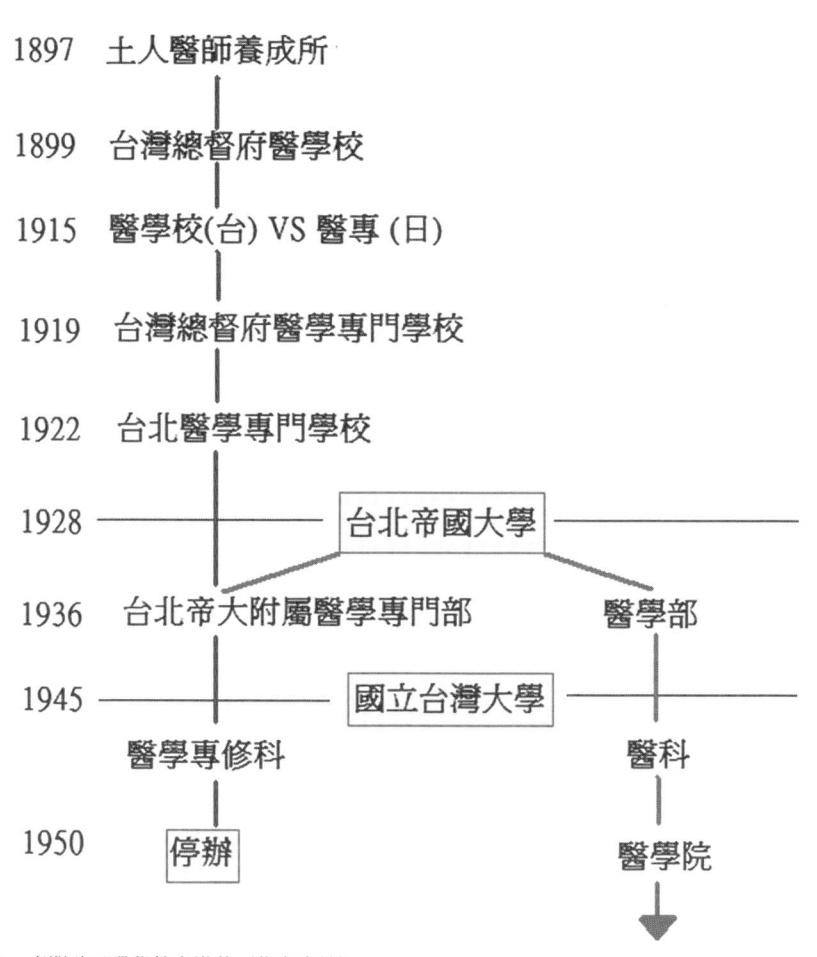

```
1897  土人醫師養成所

1899  台灣總督府醫學校

1915  醫學校(台) VS 醫專(日)

1919  台灣總督府醫學專門學校

1922  台北醫學專門學校

1928 ──────────┬──台北帝國大學──┬──────────
                │                  │
1936  台北帝大附屬醫學專門部      醫學部

1945 ──────────────國立台灣大學──────────
        醫學專修科              醫科

1950      停辦                  醫學院
```

圖 7-4、臺灣殖民醫學教育沿革（作者自繪）

　　根據 1913 年頒佈之《醫師規則》，僅有醫學講習所畢業生得以因學業完成自動取得醫師證照，而且還可以溯及既往於過去的畢業生。此令一出，顯然會對社會上大量的韓醫，以及已在韓多年的西醫世弗倫斯醫學校產生排擠作用。為此，該年朝鮮總督府批准洪鐘哲、李海盛和趙炳瑾創立公醫培訓所，做為以西方醫學培訓韓醫的機構，課程包括了東、西醫的教學。其實早在 1911 年公醫培訓所隸屬朝鮮醫師研鑽會期間，就曾以新醫學培訓所的名義運營，設

置了西醫科（一年半制）和中醫科（三年制）的夜校教育。公醫培訓所在 1918 年因財政困難移交給朝鮮總督府醫院，直到 1919 年關閉前一直都與韓醫團體，如朝鮮醫師研鑽會、醫學講究會、朝鮮醫生會、全鮮醫會等保持密切的關係，成為以西醫教學保存韓醫的特例，也是韓、臺公醫教育體制上的一個有趣的對比。

1916 年總督府將醫學講習所升格為京城醫學專門醫學校，簡稱京城醫專，但維持既有的修業年限或者是教育科目，只是開始招收日籍學生約占總數的三分之一左右，日、韓學生到二戰結束前，則已各占約一半的比例。京城醫專開設之目的是作為朝鮮殖民地日本西醫師的養成機構，因此重視培養臨床醫師而非醫科學家。京城醫專學制有五年制（日韓共學）與四年制的區別，其中五年制畢業生可取得全日本開業醫的資格，但四年制者就只允許在韓行醫，且須接受警察與日本醫師的監督。1926 年京城帝國大學（京城帝大）成立之初，設有法學部、文學部與醫學部。據此，京城帝大醫學部的設置比起臺北帝大早了有十年左右。京城帝大醫學部的成立是為了補充京城醫專的臨床教育，傳授診療及研究並重的醫學教育。京城帝大醫學的學生主體始終是日籍生，1930 年第一屆畢業生開始到 1943 年止，日籍生便占了總數之 72%。與臺北帝大情況相似，京城帝大醫學部的教授大多出身東京帝大。但著名的細菌學者志賀潔卻是以北里柴三郎門生故舊的身分，出任醫學部學部長一職，這或許是得利於京城帝大醫學部重視基礎醫學及科學研究有關，和重視醫界人事關係的京城醫專有相當不同的教育態度。

根據 1913 年的朝鮮總督府頒定之《醫士規則》，完成日本殖民醫學教育的畢業生，即可取得行醫資格的特權，此一規定無疑造成世弗倫斯醫學校畢業生相當程度的困擾。作為 1904 年就已經存在的西方醫學教育機構，濟眾院醫學校或後來被稱為世弗倫斯醫學校，向來被韓國社會認為是培育正統西醫的搖籃。儘管到了統監府時期，該校畢業生都還能獲頒開業認許狀（執照），但在新的殖民醫學體系中，卻須通過考試才能合法行醫。為了尋求朝鮮總督府的認可，世弗倫斯醫學校盡可能根據日式醫學教育的要求，修改教育內容以確保教學設施以及教授資格，終於在 1917 年獲准改制為私立世弗倫斯聯合醫學專門學校。1923 年世弗倫斯聯合醫專獲得朝鮮總督府許可證，成為日本帝國境內合

法的私立醫學教育機關，其畢業生這才可以免試授予醫師許可證。從1934年起該校與其它接受日本文部省文憑的畢業生們，都可擁有在日本帝國含殖民地及滿洲國，還有巴西、英國等海外地區的開業許可。1923年世弗倫斯聯合醫專的成功改制，其實是整個朝鮮醫專改制風潮中的一個環節。同年在平壤慈惠醫院中的平壤醫學講習所，也獨立升格為平壤醫學講習所，次年發展成為平壤醫學專門學校。而大邱慈惠醫院附設醫學講習所，也在1924年改制廣尚北道道立的大邱醫學講習所，然後於1933年升級為大邱醫學專門學校。甚至是1928年成立之朝鮮女子醫學講習所，也在十年後晉升為京城女子醫學專門學校。

日本在朝鮮的現代醫學教育以京城帝大醫學部（臨床加研究），以及多所以臨床訓練為主的醫專和醫學校所建構起來。二戰結束到韓戰停火期間，駐韓美軍當局打算以美式醫學的基準重整韓國的醫學教育體系。1946年時首先整合了京城帝大醫學部以及京城醫專等，漢城（即首爾）附近的三所高等學府以及九座專門學校，共建為所謂的國立漢城大學校案（以下簡稱為國大案）。然而全面改制為美式醫學教育制度的結果，卻是引發京城帝大出身者與醫專出身者之間的矛盾，衝突甚至擴大到私立及官立醫專畢業生之間，導致多數教授與在學學生強烈的反對和抗議。結果是在六個月的期間內，原有日本殖民醫學教育體制中的四百廿九位教授遭到開除，僅有一百一十八人得以保留職位。事後產生的教學資源空缺，韓國政府利用所謂的「明尼蘇達計畫（Minnesota Project）」與中華醫學董事會的援助，透過明尼蘇達大學代訓以支持漢城大學醫學院發展。從1954年到1961年大約七年左右的時間，韓方派遣了二百廿六名的教授至明尼蘇達大學研修，並且有五十九名的美方醫學顧問協助重建韓國醫學教育體系，其中也包括高達一千萬美金的援助金額。

至於在中國東北方面；隨著日本勢力向中國東北延伸，滿洲和關東租界地也建立了十多所日屬醫學院校。包括由1911年成立之南滿醫學改制而來的滿洲醫科大學（1922年改制），1912年設置的奉天醫科大學升格盛京醫科大學（1940），與1938年新設之新京醫科大學、哈爾濱醫科大學，以及佳木斯醫科大學（1940）等五所醫科大學。此外，官立旅順醫學專門學校也培養了包括日本人在內的畢業生。可惜除了當時頗負盛名之滿洲醫科大學外，現在醫史界對於其他日本在滿洲的醫學教育機構知之甚少。滿洲醫科大根據日本帝國有關

醫科大學的規定而設置，因此該學院的畢業生享有與國內醫科大畢業生同等權力和資格。根據 1926 年的滿洲醫科大課程資料，高中畢業生的入學考試包括數學、物理、化學、自然史、作文、外語（英語或德語）、日語（僅限中國人）等科目。醫預科考試內容則僅有數學、物理、史地，特別是居然有中國經典文學及繪畫等。入學後的預科新生需在兩年內學習倫理學、中國經典文學、日語、數學、物理、化學、生物學、體操等通過後，才能進入四年期的醫學正科。醫學正科主課程包括物理學、化學、解剖學、生理學、病理學、藥理學、臨床、外科學、兒科學、皮膚病學、性病科學與治療、鼻喉耳科學、眼科學、婦科學、心理學、衛生學、細菌學、法醫學、牙科學和口腔外科學、倫理學、中文或日文（日本學生學習中文，中國學生學習日文）、德語、體操等，不僅翻版日本國內醫科大學，部分課程還已達帝國大學醫學部的程度。就滿洲醫科大學有一年醫預科的設計為例，儘管所有在日本及韓國的醫專和醫學校都有四年的課程，但只有帝國大學因為肩負基礎醫科學研究的任務，必須強制性要求申請者在入學前完成預科教育，或是進入醫學部辦理的醫預科就讀。

就今所知，滿洲醫科大並未有明顯的種族隔離學制，在多數的情況下是允許日、滿共學的。這或許是滿洲醫科大辦學宗旨強調日滿親善共學的結果，但也可能是日本科學醫學已發展成熟，根據種族區分智力、安排學習程度的作法，不僅無謂而且無益於滿洲醫科大成立的首要任務，即針對滿洲的風土病及傳染病，進行科學調查與預防研究。舉例來看，相比於京城帝大醫學部及京城醫專，在瀋陽就讀的中國與韓國學生都和日籍生一同接受訓練並無差異，就以解剖課時數來說，京城帝大韓籍生卻僅有不到同校日籍生一半時間之情況。雖說比起其他的日本殖民醫學教育機構，以滿洲醫科大為代表的日本在滿洲醫學教育機構，似乎比較沒有種族隔離的色彩。然若細究其師資來源後可見，滿洲醫科大和許多晚近才建立的醫學校類似，並沒有長遠的在地醫師與教員的培養歷史。許多的師資都來自日本內地或鄰近的朝鮮殖民地，畢業生留校任教的比例也很低，大多數不是進入地方性的官立醫療機構，就是成為私人開業醫師。這樣的情況在滿洲國成立後依然延續。另就周邊地區來說，像是 1941 年在樺太道（今或稱庫頁島、薩哈林）成立的豐原醫院醫學講習所，或 1942-43 年在南進政策下，於菲律賓、印尼、馬來亞和緬甸等地建立之日本醫學校，似乎隱約都有滿

洲醫科大的某些特徵，不像京城（首爾）和臺北的模式——以帝國大學醫學部為醫科學研究中心，輔以各種醫專或醫學校的臨床教育，建構起具有殖民主義特徵的日本現代醫學教育體系。附帶一提，這些外地醫學校的畢業生，多數無法直接獲得或轉換日本內地的醫師執照，至於在朝鮮、臺灣和滿洲等地獲得全帝國認可醫師執照的人，二戰後仍需經過醫師考試委員會審查後，才能更換戰後各政府發放之醫師執照合法行醫。

四、小結

　　上面的說明概述了日本、中國、韓國、臺灣和滿洲等五個東亞國家和地區的醫學教育歷史，這五個國家及地區的醫學教育都曾接受過來自西方醫學的直接衝擊，但也隨著日本現代醫學興起而產生直接與間接的衝擊。儘管各地醫學教育體系存在差異，但從前述的說明中仍可以看到許多共同的發展主題和趨勢。尤其是日本現代醫學向周邊地區擴散，到美式醫學教育模式在中國與戰後臺灣及韓國的抗拒和轉向。由於各種現代醫學教育的影響，這五個國家或地區都逐漸轉變了原有傳統醫學模式與教育形式。東亞的現代醫學教育體系在整個廿世紀中產生劇烈的變化，歐洲、日本和蘇聯模式在各地醫學校中來來去去。從日本多年來採用的德國教育模式，直到二戰後被迫採用美國模式。調整後的美國教育模式也被用於韓國和臺灣，而東北的日本殖民醫學則很快地受到蘇聯體制的影響。就歷史的角度來說，現代醫學教育在東亞發展與轉向、調整的經驗，不僅是東亞的地區現象，更是現代醫學全球化重要的經歷。

　　現代醫學科學在廿世紀出現高速發展的態勢，東亞世界此時也出現了翻天覆地的變動。現代的通訊與印刷科技為現代醫學教育的傳播加薪添柴，原本流通有限的教科書譯本，到了 1930 年代雖不至於唾手可得，但要在書肆上信手捻來應不至太過困難。十九世紀中葉以來藉由歐洲和北美的探險家、傳教士和商人輸入的許多西方醫學元素，到了廿世紀則已通過各種在地的管道學校、專業團體、平民衛生教育等帶到了東亞許多地區。隨著日本帝國主義勢力的興起，原本由西人專擅的西洋醫學教育，至此出現了東亞的代言者，只是在政治及社

會情勢差異,地緣關係與衝突變動的情勢下,現代醫學教育出現了許多有趣的調整和變異。從後設與表面的角度而言,西方醫學及其教育系統可能是當前東亞醫學的主流,但並不意味著它們已經完全取代了當地的醫療傳統。正如中華醫學董事會主席陳致和博士(Dr. Lincoln Chen)在 2017 年引用的一段話:「儘管醫學教育的全球化從廿世紀初發動迄今,但我們不能盲目地認為西方的教育實踐就是最好的。在保持對全球最佳醫學實踐之教育理想的同時,我們還必須制定尊重當地文化價值觀的課程。」

參考書目與延伸閱讀

1. Chen, Lincoln C., Michael R. Reich, and Jennifer Ryan eds. *Medical Education in East Asia: Past and Future*. IN: Indiana University Press, 2017.
2. Fetters, Michael D., and Izumi Yokoyama. "Medical education in Japan." *The SAGE Handbook of modern Japanese studies*. UK: SAGE Publications, 2014.
3. Kim, Geun Bae. "Becoming Medical Doctors in Colonial Korea: Focusing on the Faculty of Medical Colleges in Early North Korea." *Korean Journal of Medical History*, 23:3（2014）.
4. Kuwabara, Norimitsu, et al. "Medical school hotline: The evolution of the Japanese medical education system: a historical perspective." *Hawai'i Journal of Medicine & Public Health*, 74:3（2015）.
5. Onishi, Hirotaka. "History of Japanese medical education." *Korean journal of medical education*, 30:4（2018）.
6. Park, Jin-kyung. *Corporeal colonialism: Medicine, reproduction, and race in colonial Korea*. University of Illinois at Urbana-Champaign, 2008.
7. 陳雁：〈醫學教育在近代中國的初況〉，《廣西社會科學》，第 4 期（2008 年）。
8. 馬秋莎：《改變中國：洛克菲勒基金會在華百年》（桂林：廣西師範大學出版社，2013 年）。
9. 夏媛媛：〈民國時期醫派紛爭的原因及影響〉，《醫學與社會》（2016）。
10. 張蒙：〈洛克菲勒基金會與北京留日醫界的競爭與合作〉，《北京社會科學》，第 5 期（2020 年）。

/ 第八講 /

冷戰初期的國際衛生與地緣政治

*"If you don't read the news, you're uninformed,
and, if you do read the news, you're misinformed."*

—— Denzel Washington, Facebook

*"It is a profound and necessary truth that
the deep things in science are not found because they are useful;
they are found because it was possible to find them."*

—— Robert Oppenheimer, *Why Curiosity Driven Research?*

　　1930年代以降科學醫學成為現代醫學的核心基礎,許多原本藉由推論或邏輯演繹產生之病因及病理,紛紛在醫學實驗及實證判斷下予以批駁或接受。然而,當這樣的思維逐漸成為醫界和社會大眾共識之際,自始即與社會或政治意識形態糾纏難解的衛生或公眾衛生實踐,卻並未完全遵照科學醫學的實證規範,仍不時出現非醫學或科學因素的干擾,其中事涉多端的國際衛

生（international health）更是如此。冷戰初期尤其是世界衛生組織（World Health Organization，簡稱世衛組織）成立的二十年間，國際衛生實作本應隨著科學醫學與歐陸公衛經驗而開展。但在東亞地區卻由於特殊的殖民醫學脈絡與地緣政治因素，成為當時國際衛生實作下的特殊案例，甚或可視為日後全球健康（global health）的前驅實驗。

根據多數西方學者的定義，冷戰（Cold War）是發生於1947年至1991年間東方集團（Eastern Bloc，即蘇聯及其衛星國），與西方集團（Western Bloc，美國、其北約盟國及其他國家）之間的地緣政治緊張狀態。但對於東亞地區而言，則有學者認為1949年國共內戰大勢底定的一年，或許才比較適合作為本地區冷戰時期的開端。因為該年中國大陸落入中國共產黨手中，驅使朝鮮戰爭的序幕隨之拉開。近年來有許多的研究試圖通過「去－冷戰（de-Cold War）」的視角，為戰後的國際關係史提供新的研究路徑，儘管這些努力也取得不少令人深思的成就，但冷戰無庸置疑地依然是深刻影響戰後歷史發展的一個核心因素。從醫學史的角度來說，更是無法在不了解冷戰大背景的情況下，分析或探討世界衛生組織與國際衛生，乃至廿一世紀全球健康興起的脈絡。嚴格來說，對冷戰時期醫學與國際衛生史的理解，有助於闡明當代史研究中的三個重要主題。其中首要者當然是美蘇關係，特別是兩強與第三世界結盟、援助相關的糾結。雖說這一領域已被學者從多個角度廣泛探討，但現有的研究主要還是集中在超級大國衝突上。相對於醫學及國際衛生中「人道高於一切（Humanity above all）」之價值，以及人道和科學中立性如何在兩強對峙中求全等，這類精彩且複雜的冷戰醫學史議題，卻罕有深入的分析及檢討。舉例來看，世衛組織冷戰初期「撲滅天花（Smallpox Eradication Program, SEP）」的全球型計畫，就是深度依靠美國資金和專業知識，並與蘇聯高效率之疫苗生產能力的結合下方得成功。但迄今僅有伊瑞思・馬內拉（Erez Manela）的短論文能一窺在此個案中，兩大超級強權合作的政治難題及其如何以醫學為名展現出難得的「一笑泯恩仇」姿態。其次，通過醫學史研究可以幫助學者理解國際組織和網絡，在拓展國際衛生與全球健康理念的複雜且多元之角色。國際組織研究長期以來一直是國際關係、國際法和社會學領域學者的優勢領域，但醫學史家最近也愈發提出頗具見地的觀點及論述，為前述偏重利益爭奪的分析視角增添不少人性的

光輝。最後一項，醫學史及國際衛生的歷史敘事可以幫助當前社會重新認識冷戰史之多元與複雜，不僅讓醫學史研究走入當代事務，更自證醫學史是充滿活力且迅速發展的學術領域。何況將醫學史納入冷戰歷史分析並不一定需要新的視角，但顯然需要學者具備更廣闊的視野及多元學科之心胸，這樣才能將冷戰時期的醫學發展、國際衛生等重要議題，不僅僅視為醫療專業之公共衛生計劃，而是嵌入冷戰時期更為廣泛之政治、意識形態和文化背景中的複雜作為。隨著種種的冷戰背景變遷，醫學與衛生除共同定義了戰後的國際關係外，也奠定今日許多對於現代醫學及國際衛生的想像和期待。

隨著美國作為全球超級大國的崛起，二戰之後新的醫療援助形式和美國指導下以世界衛生組織為舞臺的國際衛生架構出現。此時的國際衛生及醫學援助表面上以國際主義為名，但實際上卻是國家主權中心或區域結盟的地緣政治，深刻且決定性地改變了個別國家與醫學或衛生實踐的關係。學者西奧多・布朗（Theodore M. Brown）、馬科斯・奎托（Marcos Cueto）和伊麗莎白・菲伊（Elizabeth Fee）曾指出的，「世界衛生組織是一個行使國際職能的政府間機構（an intergovernmental agency that exercises international functions），主旨在於改善全球健康。」根據此一說法，至少在 WHO 成立的前十年，基於政府主權原則之「國與國間（inter-nations/states）」的關係，才是該機構提供海外醫療援助的真正核心機制。這解釋了世衛組織於 1948 年由中國與巴西聯合提案設置，該提案卻須經第一屆世界衛生大會（World Health Assembly，WHA）在瑞士日內瓦批准憲章後，才正式宣告世衛組織成立。由於二戰前美國並非國際聯盟成員，故未以會員國名義參與國際聯盟衛生組織（The League of Nations, Health Organization，簡稱 LNHO）的任務與活動，卻在二戰後強力主導早期的世衛組織活動。WHA 批准 WHO 憲章的舉動，除了顯示現代醫療與國際衛生理想之延續外，也隱含著現代醫學重心特別是國際衛生由歐洲往美式醫學的轉向。由於戰後美國科技與工業的快速進步，加深了現代醫學等於科學醫學的印象。舉例來說 1950-60 年代人們對「原子醫學（nuclear medicine）」之期待不亞於今日的基因療法，甚至更將其作為原子能和平用途的一大標誌。

冷戰時期之國際衛生架構不僅持續戰前以國家主權為行使的基本單位，也更符合西方現代主權國家興起的歷史背景。雖說歐洲國家十四世紀以來的檢疫

實踐可謂現代公共衛生的開始,並對日後社會留下了深遠的遺產。但由於今日大部分國際衛生的定義,均根植於十九世紀以來之西方檢疫和公共衛生國際合作的歷史經驗,以至於當前多數西方醫學史研究成果僅關注於那些歐洲的國際衛生外交和組織的發展,甚至是把冷戰時期出現的世衛組織架構,簡單地看作是北半球西方經驗的全球性延伸。跨國公共衛生和醫療援助項目的理念並非突然在東亞地區出現;早於 1948 年 WHO 的成立前的 1930 年代東亞地區,基於殖民醫學為架構運作之公共衛生和疫情通報網,已經以混合了主權國家與殖民地現實的樣貌出現,悄悄地跨越了西方國際衛生原則裡的主權國家概念。上述有關觀點同樣適用於理解東亞地區在冷戰期間的醫療專業化走向和國際衛生實踐;世衛組織於 1948 年的成立與戰後重建的新秩序相一致,但隨後在冷戰政治的動盪下,戰後國際衛生的原始設計必須有所妥協。從醫學史的角度來看時,當前對於戰後東亞諸國公共衛生的分析過於偏重國內影響和國際連結,預設接受了西方論述中西方國際醫療援助和公共衛生國際主義之優越性,因而模糊了日本殖民醫學對於構建冷戰期間東亞國際衛生基礎的影響。此外,在東西方之間的所有醫療努力和政治妥協中,1945 年至 1960 年代的東亞是一個重要的歷史案例。其中臺灣的例子不僅有其共同代表性,還在 1951 年前有過值得今日臺灣深究的獨特歷史經驗。因此為了進一步討論冷戰時期東亞醫學的構建和國際衛生特點,本講次將聚焦在冷戰時期國際衛生的殖民醫學遺產,並討論東亞地區的國際衛生架構如何與戰前經驗接榫。

一、現代國際衛生的地緣政治糾結

由於工業革命後歐洲興起的「清潔運動(sanitary movement)」,以及因應國際貿易需求與移民潮而生的檢疫(quarantine),十九世紀末廿世紀初的歐陸國家紛紛倡議成立永久性的跨國衛生組織。第一屆 WHA 不僅通過 WHO 憲章還立法合併十八世紀以來各種西方國際衛生組織,如位處巴黎之國際公共衛生辦公室(Office Internationale d'Hygiène Publique, OIHP)、國際聯盟衛生組織(LNHO),以及戰後聯合國救濟總署(United Nations Relief and Rehabilitation Administration, UNRRA),並任命前洛克菲勒基金會國際衛生

部官員弗雷德‧索珀（Fred L. Soper）為秘書長。由於 WHO 成立後仍舊秉持戰前以國家主權為基調的「國際主義（inter-nationalism）」名義，因此 WHO 憲章須獲得各個主權國家批准後，才能依照聯合國會員國原則參與 WHO 與 WHA。但沿襲自二戰前的主權原則與「國際主義」精神，在冷戰初期兩強對峙、各自結盟的氣氛下，導致 WHO 工作拓展窒礙難行，組織發展也相對緩慢。WHO 在 1949 年只有十四個國家簽署，後來更在蘇聯與美國盟友衝突激化下，蘇聯及其盟邦宣佈全數退出 WHO。對世衛組織參與國來說，國際衛生的發展理當是各個社會之間相互聯繫、加強醫學交流的過程，只是在國族主義思想與地緣政治的制約下，使得 WHO 自始都無法完全擺脫戰前 LNHO 所面臨的問題，尤其是在亞非地區所面臨之殖民地與國家主權的糾纏。而東亞地區的情形除意識形態造成之對立外，二戰以來的殖民統治更使局面顯得複雜。當前 WHO 西太平洋區域辦公室（WHO-WPRO）的廿七個成員國包括澳大利亞、汶萊、柬埔寨、中國、科克群島、斐濟、日本、吉里巴斯、寮國、馬來西亞、馬紹爾群島、密克羅尼西亞、蒙古、諾魯、紐西蘭、紐埃、帛琉、巴布亞新幾內亞、菲律賓、韓國、薩摩亞、新加坡、所羅門群島、東加、吐瓦魯、萬那杜、越南等。然而到 WHO-WPRO 成立十多年後之 1960 年代末，東亞地區僅有不到 10% 的地方成為獨立的主權國家，多數地區仍處於二戰前的殖民狀況。於是，1945 年之前東亞主權國家和殖民地之間的地緣政治比例，從根本上造成了戰後「國際（international）」衛生活動的理想，必然要與地緣政治主調的殖民統治發生扞格。簡單來說，就是殖民地不是主權國家，當然無權通過 WHO 憲章並成為其會員。

　　有趣的是，國際政治對推展全球性之醫學交流與衛生協作的影響，似乎很難一言以蔽之。受限於主權之爭與醫學檢驗的技術瓶頸，十九世紀末以來西方各國一直未能就檢疫公約達成跨國共識。再者，第一次世界大戰後美國拒絕參與國際聯盟的態度，導致 OIHP 和 LNHO 兩者的合併案告吹；除了無法創建單一的國際衛生組織統籌全域外，也造成 LNHO 成為既無權也缺財的國際衛生機構。於是到第二次世界大戰爆發前夕的 1930 年代末，LNHO 的工作只能依附在個別主權國的同意及有限資助下進行，至於在亞洲地區則深切仰賴「民間慈善組織」洛克斐勒基金會的資助。不過，廿世紀以來所有國際衛生的努力

倒也不是乏善可陳，只不過都侷限在區域性組織的基礎上。正當美國門羅主義（Monroe Doctrine）高漲之際，泛美衛生局（Pan American Sanitary Bureau）於1902年在華盛頓特區成立，負責美洲地區醫療與衛生事務之協調溝通，並通過美洲諸國檢疫協商的方式抗拒歐陸的檢疫及衛生準則。1907年在巴黎設立之OIHP總部，則顯示了另一種歐陸觀點的跨國衛生與檢疫合作方式，當然也是對英帝國及其海外殖民地貿易的一種管制手段。此時勉強能連接各個區域衛生組織者，卻是一群民間機構如洛克菲勒基金會和國際紅十字會。借重民間機構與醫療慈善的名義，LNHO才能以疾病無國界、人道至上的理念，在個別主權國家同意下開展重要的衛生計畫。嚴格來說，國際聯盟衛生組織（1921-1946）存在的期間，已具有促進醫學交流與國際衛生的全球性視野，但在具體實踐上仍需仰賴民間組織及捐款。即使是LNHO最重要的機構——負責決定工作計畫的衛生委員會（Health Committee），也是由來自不同國家的科學家或公共衛生官員組成，他們只能從國聯獲得每日生活補貼，卻無法領取工作報酬。只是為了獲得成員國的支持，LNHO的運作仍必須符合國家主權原則。布魯利-泰勒（Brewley-Taylor）因而指出：「歐洲國家不願放棄國家主權……直到聯盟（國際聯盟）實際上死亡。」受此大環境的束縛，LNHO的功能在1930年代後期逐步受損，當日本和德國退出國際聯盟之後，西方和東方醫學及公衛專家的聯繫搖搖欲墜。到第二次世界大戰爆發後，多項公共衛生方面的國際合作幾乎全面中輟，僅有國際紅十字會等相關組織，還勉強努力保持國際與跨境之醫療救助。這般的尷尬處境在美國加入戰局並於戰後支持WHO成立後顯有改善，只是對於戰後初期之東亞地區來說，美國影響的出現不僅是泛美衛生局經驗的全球化，或許還可視為另一種殖民醫學樣態。

一如地緣政治因素限制了國際衛生理想在西方國家的發展，東亞地區更由於帝國主義和殖民地的政治形態，無法適用西方國家主權及近代「國際（inter-nation/state）」衛生原則。殖民醫學無疑地是二戰前東亞區醫療實踐的重要常態現象之一，但到廿世紀20年代和30年代，根據羅伯特・巴克翰（Robert Peckham）與大衛・鵬佛瑞（David M. Pomfret）的看法，殖民醫學的政策實踐已逐漸從「飛地（enclavist）模式——僅服務於殖民政權和軍隊」轉向具有現代意義之「公共衛生（public health）模式——強調疾病預防和治療所有殖民社會

可能面臨的傳染病威脅」，此一轉向呼應的正是同時期 LHNO 提倡的國際衛生理想。儘管帝國開始以較為人道的態度改善殖民地的公共衛生，殖民地間的隔閡和國家主權原則，依然造成疫病資訊交流和健康知識促進上許多障礙。殖民帝國彼此甚至是東亞主權國家（中、日）之間的競爭，屢屢加劇了實踐國際衛生與醫學交流時非醫學性的緊張關係和困擾。

日本及中國是戰前東亞唯二的主權國家，而且日本還是本地區唯一擁有殖民地與相關醫學網絡的亞洲帝國；直到廿世紀 40 年代末，日本殖民醫學的影響範圍都在本區域乃至東南亞一帶舉足輕重。造成此等現象的原因，除了日本是東亞地區最早成功醫學西化或現代化的模範，引領周邊的中韓等國紛起效尤外，日本醫學家迅速地在細菌學領域中引領國際風騷，使得日本的衛生實踐得以和西方及 LNHO 的理念併轡同行，也是極為重要的因素。科霍和巴斯德的細菌學研究為以防疫為名的國際衛生合作提供了科學基礎，由於細菌致病論和驗菌病理標準的發展，終於使各國外交部門能有清楚的科學依據，去制定有效的政策和規則，減少許多無謂的政治雜音和似是而非的文化歧見。隨著廿世紀細菌理論的興起，流行病預防的國際合作最終確保了科學的基礎。對於殖民醫學策略從飛地模式轉向公衛模式，廿世紀上半段的醫學科學發展，尤其是細菌學興起確實居功厥偉。

當日本自居亞洲醫學西化典範並在細菌學上大放異彩之際，中國的現代醫學顯然還有追趕的空間，因此如何以主權原則在 LNHO 主導的國際衛生舞臺上與日本抗衡，便成為戰前中國力抗日本殖民醫學發展的重要工具。農村衛生（rural health）是 LNHO 在中國的主要公衛任務，也是 LNHO 醫務主管（Medical Director）盧德維克‧拉西曼（Ludwik Rajchman），自投身國際衛生事業以來最關心的工作。在洛克菲勒基金會的支持下，拉西曼通過安排各國公共衛生專業人員，到示範公共衛生專案和培訓地點，進行廣泛的學習交流，除藉此推動醫學及衛生知識跨國交流外，他也期待在此活動方式中實現國際衛生工作所需要之跨政府「團結精神」。拉西曼特別關注遠東地區，因此曾於 1925 年推動在新加坡設立 LNHO「東局（East Bureau）」，作為遠東地區流行病學訊息及衛生情報的收集與傳遞站。1928 年，中國衛生部成立了一個由三人組成的國際諮詢委員會，拉西曼理所當然地成為受邀成員之一。依照國際諮詢委員的建

議與拉西曼之奔走協調，1929 年 LNHO 幫助中國重組了檢疫服務，並從外人手中收回海港檢疫權，交給了號稱東北「鼠疫鬥士」的伍連德負責。拉西曼之後更提出技術合作計畫，協助中華民國規劃初級的公共衛生服務架構。到 1937 年的日本侵華前夕，已有大約五百家公共衛生機構建立，各級醫學校也都有公共衛生學的講授與人才培育，其中公共衛生護士與助產士的養成，尤其是當時中國農村衛生計畫的亮點。由於拉西曼本人深度參與了 LNHO 內部暱稱之「中國項目（China Program）」，且對於對中國現代衛生建設的熱情如此強烈，以至於他在 1933 年同意利用 LNHO 休假為由，由中國政府支付全部薪水和津貼，來華擔任「技術仲介（technical agent）」，直接投入「中國項目」協調國際聯盟對中國的所有醫療及衛生援助。然而，拉西曼的舉動很快便引起日本的忌恨，由其代表宮島幹之助向國聯提出抗議，迫使拉西曼不得不回到日內瓦的 LNHO 辦公室。

　　LNHO 在遠東地區的直接影響力因拉西曼離華而削弱，日本也因此得以擴展其在亞洲的勢力。此時的日本雖已可稱為帝國主義，但在殖民地衛生建設概念方面，則已然受到公共衛生模式的影響。1925 年，LNHO 在新加坡成立的東局，由來自遠東地區各國的諮詢委員會為運作中心，資金則來自 LNHO 的經常性事務費以及洛克菲勒基金會的捐款，還有更大的部分出自該地區主權國家的撥款。由於本地區僅有中日兩個主權國家，日本外務省不意外地是東局帳面上最大的撥款來源。從東局的財務資料與諮詢委員名單可見，日本對遠東地區國際衛生架構及訊息的關注，其實遠超過政治意識形態之堅持。1933 年 3 月 27 日，日本因反對國聯對滿州事件的議決宣佈退出。隨後新加坡東局的衛生諮詢委員會日本成員立即提出組織更新建議，不僅排除退出東局諮詢委員會的可能性，還提名交由日本專家遞補原本 LNHO 的席次。在日本主導的諮詢委員會指導下，東局於 1937 年進一步統一遠東地區風土病預防準則，提升該局成為遠東熱帶醫學與熱帶疾病的樞紐地位。繼承了拉西曼以農村衛生為底推廣遠東國際衛生的理想，東局在 1937 年於荷屬印尼之萬隆召開「遠東國家農村衛生會議（Conference of Far-Eastern Countries on Rural Hygiene）」。儘管會議以國家（countries）為名，但實際上參加的七成代表都屬於殖民地官員或科學家，提案也巧妙地使用農村地區公共衛生調查和醫學科學研究的名義，避開了具有地

緣政治敏感性的主權國家或殖民政府頭銜。日本繼續資助新加坡東局直到 1939 年，即其退出國聯的六年後。日本佔領新加坡導致東局於 1942 年 1 月正式關閉。戰後由盟軍東南亞司令部重新開放，直到 1947 年轉移至世界衛生組織的臨時委員會。

二、東亞國際衛生與殖民醫學的糾葛

日本退出國聯後雖不再參加 LNHO 日內瓦總部的活動，卻仍捨不得甚至還擴大了對於新加坡東局的控制。對日本而言，LNHO 以衛生或醫學人道為名的國際政治舞臺或可退出，但新加坡東局之醫學與衛生訊息功能卻不容忽視。特別是自從 1908 年美國在菲律賓殖民地成立遠東熱帶醫學會（Far Eastern Association of Tropical Medicine，FEATM））以來，除了國際衛生既有的醫療人道名義之外，「熱帶醫學（tropical medicine）」所代表之醫學專業，賦予日本以研究熱帶醫學持續掌控東局的正當性，因而得以避開國家衛生主權與殖民政治界線的尷尬。1939 年底結束對新加坡東局的資助後，日本擴大解釋熱帶醫學與國際衛生的政治意涵，並與其「大東亞共榮圈」的概念互為支撐。1938 年 11 月 3 日，大日本帝國總理大臣近衛文麿號召建立「大東亞新秩序」，倡議「日滿中三國相互提攜」，建立大日本帝國、東亞及東南亞「共存共榮的新秩序」。1940 年 8 月近衛文麿內閣外相松岡洋右正式提出「大東亞共榮圈」政策。大東亞一詞意味著除了日本帝國的核心地區（包括臺灣和朝鮮半島）、滿洲國和中國外，該圈還包括東南亞、東西伯利亞，今日澳大利亞的週邊地區和太平洋島嶼。值得注意的是，「大東亞共榮圈」的地理範圍幾乎與 1950-60 年代 WHO-WPRO 的管轄範圍重疊。由於日本自詡為亞洲的解放者，發動大東亞戰爭的目的並非擴大日本殖民地範圍，而是要把亞洲各民族從西方帝國主義控制下解放出來。因此 1942 年初，隨著日本對盟國的一系列勝利，椎名悅三郎將這場戰爭描繪成不是一場帝國主義戰爭，而是一場為亞洲利益而進行的道德和建設性戰爭。他甚至使用了「聖戰」一詞呼籲解放後各民族各自建立獨立政權；只不過因為日本是解放亞洲的道德領袖與成功範本，大東亞獨立的各國理應與日本維持親善關係。要言之，日本帝國政府聲稱日本帝國不會取代亞洲的西方帝國

主義勢力。相反地，日本將協調解放亞洲殖民地脫離西方掌控，在日本的領導下共用各自的獨立與主權，一同實現大東亞的互利共榮。

作為日本帝國的最南端，早在 1926 年即有日本者認為，臺灣具有發展熱帶醫學以及認識南洋的絕佳地理和政治條件。日本結束資助新加坡東局的 1939 年 4 月，臺灣總督府中央研究所改組，將衛生部獨立出來交由臺北帝國大學醫學部，成立日本最早、也是當時唯一的「熱帶醫學研究所」。熱帶醫學研究所的成立並非偶然，依據日本官方的說明，中央研究所的改組就是因臺灣成為南進基地，為使「臺灣完成對華南、南洋的使命」，全面擴充科學研究機關。熱帶醫學研究所成立之初，主要機構有熱帶病學科、熱帶衛生學科、細菌血清科、化學科等四科，主要任務不外是為克服日本「南進」過程遭遇的各種健康問題。1940 年日本確立「大東亞共榮圈」策略後，熱帶醫學研究所組織隨之擴張；1941 年熱帶醫學研究所擴充研究設施，並特別增設新科室「厚生醫學科」，強調研究以及維護在臺日本人的健康及優越，特別協助日本人移住南方後，可能產生之各種熱帶馴化問題。根據 1943 年臺灣總督府官房情報課編纂之《南方醫學讀本》，該書為試圖往返南洋之日本人而撰寫，根據臺北帝大熱帶醫學研究所成果，分章說明熱帶氣候、衛生問題、寄生蟲、流行病、人種、毒蛇害蟲等，希望鼓勵南方移民以逐步成就南進功業，建設對日親善之「大東亞共榮圈」。

從學科定義清楚的「熱帶醫學」到模糊之「南方醫學」或「厚生醫學」，顯示在「大東亞共榮圈」政策主導下，原屬醫學專業的熱帶醫學似乎又受到政治上的干擾，因此衍生以上的變通名詞。特別「南方醫學」或「厚生醫學」的研究主題，多指向日本人移住南方（洋）後，可能會產生之體質適應與精神調節問題，相當程度上反映出日本受德國人種衛生學與體質論的影響。舉例而言，針對熱帶性體質退化的憂慮，臺北帝大熱帶醫學研究所研究員中脩三和曾田長宗曾分別有所回應，指出：一、異民族風習導致移住者文化降低，這是歐美人輕視有色人種的論點，不適用於亞洲的情況。二、若是因氣候因素導致精神與體質退化，可採取適度的熱帶衛生措施加以改善。三、就生物學的體質退化論而言，熱帶風土病是後天與環境造成的疾病，不會引發遺傳本質的惡化。而且當前的熱帶醫學知識，已足夠應付熱帶疾病所造成的問題。總而言之，設置臺灣熱帶醫學研究所的目的，即運用進步的熱帶醫學進行南方熱帶風土馴化、保

持優良的體質遺傳。因此以日本人良好的適應力和知識進步來看，白種人作不到的事，對日本民族而言並非不可能的夢想。從人種論出發的日本南方醫學觀點，確實曾在「大東亞共榮圈」擴張中發揮影響力。1943 年 11 月，日本首相東條英機集合共榮圈內之滿洲國、（汪精衛）中華民國、泰國、菲律賓自由邦、緬甸國及自由印度臨時政府等代表，於東京召開大東亞會議，並發表《大東亞共同宣言》。緬甸代表便於會議中激動陳述：「我們再次發現到我們自己是亞洲人，發現到我們流著亞洲人的血液……」。儘管對一些歷史學家來說，「大東亞共榮圈」只是用來合理化日本侵略的宣傳口號，但 1940 年代的日本帝國透過醫學語彙，一方面強調熱帶醫學能確保南方移民的可行性，另一方面也建構出「亞洲人」、「東方民族」等曖昧不清的種族意識，把此時日本與周邊亞洲地區間的軍事、政治、經濟、文化和族裔多重關係統合起來。

　　日本醫界為南進政策而創造出「南方醫學」與「厚生醫學」等類醫學名詞，作為熱帶醫學日本的衍義版外，其實還另有與西方醫界互別苗頭的意味。根據熱帶醫學家赫伯特・吉爾斯（Herbert M. Gilles）與阿德托昆博・盧卡斯（Adetokunbo O. Lucas）的看法，熱帶醫學從十九世紀中後期以來，經歷了幾個重疊的發展階段。最初的關注點是那些造成溫帶殖民者困擾與死亡的風土病或傳染病；由於對其病因和流行病學的瞭解有限，此時西方醫界慣用的是「熱帶疾病（tropical diseases）」，而熱帶醫學一詞則屬罕見。隨著知識與觀察的積累，醫家在寄生蟲病和傳染病方面，病原體、宿主和媒介的識別逐漸清晰。萬森等早期熱帶醫學家的貢獻即在此階段，他們是把熱帶醫學建構成為醫學專科的關鍵世代。第三階段莫約出現在 1930 年代末期，其特點是隨著熱帶醫學的進步，新藥物和預防技術出現並用來控制熱帶疾病。這些新產品包括藥物、診斷工具、媒介控制措施和疫苗。至於戰後的 50 年代以降則屬第四階段，新技術及藥物被大規模的疾病控制計畫所採用，且在條件許可的情況下，徹底撲滅（eradication）疾病威脅，成為這些控制計畫的最終理想。值得注意的是，殖民醫學史家大衛・阿諾等人曾指出，把熱帶醫學的出現歸功於十九世紀末西方科學家的貢獻，或許忽略了殖民地如西印度群島、印尼和印度等殖民地區早期發展的獨特性。熱帶醫學的發展在很大程度上受到與非西方實踐和獨特殖民環境條件的互動影響，作為醫學觀察和實驗的重要場所的殖民地，提供歐洲研究

人員與當地實踐互動，研究疾病反應，並調查本土醫學與新興領域之間的絕佳機會。

日本對於發展熱帶醫學的呼聲雖可上溯自 1920 年代，但相較於西方卻已稍嫌落後。在二戰前的大東亞地區（東亞與東南亞）殖民地普遍存在，相較於主權國家可以成為 LNHO 的成員而交換必要訊息，殖民地之間就顯然有困難納入其運作框架中。在眾多西方殖民勢力中，廿世紀初期的美國僅佔有菲律賓一處，且對於亞洲經營的歷史與醫學上的聲譽，都遠不及英法德等歐陸國家。如何讓美國醫界也能在東亞殖民醫學領域中發聲，並且能獲得歐陸醫界的共鳴，或許需要比國家主權更高的理由才能實踐。1905 年至 1915 年期間擔任菲律賓總督府公共衛生主任（Director of Public Health of the Philippine General-Governor Government）的維克多・海瑟（Victor Heiser），首先提出了成立一個非政府機構以促進在遠東地區流行病資訊交換、預防設計和基本醫學知識的想法。1908 年他集結部分西方熱帶醫學家在馬尼拉成立遠東熱帶醫學會（Far Easten Association of Tropical Medicine），根據該會（FEATM）的宗旨，這組織不屬於政府單位元且目的是為遠東地區的醫學專業人員，尤其是來自各殖民地的人員提供熱帶醫學知識與實踐交流的平臺。

在該學會存續之 1908-38 年期間，FEATM 共舉行過九次會議。絕大多數的會議地點都在殖民地，只有兩個例外──1925 年的日本和 1934 年的中國。這樣的安排顯然要比堅守國家主權原則的 LNHO，更符合大東亞地區的地緣政治現實。1923 年在新加坡舉行的 FEATM 年會，標誌著 FEATM 和 LNHO 之間的長期合作終於浮上檯面。由於 LNHO 代表諾曼・F・懷特（Norman F. White）授命於 1922-23 年間訪視亞洲地區，並在 FEATM 的協助下對各個殖民地的檢疫程序進行評估，最終判定遠東地區的疫情通報系統仍屬幼稚，且 LNHO 對本地區鞭長莫及難以發揮立即作用。有鑑於新加坡是遠東通往世界貿易路線的節點，也是英國在本區中之力量重鎮，懷特建議在新加坡建立一個 LNHO 的東部機構，以便進行即時的檢疫制度統合、疫情訊息交換，甚至是與 FEATM 合作進行科學化區域治理。1924 年，LNHO 通過修正案與 FEATM 合作，共同籌設位於新加坡的東局，並按照 FEATM 的規劃設立其諮詢機構，向擬定區域檢疫及衛生目標逐步推進。

值得一提的是，不管是 LNHO 還是 FEATM 在遠東地區的衛生工作，都受到美國洛克菲勒基金會的資助。該基金會 1909 年的鉤蟲病根除衛生委員會（Sanitary Commission for the Eradication of Hookworm），造就了不少對遠東地區公衛與國際衛生十分重要的人物。如日後來華的委員蘭安生曾派駐在波多黎各和多明尼加，倡議 FEATM 駐菲的維克多・海瑟則在錫蘭、印度和澳大利亞等地，兩人日後成為在遠東推廣洛克菲勒基金會醫療慈善事業的關鍵人物。維克多・海瑟的 FEATM 在該基金會的金援與 LNHO 東局的行政架構支持下，成為遠東地區發展熱帶醫學的重要平臺。而蘭安生則以其對華醫學現代化的地位，得以把拉西曼引薦給中國衛生部部長也是前協和醫學院校長劉瑞恆，有緣一同致力於現代化遠東地區的公共衛生。大致來說，美國的洛克菲勒基金會在 1941 年太平洋戰爭爆發前，以其民間身分有很大的靈活性將國際衛生「人道高於一切」的理念帶往東亞。除了資助 LNHO 在東亞的工作外，洛克菲勒基金會的國際衛生部及其在中國的附屬機構中華醫藥董事會，更不斷促進美國醫學對中國現代醫學的影響力。作為一個私人慈善組織，洛克菲勒基金會當然可以無需太顧慮地緣政治問題。例如當該基金會大量投資中國並與 LNHO 的中國農村衛生計畫協調時，該基金會也同樣支持韓國的弗倫斯醫學校──即今日延世大學，以及日本的聖路加醫院與附屬女子護理學校──戰後創辦臺大醫院高級護校陳翠玉女士的母校。於是在 LNHO 繼續保持與中日兩個主權國家合作的傳統角色時，FEATM 則整合了遠東地區殖民地的醫學專業人員和檢疫官員。1925 年，在 FEATM 東京會議的議事錄前言中，明示鼓勵醫學專業人員應關注人類的國際福利，同時從醫療進步的角度積極看待帝國及殖民地的合作。因此在 FEATM 會議的場合，殖民政府的醫學專家和帝國母國的代表，可以醫學為名平等地討論問題。就時序上來說，各個遠東殖民地衛生體制和施政，也在 1920 年代後期或快或慢地，從「飛地」模式轉向「公共衛生」模式。

日本在 1933 年退出國聯後繼續向新加坡東局提供流行病學資訊、技術援助，和資金，有很重要的原因是保持其與 FEATM 的醫學關係連結，但該連結到 1939 年時仍因中日戰局快速惡化而中斷。東局所代表的熱帶醫學與殖民公共衛生任務，隨之被臺北帝國大學熱帶醫學研究所接手。總的來說，LNHO、FEATM 和洛克菲勒基金會，同時在二戰前的東亞地區繞過地緣政治障礙，為

促進「國際（inter-nations/states）」健康方各自發揮。LNHO 帶來了連接東西方健康需求的國際衛生框架，FEATM 則創建了一個以熱帶醫學為名的非官方網路，不僅避開歐陸幾個世紀以來的國家主權爭議，還讓醫學知識、洛克菲勒基金會的民間捐款及醫療慈善理念得從多元管道注入東亞地區。

三、東亞醫學與國際衛生的冷戰轉向

　　胡惠德出生於 1923 年日治時期的雲林斗六，1944 年自臺北帝大醫學專門部畢業，受熱帶醫學研究所厚生醫學科曾田長宗教授兼科長（1942-1944）推薦，出任臺中州衛生課醫官直到戰後。他曾如此評價：「帝大配合大東亞共榮圈政策，致力於熱帶醫學研究與教學，培養這方面人才，從事熱帶疾病如瘧疾、登革熱、寄生蟲、砂眼、結核病……等防治。帝大畢業都是瘧疾專家，如在基層開業均能親自檢驗瘧疾原蟲，又砂眼以及結核病調查研究也具水準，因而戰後全省大規模防治計劃訂定很好基礎」。此一看法亦適用於曾田長宗的同僚森下薰與胡德惠的同輩大鶴正滿，只是他們貢獻所長的舞臺還擴及於世衛組織西太平洋區域辦公室（WHO-WPRO）。森下薰曾在熱帶醫學研究所專攻細菌學與瘧疾學，返回日本後更以其專長參與駐日盟軍總部主持之「彥根市マラリア対策計畫」，之後根據其 DDT 噴灑經驗擴展為近畿地區防瘧計畫，並在 WHO-WPRO 的參考下做為東亞瘧疾撲滅計畫之前驅基礎。至於大鶴正滿從臺北帝大醫學部畢業後任軍醫赴中國進行調查，戰後出任琉球大學寄生蟲學教職。大鶴除長期與臺灣寄生蟲學界維持密切之學術關係外，也曾以技術專家的身分參加 WHO-WPRO 之寄生蟲防治計畫。

　　以上數人的體會與親身經歷，看來與多數人對東亞國際衛生發展的印象相符：東亞地區的殖民醫學在戰前已出現公共衛生模式轉向，而熱帶醫學也進入到第三階段之病源判斷、預防及撲滅，二戰後以 WHO 為架構之國際衛生體系理當不再受國家主權原則的限制，可以向「人道高於一切」的公衛理想大步邁進。如蘇尼爾・阿姆里斯（Sunil Amrith）即認為，當前東亞諸國公共衛生進步及國際衛生投入深刻，是因為戰前「日本對朝鮮和臺灣的衛生控制程度，即

便是英帝國最熱心的衛生學家作夢也難得。」但冷戰開始不久，美國便透過各種軍事援助和經濟援助形式，企圖直接影響其東亞盟友的立場。阿姆里斯從研究東南亞的例子中認為：「世界衛生組織為美國霸權和亞洲國家建設者的願望之間開闢了一個生物政治學的實踐空間。」似乎與東（北）亞受繼日本殖民醫學遺惠不同，美國在冷戰結盟的思考下直接干預了東南亞地區的公衛發展。無論是否有東北、南亞之別，冷戰初期西太平洋地區的現代公共衛生發展的方向受美國影響甚深，但中國大陸與後來的北韓、蒙古人民共和國則在追隨蘇聯退出 WHO 後，選擇一條非常不同的國際衛生道路。相較於戰前與戰後，國際衛生架構最明顯的改變或許不在 LNHO 交棒給 WHO，而是「國際」的定義從「主權國（inter-nations/states）之間」，變成了「區域盟友（regional allies）間」的關係。

　　作為二戰前東亞的主要殖民大國，英國一開始無法面對美國結盟主義，所可能對國家主權原則造成之侵害。英國首先從醫療進步性高低的角度提出警告：「千萬不能指望在公共衛生和醫學方面技術發展良好的國家，被那些技術不發達的國家利用投票方式所左右」，反對殖民地有權派代表直接參與建立世界衛生組織。部分歐陸殖民國家也支持英國的立場，一時間造成美國對重組戰後國際衛生組織的態度顯得猶豫不決，情勢彷彿戰前 LNHO 的舊事就要重演一般。但戰後經濟殘破的現實，終究迫使歐陸殖民帝國忍痛放手。首先是力圖維繫其遠東地區殖民勢力的英國，因為財政困窘而放棄對於殖民地的直接控制。二戰期間的英國由於注意到日本「大東亞共榮圈」解放殖民地的主張，戰後便強烈反對殖民地與帝國可以平等出席國際多邊架構。英國等歐洲殖民帝國原本主張，通過聯合國的審查，帝國必然會履行對於殖民地社會包括公衛發展的承諾，而這些發展所需要的國際援助並不會損害帝國之主權。上述想法其實也起源甚早，英國在 1940 年的〈殖民地發展法（The Colonial Development Act of 1940）〉中就提出了「初級夥伴關係（junior partnership）」和「福利帝國主義（welfare imperialism）」的概念。根據該發展法制訂之 1940 年〈殖民地發展與福利法（Colonial Development and Welfare Act 1940）〉，承諾英國戰後將大幅增加殖民地的健康和福利支出。然而到二戰結束後的兩年間，這些費用就幾乎佔去英國殖民省預算的五分之一，遠遠超過衰退的大英帝國所能承擔的範圍。

面對戰後經濟窘迫的現實，英國外交部甚且警告說，如果未能獲得聯合國善後救濟總署（UNRRA）對緬甸和香港的資金，必更加損害英國繼續掌控殖民地的權力。此外，戰後美國向來以自由貿易原則反對殖民經濟網的壟斷行為，加上歐陸國家因戰後重建所需，多數傾向戰後摒棄各種不必要的貿易障礙，其中便包括檢疫標準的統一及國際衛生的跨境合作。為達成國際貿易自由化與活絡戰後經濟之目的，美國與歐陸國家設想的新型國際衛生架構，便需不妨害甚至是有利於貿易自由化。據此，國際檢疫規範對人員和商業往來造成的限制必須縮減，其理想狀態則是透過國際衛生合作的方式，讓先進國援助落後地區，以由上而下的架構驅動跨國的疾病根除計畫。如此的架構在保持國家主權的原則上，還可以自由貿易的名義，為醫療人道添脂抹粉。有趣的是，類似的說法早在二戰前，就多次於 FEATM 的各種會議和洛克菲勒基金會對東亞的衛生與醫療計畫中被提及。可儘管自由貿易的口號十分動人，但真正使 WHO 體制在東亞立足且發展的動力卻來自政治現實。二戰結束不久的數年間，英國——這曾經是世界上最強大的殖民帝國顯然正在失去其遠東殖民地的控制力，而新的戰後國際政府組織——聯合國則越來越像是美國主導下的國際政府。然無論如何，西半球在 1945-1950 年之間，已試圖在戰後災難中理清頭緒，新設的 WHO 也在美國的資助下一步步地接續起之前 LNHO 的衛生工作。但相比於西半球的暗室明燈，中國內戰和隨後的韓戰、越戰等軍事衝突，無疑地減緩了 WHO 架構在西太平洋的擴展，也迫使該組織需與戰前的公衛遺存妥協融合。

自由貿易原則是美國願意投入戰後重建的重要經濟理由，而軍事安全保障則是鞏固其經濟利益的戰略手段，兩者都是美國推動冷戰時期遠東地區，或日本口中大東亞地區國際衛生的重要考慮因素。早在 1946 年美國公共衛生服務部副部長（Deputy Surgeon General of the US Public Health Service）詹姆斯・克拉布特里（James A. Crabtree），即倡議建立一個新的國際公共衛生組織，除為接續戰前國際聯盟衛生組織的角色，滿足約翰霍普金斯大學、洛克菲勒基金會和美國醫學協會等許多美國民間組織的類似呼籲外，也是為了恢復或重建二戰前美國醫學在東亞的成就，尤其希望是以中國戰時醫療的經驗為基礎擴展到其他東亞地區。為了實現這個想法，包括上述幾個著名的美國民間醫療與教育組織在內的機構都提供資源，希望能由美國出面在華建立新的國際衛生及醫療

援助組織。但 1945 年至 1950 年間，中國境內局勢迅速惡化，美國對國民黨領導的信心逐漸喪失，因此中輟了多數美國在華的醫藥援助工作。東亞的局勢迅速惡化，共產主義盟友中國、北韓，與昔稱北越的越南民主共和國，在 1945 年至 1950 年之間似乎勢不可擋。嚴格來說冷戰初期的 1940 年代末到 1960 年代，東亞含東南亞地區其實都處在「熱戰（hot war）」的狀態。以東亞情勢來看，自從 1946 年馬歇爾調停國共內戰失敗到 1949 年正式發表《美國對華關係白皮書》期間，美國對國民黨統治中國的信心快速消散，相伴而生的卻是日本從戰前的敵人成為美國重建戰後東亞的關鍵盟友。1951 這年標誌著許多重要事件的發生，而這些事件觸發了 WHO 國際衛生框架在東亞的特殊需要與調整。在這一年，中國以「抗美援朝」為名加入韓戰，朝鮮半島上對峙的不是兩韓而是兩個政治聯盟；東京盟軍總部也於此年正式撤銷，長達數年的戰後日本國體爭議告終，美國明白支持日本採行君主立憲制；以及在遠東國際衛生架構上最重要的一件事，世界衛生組織西太平洋區域辦公室（WHO-WPRO）正式在菲律賓馬尼拉建立。

　　除因共黨佔領大陸導致美國醫學機構如中華醫藥董事會、紅十字會等不得不撤出大陸外，美國在 1950 年韓戰爆發後的新政策，也壓抑了這些本該屬於民間慈善團體的醫藥援華空間。眾所周知，中國代表施思明曾在 1948 年第一次世界衛生大會（WHA）上，提出由中國出面設置西太平洋區域辦公室但遭到否決。施思明的提案提及了戰前拉西曼與美國在華的醫學貢獻，但以時間之近或許也有部分受到克拉布特里構想的影響。然而中國內戰未靖畢竟是一大阻礙，WHO 不得不將遠東地區的業務暫時交由印度新德里的南亞區域辦公室負責，並在 1949 年由前北京協和醫學院教授、北京協和醫院副院長，也是中華民國退守臺灣前的衛生署副署長方頤積，銜命籌辦西太平洋區域辦公室在香港的臨時辦事處。將這個臨時辦事處放在英國殖民地的香港，表面上是應英國的要求與時局所迫，但從地緣關係與方頤積等人任命，也可以窺見克拉布特里構想的痕跡。1950 年，方頤積在審慎評估後正式向 WHO 提請將 WHO-WPRO 的正式會址設於前美國殖民地、1946 年正式獨立之菲律賓共和國首都馬尼拉。該案在第三次世界衛生大會獲准，交由 WHO 執行委員會於 1951 年 6 月 1 日正式確定了移轉過程。為此，菲律賓政府和 WHO 在美英等國見證下簽署合

作協定。1951 年 8 月 15 日，WHO-WPRO 從香港遷至馬尼拉，臨時辦公處所就放在馬尼拉 Intramuros 港區的檢疫局。這個地點正是維克多・海瑟博士在菲律賓建立第一個港口檢疫站的地方，也是第一屆 FEATM 大會舉辦之地點。WHO-WPRO 的選址過程點出戰前與戰後遠東地區國際衛生架構的重疊，也揭示此一地區戰後地緣政治及強權之消長。

面對東亞尤其是中國局勢的快速惡化，1948 年成立的世界衛生組織本該是實踐克拉布特里等人構想的開端，但事實上卻是美國聯邦政府快速地收回對華的援助權力。1950 年美國國家科學基金會（National Science Foundation）成立，與次年成立之國家衛生院（National Institutes of Health），不僅是美國首見以聯邦政府預算資助的醫藥與衛生研究機構，更重要的是國務院全面取代了戰前洛克斐勒基金會等民間機構，戰前國際醫療慈善事業的功能和角色。不令人意外地，洛克斐勒基金會在 1951 年「志願」關閉轄下的國際衛生部門（International Health Division）——該單位正是中華醫藥董事會最重要的捐贈者與合作指導機構。韓戰爆發後，迫使美國重新擬定東亞政策，以 1951 年 10 月制定之〈Mutual Security Act（共同安全法，MSA）〉做為執行新的美援法律基礎。在該法律基礎上，美國國務院轄下共同安全署（Mutual Security Agency）得以基於軍事和經濟援助的方式，恢復對於美國盟友的援助，其中也包括醫藥方面的協助。由於整個新架構立基於保護美國長期安全的原則上，因此包括援華（臺）醫療衛生在內的相關工作，1951 年之後已成美國國際衛生外交活動的一部分。儘管仍常披著民間交流的外衣，但多數的活動與援助仍須得到官方的批准。根據 MSA 法案，美國可以通過向友好國家提供軍事、經濟和技術援助促進美國外交政策的實現，達到「確保美國安全和促進其對外政策」之目的。該法案標誌著冷戰初期美國根據對西歐援助為主的經驗，擴展至全世界反共前線國家或地區，在本質上則是從經濟援助轉變為軍事援助為主。於是以瘧疾防治為例，儘管洛克菲勒基金會仍舊出資支持全球瘧疾根除計畫，但從 1950 年代開始在新的 WHO 框架下，對受惠國的資源調度、專家派遣，乃至於 DDT 分派，都能看出此計畫與美國冷戰外交的關係。1950 年，臺灣因故宣佈退出 WHO，幸賴劉瑞恆、顏春輝與 WHO-WPRO（香港）署長方頤積的私人情誼，趁韓戰爆發後美國對華政策轉向之時機，得以於 1951 年簽下〈瘧

疾防治協定〉。1965 年 12 月 2 日，方頤積及 WHO 副主席席格爾（Milton P. Siegel）來臺，代表世衛組織頒發瘧疾根除證書，臺灣成為亞洲第一個瘧疾根絕地區。值得一提的是，席格爾作為美籍醫師二戰結束前並未參與 LNHO 的工作，而是輾轉在美國政府部門任職，僅曾在洛克菲勒基金會的支持下，有過在中東地區進行人道醫療之經驗。他於 1948 年才加入 WHO，但很快地就因為他個人與美國政府的關係，席格爾協助新成立的 WHO 在組織與財務結構上趨於穩定，也因之更與主要的經費捐贈國——美國在國際衛生工作及目標利害一致。席格爾所代表之美國在國際衛生上的利益，可見之於臺灣與菲律賓之血絲蟲預防及投藥計畫、臺灣的學童砂眼防治計畫、60 年代如火如荼的全球肺結核防治計畫，以及直接由他負責推動的全球性人口暨家庭計畫。

雖說人道援助是 WHO 架構下國際衛生與醫療的基調，但不同於 1930 年代洛克菲勒基金會支持拉西曼「中國項目（China Program）」時也用過類似口號，經濟安全才是美國在冷戰時期向東亞盟友提供各種支持的關鍵因素。尤有甚至，美國眾議員約翰・沃里斯（John M. Vorys）還宣稱，對那些「將與我們並肩作戰的國家」的軍事援助才是「健全的經濟」。理查・貝茨（Richard Betts）指出，儘管學者並不容易簡單歸類美援在東亞的選擇原則，但無庸置疑地經濟上的現實主義（realism）和自由主義（liberalism），一直是美國東亞冷戰外交裡主導性的關鍵意識形態。無論哪種意識形態的支持者都同意美國可以透過援助手段，轉變或箝制東亞盟友以符合美國的價值（American value），以便將之融入美國在該地區的冷戰安全網路。基於上述想法，美國為了確保對韓國的軍事後勤支持，在 1951 年審查了該國的醫療和公共衛生狀況，並責令 1953 年成立之援外事務管理署（Foreign Operations Administration, FOA）提交報告。該報告後來成為擬定〈美援東亞健康計畫（US AID Health Program to East Asia）〉時的重要藍圖之一，計畫中明言此健康計畫主旨就是在維持東亞盟國的經濟穩定和軍事力量。另一個冷戰初期東亞國際衛生受美國影響的特徵，則是 WHO 在東亞地區的工作通常附屬在美援經濟發展技術援助項下，再次顯示了美國價值與經濟、軍事援助考量對推廣國際衛生的作用。DDT 噴灑計畫就是一個例子；不僅 WHO-WPRO 的東亞衛生工作幾乎都與美援的經濟或技術援助重疊，林宜平的研究也發現臺灣防瘧計畫的期程與口號，也都和國內

反共抗俄及冷戰的氣氛息息相關。對於美國如何透過援助東亞諸國，既改變當地衛生也確保同盟對美依賴，政治觀察家詹姆斯·雷斯頓（James Reston）在1953年亞洲之行後有親身的體會：「美國對亞洲安全和身心健全的貢獻，遠遠超過其工廠生產的產品⋯⋯在韓國、日本和福爾摩沙（臺灣），對美國的依賴幾乎是到了令人憐憫的（pathetic）程度。我曾與（韓國總統）李承晚、日本首相吉田茂和蔣介石促膝長談。儘管他們每個人都對美國的政策提出各自的批評，卻也都要求更多⋯⋯」。總得來說，冷戰初期能否被納入WHO架構的重要原則，當是美國是否給予外交承認或認定為盟友。這就能解釋早在1952年WHO-WPRO正式成立前，美援醫療與衛生資源為何已輸入日本、韓國，甚至是當時尚未獨立的東南亞諸國，也因為宗主國的結盟立場持續收到來自美國與WHO南亞辦公室的援助。相形之下，原本二戰盟友的中華民國卻在馬歇爾調停失敗，美國杜魯門政府放棄對華外交支持的窘迫局面中，經歷了孤立無援的尷尬局面。從1949年到1951年間，僅剩下1937年成立之民間團體「美國醫藥援華會」，支木擎危撐住中華民國退守臺灣時的艱困歲月。

四、美國醫藥援華會與孤立的自由中國（臺灣）

1937年在美華僑、留學生與北京協和醫學院（PUMC）教授聯合發起，以民間募款方式資助戰時中國醫藥需求並促進其醫藥發展為宗旨，呼籲設立American Bureau for Medical Aids to China, Inc.（縮寫ABMAC）。由於該組織在抗戰時期的主要任務是資助及調度海外援華醫藥物資，因此當時官方文書中比較常見的中文譯名是「美國醫藥援華（或助華）會」。1949年國共內戰失利，中華民國政府在風雨飄搖中遷臺。相較於此時洛克菲勒基金會資助之中華醫藥董事會，也是PUMC及湖南長沙湘雅醫學校的主要資助者，因觀望中美關係變化而躊躇於上海及印度新德里兩地之際，美國醫藥援華會卻毅然隨政府退守臺灣，成為1950年代中美關係恢復前，在臺碩果僅存之美方醫療援華機構。

ABMAC成立於盧溝橋事變不久的11月1由紐約的華裔美籍的許肇推醫師（Frank W. Co Tui）、趙不凡醫師（Earn B. Chu）、及永泰絲業美國部經理魏

菊峰（Joseph Wei，按：ABMAC 成立時，他尚未取得美國國籍），假中國駐美國紐約總領事于俊吉的辦公室籌辦設置，旋即明定「Humanity above all（人道高於一切）」作為信條。值此同時，林可勝正以北京協和醫學院人員為基幹，組織紅十字會救護總隊並規劃衛生人員訓練機構，日後在北京協和醫學院前院長劉瑞恆的支持下，以之作為陸軍衛生勤務訓練所前驅範本。隨著戰事加劇，出身新加坡華僑的林可勝也從中國生理學之父的歷史評價，逐漸轉變成史家認知的現代軍醫領導者，其間的推手非 ABMAC 和劉瑞恆的支持莫屬。對於林可勝在現代化中國戰地醫護事業的評價，ABMAC 主席生化學家唐納德・范斯萊克（Donald D. Van Slyke）、中國醫學會（Chinese Medical Association）前祕書長及 1948 年 WHO 提案人施思明、ABMAC 會員生理學家荷蘭斯・戴凡波特（Horace Davenport）等人多持肯定看法。范斯萊克指出：「自上海淪陷後，林先生所組成的中國紅十字會（救護總隊），為中國軍隊提供了幾乎所有的醫療服務。直至戰局穩定後林博士再度改善中國軍隊的衛生勤務；如果無此項衛生改革，我將懷疑中國軍隊能否繼續維持其戰力。」戰後擔任 ABMAC 副會長的歷史學華瑋（John Watt）亦認為，1938 年林可勝成立戰時衛生人員訓練所，為戰時中國培訓許多醫護人員。直至 1945 年為因應 1942 年史迪威組織訓練中國遠征軍入緬，ABMAC 重慶總部的執行委員會分別由時任衛生署長之金寶善擔任主席、喬治・巴赫曼（George Bachman）任執行主席、陸續加入林可勝、盧致德（以上陸軍衛生勤務訓練所）和美國紅十字會代表菲力浦斯・格林（Phillips Greene），以及洛克菲勒基金會代表馬歇爾・鮑爾福（Marshall Balfour）。ABMAC 重慶總部的執行委員幾乎等於當時美國在華醫藥援助之全體，除一貫地無異議通過戰時林可勝的提案，還經常對他促進戰後中國軍事醫療的角色投以高度期待。這些期望有一部分移轉到戰後中國醫藥的現代化上，也因此惠及 1949 年後侷促臺灣一隅的中華民國軍民。

隨著中日戰事吃緊、大陸狼煙瀰漫，ABMAC 成立宗旨之一的戰時醫療救護日見重要，工作範圍擴展至提升國府軍事救護能力及改善西南邊區大後方醫療衛生條件。1939 年好萊塢發行的紀錄片《Kukan（苦幹）》，便曾記錄下一箱箱標記著「ABMAC——美國醫藥助華會」的醫藥物資，歷經重重險阻運抵陪都重慶的過程。原本這些物資分別來自美國紅十字會、中華醫藥董事

會等海外民間或政府捐贈，到1941年二戰爆發、中美結盟後，由新設之「援華聯合會（United China Relief）」統籌管理外援物資，其中醫藥物資大部分交由ABMAC調度分配。1941至1945年間既是中美聯合作戰的蜜月期，也是ABMAC主導美國醫藥聯合援華的高峰期；大小八個美國政府及民間救濟組織透過ABMAC聯合捐贈各式救護車、醫療器材與用品到中國戰場。抗戰當時京滬兩地醫護人員退至後方者達千人之眾，原PUMC生理學教授林可勝受陸軍衛生勤務部委託，於長沙辦理戰時衛生人員訓練所，後隨著抗戰局勢變化與ABMAC穩定的支持，終於貴陽圖雲關正式設立陸軍衛生勤務訓練所。

陳韜曾謂林可勝在抗戰期間，「每年必一或二次攜帶戰時衛生訓練所工作成果、圖表、影片、照片飛往美國醫藥助華會，作廣泛說明與報道。計獲捐款六千六百萬美元，對國家戰時醫藥衛生輔助甚大。」美國醫藥援華會援華藥品器材在貴陽圖雲關堆集如山，單就奎寧丸一項竟可以噸位計，足堪分送各師軍醫處使用。值得一提的是，1937年美國紅十字會即因諸多考慮不願再資助中國，而其在華主要醫藥援助任務恰由剛成立之美國醫藥援華會接手。據此，林可勝對中國戰時衛生勤務的教育及規劃，自然造就美國醫藥援華會與其個人在抗戰時期唇齒相依的關係。然而，抗戰勝利後接踵而至的國共內戰，卻很快地讓中國內部出現分裂，亦導致美國援華態度與機構的分歧。

抗戰勝利不久後的1946年國共內戰全面爆發，美國總統杜魯門派遣特使馬歇爾來華調停。來華之前馬歇爾早對蔣介石與領導的國民政府成見已深，故希望成立聯合政府以降低蔣氏的影響力。此時的國民政府雖然困於戰後經濟凋敝、吏治不彰，不得不勉強屈從美方調停，但仍寄望美國總統大選能扭轉頹勢。1948年蔣介石公開支持之共和黨總統候選人落敗，杜魯門確定握有主流民意後，美國政壇嫌惡蔣氏的態度日趨明顯。至1948年12月，杜魯門宣誓擔任美國總統，更根據馬歇爾的報告於1949年8月5日發表〈*United States Relations with China: With Special Reference to the Period 1944-1949*（中美關係白皮書）〉。該報告針對國共內戰及中國問題公開美國的政治立場，表示中華民國在國共內戰中失敗的原因，完全是國民黨政府本身領導失能與腐化之結果，戰爭原因與調停失敗均與美國無關，因此美國將停止一切對華的軍事援助。隨之而來的援助中止，削弱了國民政府的戰鬥力與士氣導致造成1949年退守臺灣。相應於

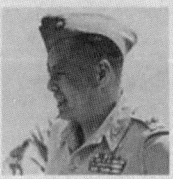

圖 8-1、ABMAC Bulletin (1949) 與林可勝 (Robert KS Lim) 肖像（作者收藏）

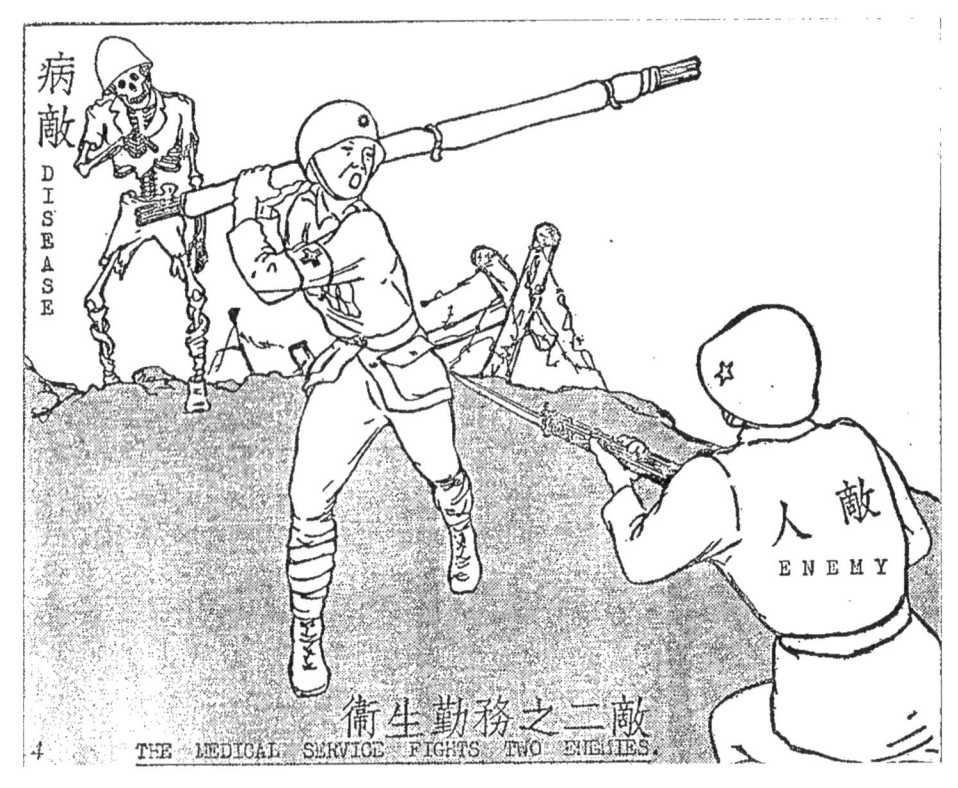

圖 8-2、林可勝手繪〈衛生勤務之二敵〉
資料來源:《國防醫學院年報》第一期(1947),頁 4。

中美關係降入冰點,美國醫療援華事業也面臨壓力與抉擇。

1949 年局勢逆轉,中華醫藥董事會即根據洛克菲勒基金會國際衛生局的訓令,嘗試與與中國共產黨的新政府接觸,並訓令駐臺人員隨時準備放棄物資,撤入香港靜觀其變;甚至還協助部分前國府衛生部來臺人員返回廣州與上海等地,等待配合中華醫藥董事會與中共新政府合作;影響所及甚至還質疑林可勝是否對中國醫界具有真正的影響力(nor am I sure that he is still serving in that capacity)。中華醫藥董事會在此中美關係轉變的關鍵時刻,似乎因為現實的考量有著相當多的猶豫與顧忌,甚且冷眼以對並肩奮鬥的抗戰盟友。相對地,

抗戰勝利不久後的 1946 至 1948 年間，時任衛生署長的劉瑞恆仍與 ABMAC 密切合作，透過邀訪美籍學者或送人出國進修，希望能在最短時間內提升中國之醫療水準，並投入戰後醫藥衛生的重建工作。光是上海一地，這項計劃即涵蓋當地四所主要學院，與美國著名之哥倫比亞大學、哈佛大學、紐約大學和約翰霍普金斯大學等名校之教學合作。ABMAC 創辦人之一的許肇堆醫師，甚至於 1946 年親訪上海表達支持之意。無視於美中關係一日數變，ABMAC 持續與劉瑞恆、林可勝合作，進行大後方醫療、衛生物資轉運的工作。林可勝在此基礎上獲得 ABMAC 的支持，擘劃位於上海江灣之國防醫學院，期待其能建為中國現代軍醫的搖籃，一改中國軍醫的日德系訓練，轉以美式醫學為師。可惜事與願違，ABMAC 促進戰後中國醫療的雄心大志，1949 年後便只能轉往臺灣逐步進行。

李孟智醫師在其主編的《美國在華醫藥促進局在臺灣》書中曾謂：「美國醫藥援華局成立之初即以國民黨政府為其政治認同對象。當 1945 至 1949 年的國共內戰時期——主要的協助對象為國民政府，因此在大陸政局不穩之時，隨同國民政府遷移至臺北。特別是在 1949 年，美國政府懷疑國民政府之能力，選擇暫時停止對國民政府之支持，美國醫藥援華局卻仍持續提供醫藥物資予國民政府，美國醫藥援華局成為美國友誼協助自由中國，對抗極權主義歷久不衰的重要象徵。」此一觀察頗有見地亦符史實，但也值得深究為何在中美關係斷絕，多數美國醫藥援華組織背離國民黨政權之際，為何 ABMAC 依然堅持認同中華民國甚至隨之遷臺。戰時抗日的同袍情誼以及反共意識型態的堅持，都可能是 ABMAC 在 1951 年底美國冷戰外交政策成形前，堅持與中華民國義無反顧一同遷臺的原因。

儘管 ABMAC 從未放棄抗戰以來的使命直到大陸局勢已不可為，只是根據 1949 年第三期的 *ABMAC Bulletin*，此時該機構的援助項目在大陸僅限於蘭州、廣州、重慶等地，除原本已獲得資助的國防醫學院及臺大醫學院外，臺灣地區的「省立護士與助產士學校（Provincial school of nursing and midwifery，臺灣省立護士職業學校？）」，以及國防醫學院護理系都接到新增的資助項目，藉以擴充、改善既有的護理教育和人數。顯見 ABMAC 此時的對華業務已受戰局影響，開始將關注點移往臺灣。1949 年 5 月開始，劉瑞恆著手執行將 ABMAC 在

華業務完全由大陸遷往臺灣之決定。整個撤離上海的過程中，ABMAC 獲得林可勝領導下的國防醫學院幫助甚多，因此 ABMAC 在臺期間長期援助國防醫學院的發展，以及持續促進該校師生赴美研修交流並不令人意外。只是若根據劉瑞恆該年 6 月提交的信函，他要求 ABMAC 的醫療資助並不限於國防醫學院使用，而希望能讓整個臺灣的醫療機構都能得到協助（Bureau support is assistance to medical facilities on Taiwan（Formosa）。透過許多數寓身在國防醫學院的外省醫界人士，也是抗戰時期 ABMAC 信賴的同袍，ABMAC 並未隨中美關係轉趨惡劣而袖手旁觀，仍願繼續跟著前途未卜的國民黨政府遷臺，這在當時中華民國大勢已去的低沉氣氛中顯得頗為特立獨行。

相較於 1949 年滯留大陸或赴美未歸的知名醫界人數，隨政府遷臺的外省醫師人數其實並不算多，儘管 ABMAC 對劉瑞恆、林可勝、周美玉等人或有袍澤相挺的義氣，但恐怕也只解釋了一部分 ABMAC 隨國民黨來臺的個人理由。反共意識型態或許是另一個值得思考的原因。其實早在美國援華機構立場搖擺的時刻，基於抗戰時期投入傷兵救護與難民救濟的合作經驗，擔任榮譽主席的蔣宋美齡就曾在 1948 年提醒 ABMAC 要堅持「對共黨世界陣營的鬥爭（struggle against Communistic world domain）」。此外從 1950 年開始，ABMAC 已經開始轉向美國右翼團體募款，其中即包括了反無神論的基督教團體。1950 年執委會紀錄顯示，1949 年以來造成 ABMAC 捐款流失主要的原因，來自在美華人基督教團體募款日見困難。為求解決困境，ABMAC 向各募款對象進行溝通，強烈表示其將堅守「好基督徒的立場（in the sense of good Christian）」，請捐款者放心絕不會與「無神論的共黨接觸（never contact with the Communist who is obviously atheist）。」之後更在 1951 年 1 月發行的宣傳小冊（按，印刷時間當在 1950 年 12 月之前），進一步表示 ABMAC 對於中國情勢完全了解，但相信支持無神論的共產黨不會得到中國人民的長久認同。反觀在臺灣的自由中國（free China）是個信仰自由的地區，其領導人也是堅定的基督徒，因此 ABMAC 決定繼續支持自由中國的醫藥援助，也請各界能持續捐輸其醫藥援華事業。等到 1951 年新任執行主席的葛思德（Bettis Alston Garside），更由於他個人對國民黨的熱愛與無神論的憎恨，贏得 ABMAC 的領導團隊如馬格努斯・葛列格森（Magnus Gregson）、沃爾特・賈德（Walter Judd）以及阿爾弗雷

德‧珂柏（Alfred Kohlberg）等人信賴，ABMAC才全面地在意識型態上支持「自由中國」。葛思德並非醫界人士而是出身教會的教育家，曾經在中國有數十年投身教育與戰時工作的經驗。於是1951年5月，ABMAC發出的募款信中就特別強調：「所有贈與ABMAC的援助絕不會流向任何共黨佔領區（No gift to ABMAC ever goes to any Communist-held areas……」並附上執行主席葛思德的簽名；這段話所透漏出ABMAC移轉來臺，拒與共產主義妥協的意識型態理由也躍然紙上。值得附帶一提的是，從英國維多利亞（Victorian）時期以來，西方教會就認為醫療與傳教是彰顯人道（humanity）的重要平臺。面對國際共產勢力崛起與二戰後的快速擴張，美國內部更出現基督教保守主義與反共意識型態合流的趨勢。ABMAC遷臺後的言論在在暗示其受此思潮的影響甚深，帶有宗教與反共意味的「人道高於一切（Humanity above all）」口號，除意外為中華民國在臺灣的醫藥現代化留下一絲命脈，也見證了ABMAC遷臺背後的意識型態動力。

　　ABMAC面對戰後中國混亂的局面，選擇不受美國國家政策影響，不隨眾與其他援華機構做壁上觀，反而跟著中華民國政府播遷來臺，確屬當時非常之舉。但也正因為這個非常之舉，讓原本因戰時軍事醫護事業而連結的中美醫藥關係，得以從重建戰後中國的任務中轉變為促進臺灣（自由中國）醫藥發展的使命。1952年之後，臺灣受惠於美援下各種醫療教育改革及資源補充，不僅重建了戰火破壞的醫療衛生建設，甚至逐漸奠定了今日臺灣醫學的國際地位。然而，若非1948到1951年間美國醫藥援華會在臺灣的獨力支撐，後來的美援醫藥恐未必能在中斷數年後順利銜接。ABMAC在1949年隨同中華民國政府遷臺，不僅是戰後初期美援臺灣醫療唯一的提供者，也是遷臺初期少見的美國民間醫藥援助組織。黃崑巖教授曾多次提及ABMAC對提升臺灣醫療與衛生的貢獻，許多在臺ABMAC fellows依然發揮ABMAC的精神，以各種形式提升臺灣的醫療水準。做為民間慈善組織的ABMAC，奉行「人道高於一切」的格言，其與中華民國的醫療及衛生合作關係，無疑地在醫療慈善之外還有人道與義理的堅持。1949年ABMAC隨政府遷臺後，因應工作重心從戰時援助轉變為「促進（advancement）」中華民國臺灣地區的醫學與健康照護教育，遂順勢更名為American Bureau for Medical Advancement in China, Inc.，原英文縮寫不

變，中文譯名則有「美國醫藥援華局」，後改名「美國在華醫藥促進局」的變化。2003 年 ABMAC 結束在臺工作後，外交部駐美代表處、臺灣受助 ABMAC fellows，以及原 ABMAC 在美成員深覺，應該要成立一個新的組織延續 1937 年以來 ABMAC 維繫中（含臺灣）美醫療關係、促進中國（含臺灣）醫療進步的理想，乃於 2003 年在美國紐約市根據美國聯邦法 501（c）（3）成立 ABMAC Foundation。

五、小結

相較於科學醫學能以實證精神為基礎，逐漸在廿世紀中期以前整合傳統醫學中眾說紛紜的病因及病理學說，1930 年代之後諸國對檢疫制度的改革、預防醫學之推廣，莫不奉科學醫學邏輯和細菌致病論為圭臬。然而在公共衛生的領域中，由於事涉多端舉凡社會、文化、政治等因素，都可能干擾一國之公衛設計，更遑論是在跨國的國際衛生領域了。從 1923 年美國學者查理斯・文士樂（Charles Winslow）對公共衛生的定義，也是 WHO 現行通用的定義：「公共衛生是透過組織社區資源，為公眾提供疾病預防和促進健康的一門科學（science）與藝術（arts），它使用於預防醫學、健康促進、環境衛生、社會科學等技術和手段」可知，正因為公共衛生不僅須符合科學原則，亦要兼顧人情義理的藝術，這才使得戰後東亞國際衛生的發展深受冷戰氛圍及殖民遺緒的影響。

檢視東亞國際衛生系統的歷史變化，可以發現殖民醫學的影響並未在 1945 年結束，而是為後來的 WHO-WPRO 提供許多前驅基礎。如何理解這樣以國際衛生、醫療慈善為名，卻結合殖民醫學遺產的東亞冷戰醫學，或許當前對於殖民主義的反思，可以提供研究冷戰東亞醫學時一些啟發。2007 年，安・蘿拉・斯托勒（Ann Laura Stoler）、卡羅爾・麥格拉納漢（Carole McGranahan）和濮德培（Peter Perdue）質問：「在同一個分析框架中研究歐洲和非歐洲形式的帝國」是否適當？此外，陳光興和其他學者則是視臺灣為尚未完成去殖民化／去帝國化的狀態，提出「次帝國主義」概念。專指美國作為經濟超級大國及其

「全球資本主義階層」下的新型帝國主義,也是冷戰殖民主義的新樣態;舊殖民化的特徵被次帝國主義或通過政治和經濟統治的新殖民帝國主義所繼承。杜贊奇(Prasenjit Duara)則直接認為沒有殖民主義的帝國就是二十世紀的「新帝國主義」。這種「新帝國主義者主張反殖民意識形態,強調文化或意識形態上的相似性;他們進行了大量的經濟投資,同時也在剝削這些地區,並關注機構和身份的現代化。」以上這些對於舊殖民主義反思而來的理論,將為解讀從日本殖民醫學到戰後東亞國際衛生建構、醫學及地緣政治角力,乃至於美援在本區域的本質,提供許多新的觀點與思考。

參考書目與延伸閱讀

1. Ann Laura Stoler, Carole McGranahan, and Peter Perdue eds., *Imperial Formations*（Santa Fe, N.M.: School for Advanced Research Press, 2007）.
2. Helmut K. Anheier, and David C. Hammack eds., *American Foundations: Roles and Contributions*,（Washington, D. C.: Brookings Institution Press, 2010.
3. Iris Borowy, *Coming to Terms with World Health. The League of Nations Health Organisation 1921-1946*,（Frankfurt am Main: Peter Lang Publishers, 2009）
4. John R. Watt, *A Friend in Deed: ABMAC and the Republic of China, 1937-1987.*（New York: ABMAC Foundation, 2008）.
5. Robert Peckham and David M. Pomfret eds., *Imperial Contagions: Medicine, Hygiene, and Cultures of Planning in Asia*（Hong Kong: Hong Kong University Press, 2013）.
6. Soma Hewa and Darwin H. Stapleton eds., *Globalization, Philanthropy, and Civil Society: Toward a New Political Culture in the Twenty-First Century*,（NY: Springer, 2005）.
7. Sunil Amrith, *Decolonizing International Health: India and Southeast Asia, 1930-65*（London: Palgrave Macmillan, 2006）.
8. Susan Gross Solomon, Lion Murard, and Patrick Zylberman eds., *Shifting Boundaries of Public Health: Europe in the Twentieth Century*（Rochester, N.Y.: University of Rochester Press, 2008）.
9. 李孟智編，《美國在華醫藥促進局在臺灣》（臺中：財團法人李氏慈愛青少年醫學教育基金會，2025）
10. 楊翠華，〈美援對臺灣的衛生計畫與醫療體制之型塑〉《中央研究院近代史研究所集刊》62 期（2008 年 12 月），頁 91-139。

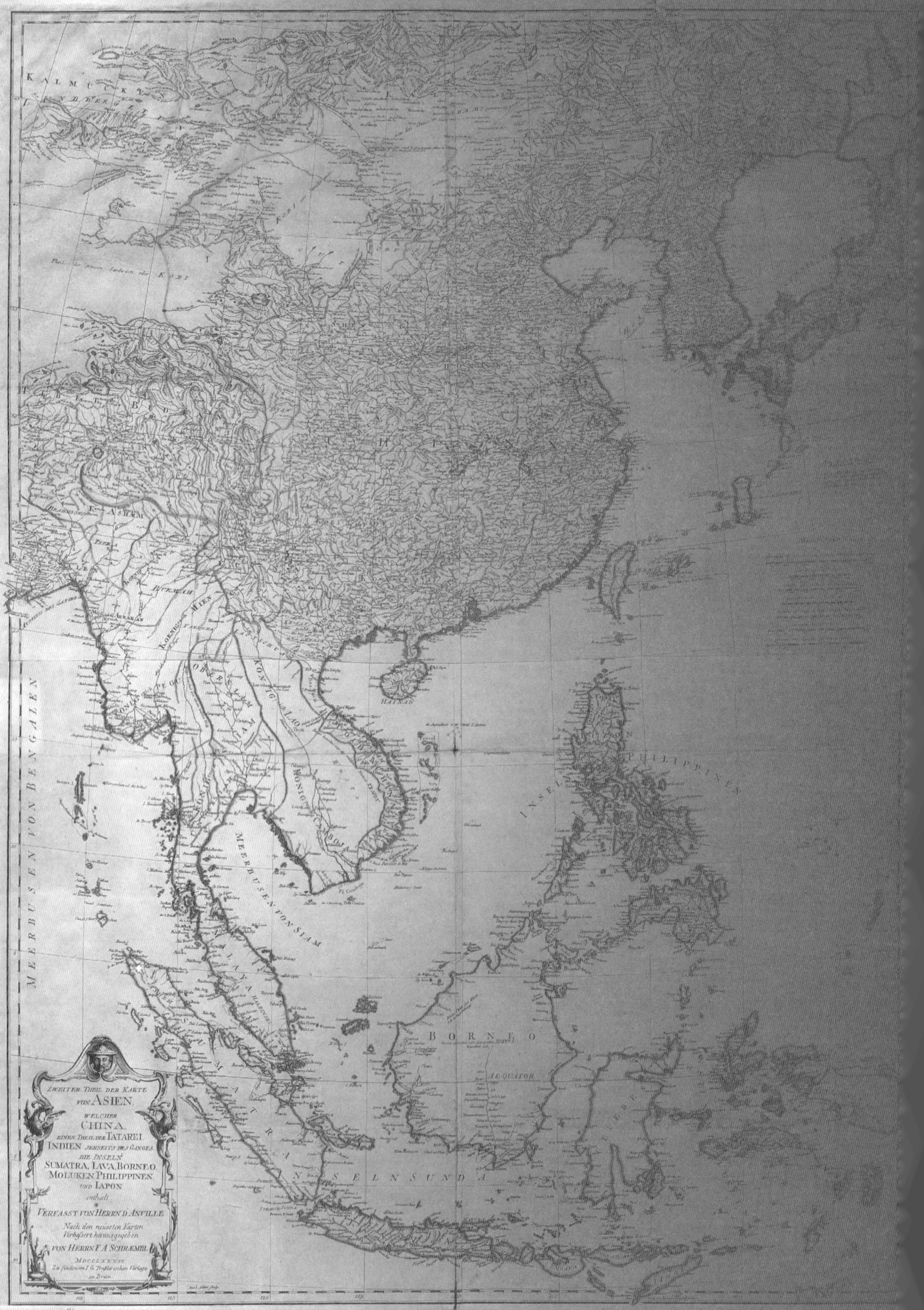
Zweiter Theil der Karte
von Asien,
welcher
China,
einen Theil der Tatarei,
Indien jenseits des Ganges,
die Inseln
Sumatra, Iava, Borneo,
Moluken, Philippinen
und Iapon
enthalt
Verfasst von Herrn d'Anville
Nach den neuesten Karten
Verbessert herausgegeben
von Herrn F. A. Schræmbl
MDCCLXXXVI
Zu finden im I. G. Trassler'schen Verlage
in Brün.
Meerbusen von Bengalen
China
Hainan
Meerbusen von Siam
Borneo
Aequator
Inseln Sunda
Philippinen

第三篇

現象與議題

- 當傳統醫學面對現代醫學
- 現代細菌學與東亞社會
- 醫學與戰爭
- 科學病理論與文化疾病觀

/ 第九講 /
當傳統醫學面對現代醫學

"The more we learn about the world, and the deeper our learning, the more conscious, clear, and well-defined will be our knowledge of what we do not know, our knowledge of our ignorance."

—— Karl Popper, *Conjectures and Refutations: The Growth of Scientific Knowledge*

　　根據當前的殖民醫學研究成果來看，東亞地區的傳統醫學（中醫、漢方醫學與韓醫）系統比起非洲與東南亞地區，更具有獨特的概念、語言和臨床方法。這些系統起源於中國，交錯、調整並內化於日本和韓國，擁有豐富的文化淵源及歷史傳承。隨著時間推移與現代醫學的更趨包容性，東亞醫學知識與實作內涵，被推介到許多東亞以外的歐洲、澳洲和北美地區。「現代」的東亞傳統醫學系統在非亞洲國家的適應和演變，突顯了它們的動態可適性與韌性。從醫學史的觀點來說，傳統東亞醫學在某些方面的靈活性和普適性，曾遭受西醫的挑戰面臨絕續存亡之險境。在廿世紀的前卅年，科學化中醫與日本的科學漢方都曾是傳統醫學救亡圖存的門道。本講次將討論東亞各地的傳統醫學如何面對西

醫的強勢壓境,而中、日、韓三地傳統醫學工作者又如何相互學習並自我調整,以「科學化」與「現代化」的思維或口號促進傳統醫學轉型。只是在三者之間,中國雖為東亞傳統醫學的發源地,但卻是日本的漢方醫學最早提出肆應之道。

一、日本傳統醫學的消亡與轉向

1874年明治政府頒佈《醫制》,西方醫學成為日本官方認可的正統醫學。為配合醫制,加速西醫的落地生根,日本再於1879年公佈《新醫師考試規則》,1882年制定《醫學校通則》,1883年設醫師免許規則、醫術開業試驗規則等,建立了西式之醫療專業職業資格考試制度與教育體系。《醫制》第十五條明確規定「醫學校所設專修科目為解剖學、生理學、病理學、藥劑學、內科學、外科學、公法醫學、家畜醫學」;第廿七條規定本法令頒佈後所有醫學教員必須參加職業能力測試,所有在醫學校、醫院和醫學私塾等處教授醫學知識之教員必須持有醫學教師資格證書等。西醫知識成為官方認可之醫學教育內容,且搭配醫學教員需有西醫學歷等規定。日本快速吸收並普及西洋醫學,形成了以西醫為中心的新教育體制,隨之而來卻是漢方醫學的邊緣化及在正式教育體制中受盡排擠。面對明治政府強推之醫學西化,自然引起當時醫藥主流之漢醫界極大的不滿。漢醫界於1879-1884年間先後創建了愛知博愛社、東京溫知社、贊育社等漢醫救亡社團,提出「漢方七科」作為漢醫考試科目,既以因應變局也圖求存於新制醫師法規。但明治當局認為漢醫與日本「文明開化」的大政方針有所違背,堅決取締漢方醫學。此後漢方醫學與相關從業人員的急劇下降實可想而知。面對西洋醫學挾著療效與政府「改革開化」的大旗,日本漢方醫學界迫於生存,輾轉在針灸與科學漢方兩項謀得一線生機。

安德列‧維薩里(Andreas Vesalius)於1543年發表 *De humani corporis fabrica*《人體構造》一書,不僅為現代解剖學啟蒙,成為近代醫科學的敲門磚;從醫學史的角度來說,更重要的是開啟了「人體機械論(human mechanism)」的思考模式。簡單來說,現代生物醫學基本上假設人體的各部功能與結構,都可視為一組設計精妙且環環相扣的機械。從十六世紀以來,隨著人體機械論逐

漸成為西方學醫學的主流,醫師們越來越仰賴物理、化學等科學思維及方法,瞭解、分析,甚至是修補這個人體機械。就某種意義上而言,當人體的奧秘可以透過物理、化學等方式予以解釋時,瞭解與治療人體的醫師們在訓練的模式上,也應該與其他科學家相同;只有在這樣的條件下現代科學醫學才有成立之可能。也正是這樣的思考趨勢,讓維薩里、威廉·哈維(William Harvey)等人推翻傳統的四體液論(Humorism),建立起現代的醫學科學(medical science)範式。類似的轉變並未同時在東亞發生,因此西方解剖學對於十八至十九世紀的日本漢方醫家來說,不僅無法與漢方醫學思想相結合,甚至在病理及治療理論如氣運和經脈學說,都因為無法找到解剖證據而屢遭質疑。

傳統漢方醫學既已搖搖欲墜,仰賴漢醫氣論與經絡學說的針灸學自難獨存。但由於針灸術在日本向來被認為屬於盲人醫師謀生之技,部分針灸師遂能借社會福利之名,從救濟視覺障礙者生計的角度,為針灸術留下一線生機。早在幕府時期之元和 2 年(1616),杉山和一奉命開設針治講習所,至其門人島田安一時期,講習所擴張至四十五處,此後從事針灸工作的盲人迅速增加。日本明治維新以後,歐美慈善與社會救濟思想也一併東來。緣於歐美特殊教育影響下對殘疾兒童教育的關注,針灸術遂得以依託於盲人福利發展,除納入日本近代之盲人學校教育當中,也對既存的盲人針灸從業者抱持寬容的態度。根據 1871 年的調查顯示,東京市中的盲人就有 81.2% 從事針治、揉按(按摩)業務。同年山尾庸三向太政官提交〈請求創辦盲啞學校的建議書〉,建議效仿西方各國設立盲啞學校,欲通過實施現代職業技術教育,將盲聾啞人培養成能夠從事現代產業的勞動者。在開明派士族和啟蒙思想家的推動下,以政府慈善事業的角度支持之盲人救助政策,其中盲人長期依存的針灸按摩等職業便成為當時盲人教育之首選。

儘管 1874 的《醫制》第五十三條規定針灸師需受西醫師的監督。但次年內務省發出〈針術灸術營業差許方〉通知,規定針灸行業開業時需憑修業履歷申報即可獲得營業許可,並將其許可與取締的權力交付各地方府縣。對於盲人針灸師來說,只要能在地方政府指定的盲醫學校學習,就可因此豁免執照考試而合法職業,無疑是明治時期漢醫衰頹趨勢時的特例。只是日本盲人針灸教育之路也非一路順遂;1885 年,文部省以「針灸自古以來幾乎屬於盲人的專

業，但在醫術日新月異的今天，根據以往的課業書來教授，不能不令人厭煩」為由，從盲人教育課程中刪除了針灸科。1886 年，矢田部良吉遞交了「針灸的功害及將其作為盲人手術是否有危險」的質問函，委託東京帝國大學醫科大學校長西醫師三宅秀進行調查，所幸三宅秀後以〈針治採用意見書〉回復：「針灸是有效無害的，可以讓盲人使用」。這份意見書的論點以奧村三策的《針術論》為基礎，為針灸作為盲人職業提供了醫學上的依據，由此針灸術方能再納入訓盲院的教育課程。至此，日本近代盲校中的針灸教育才算步入正軌。1904-05 年日俄戰爭期間，產生了包括失明者在內的大批傷殘軍人，衍生明治時期重大之社會救濟問題。為提供他們救助與就業訓練，1906 年日本全國盲校增至卅多所，提供部分失明軍人進入盲校學習或擔任教員的空間。針灸營業執照制度在全國範圍內得到統一後，更因地方長官指定給予盲校和講習班畢業生免試執照的優惠，進一步促進了盲校的廣泛設立以及盲人針灸師數量之增長。

盲人針灸術意外地被以社會救濟或慈善事業的理由保留了下來，儘管 1910 年代以前，這些盲校也提供解剖學等西醫課程，但對於日本政府及社會大眾來說，容許盲人針灸師的存在，主要仍是出於社會慈善而非醫學上的理由。但由於針灸術被漢方醫生視為命懸一線的救亡圖存機會，況且雙眼健康者（日語：睛眼者）也有意藉此醫術謀生。在這樣的需求影響下，鼓吹者勢必要重新厘定針灸業僅能是專屬盲人福利的想法，主張針灸術可以視為一種醫學而廣泛運用。1892 年由針灸師金子熊四郎提出申請成立的私立長崎針灸學校，是日本最早提供「睛眼者」針灸訓練的學校。金子創校宗旨之一就是要把解剖、生理、病理、衛生等西醫專業納入針灸教育中，希望從理論實踐上提高針灸術，也幫助明眼針灸師能被認可為合格的醫療人員。類似的理想與教育宗旨此後被零星地傳播開來，如 1902 年鹿兒島等地的久木田伊助、松本四郎平等人私授針灸學，而 1911 年關西針灸學院、1912 年鹿兒島針灸學校等，更是完整地為明眼人針灸教育納入西醫訓練提供臨床上的實踐。

分析此時盲人與明眼人的針灸課程內容後可知，明治時代的針灸教育內容裡，西醫的解剖學、生理學、與衛生學已屬必修，而且內容均需通過帝國大學醫學院的西醫師們審定。從 1890 年的《針用人體略說》，分為人體外說、骨骼、體內諸器，如消化器、呼吸器、血行器、泌尿器等。到 1904 年《普通按摩針

灸學》分為解剖生理、按摩針灸手術及應用症、附錄等演變可見，針灸教材已將西醫之解剖生理學視為首要理論基礎，足見其為了配合日本醫學西化，如何努力地向當時的西方醫科學標準靠攏。隨著針灸從業者增加與西醫教程納入針灸教育，大正到昭和時期之1920年代後出現越來越多關於針灸的科學實驗報告，如盲醫木下和三郎開創性的艾灸實驗研究並著成《灸法學理》，影山儀之助首次針灸實驗研究而出版《針灸的科學研究》等概屬此類努力。有鑒於針灸療效逐漸被日本醫界與社會認同，1927年中山忠直發表《漢方醫學的新研究》時將漢醫針灸治療比為西醫物理療法，宣稱：「針灸是世界上無與倫比的物理療法」。根據何崇的說法，從明治末年到昭和初年，日本醫界開始針灸的科學研究並促成了「科學針灸」的出現。此時官方也投入針灸科學研究，如1911年日本內務省要求依據化學分析測定艾草的有效成分，並以生理解剖學重新釐定對治療有效的經絡孔穴。在此風氣下的1912年左右，樫田十次郎、原田重雄等人，運用家兔開始「灸治」之生理研究，以蛙類實驗獲取灸的疲勞曲線。師從生藥學家、京都帝國大學教授森島庫太教授的時枝熏與京都府立醫科大學長、荷爾蒙及內分泌教授越智真逸的弟子青地正德，亦與針灸師合作利用家兔進行艾灸試驗。至1930年代皇漢醫道運動興起之際，日本醫界以科學實驗，檢證針灸醫理與療效已蔚然成風，並影響了周邊諸國針灸術的研究。在這些針灸科學研究之基礎上，1930年日本第三次全國盲人教育研究大會協商決定〈針灸按科教授要目〉。至此，盲人針灸教育已基本形成，由臨床之按摩、針治與以西醫為本的解剖學、生理病理學基礎醫學共構的體系。至於明眼人的針灸教育方面，則在盲人針灸教育西化的基礎上「西醫化」、「科學化」色彩更為濃厚。1933年出版盲眼、明眼通用教材《針灸醫學精義》，首先出現「針科學」、「灸科學」的名詞。該書後修訂為《明解針灸醫學教科書》、《高等針灸醫學教科書》被翻譯並引入中國，成為許多中國針灸學校編寫教材的重要依據。

相較於漢醫中的針灸術可以透過社會慈善與科學研究的方式留存下來，漢方藥物方面則在大眾用藥需求與「科學漢方」的發明中找到生機。1874年日本明治政府頒佈《醫制》，作為全國醫藥體系全面西化的法律依據。相比於醫學的快速全面西化，爾後卅年日本的藥業，包括了傳統漢藥業，卻在醫藥分業的爭議中出現了不少值得注意的爭議與發展。《醫制》頒佈後，為配合全國西醫

化之政策目標，日本文部省於 1882 年頒佈設立藥業學校相關辦法。同時為模仿德國藥業體制，通令全國藥學生完成要求之專業訓練後，必須取得藥師執照方可合法販賣藥品及處方調劑。隨著西式藥學校及藥師證照制度之推展，日本旋即在 1886 刊行《日本藥局方》以區隔合法與非法藥品，甚或是藥師與醫師之調劑責任。於是在相關法令及合格藥品認證之基礎上，各地紛紛組成製藥協會或藥師專業組織。與從事醫業者類似，這段時間僅有通過西方醫學訓練者，得以取得藥師執照或提供藥學相關訓練。過度偏向西方醫藥的日本醫藥市場，在短短五年之中，就讓進口的西方藥品幾乎暴增四倍有餘；相對地，自然是傳統漢方藥物市場的萎縮。造成此等現象的原因，除了明治政府全面實行西醫制度的推波助瀾外，接受西方教育醫藥體系訓練的新式藥師團體，無疑地也偏好或更擅長使用進口藥品。

　　進口藥品的增加顯然壓縮了本土製藥業，尤其是漢方藥材的使用空間。而進口藥品既然以西藥為主，在此等窘迫的情況下，當時甚至有傳聞：「日本政府編寫藥局方的真正目的，即在於消滅漢方並抵制和漢方藥物」。只是民間求診買藥習慣的改變並非一蹴可幾，想消滅漢方並抵制和漢方藥物談何容易。姑且不論中醫從唐代傳入日本已有千餘年的歷史，更由於傳統漢醫兼有診療與施藥的雙重角色，因此日本社會上對於醫藥不分的就醫方式早就習以為常。從十八世紀開始，日本傳統的賣藥業如富山賣藥、日野賣藥、田代賣藥等，早就是著名的日本漢方藥物販賣及調劑商家。他們透過商品經濟與市場的浸透力，行商範圍廣闊自古即是許多家庭常備藥的來源。對於他們在近代日本藥業文化與民眾健康維護上的價值，山脇悌二郎曾給予極高的評價，認為在無醫村甚為普遍的時代，這些傳統漢方賣藥業在「日本醫藥文化史上具有劃時代的意義」。二谷智子分析十九世紀中葉到廿世紀前半時期，日本四個開業醫的處方藥、藥種商和藥局的個案後，發現幕府末年到明治維新初期，醫師處方藥使用和藥種商的進藥關係十分緊密，醫師處方藥會偏向洋藥或漢方，其實與供藥之藥種商之生產及供應高度相關，而病人的社會地位及家庭經濟背景也有一定的決定力。到 1890 到 1900 年代之間，開業醫與一般消費者都出現根據藥局方購藥的消費特性，因而造成藥局（洋藥）取代藥種商（漢藥）供藥的現象，其結果即是市面上傳統漢方日見減少。

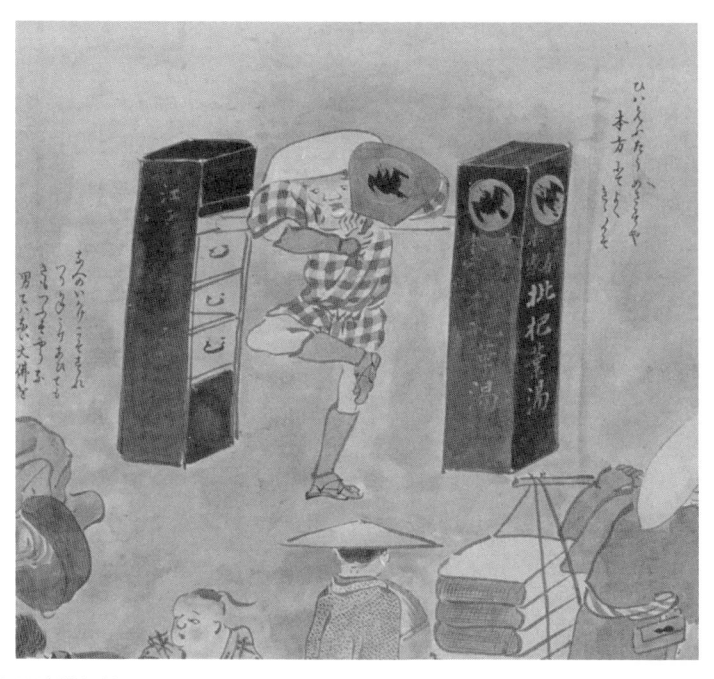

圖 9-1、日本傳統漢方藥販

資料來源：鍬形蕙斎 原畫，『職人盡繪詞』第 1 軸，和田音五郎模寫，國立國會図書館デジタルコレクション，https://dl.ndl.go.jp/pid/11536004

　　大致上來說，明治初期日本社會對藥師的普遍印象，多半僅視為聽從醫囑調劑藥物的技術人員，若再考慮當時日本大量進口西方成藥的背景，日本藥師更在此刻難有獨立執業或調劑的空間，自然也不容易形成社會對其專業身份之認可。直到一次大戰期間，日本由西方進口藥物發生困難，造成西醫師開立洋藥處方時的窘迫情況時有所聞。在此情況下，轉求符合西醫療效的國產藥物，似為不得不然的選擇。另值一提的是，明治以後雖然西醫大量地取代了漢醫的治療功能，但日本社會上對於醫藥應該兼業的期待卻依然如故。有鑒於進口藥物缺乏與社會對醫藥兼業的習慣，日本藥師與飽受壓迫的漢藥經營者遂趁勢而起，強力主張政府不該盲從於醫藥西化，導致市場上藥品短缺反而有害民生。抗議聲浪以富山賣藥等關西地區之傳統製藥業組織為首，呼籲尊重日本之醫療傳統與用藥習慣。他們一方面主張放棄醫藥分業的制度，另一方面要求推動國

產藥物,包括科學漢方的發展。面對西藥進口不足的現實困難,部分具有漢醫資格的漢方成藥業者,甚至喊出完全模仿西方藥業體制「是全世界最愚蠢的想法」、「更是最不愛國的舉動」。這些帶有文化及愛國主義語調,對於增加國產藥物包括允許科學漢方合法販賣的呼籲,最終反映在歷次日本藥局方的修改上,終於使得科學漢方成為政府認可之合法藥品。

回顧日本醫學西化的歷史,周佩琪指出日本明治維新以來,醫學教育與醫事制度全面西化的作為,造成漢方醫學面臨存亡危機。1883年日本政府發佈之〈醫師免許規則〉更導致漢方醫學後繼無人、隱含有放任漢方醫學自然滅絕之意。為求復興漢方醫學,日本漢方醫學界除了發起政治上的請願活動,也積極推動提升漢醫現代化,主要的作為有成立漢醫學校、漢方研究團體、建立漢方醫院以及創辦漢方醫學期刊。但不同於漢方藥材可以依託於日本藥局方改版而存續,傳統的漢醫或和漢醫學自明治以來,一直面臨著嚴峻的生存危機。明治末年東京帝國大學教授三浦謹之助、山下順一郎曾發表〈關於針灸治療〉、〈和漢藥的價值〉等報告,出身西醫且兼通漢醫之和田啟十郎也出版《醫界之鐵椎》為漢醫撐腰。雖然這些論著都在學界引起巨大迴響,使許多學者反思「漢方無用論」的觀點是否正確。但在現實政治與社會條件的驅使下,日本漢醫畢竟被政府法規排除走上了沒落之途。漢方醫藥之不受政府待見,或可從官方擬定醫療保險中窺見。1894年正值《日本藥局方》第三版改訂之際,時任衛生局長的後藤新平提出疾病保險的呼籲。但直到1922-1927年間,日本才正式公佈實施健康保險法與給付條例。儘管臨床診療仍有使用漢方藥物的灰色空間,但以漢醫方法診治的個案卻被完全排除在健康保險的給付範圍之外,這顯然扼殺了漢醫的生存機會。以至於到昭和年間的1941年仍有漢醫聯合上書請願,要求健康保險法將漢醫診治納入正式醫療給付當中。具體來說,當1930年代時的日本皇漢醫道聲浪席捲東亞之際,其實只有科學化後的針灸術和科學漢方,才被日本官方認定為合法執業的醫療服務內容。

最早將漢方成藥納為合法藥物的是日本陸軍醫療系統,而更有趣的是,陸軍還是明治政府以德國為師進行醫學西化的起點。由於漢方成藥早受日本民眾信賴、便宜實惠又便於攜帶,甲午戰爭(1895)時日本陸軍隨行常備藥便已包括了如行軍散、紫雲膏,征露丸等漢方或和漢藥物。到日俄戰爭時期(1904-

1905）更將許多漢方成藥正式列入《陸軍藥局方》的規範中。1906 年，當《日本藥局方》進行第三版修訂時，便將《陸軍藥局方》列為參考項目之一，並也針對《海軍藥局方》的常備藥進行調查與規範，等於為官方認證接受科學漢方預作準備。一次大戰爆發前後，正值《日本藥局方》進行第四版修訂。當時因為歐洲輸入藥品困難，加上國內藥界的呼籲與爭取，傳統漢方藥物以國產藥用原料或採代用洋藥之名義，在製造者聲稱實驗證明符合療效的理由，陸續被編入 1920 年發行的第四版《日本藥局方》。

在漢方藥物得以實驗檢證臨床療效編入《日本藥局方》的過程中，日本傳統漢方賣藥業者也趁著時勢有利，轉型成為科學漢方或國產洋藥的生產者。這個發展不令人意外地，出現在傳統漢藥販賣重心的關西地區。其中大阪司藥場在當地具有百年的漢方販賣及製造歷史，它從十九世紀末到 1930 年代的發展與組織演變也最具有代表性。根據安士昌一郎的說法，大阪司藥場自 1882 年開始以初版《日本藥局方》登錄之海外藥物為基礎，協助關西地區既有之中小型漢方製藥工坊進行洋藥的在地仿製。1885 年以後，大型製藥株式會社漸次合併下游製造、販賣業者而創立。在新設各類的大型製藥業中，大日本製藥會社可謂當時最受矚目之藥業公司。1897 年，大日本製藥會社的成員日野九郎兵衛、田邊五兵衛、小野市兵衛、武田長兵衛、谷山伊兵衛等人，又自行籌資購入大阪司藥場，改稱大阪製藥株式會社，首次在公司內設立專門的藥理實驗室，以便檢證漢方療效並投入日本局方藥品製造。次年大阪製藥株式會社被大日本製藥會社合併，新公司即是今日在日本藥品市場上仍舉足輕重之大日本製藥株式會社。莫約 1930 年代左右，傳統漢方藥種商的市場再度面臨萎縮，兼賣漢洋藥物的新式藥局成為主要的處方藥及家庭常備藥的供應者，《日本藥局方》則是製藥業者與藥局生產販賣藥物合法與否的主要依據。於是，隨著《日本藥局方》改訂且逐漸納入科學漢方藥材，當時藥局或醫師出售所謂的合法常備藥或處方藥，事實上也包括相當比例的科學漢方或國產代用洋藥。更何況，傳統的漢方賣藥業在度過了艱困的明治初年後，也曾在洋藥進口困難、經濟恐慌的大正、昭和年代之交，在以科學漢方為基礎的許多家庭常備藥市場上大有斬獲。從上述簡要的歷史回顧可見，日本漢方並未隨著漢醫受到壓制而銷聲匿跡，反倒是在 1930 年代前出現醫藥分離發展的現象。以大日本製藥株式會社的發展

為例，日本國產藥物的生產受惠於《日本藥局方》的改訂，得以用科學漢方或代用洋藥的形式繼續販賣。

儘管日本民間長期保有漢方用藥習慣，但也並非所有漢藥都能以科學漢方為名轉型成為合法藥品。事實上，歷次《日本藥局方》改訂列入科學漢方新品時，德國生藥學即提供了相當重要的科學判斷指引。更何況日本悠久的漢方藥物傳統，亦為日本引進西洋生藥學提供了豐富的研究資源。以漢藥為對象的生藥學研究在日本發源甚早，東京醫學校教授大井玄洞在 1880 年時，翻譯了德國藥理學家 J.W. Albert Wingand 的生藥學教本 *Lehrbuch der Pharmakognosie*，並首度將德文名詞 Pharmakognosie 翻譯為日文漢詞「生藥學」。他後來與山下順一郎除了共同參與《日本藥局方》的編訂外，也分別著述提倡對傳統漢方藥材進行科學──即生藥學的實驗與分析。根據小泉榮次郎的說法，日本生藥學的發展契機始於 1910 年代歐戰爆發期間，這與前述國產代用藥及科學漢方發展的關鍵時間相當。1912 年日本生藥學發展關鍵人物，朝比奈泰彥由德國返回日本後，旋即執掌東京帝國大學生藥學教研室，正式開啟日本漢方漢藥材科學實驗與研究的風潮。他針對傳統漢方藥材進行化學及藥理分析，後來得到大阪市武田製藥公司的重視，合作提出日本科學漢方發展的理論基礎與相應規範，也是此後《日本藥局方》列入科學漢方的學理基礎。以現代生藥學研究為基礎而興起的日本科學漢方，是廿世紀 30 年代以前日本藥業發展上一個值得注目的現象。日籍學者慎蒼建即關注此一特殊現象，認為科學漢方的興起是昭和時代日本藥業發展的一大歷史亮點。舉凡今日仍舊暢銷之各式科學漢方成藥，抑或日本醫療保險中承認之科學漢方，大多在昭和時期的 1930 年已然出現，且與民間漢藥之用藥傳統相互連結。只是必須特加說明的是，日本 STS（科學、科技與社會）學者慎蒼健主張，昭和漢方復興氣氛下的日本科學漢方，已非中國傳統中藥之樣貌且歷史意義不同，而是兼具「古典醫學的性格」與「近代的性格」的日本新漢方。日本科學漢方對當時東亞地區的影響極深，昭和時期風生水起且影響東亞周邊地區之「皇漢醫道復興運動」，就與日本科學漢方間互有支持且協力發展的關係。

二、中醫的力挽狂瀾與中藥科學化

　　早在清末民初、西醫東漸的十九世紀末，中醫藥科學化的問題已然是醫學、政治，甚至是東西文化交鋒的中心議題。而歷來學者針對「中醫科學化」的研究可謂多如牛毛，時至今日市面上以「科學中藥」為名的商品仍如過江之鯽。從歷史的角度而言，中醫科學化或科學中藥的論點發展迄今已近百年，其核心觀點早已超越當初的唇槍舌戰，進入到今日生化實驗室與臨床藥理應用之實作範疇。本段擬由民國初年「廢醫存藥」談起，續及日本科學漢方之影響，乃至於抗戰至結束後有關國產藥物的說法做一概述。

　　晚清俞樾在1879年發表的《廢醫論》，常被學界認為是中國第一個主張廢除中醫的專著，他爾後刊行之《醫藥說》更進一步提出「醫可廢，而藥不可盡廢」之說法。然而有關俞樾是否主張廢棄中醫或「廢醫存藥」之說法，經李彥昌深入分析後指出，俞樾只是認為醫學應該循時進步但藥物則無此拘束。而俞樾的學生章太炎在1920年時也認為他並未全盤否定中醫理論，所謂廢醫之說不過是「恨俗醫不知古」的激烈言論而已。嚴格來說，俞樾只是將中醫藥分而論之，主張中醫當吸收西洋新知而通時達變，但藥物則並無古今中外太大的差異；背後或許隱含了東西身體與病理觀當一致的假設。儘管俞樾已經開啟了中醫、中藥二分的論述模式，但此時中醫界還算不上有具體的「廢醫存藥」言論。有關這一點，趙洪鈞在《近代中西醫論爭史》分析晚清以來中西醫學論戰的原委後，指明在清末民初的中醫學理論的領域裡，「中西匯通」而非「廢醫存藥」才是當時中醫界的主要論述。這些說法再次印證至少到1930年代以前，民國初期中醫界關心的是以科學作為「中西匯通」醫學的基礎，而非強調以科學方法推進「廢醫存藥」或是發展科學中藥。

　　不過當科學化中醫出現瓶頸時，中藥卻因為醫藥二分論證的觀點出現了轉型的機會。舉例來看，民初大醫丁福保在「中西匯通」觀念影響下，認為必須要將中醫學「科學化」才能夠免除日漸沒落的趨勢，但他卻也主張中醫古籍「有極效之方，積數千百年之經驗，數千百人之經歷而成者，其可貴，豈凡庸之所能知哉！」據此，民初丁福保其實呼應了清末俞樾的醫、藥二元論及東西生理、病理無二致的假設，這才能進一步指出中藥的功效已由千年之臨床經驗證明，

不待現世俗醫另以科學方法驗證之。儘管「中西匯通」的主張已蔚然成風,但該如何科學化中醫卻依然莫衷一是。1937年著名醫史學家陳邦賢秉持前人的看法,認為中醫應該循時進步而主張:「中國的醫學,從神祇的時代,進而為實驗的時代;從實驗的時代,進而為科學的時代……歐風東漸,中國數千年來哲學的醫學,一變而為科學的醫學。」這段話最關鍵的概念是——通過實驗可以讓哲學的中醫轉型成為科學的中醫,此一說法明顯地強調了實驗與科學化中醫的關係。然而,至少到1930年代中國「廢中醫案」鬧得沸沸揚揚之際,不論是中國或日本都未能發展出有效且統一的實驗模式用來驗證中醫理論,僅有臨床操作性質極強的針灸術和中草藥,勉強還可以通過實驗的方式加以科學化研究。

從1910年丁福保到1937年陳邦賢的說法,以及日本針灸科學化的經驗中,不難看出此時西方實驗研究對於科學化中醫或日本漢醫的重要性。皮國立分析1939年廢中醫案大將余雲岫的言論後指出:「這代學人背後暗藏的是對傳統的,與西方科技進步對比時的焦慮。」只是受限於當時中國國內醫學實驗的能力與條件,要設計出適當的實驗方式來檢證中醫理論並非易事。對於升高科學化中醫的焦慮,此時諸多的留日醫學生扮演了關鍵性的角色。李彥昌即認為:「余雲岫……目睹了日本明治維新之後廢『漢醫』而提倡『蘭醫』的改革與西式醫學的成就。」於是在日本科學漢方經驗的影響下,「廢醫存藥」的說法逐漸在1930年代後之興起,並因之提出科學中藥的概念與實作。或許是赴日習醫的所見所聞,力主廢除中醫的余雲岫,意外地成了中藥科學研究與新式國產藥物的推手之一。對於廢中醫的見解,余雲岫認為宋元以降中醫基礎理論充滿各種不合時宜的說法與學說之紊亂,卻強調「將來只有研究國產藥物,才是出路。」儘管余氏此處並未明示「國產藥物」即是科學中藥,但事實上余雲岫開立處方時偏好國產新藥,而他的三弟允緄更是經常為他治煉中藥的一位得力助手。他的孫子也曾回憶道:「他(余雲岫)是近代中國首先引用西方科學方法來研究中國醫學、醫藥的先驅,……1937年他組建了研究室,對許多中藥材進行研究,以後又成立製藥廠,生產了『余氏止痛消炎膏』、『余氏止咳糖漿』、『治下靈』等中成藥。他是第一個研究和嘗試使用中藥的西醫。」就上述說明來看,余雲岫所謂「國產藥」中,至少有一部分可能是類似科學中藥的產品。但若把

1930年代科學中藥的發展,全然歸功於受日本醫學影響的中國留學生,此說法恐也有所失真,畢竟部分傳統中醫也有類似的主張。如上海名中醫陸淵雷宣稱,中醫得以妥善治療的關鍵在於對症下藥,因此只能算是「不識病而能治病」,故他認為:「國醫之理論乃不合實理。……國醫之情形,乃近於『說假方,賣真藥』。」看來不論是學西醫的余雲岫或是出身中醫的陸淵雷,儘管對於中醫的存廢見解互異,但至少對於運用科學驗證或精煉中藥上則有所共識。

附帶一提,除了傳統中醫與留日醫學生關注科學中藥的發展外,早期來華的西方醫療傳教士更早就對中藥產生研究的興趣,並企圖以當時的西醫理論加以解釋其療效。早在1920-30年代日本生藥學傳入中國前,部分清末海關的西醫醫員都曾留下鑽研中醫藥典籍的紀錄以及研究中藥的興趣。舉例來看,第一位對中藥有深入研究的海關醫員當屬德貞(John Dudgeon)。德貞與同時期的來華西醫相當不同,他「對中國生活方式的高度贊許,不只異於大多數來華西方醫師的負面看法,也和當時英國對中國文化的主流看法有所出入。」為瞭解中醫病理及中藥療效,德貞曾對中醫定義的「霍亂」用藥有如下的記載:「中醫將霍亂分為濕、幹兩種,乾霍亂是指沒有吐瀉病症,這是最致命的階段。……此時要用催吐劑,以兩碗童子尿加鹽和姜,病人開始吐之後,再施以肉桂、葛根、桂皮、榧榯、山茶等等。」可見他對中藥治療霍亂相當仔細的觀察。但德貞畢竟只是一個特例,到1872年《海關醫報》印行時,海關醫員已因為「沒有詳加記載上海常見的疾病特徵,這些資料包告一定不完美」等理由,對於中醫病理分類產生疑慮,決定放棄中醫在臨床症治療上的參考價值。李彥昌於是在條理十九世紀末來華西醫與傳教士的言論後指出:「西方來華傳教士及其他在華洋人,針對中醫理論與針對中藥的評價並不完全一致,對中醫理論近乎完全否定,而對中藥則持辯證態度。一方面多認為中藥有療效,另一方面又指出中國傳統藥學不瞭解藥物的確實成分及其化學性質,需要進一步深入研究。」他的說法透露出一個清末來華西醫有趣的態度,即對中醫採取醫、藥分離思考,前者可棄而後者留待科學驗證。顯然早在1930年代余雲岫等人主張「廢醫存藥」之前,來華西醫就已經有類似的思考,希望能利用西方科學分析中藥材。

這個在華西醫對中藥的思考特徵,於1920年代開始與日本盛行的生藥學研究產生共鳴,因而造就了北京協和醫學院陳克恢等人,及滿洲醫科大學久保

田晴光幾乎在同時投入了中藥材的麻黃研究。不過，儘管陳克恢的麻黃素研究，造就了科學化研究單一中藥材的高峰期，迄今仍有很高的國際知名度，但對於推進當時整體中藥科學化卻影響甚微。其原因或許是陳克恢比較傾向於採用生化學，萃取單一藥理成分進行研究，而非從複方的角度思考中藥科學化的可能性。相比於久保田晴光在成功取得麻黃素後，反專注以生藥學觀點研究中藥材而進行漢方的複合分析。要言之，從清末海關醫員到20年代北京協和醫學藥理學研究，科學化研究中藥材的焦點似乎限於分離單一有效成分及研究其作用機轉，這種支解、分殊的生化學研究方式不免忽視了中藥複方的特性，但此一偏廢卻恰好是西洋生藥學之長處。

相較於歐美以生化學為基礎之中藥材藥理研究，中國則要等到1930年代末才因臨床藥理學發展而另起高峰。然而日本學者卻在其間已從生藥學的角度，持續開展出許多科學應用與調製漢方的可能性。而且透過大量留日的中國醫學生，對中國中藥科學化起了不少推波助瀾的作用。首先，像余雲岫這些中國留日醫學生，在求學期間就成立過各種醫藥學術團體、發行學術刊物或通俗讀本，引進現代醫藥新知並介紹日本發展西洋藥學的情況。舉例來看，1906年千葉醫學專門學校的留日中國學生組成了中國醫藥學會，並出版《醫藥學報》作為其機關報。1907年後成立的中華藥學會，是近代中國第一個全國性的藥學學術專門組織，旋即於1909年在東京召開第一屆年會。值得注意的是，中華藥學會的組織辦法幾乎翻版於日本藥學會，亦仿照《日本藥學雜誌》體例創辦《中華藥學雜誌》，或可視為中、日現代藥理學系出同源的證據，生藥學的影響自不免也在其中。除此之外，日本生藥學研究亦隨其殖民勢力之拓展進入朝鮮半島與中國滿洲等地。以1922年從南滿醫學堂改制而來的滿洲醫科大學為例，該校不僅是前述久保田晴光任職的單位，也是培育生藥本草學家岡西為人等人的搖籃，以及日本生藥學在華研究發展之重鎮。久保田和岡西兩人不僅有師生關係，也曾在1923、1924年的第一、二回的蒙古巡迴診療班中，分別擔任地方藥物調查與現地診療的任務，分別扮演基礎與臨床醫學的角色。相較於久保田晴光的研究帶有西洋藥理學的氣息，岡西為人的本草調查與研究就更貼近生藥學與漢方醫學的系統。岡西為人的研究並不僅從單一藥材中提取有效成分，基本上是從本草學理與傳統醫理的辨偽入手，而後研究漢方與藥材配比的

療效。值得一提的是，岡西為人的本草科學研究法，對於滿州醫科大畢業生也是戰後來臺之生藥學家那琦影響甚深，因此他對本草與科學中藥之研究亦可謂影響了臺灣的中醫藥發展。

　　日本生藥學的中藥科學調查及研究的影響，並未因為中日衝突乃至抗戰軍興而受挫，反倒一路隨著在華留日醫學生的鼓吹與日本在華勢力範圍的擴大而增加。到 1949 年中央政府遷徙臺灣為止，中藥科學化在大陸似乎不論是陣前敵後都有長足地發展。在華北淪陷地區的中藥科學研究浪潮中，趙燏黃可謂是最具代表性的人物。如果說余雲岫推動中藥科學化的目的是為了發展國產藥物，間接地希望能降低對洋藥的依賴，那麼趙燏黃等人所開展出來的中國藥用植物調查與研究，則應該是日本生藥學對於科學研究中藥材的直接應用。趙燏黃出生於 1883 年，赴滬求學期間，因接觸下山順一郎等著的《無機化學》及《有機化學》，遂有志於藥學。1907 年趙燏黃進入東京藥學專門學校，1909 年後考入東京帝國大學藥學科，先後受教於當時日本兩位生藥學名家——生藥學教授下山順一郎與藥理化學教授長井長義。當 1907 年中華藥學會成立時，趙燏黃即以此背景擔任學會書記。正值廢中醫風潮雲湧之際的 1928-1929 年間，趙燏黃以其生藥學與藥理學專長，先於 1928 年受命撰寫《國立中央研究院擬設中藥研究所計畫書》。1929 年再獲聘擔任中央研究院化學研究所國藥研究室研究員，專職進行本草學和生藥學的研究。在他所寫的《國立中央研究院擬設中藥研究所計畫書》中明言：「研究中藥之盛，以日本國為最……而中藥的已知化學成分，……十之七八為日人所發明。」可見他在中日衝突加劇之時，仍不諱言其師承與知識系統的來源。此外值得注意的還有趙燏黃在該計畫書裡也強調生藥研究之關鍵，應為「中藥之效用專行動物實驗研究之」，寥寥數語卻可看出他意欲帶入實驗檢證中藥療效的主張，也呼應前述日本漢醫針灸科學化與科學中藥發展上的特徵。到了 1933 年，趙燏黃更明白表示中國古代的本草著述「未免太舊……只可作生藥歷史上的一種參考資料。」故與人合作編寫第一部生藥學專書《現代本草——生藥學》。該書根據科學方式分門別類，收錄中外生藥五百多種，至於傳說或附會之說則皆不收入。除了趙燏黃明確地把現代本草學與生藥學的關係聯繫起來，奠定以生藥學知識與實驗標準，作為中藥科學化的具體標準與規範基礎外，廢中醫大將余雲岫在為該書寫序時還特別指出：

「是書也乃藥學革命之張本，而亦吾醫學革命之奧援也。」不難看出趙燏黃立足於日本生藥學的現代本草學，或與余雲岫「廢醫存藥」醫學革命同調。要言之，趙燏黃將中藥的有效成分用作臨床藥理學試驗的主張，與同時代在上海的余雲岫，甚至遠在臺灣之杜聰明的想法都有若合符節之處。

1937年，趙燏黃受政府之託擬定為期三年的《整理本草研究國藥之方案》，針對國藥之生藥學標準鑒定與編纂中藥典之預備工作進行規畫。由於強調生藥學研究規範的重要性，時任中華民國藥學會會員之趙燏黃於1939年投書，反對完全由中醫主導編纂《中藥典》，強烈主張必須由「藥學專家之精於中國本草學及生藥學，與夫生藥化學者、醫學專家之精於藥理學及生理化學者，會同國內有名中醫組織『中藥典編纂委員會』」方符科學研究之要求。從他投書反對的內容可見，中藥的科學價值與治療效果並非傳統中醫所能論斷，勢需交由受過科學訓練的生藥學家才能裁決。相較於國民政府仍欲交由中醫全盤主導《中藥典》之編撰及籌備，此時的新修第五版《日本藥局方》已追加符合生藥標準之漢方藥材達一百零六種。相較於日本科學漢方與藥材選入局方的進展，1930年代中國的中藥科學化進程顯然還有不足之處。

中、日的軍事衝突不僅沒有頓輟中醫科學化在大陸的發展，甚至日本在華的科學研究機構還因此產生推波助瀾的作用。1931年由日人設立之上海自然科學研究所，到1937年淞滬戰役爆發時，已分轄物理學、化學、生物學、地質學、病理學、細菌學、衛生學和生藥學八個學科。其中擔任《日本藥局方》調查會會長並負責制定《日本藥局方》第五版之慶松勝左衛門，即與中尾萬三共同擘畫該所的生藥學科。趙燏黃評價中尾萬三在上海自然科學研究所的中藥研究後認為，他在上海進行的中藥調查，目的是想要替日本生藥學研究提供「參證之助」，並讚譽其「考察吾國歷代本草之淵源，備極詳盡」，意外印證了中尾萬三與岡西為人在研究方法上的相近性。1939年七七事變後，趙燏黃在日軍控制下的北平，表面上雖然賦閒在家，但憑藉著東京帝大生藥學的專業學歷與近卅年在華研究生藥的資歷，在日人意欲於中國進行生藥研究及調查的歷史脈絡加持下，參與了東亞文化協議會所轄漢藥研究準備委員會，乃至於後續之北京大學中藥研究所的設立。他進一步延續擴展了日本生藥學在華的影響力，也間接提供了中國中藥科學化的發展基礎。

中日抗戰爆發前夕的四、五年間，協和醫學院對於中藥的生化學研究似乎面臨瓶頸未見太多成果，但日本相關的中國生藥學研究人才卻已擴大推動中藥科學化的研究與臨床驗證。除了前述滯留華北淪陷區的趙燏黃外，中央衛生實驗處的劉紹光、馮志東、趙承嘏隨政府由南京遷重慶，加上於昆明重建的中國醫藥研究所經利彬等人，均是當時大後方著名生藥學研究及推動中藥科學化的名家。他們共同將中藥科學研究領域從單方萃取擴展到複方臨床驗證，尤其是在防己與貝母的研究上頗有發現。40 年代的中國兵馬倥傯、局勢艱難，中藥科學化的呼聲更在發展國產藥的現實需求基礎上益發響亮，聲浪之強甚有取代中醫科學化的態勢。如陳伯濤主張之「中醫革命化、中藥科學化」一說，力倡「所謂科學化，貴科學而不迷新。……論藥最妥善取徑，參證科學化驗外，厥惟紙考本草各家紀實。」只是受制於現實物質與人力、技術條件之不足，中藥研究與科學化仍處處受限難有重大突破。抗戰時期大後方的醫界雖然仍舊支持戰前趙燏黃之主張「研究現代本草之學，需分三大綱。第一綱必得本草上生藥學之地位；第二綱需發見本草上藥化學之成分；第三綱始闡明本草上藥理學上之功用。合此三者，庶幾國藥完全達於科學化之目的，故吾日研究現代之本草需綜合生藥學、藥化學、藥理學而成。」但 1930 年代曾經蓬勃發展，以生藥學、藥理學、化學分析為主的中藥科學化工作，到抗戰時期有關防己與貝母等中藥藥理分析卻僅能算是初步報告性質。要言之，1940 年代中藥科學化研究的成果，多數只不過重複驗證前期的發現較少有新成績出現。唯一的特例或許是 1941 年把重慶中央政治學校醫務所改名國藥研究室、中國特效藥研究所，傾眾力投入開發常山等中藥用以替代輸入困難之西藥。該所不僅以「科學國藥」製程為目標，並由國家投入鉅資延攬經利彬、洪式閭等專家入駐。由於戰爭的現實需要，抗戰時期政府急切地把中藥科學化，從基礎研究推往替代進口藥品製造，這與日本民間藥業得以近半世紀的光陰同步漢方生藥學研究，穩健地推出科學漢方的過程有所不同。簡要來說，大陸時期的科學中藥發展，除了深受日本影響外也因為時局變化迅速所致，出現了早熟發展與科學實作邊界模糊的現象。

從 1940 年代中國大陸整體的發展情況來說，雖然中藥科學化的努力已然經歷過卅多年，實際情況卻仍難斷言成效是否明顯。在中藥材的學理化研究與科學分析上，中國藥理學界並非毫無建樹，甚至有部分令人驚豔的成就。但在

與常民用藥相關之處方藥及成藥開發方面，中藥科學化的目的此刻卻因披上愛國主義的外衣，出現了以科學國藥或中國特效藥包裝無效藥物的現象。正如皮國立所言：「戰爭促成了國藥種植與研究的開展，但隨著戰爭結束，這樣的嘗試也因著各種主、客觀條件而暫時終止。」究其根本的原因，恐怕還是在於何謂「中藥科學化」難以定義，皮國立遂認為，儘管抗戰時期的「科學國藥」論點讓「傳統中藥一躍而上科學製藥的舞臺。」這些研究並非立基於傳統中醫理論，「而是開創一種植物學、化學研究中藥的可能；……所謂的『國藥』一詞，在抗戰時期已有新的內涵，而不僅是卅年代國醫運動時『中藥』之代稱而已」，只是市面上打著「科學國藥」名號的商品經常是名實不符的贗品。多數與常民有關之中藥科學化與製品開發，仍如1934年的一項批評所云：「所謂科學國藥，是不是單變了中藥的形式，加了科學化的裝潢，取了蟹形（按：指洋文）的藥名，把新舊學說，牽強附合，利用科學化的廣告，這便算中藥科學化了嗎？……我們的目的是要從中藥製造出科學化的新藥，並不是要改良製造西藥式的中藥。」看來經過了數十年的中藥科學化，終究還是商業宣傳大過於實質地科學中藥開發。要言之，自從40年代以來，科學中藥的發展大致出現了兩個路徑。一是繼續日本生藥學的傳統，針對漢方進行科學研究與製成，其次則是以「科學國藥」為名，希望發展出低價中藥成藥，用以滿足現實上藥品短缺及國人服用中藥的傳統習慣。

三、薌藥與韓醫之量變與復興

自1905年朝鮮統監部成立以來，日本帝國在韓醫界人士習於高度讚揚西洋醫學，並宣稱日本文化的先進性是促成醫學現代化成功之根底。後來的朝鮮總督府也和臺灣殖民統治口號類似，將醫學與衛生視為「文明開化」殖民社會的必要手段，進而貶抑韓醫是朝鮮醫療落後與衛生文明不足的根本原因。但在現實上，日本殖民者既無法否認韓醫學存在的事實，更何況培育西洋醫師需要投入大量資金，比之於人口規模較小的臺灣，醫學現代化所需費用遠遠超過日本帝國與朝鮮殖民政府所能負擔之範圍。因此在日本併吞韓國之初，朝鮮總督府便不得不把韓醫納為臨時醫療與衛生人員，僅在頭銜上稱之為「醫生」作為

與西洋「醫師」的身分區別,並強制要求韓醫生們需學習西洋醫學,特別是傳染病理論及預防法,並聽從西洋醫師的指導與監督。

為進一步法制化韓醫生與西醫師的身分差等性,1914年朝鮮總督府頒佈實施《醫師規則》及《醫生規則》等的法令。根據這些規則,具體規範「醫師」頭銜僅授予具有日本醫師許可證者,其中包括了由朝鮮總督府所指定的醫學校畢業生,以及通過由朝鮮總督實施的醫師考試中合格者。至於傳統的韓醫則只能取得「醫生」,即「醫學候補生」的名義,且只有在醫師的監督下才能合法執業。日本殖民者顯然企圖以相關醫事法律為基礎,一方面鞏固以西洋醫學中心的殖民醫療體系,另一方面也排除韓醫生在朝鮮社會裡長期的主流地位。這作法儘管與日本殖民臺灣的情況差相彷彿,但相較於臺灣中醫人數少且力量薄弱的情況,韓醫在朝鮮不僅歷史悠久且社會根基扎實,甚至整個殖民時期裡韓醫生的人數都超越西洋醫師。舉例來看,1914年時的(韓)醫生已達五千八百廿七名,各類合格的西醫師卻只有六百四十一人,其中朝鮮籍的西洋醫師不過也只有一百四十四名而已。相較於同年在日本的西洋醫師有四萬兩千四百四十四人,若採用每一名醫師服務每一千人的比例來看,朝鮮的西洋醫師對人口之比例只達日本百分之五的水準而已。顯然不論是從需求或供給面來說,西方醫療實在無法滿足朝鮮人口的實際需求。朝鮮總督府原本希望採取臺灣模式,僅短暫地將韓醫生納入殖民醫療體系中作為權宜之計,希望以醫師考試作為「醫(學候補)生」轉變成西洋醫師的管道。此法雖然在臺灣獲得不錯的效果,然而朝鮮殖民政府並未能說服大量韓醫參加考試而增加西醫師的數量,以致於原本做為應急的韓醫生制度被長期延續下來,成為1920年代朝鮮殖民醫學體系中,尤其是在衛生事務中雙軌並行的一個重要特徵。甚至在1930年代時,還默許韓醫學的復興甚至獎勵韓方藥物(鄉藥)的使用。於是在醫生考試項目中除了西洋醫學以外,又加上了韓醫理論以及鄉藥處方等內容。

由於滿洲事變爆發後的全面動員狀態,日本殖民政府不得不寬容韓醫與鄉藥的發展。朝鮮總督府1931年宣佈進入戰時體制的準備階段,並在1937年盧溝橋事變到太平洋戰爭全面爆發期間,因為日本國內醫事人力以及醫藥資源逐漸無法負荷戰事軍需,將徵用醫藥資源的重心轉向朝鮮殖民地。為了動員並徵召朝鮮年輕人參戰,日本軍方同意開放朝鮮軍人使用韓醫與韓方藥物。這樣的

妥協無疑地延續了韓醫與鄉藥的運用，也刺激日本殖民醫學家對於傳統韓醫的研究興趣。在這樣的背景下，既為戰爭替代藥物所需，也是科學研究的好奇心所致，殖民政界與醫界對傳統韓藥材（鄉藥）的關注隨之水漲船高，其結果便是韓方藥物的科學化與韓醫復興論逐漸蔓延開來。

現實的醫療需求不僅讓韓醫生制度被保留下來，為了替代進口藥材缺乏的窘境，鄉藥材也在 1930 年代獲得殖民政府的重視。朝鮮總督府原本只是想透過擴大鄉藥材的供給增加政府收益，但隨著戰爭情勢的演變以及京城大學日本生藥學學者研究結果的發表，反而有越來越多的鄉藥有效成分被確認，並應用於臨床治療上，這使得韓籍甚至是日籍患者都對鄉藥有需求增加的傾向。為了應付朝鮮民間對藥材的需求增長，殖民時期出現官方獎勵鄉藥栽種與使用擴大的現象。1933 年咸鏡南道衛生課以栽培及販賣為目的，舉辦了首屆漢（鄉）藥與藥材博覽會，三年之後朝鮮總督府就在京畿道設立專門的藥用食物研究所，專研鄉藥與韓醫食補理論的關係。到了 1937 年時，做為日本殖民醫學教育重鎮之一的京城藥學專門學校，不僅設立了鄉藥學部還負責定期主辦鄉藥展覽會。此後對於鄉藥的科學研究風氣從京城藥學專門學校向上蔓延，屬於中央層級的京城帝國大學與總督府研究所，都陸續展開生化學與生藥學的鄉藥研究，並逐步推動韓醫學的臨床實證研究。其中值得一提的是，作為日本殖民醫學重鎮之一且肩負傳染病專門醫療任務的順化院，就與京城大學醫學部合作設置了韓醫治療科，專門進行鄉藥與韓醫的研究分析與臨床驗證。此舉顯然與當初強迫韓醫生學習西醫，以便配合衛生防疫的政策設計意義差距頗大。隨著傳染病防治重心由西醫病理較為清楚的霍亂、鼠疫，1930 年代轉移至當時尚無法完全掌握的結核病防治時，原本只是姑且一試的鄉藥，卻受到朝鮮總督盛讚「在治療上具有重大的醫療貢獻」。鄉藥地位上升具體的證據，還可以 1939 年京畿道所主導的肺結核預防展覽會為例。該展覽會場中設有專門的單位，展出可以治療或預防肺結核的鄉藥多種，更附上說明指出配合使用韓醫鄉藥進行食補，可以增強西醫治療結核病的成效。

對參與鄉藥的日、韓研究者而言，被日本殖民醫學認可之鄉藥並非傳統韓醫藥物，而是經過科學化驗證與調劑之後所產生的新式「傳統」藥物。為了推動鄉藥的生藥學研究與科學標準化製程，總督府會同京城帝大於 1937 年組織

漢（鄉）藥調查委員會，並賦予其制訂《（朝鮮）漢藥藥局方》的重大任務。此一工作借鏡於日本藥局方納入傳統生藥的思維，但不同之處卻是為朝鮮的鄉藥單獨編訂局方。該委員會成立後，陸續進行鄉藥材的藥用植物學與生藥學調查、藥材之顯微鏡觀察、藥性紀錄以及發表藥用成分、效能和臨床劑量等實驗等報告並制定使用規則。到1938年時漢（鄉）藥調查委員會已調查、紀錄了八十四種藥用植物性，1939年時該數量更達到九十一種，並發行《（朝鮮）漢藥藥局方》。可惜由於戰爭情勢的擴大，調查工作僅做到藥用植物的部分，對於動物性及礦物性鄉藥之研究並無法充分完成。由於採用類似日本編訂藥局方而認可了漢方藥物的思考，使得《（朝鮮）漢藥藥局方》收錄之鄉藥，成為韓醫生與西醫師都能使用之合法藥物。同樣地，為了促進鄉藥的臨床使用及科學化生產，《漢藥藥局方》也將鄉藥的製造、處方以及劑型、劑量都予以規範化、標準化，以便鄉藥局方能產生與日本藥局方相同的效果及治療品質。理論上來說，為了要列入合格之漢藥局方，除了特別的情況之外，鄉藥材一律按照《日本藥局方》的規定，經過西醫監督認可的實驗來確認其藥效。但現實上，因許多鄉藥局處方仍是根據韓醫理論作為採集與分類的標準，經過科學檢驗分析後的鄉藥，僅能根據萃取特性被區別為水性、灰類以及不溶於酸性等品項，無法完全根據西方藥理與化學成分加以分類。因此最終仍有部分鄉藥材並無法進行標準化製造，在處方上仍舊必須維持傳統的形式。這一點不僅使得《漢藥藥局方》成為日本殖民醫學上的一個特例，也造成某些鄉藥成方僅能在朝鮮或部分滿洲地區流通。

除了前述分析提煉鄉藥的技術困難外，韓醫學根深蒂固之影響力，更是造成《鄉藥局方》難以符合日本漢藥科學化標準的重要原因。除了部分鄉藥與處方本身就無法直接對應西方藥理外，1930年代興起之韓醫復興運動尤令日籍醫學家與朝鮮總督府難以獨攬《漢藥局方》的編纂。由於朝鮮社會對韓醫的需求經久不衰，韓醫生數量不減反增，加上1930年日本帝國與朝鮮殖民政府對於鄉藥材的重視，從而衍生出所謂的東、西醫學論戰。論者企圖以科學的角度審視韓醫學的臨床價值，進而提出了復興韓醫的口號。有趣的是，此刻申論韓醫復興論點的卻不是傳統的韓醫生們，而是受過西醫薰陶的韓籍西醫師團體。

1934年2月的《朝鮮日報》刊登了張基茂之〈韓方醫學復興策略〉意見書，是為1930-40年代韓醫復興論戰的起身炮。張基茂本人於1905年畢業於大韓帝國官立學校，並在該校教授西洋醫學與臨床執業。由於當時日本殖民政府強調西洋醫學主導的必要性，西醫師張基茂表態復興韓醫學時並未受到太多的壓制。1915年張基茂進一步翻譯日本「皇漢醫道復興」運動大將和田啟十郎的著作《醫界之鐵椎》，並增補了韓醫學與西洋醫學之比較與申明提倡韓醫學復興之必要後，更名為《東西醫學新論》出版問世。根據這些出版品可知，張基茂主張成立專門的韓醫學會進行學術研究與制定臨床指導原則，舉辦定期講論會展開醫師間的討論以及發表治療經驗。其次，他也認為必須根據西醫醫理與現代化學術名詞，統一原本晦澀且曖昧不明的韓醫術語；再者則是仿效鄰藥科學化，創辦專門之韓醫研究所暨講習所，培養「現代」韓醫「師」，並為之發行符合西醫規範的韓醫專門雜誌。由是可見張基茂主張的韓醫復興，本質上更像是韓醫的「西醫制度化」。

　　對於張基茂的論點，同樣畢業於殖民醫學正統之京城帝大醫學部的開業醫師鄭槿陽，則以〈漢方醫學復興問題相關的提議：參閱張基茂的論述〉一文提出反駁。鄭槿陽認為醫學是現代科學的一部分，不應該有時代或民族的區別，因此刻意區分韓醫學或西洋醫學是完全不需要的。只要是具有完整療效並經臨床驗證者都可算是現代醫學。細究鄭槿陽評斷有效醫學的原則，可見他的核心價值仍是西洋醫學，尤其是他秉承京城帝大許多日籍醫家的觀點，強調無論是根據科學性、理論性以及實驗性這幾個方面，韓醫學顯然都不如西洋醫學。因此若是要執意復興韓醫學的話，就必須由西洋醫學擔任主導，先從科學分析鄰藥的藥理入手，再進入有效藥物的臨床實驗。也因為主張以鄰藥科學化為本，鄭槿陽不認為韓醫學有單獨存在的必要性，更不需要專門設立韓醫教育機構。如果一定要研究韓醫學的話，現有的西醫教育及研究機構就已經足夠了。

　　儘管張基茂與鄭槿陽對於韓醫復興有不同的意見，但他們反映了朝鮮殖民時代西醫師們對於韓醫普遍的一些看法。但真正使得韓醫復興論白熱化，並從民族主義的角度鞏固韓醫獨特地位的，卻是非醫者出身的趙憲泳。趙憲泳畢業於日本早稻田大學英文科系，並曾在朝鮮獨立運動中扮演過相當積極的角色。他認為韓醫學復興的根本問題，不存在於是否合乎西方醫理，而是怎樣的作法

才最能滿足朝鮮人們的健康需求。在其撰寫的文章〈東西醫學的比較批判的必要性〉中，趙憲泳並不像前者利用西醫學理評斷韓醫，而是將韓醫與西醫各自作為獨立的知識體系進行比較整理。根據他的整理分析，西醫是一門具有局部處理能力的醫術，重視人工介入治療，因此治療的特徵是靜態的、治標的、防禦性，這些特點尤其可以西醫的外科作為代表。由於西醫傳入東亞的歷史經驗，這樣的醫學當然是外來的，也因此須受到國家由上而下一致性的規範，從而具備了貴族醫術和官方醫療的本質。相較於此，韓醫學是發源於朝鮮宗教的一門治療學問，具有動態、治本、調養生體的特徵，因此重視身體與外在環境之隨機應變而長於內科，更得以滿足平民百姓的健康需要。趙憲泳的比較不僅把韓醫與西醫在醫學上平等定位，更重要的是他給予韓醫學的正面評價，明白地賦予了韓醫就是韓國人的醫學民族主義立場。趙憲泳有關韓醫民族主義立場的言論，很快便引來鄭槿陽等西醫師的強烈批判，但同時卻也吸引了更多的支持者，增強了韓醫就是韓國民族醫學的說法。經學家李乙浩是論爭中強勢的韓醫學擁戴者之一，他主張西醫只能夠「提供有關於東醫（按即韓醫）的輔助性知識」而已，認為「回歸到傳統的東醫」才是韓醫復興運動真正應該主張的目標。

　　韓醫復興的口號原本應該隨著韓國反殖民的思潮受到無情的壓制，但 1938 年後日本提出「建設大東亞新秩序」或簡稱「大東亞共榮圈」口號，又意外地讓韓醫受到日本帝國醫界的重視。在「大東亞共榮圈」的理想中，日本將自己描繪成解放者的形象，其擴張的目的是要將亞洲受迫害的諸民族，從白人帝國主義的殖民苦境中拯救出來。因此做為成功西化卻不失傳統武士道文化價值的日本，醫界便提出一套新的說法，要把日本認知下的東洋醫學傳統與西洋醫學合流，為東亞新文明折衷建構出「真正」的現代醫學。韓醫生與同情韓醫的西醫們，各自為了韓藥科學化或復興韓醫學的理由，利用了這個新的局面趨勢發展。他們於 1939 年組織東洋醫藥協會的時候，便明言「時代業已以滿洲事變為契機，立足於東亞自主精神之上而呈現出新秩序建設的歷史階段」，提出要促成「透過日本、滿洲以及中國，東洋固有醫藥的復興運動」作為協會設立之目的。顯然到了 1940 年代，韓醫復興運動已不完全是朝鮮社會中醫學民族主義的展現，還是整個日本帝國醫學體系中東洋醫學的要角之一。

四、戰後臺灣的「科學中藥」補遺

眾所周知早在 1928 年，京都大學生藥學教授森島庫太門生杜聰明，即擬籌設漢醫院以便系統性地「從病理、臨床診斷到處方，實地去做比較研究」驗證中醫學，惜因殖民政府之態度與臺灣西醫界各方阻礙終未成真。1946 年杜聰明兼任臺灣大學醫學院第一附屬醫院院長（1945-1947）時，重擬設置漢藥治療科，聘國內有經驗之中醫、實驗藥理學者及西醫內科臨床專家，延續其先前創設漢醫院的構想。但 1947 年陸志鴻接掌臺大校長後，宣稱杜氏此舉實屬落後乃命令撤銷漢藥治療科的規劃。杜聰明在臺大遭受排擠離職不久，南下與高雄陳家合作創設高雄醫學院並任院長。旋於 1957 年在高雄醫學設院附設醫院置中藥治療科，由其學生邱賢添負責，但次年又因附設醫院新院長郭宗波不支持而停辦。就此覘之，日治時期以來臺灣本土的生藥科學研究已難再續，1960 年代臺灣興起的科學中藥風潮應該另有淵源。

根據行政院衛生署中醫藥委員會的官方說法，臺灣順天堂藥廠創辦人許鴻源在當時任職於日本長倉製藥的顏焜熒牽線下，參觀了該藥廠的科學漢方製造並於 1963 年與長倉製藥簽訂技術合作，首先引進以濃縮劑型為代表的戰後臺灣「科學中藥」。就上述資料看來，戰後臺灣的科學中藥在表面上與日治時期和大陸經驗似無關係，反倒與日本科學漢方生產者的關係較深，或也造成了當前科學中藥在大陸與臺灣在製成上的差異。臺灣的科學中藥結合日本漢方製藥技術，製程方面是先經過調劑煎煮再濃縮賦形，與中國大陸以單方濃縮顆粒再依比例加在一起的濃縮中藥有所不同。簡單來說，臺灣與日本的科學中藥是加工炮炙的中藥複方，與歐美或中國大陸等地以萃取植物單方再組合的方式，在概念上可能更接近傳統中醫學與國人的服用習慣。

不由中藥材中尋找特定有效成分，而直接從傳統漢方進行濃縮顆粒化生產，是日本科學漢方繼承戰前生藥與本草學研究基礎，在戰後得以快速復興的原因之一。矢數道明在 1956 年出版的〈漢方藥の近代藥理學的研究總覽〉中，即已整理了 1930 年代以來東京大學、京都大學、滿州醫科大、京城大學（今首爾國立大學）等十數家藥理學教室的漢方研究成果，當時相關中藥複方臨床療效之研究論文已達二百一十八篇之譜；六年後，田村豐幸又再增列八十五篇

論文。綜觀這些論文的研究方法，約有八成都是以生藥學辨識傳統本草處方後，再運用新興之歐美實驗藥理學進行研究。此現象顯示日本的本草學到1960年代時，已進入臨床驗證傳統複方方劑的階段，而不僅限於單方或有效成分的釐定。再者，日本科學漢方早於1930年代也已佔有一定之成藥市場及口碑，而戰後的經濟匱乏尤為其提供絕佳的發展契機。根據長倉製藥社長長倉音藏的說法，戰前1930年代由武田、佐藤等製藥會社推出的婦人藥，早就為日本的科學漢方成藥打下相當的社會信賴基礎。但更為重要的是1940-50年代日本經歷的經濟管制與物資缺乏，讓科學漢方取代昂貴的進口洋藥，進入到民眾家庭與部分漢醫師的診間。長倉製藥開發的顆粒狀漢方成藥，除了比戰前藥包式的科學漢方更利攜帶及保存外還有價廉的優勢，且避開了傳統水煎藥的不便與苦口。隨著科學漢方市場的增長，日本政府也投注於立法規範與標準化科學漢方的生產。日本從1960年起用了十五年時間完成了漢方藥製劑生產的規範化、標準化過程，提高品質使得漢方藥製劑的生產金額迅速增加，在產品的劑型、包裝和品質控制上都有長足的進步，此舉自然有助於增進民眾對藥品的信賴。長倉等日本科學漢方藥廠於1960-1970年間，即在上述各項知識基礎與背景條件上快速成長，且吸引臺灣藥廠紛起效尤引進科學中藥的生產。

　　戰後日本長倉製藥的科學漢方製成，並未拆解傳統藥方為單一藥材或有效成分，而是以複方的形式保存原來處方的樣態。其實這等正視漢藥複方特性的態度與必要性，岡西為人等生藥學者早於戰前已多所著墨。儘管杜聰明在臺灣推展漢方實驗藥理學的努力屢遭挫敗，但隨著大陸來臺草本學家與留日藥理學者的合作，中藥科學化研究與科學中藥製成，在戰後臺灣出現相輔相成的發展。藥理學家鄭炳全曾回憶道：「1965年北醫藥學系畢業時，我的論文是臺灣前胡的生藥學研究，指導教授是從京都大學返臺不久的顏焜熒藥學博士。隨後考進中國文化學院藥用植物研究所，所長是許鴻源博士，一年後那琦教授從京都大學榮獲博士重返北醫，成立生藥學研究室，也成為我碩士論文：臺灣產山藥Dioscorea生藥學研究的指導。」從其自敘中可見這批引進科學中藥製程的專家們，不僅互相熟識且都有日本生藥學的深厚背景。在這批人當中，戰後隨國民政府來臺的那琦，畢業於滿州醫科大學且師從岡西為人的生藥學。他任教中國醫藥學院與臺北醫學院，著有本草學專書與論文多篇，可謂聯繫戰後臺灣中藥科學化研究與大陸經驗的關鍵人物之一。

那琦曾在其專著《本草學》中說到：「今後中國藥物之研究，欲新發現藥用植物誠非易事，主要工作在於依據此等古文獻用為研究之線索，一一推陳出新，予以現代化，乃中國藥學界最大努力之目標」，此說揭示了他與岡西為人在思考路近上的相近性。難怪他會批評「美國研究藥物的方式……要從千千萬萬的天然藥用資源中，摘取最具特效的藥材，以期解決其問題而已。這與我們希望達成國藥現代化的目標與做法，完全不同。我們的想法是把數以千計的中國藥材一一予以整理，其成分及藥理作用為名者實驗研究而予以說明。其方劑是否有效用法，是否適當考察實驗而予以闡明。如此則不但民國本草可以完成，並以現代科學觀點予以解說。……這便是國藥現代化的目的。……今天許鴻源博士所領導主持的中藥顆粒劑，其製造的基本原理也是盡可能要符合這一理論要求的。」由此可知，戰後臺灣的科學中藥研究與製作，實與早期協和醫學院成員萃取有效單方成分的做法不同，更趨近於戰前日本生藥學、本草學上堅持傳統複方的脈絡，僅是新增了漢方顆粒製劑的工序而已。再者，既然戰後臺灣科學中藥受到日本顆粒漢方製作的影響，遂與日本一樣重視地道藥材的選擇。所謂「地道藥材是指具有地區特色的優質中藥品種，具有有效成分高，臨床療效顯著的特點，並受到歷代醫家所認同並廣泛使用；地道藥材生長在一個特定的地域，離開了這個特定地域，改變了生長環境，其有效成分含量就會降低，臨床使用上甚至無效。」但臺灣本地生產不易加上地道藥材的藥性考慮，臺灣比日本更為依賴從海外（實為大陸）進口。因此，如何保證地道藥材與品質，成為臺灣科學中藥品質管理上的重中之重。故 1982-1988 年衛生署執行西藥廠 GMP 時，亦同時進行科學中藥廠 GMP 認證，但傳統中藥廠直到 2005 年才全面實施 GMP。因此 1999 年實施全民健保時，健保給付中藥的部分僅限於科學中藥，致使原本以水煎藥為主的中藥市場逐漸被科學中藥取代，而用於臨床治療上的科學中藥更佔 65% 以上。後為對提升中藥濃縮製劑的品質與管控，在落後日本四十年之後，行政院衛生署於 2000 年 7 月 24 日公告要求，廿種中藥方劑之濃縮製劑，查驗登記新案及藥品許可證有效期間展延時，並應制訂指標成分定量方法。這對臺灣中藥製劑的管控算是一個重要的里程碑，畢竟把中藥製劑的管理標準法制化了。2004 年 5 月 1 日，臺灣的第一部中藥典《中華中藥典》終於正式出爐，也讓過去苦無法律地位的中藥材正式由「農產品」的層次進入到「藥」的層次。

五、小結

　　傳統醫學在非洲、亞洲和拉丁美洲廣泛存在，其對於當地人民的醫療貢獻尤早於現代醫科學。十九世紀以來就反覆提到的傳統醫學與現代醫學間的分裂，不僅已經持續了幾十年、幾個世紀，甚至到今日仍然是醫學史研究上的熱點之一。許多傳統醫學的實踐與知識，都需基於本土文化和環境內的知識和經驗網路或積累，導致十八世紀以來西方醫學進入東亞後，經常造成「傳統」與「現代（或西方）」醫學對峙的情況。儘管「傳統」與「現代」醫學的二元劃分法迄今仍甚普遍，但事實上這樣的二元對立觀點，其實和傳道醫學與殖民醫學都脫不了干係。卜爾吉・梅爾（Birgit Meyer）將「傳統」一詞的起源歸因於歐洲殖民運動時期的影響，因為她發現早期的新教傳教士是最早使用「傳統」一詞的群體，他們意圖在他們帶來的西方事物與土著的在地經驗間建立對照，遂以「傳統」一詞指稱那些可以被取代並該留在過去的東西。由於東亞現代醫學面臨來自傳統醫學的挑戰時，與早期傳教士面臨的情境類似，所以不自覺地把這樣一個二分法延用了過來。然而，梅爾也認為將傳統專門定義為過去事物的時間性修辭是沒有必要的，特別是涉及到與現代生活有關的生命形式時。就這一點來說，許多醫學史的研究者，也在現代醫學和傳統醫學的歷史糾結中發現類似的問題。例如約翰・塔布地（John R.S. Tabuti）等人就發現，由於近代以來全球化的影響，傳統與現代的界限變得越來越模糊。許多「傳統」醫學在經歷了科學化與現代化之後，不僅仍舊反映特定歷史和文化的變革，甚至透過醫藥從業者的持續創新，使之成為現代醫學的內容之一。更何況，所謂的「現代醫學」似乎本身其實也存在一些「傳統」的跡象。因此某些學者就認為，當代之生物醫學其實不特別「現代」，就像「傳統」醫學可能不太「傳統」一樣。此外，由於「傳統」與「現代」的定義經常是變動且模糊，容易受到特定時空條件的影響。因此儘管中、日、韓三地在1945年以前都曾經歷過傳統藥物與醫學的「科學化」，但三地的發展路徑卻相當不同。就醫學史作為一門專業知識的角度來說，這些差異正好顯現了研究醫史，必須內史、外史兼顧的特性。

參考書目與延伸閱讀

1. Andrews, Bridie J. "Tuberculosis and the assimilation of germ theory in China, 1895–1937." *Journal of the History of Medicine and Allied Sciences*, 52:1（1997）.
2. Flowers, James. "Hanbang Healing for the World: The Eastern Medicine Renaissance in 1930s Japan-ruled Korea." *Social History of Medicine*, 34:2（2021）.
3. Huang, Yong-yuan. "'Medicine of the Grassroots': Korean Herbal Medicine Industry and Consumption during the Japanese Colonial Period." *Korean Journal of Medical History Usahak*, 29:1（2020）.
4. Liu, Shihui, Toshihiko Matsuo, Chie Matsuo and Takumi Abe, "Traditional Chinese Medicines and Prescriptions Brought from China to Japan by a Monk（Jianzhen, Japanese: Ganjin）." *A Historical Review. Compounds*, No. 2（2022）.
5. Powell, Margaret, and Masahira Anesaki. *Health care in Japan. Routledge*, 2010.
6. 二谷智子：〈近代日本における処方薬と売薬の変容〉，《経済学研究》，第 6 卷第 2 號（2019 年）。
7. 郝先中：〈日本廢除漢醫對中國近代醫學的影響〉，《皖西學院學報》，第 21 卷第 6 期（2005 年）。
8. 李彥昌：〈近代「廢醫存藥」思想的再考察──起源、視域與影響〉，《自然辯證法通訊》，第 3 期（2020 年）。
9. 秋葉哲生：〈醫療用漢方製劑の歷史〉，《日本東洋醫學雜誌》，第 61 卷第 7 期（2010 年）。
10. 寺澤捷年：《明治維新・漢方撲滅の実相》（東京：あかし出版，2021 年）。

/ 第十講 /
現代細菌學與東亞社會

"One cannot (or at least should not) radically divide
the practice of science from its product science is, among other things,
a social activity, and the politics of those who practice it is
part of that science."

—— Robert Proctor, *Racial Hygiene: Medicine Under the Nazis*

"Success breeds complacency. Complacency breeds failure.
Only the paranoid survives."

—— Andrew S. Grove,
Good Capitalism, Bad Capitalism, and the Economics of Growth

　　從 1930 年到 1950 年代的廿世紀中期以前，科學史學者普遍認為科學革命的影響是西方科技由傳統轉向現代的重要環節。儘管 1960 年代以後部分的科學史與科學哲學研究者開始質疑這樣的看法，或有甚者認為十七世紀以來的科學活動，不必然對現代科學與技術有直接的影響，或不必然可被視為後者直接的起源。然而二戰以前的東亞醫學界甚至是普遍的知識界，多半還是認為發展

科學是建構現代社會的必經之途，因此引進西方的醫學科學與「科學化」既有之傳統醫學，遂成為廿世紀以來之主流思潮。睽諸文藝復興以來西方醫學發展經歷後不難發現，科學醫學的發展從十七世紀的維薩里解剖學、哈維的心血循環論，以迄十九世紀末以來實驗醫學、微生物學、免疫學的興起，都與當時的科學如物理學、化學、生物學等學科演變息息相關。受到時代氛圍的感染及來自對於醫療科技的自信，十九世紀以來的西方醫學界充斥著樂觀的態度與進步主義的思想。但其實相比於十七世紀西方科學革命發生的時間點，作為現代醫學代表的科學醫學（scientific medicine），根據學界之通說僅出現在較晚的十九世紀中葉以後，並與工業革命的快速發展更有關係。就時序上來看，科學醫學的出現其實是以二百年來西方相關自然科學的發展為前驅基礎，而在時間上恰與近代殖民勢力全球擴張的高峰期重合，才會形成了許多東亞國家簡單認為，西方醫學等於科學醫學亦等同於現代醫學的普遍印象。因此在醫學大量借用科學觀念研究與解釋人體和疾病的情況下，實驗操作準則的客觀（objectivity）與精確（precision）概念，隨之成為西方社會評判醫學是否「科學」之判準，衍生促成了傳統希臘羅馬醫學「生機論（vitalism）」的全面揚棄，以及現代醫學中「人體機械論（human mechanism）」之獨領風騷。

在上述西方科學醫學發展的軌跡中，解剖學與外科學無疑是最早透過物理科學，為人體機械論奠基的醫學知識與實作。但在光學理論與磨鏡技術尚未到一定成就前，醫學家誠無法透過顯微鏡看見微小生物，更遑論推演其和疾病之關係，於是影響日後深遠的微生物學、胚胎學，細菌傳染論自也無由產生。同樣地，化學家若是未能開展無機與有機化學的知識及應用技術，那麼和發展現代藥物關係密切之生藥學、藥理學便難以出現。受到西力東漸與炮艦外交之影響，東亞諸國在十九世紀末到廿世紀初的階段，都不約而同地以「西化」作為「救亡圖存」或「富國強兵」的必要手段，以致於主動引入前述概念下之科學醫學，作為各自「西化」政策之一環，無意間也帶入背後的科學主義（scientism）及輝格式進步主義（Whiggist progressivism）觀念。如果說解剖學與外科還能用「眼見為憑」作為簡單的判斷基礎，那完成科學醫學最後一哩路的細菌學說（germ theory），便是堆疊了實驗方法、數理統計，與邏輯推演後的產物。相較於可以「眼見為憑」的解剖學與外科，東亞社會要接受細菌學說的難度顯然

更大,因為這還涉及推翻傳統醫學對生理、病理,甚至是宇宙觀的前提假設,但這些預設又常與既有的社會價值緊密相連。更何況科學醫學在西方經歷了近三百年之演變,東亞社會卻需要快速吸收、立即反應,時間的緊迫與現實的需要於焉造就了科學醫學在東亞的特殊形象。

一、近代醫學科學發展概述

儘管現代醫學與科學的關係密不可分,但與純粹的科學發展還是有些不同。現代稱為「Science(科學)」的學問在十九世紀以前的歐陸,其實還未完全從「自然哲學(natural philosophy)」分離出來。儘管學者常以笛卡兒(René Descartes)在 1637 年提出之演繹法,作為近代科學方法論的開端。但在十七、十八世紀時,那些今日應該被稱為科學家的研究者,其實更適當也尊貴的稱呼應該是自然哲學家(natural philosopher),而不該是跟魔術師一般帶有貶抑或戲謔含意的 scientist。然而醫學知識和技術與其使用者的醫師卻不然;醫學從近東文明開始就是令人景仰的知識,能夠據之診斷治療的醫者更是受人依賴的職業。在十七至十九世紀間,文藝復興以來的知識積累刺激了科學革命的開展,從而推動醫界對生理學、化學和病理學的認識取得進展,徹底改變了現代醫療的面貌。但無可諱言地,西方醫學與治療實踐到十九世紀中葉以前仍然變化多樣也不夠穩定,往往交雜著迷信、宗教信仰和臨床經驗觀察的各種元素。就歷史軌跡而言,醫學科學在西方的發展其實是既曲折又漫長的。

當笛卡兒提出演繹法的十七世紀期間,伽利略(Galileo Galilei)與克卜勒(Johannes Kepler)藉由望遠鏡及精確的計算,奠定了地動說的現代天文學基礎。同樣的光學物理基礎也造就了羅伯特・虎克(Robert Hooke)、安東尼・雷文霍克(Antoni van Leeuwenhoek)在顯微鏡製造與微生物觀察上的成就。雷文霍克於十七世紀末觀察與記錄到微生物的樣貌與行為方式,從根本上改變了人們對微觀生命的理解,奠定了日後細胞學、組織學,與微生物學發展的基礎。一如十七世紀笛卡兒在科學思維方法上的貢獻,十八世紀的法國啟蒙哲學家如伏爾泰(Voltaire)、盧梭(Jean-Jacques Rousseau)與德尼・狄德羅(Denis

Diderot）等人，提出人類理性思考才是衡量一切的標準，他們主張之理性、懷疑和經驗主義理念，深刻地影響了知識界對於古典權威的盲從，此後醫學界才能持開放的態度，以科學和實證為基礎挑戰傳統醫學理念。此時實證醫學（evidence-based medicine，EBM）的觀念開始萌芽，支撐了許多來自於臨床經驗的醫療創新。舉例來說，約1740年代蘇格蘭解剖學家和醫生威廉・亨特（William Hunter）根據解剖與臨床經驗，改良了接生產鉗。此舉不僅是解剖學應用於臨床產科的進展，更隱含著科學可以讓未有生育經驗者，甚至是男性也能協助生產的意義。幾乎同時代的海軍軍醫詹姆斯・林德（James Lind），則根據他對水手進行觀察實驗及詳實的統計分析後，在1753年發表柑橘水果可以預防和治療壞血病的指引。而整個十八世紀最重要的醫學貢獻，則當屬愛德華・珍納（Edward Jenner）1796年提出的牛痘術（cowpox vaccination）。不過必須說明的是，此時醫療上的進步只有很少部分來自於基礎醫學，反倒是臨床經驗與仔細觀察、紀錄提供的實證，讓醫師們得以在其模糊的指引下探索前行。

相較於十八世紀實證醫學對臨床治療的影響，十九世紀顯然才是基礎醫學快速發展的時代，而且還擴張支撐了公共衛生的快速發展。細菌學與細菌致病論是十九世紀西方醫學中最令人矚目的篇章，完全切斷了傳統體液不平衡才生病的病理觀點。也把工業社會與城鎮快速發展中聞之色變的各種致命傳染病，歸咎給那些十七世紀雷文霍克筆下的「微小生物（animalcules）」。從十九世紀初一直到該世紀末的70年代，是細菌學說逐漸抬頭的時刻，但因之衍生的細菌致病論卻不見得一蹴可成。巴斯德（Louis Pasteur）與科霍（Robert Koch），是兩位經常被相提並論的現代細菌學奠基者。巴斯德除了以著名的鵝頸瓶實驗推翻「生命自然發生說」外，他還進行了有關微生物在釀酒發酵中的實驗，衍生出巴氏滅菌法（pasteurization）。他也是狂犬病和炭疽病疫苗的開發者，這不僅為細菌致病論提供強有力的證據，也為當時還不甚明瞭的免疫學留下許多發展線索。至於科霍則除了是霍亂弧菌、炭疽熱與結核病病原（pathogen）的發現者外，最重要的是他提出的科霍法則（Koch's Postulates），確立了特定細菌與疾病間的因果關係，並因此強調透過菌體分離、純粹培養等流程，在實驗室中反復驗證的必要性。不論是巴斯德還是科霍，他們都為實證醫學提供了與臨床經驗、觀察不同的證據樣貌，那些來自實驗室中精確規劃流程且能反復確

認的「科學證據」。讓醫學可以像是科學般進入實驗室的關鍵人物，則是號稱「實驗醫學之父」的克勞德・伯納德（Claude Bernard）。伯納德是法國生理學家，他大部分的時間都在實驗室裡進行活體生理實驗。1865 年伯納德出版了 *Introduction à l'étude de la médecine expérimentale*（《實驗醫學研究介紹》），書中除了著名的新陳代謝及一氧化碳研究外，他最重要的是提出了雙盲實驗法則，及從力學平衡與數學等式概念中，獲得啟發的生理內平衡（homeostasis）概念。但對於後來的基礎醫學研究者來說，伯納德實驗醫學最廣泛的歷史價值，在於確立實驗對醫學研究的必要性，並為醫科學與實證醫學的發展關係打下基礎。

在理性主義與科學精神的推波助瀾下，基礎醫學與臨床醫學齊頭並進，影響擴大到了公共衛生與預防醫學的發展。由於工業革命與城鎮化的快速發展，導致環境衛生惡化，經濟發展所賴之城居人口與工人健康受到威脅，於是歐陸知識份子從十八世紀末興起衛生運動（亦有人稱為清潔運動，sanitary movement）」的呼聲。英國醫生愛德溫・查德威克（Edwin Chadwick）等人為此在 1838 至 1842 年間，對英國各地人口的健康情況、勞動階層的生活條件及其居住環境展開調查。他 1843 年綜合各方意見後，發表了 *Report on the Sanitary Condition of the Labouring Population of Great Britain*（《大不列顛勞動人口衛生狀況報告》）。查德威克之後更在英國政府授權下，制定並促成〈Public Health Act of 1848〉（〈1848 年公共衛生法〉）之通過；上述事蹟讓後世史家尊其為「公共衛生之父」。查德威克的公衛思想有幾個特徵值得關注：首先，他主張創立中央統一之衛生管理機構，顯示衛生工作具有普遍性及一致性；其次，該法案允許地方衛生委員會任命「衛生醫官（Medical Officers of Health）」處理公共衛生問題，但重點限於疾病與病源的判定；最後也最具時代特徵的是查德威克深信「瘴氣論（miasma theory）」，主張傳染病是由骯髒的環境、污染用水和四散的垃圾塵芥所引起的，故將衛生工程而非醫學視為解決衛生問題的利器。然而 1854 年的倫敦霍亂疫情，挑戰了查德威克等支持瘴氣說的社會名流，如南丁格爾、狄更斯等人。微弱的反對意見來自於一個麻醉科臨床醫師——約翰・斯諾（John Snow）。從他麻醉醫師的身分可知，斯諾該是個相信新科學醫學的人，這解釋了他為何敢冒大不韙在 1854 年拆除寬街（Bond St.）水泵把手，

用行動證明霍亂是水媒細菌擴散的原因了。只是一年之後，查德威克所代表的公共委員會不僅將把手又裝回去，而且因為再無霍亂個案發生，得以宣稱瘴氣論的勝利。斯諾於1858年在醫界的質疑聲浪中抑鬱而終。但除了他以外，遠在維也納醫院的產科醫師伊納茲・塞梅爾維斯（Ignaz Semmelweis），也因為相信細菌致病論，儘管他強制要求醫師洗手降低了院內產褥熱的感染及死亡率，卻仍遭到醫院委員會驅逐和同行排擠，抑鬱多年後在1865年因敗血病而死。

斯諾與塞梅爾維斯的悲慘故事顯示，即便1870年代以前專業的醫界接受了顯微鏡下微小生命存在的事實，也不必然願意承認這些小東西會是生死攸關的大問題。要讓細菌致病論成立或被接納，顯然還需要臨床驗證的基礎及實務證明。由於巴斯德與科霍等人在基礎醫學領域上的貢獻，細菌病原與疾病的關係可透過實驗得到反覆驗證，但臨床上如何做到手術「清消（anti-septic）」與衛生「抗菌（anti-microbials）」，仍是十九世紀末廿世紀初醫界努力實踐的方向。就這點來說，約翰・斯諾與伊納茲・塞梅爾維斯的努力都還有些功敗垂成的遺憾，但英國外科醫生約瑟夫・李斯特（Joseph Lister），卻成功在手術臺上證明滅菌的可行及必要性。1865年李斯特在格拉斯哥大學擔任外科教授時，首先提出缺乏消毒是手術後發生感染的主要原因，並設計使用石碳酸水作為手術室的環境消毒劑（anti-septic，原字義亦可為「防腐」）與手術工具消毒流程。1867年，他再將消毒手段應用到輸血和靜脈注射中降低了敗血症的發病率。李斯特消毒法之成功讓此後的術後死亡率下降了卅個百分點，不僅讓消毒與麻醉、輸血並稱現代外科三大支柱，石碳酸等消毒藥水更取代傳統的石灰成為後來環境衛生的殺菌利器。

然而石碳酸溶液只能像後來的DDT作為通用型的環境殺菌劑，並不適合用於體內滅菌也無法預防特定疾病侵入人體。但製造石碳酸水的無機化學概念，以及特定之細菌染色檢驗，卻啟發了廿世紀初期化學療法（chemotherapy）的開始。德國學者保羅・埃利希（Paul Ehrlich）發現特定細菌只會對某些染色顏料產生反應，於是便與日籍細菌學家秦佐八郎合作，經過六百零五次失敗後，終於在1907年合成了梅毒的治療藥——砷凡納明（Salvarsan）。該藥物的出現，標誌著化學物質在體內滅菌上的可能性，當時稱這類滅菌合成物為anti-microbial agents。類似化學療法的思考，也引發奧地利化學家保羅・雅各布・

約瑟夫・傑爾莫（Paul Josef Jakob Gelmo）於1908年製作出磺胺基合成物。但考慮到藥理應用，直到1927年德國拜爾化學公司才在尋找適合活體使用且具抗菌活性染料時，發現到這種磺胺基合成物具有滅菌作用。1932年，德國病理學家格哈德・多馬克（Gerhard Domagk）則發現一種紅色偶氮染料百浪多息（Prontosil），在實驗室中能使鼠和兔不被鏈球菌和葡萄球菌感染，這才使得磺胺基藥物成為了歷史上第一種人工合成的抗菌藥物。此後，磺胺基消炎藥（sulfanilamide）由於成本低廉、使用簡便，成為二戰以前使用最為廣泛的抗菌性藥物。換言之，至少在1930年代之前的廿世紀初期，化學療法與滅菌概念其實有高度重疊的現象。

化學合成的殺菌藥物從李斯特的石碳酸水，到1930年代磺胺基消炎藥的普及，期間真正引領風騷的抗菌藥物，其實還有各式各樣的生物製劑——血清疫苗（serum vaccine）。受惠於珍納的牛痘術啟發，十九世紀末以來之西方醫學界，也希望從生物體中找出能夠預防且治療疾病的藥物。巴斯德早期在炭疽和狂犬病的疫苗製作中展示之免疫原理，加深了醫界與社會大眾對於這類疫苗的期待。於是在任職科霍研究所時，埃米爾・馮・貝林（Emil von Behring）專注於血清抗毒素（anti-toxin）的發現。他認為細菌所產生的毒素才是致病源頭，因此適度地注入減毒血清可以降低毒性反應，甚至讓身體對特定之細菌毒素免疫。1890年代貝林及北里柴三郎各自開始了白喉抗毒素的研究，終於由貝林成功利用馬血清製造成功，並在1901年獲得諾貝爾獎。同一時期貝林及其團隊也致力於破傷風抗毒素的開發，他們的工作被醫史學者認為是當時抗毒素滅菌研究與血清疫苗發展的高峰。又因為廿世紀初期社會大眾普遍相信，強制接種牛痘是預防天花有效的公共衛生政策，各國公衛部門逐漸受此思潮影響採用預防醫學的觀點，推動各種預防注射以達到群體免疫的作用。由於化學滅菌藥劑進展有限，加上早期這類藥物常伴隨嚴重副作用，廿世紀以來大量的血清疫苗被認為是比較「安全」的抗菌及預防手段；如肺炎鏈球菌、腦膜炎、鼠疫，甚至是1918年時還出現過流感抗毒血清疫苗，都成為醫界與大眾信賴之焦點。

儘管不是所有的疫苗在臨床上都非常成功，但這並未讓醫學界放棄開發微生物製劑的理想。1928年當時還是磺胺基消炎藥盛行的年代，英國細菌與藥理學家亞歷山大・弗萊明（Alexander Fleming）意外觀察到青黴屬的黴菌能產

生殺死多種細菌的物質。雖然史家常認為這標誌著生物製劑的概念，開始從抗毒素轉向抗生素（antibiotics）。但事實上，早期青黴素只能以實驗室內小規模的方式生產，而且成功率與品質都極難控制。直到 1942 年，霍華德・弗洛雷（Howard Florey）、恩斯特・伯里斯・錢恩（Ernst Boris Chain）和諾曼・希特利（Norman Heatley）帶著僅存的青黴素採樣前往美國，借重其大規模化學工業生產的實力，讓青黴素成為人類第一個廣泛使用的抗生素。作為一個醫學史上的時代，青黴素只是現代定義下「抗生素時代」之開端，要真正讓抗生素威名遠播甚至形成濫用，還需等到二戰末期以來藥界對鏈黴素、四環素和氯黴素等之逐漸發現。

　　西方現代醫學從解剖學、外科學開始，經過近二百年才奠定了人體機械論的主流地位；但至此尚僅止於「眼見為憑」的階段。十九世紀中葉以後，科學醫學奠基真正的挑戰才揭開序幕，從如何看見微生物，到改變內科學、生理學、病理學乃至於藥理學又經歷一百多年，這才讓體液論與瘴氣說等退出醫學的舞臺；更重要的是，醫學做為一門科學的概念終於深植人心。上面的西方醫學科學發展概述，重點不在於說明現代醫學的進步性，更想要強調這些進步並非坊間科普書籍描繪的一蹴可及，事實上都經歷過許多曲折與逆流才有今日的樣貌。此外要強調的還有，十九世紀以後細菌學與相關醫學知識的產生，都與當時西方的科學或科技發展階段息息相關。據此，東亞在十九世紀後面對引進西方現代醫學時的困難，就不僅限於研究與醫療人力資源的不足，更需牽涉到知識積累時間不足與缺乏現代科學思維的層面。

二、細菌學知識的在地化與變形

　　西方解剖知識與外科技藝或可藉由「眼見為真」或「驗之有效」，被東亞社會的傳統醫家及社會大眾接受，但以近代西方科學思維及科技進步為基礎的細菌學和致病論，恐怕就不是那麼容易融入東亞的傳統醫學體系。更何況十九世紀末中、日、韓三個國家的國內情勢非常不同，導致個別社會接受西方細菌學與致病論時有所差異。換言之，十九世紀末西醫東來的情況，已非如日本維

新派學者認為之「以夷（技）制夷」，或清末中興名臣張之洞主張的「中體西用」所能應付得了，而是涉及到整個醫學思想與醫療體系的改造。據此，日本明治維新後建立的中央集權體系，或許就比清末民初混亂的中國政治社會，更容易快速地藉由機構與法制建設，在地化一套與漢方醫學傳統互不相容的細菌學理論。而中國則由於諸多政治與社會因素，並無法有系統地由上而下推展細菌學說，放任社會自行在地化的結果，便是中國早期細菌學知識的碎片化以及深受日本漢字翻譯的影響。至於臺灣、朝鮮與滿洲等處，則透過日本殖民統治在地化了細菌學理論，讓一些「殖民現代性」論者得以用之作為論述的註腳。

（一）日本細菌學的體制化與規範化

儘管根據日本醫史界較不具爭議的說法，日本的細菌學始於1885年緒方正規在東京大學和內務省東京試驗所啟動相關化學分析與實驗。但事實上一直到1890年代，因為不同的作者和知識來源，經常導致日本譯者使用不同的漢字翻譯。該如何翻譯、定義germ這個外來詞彙，日本醫界有近廿年都未能達到共識。這段期間一些常見的翻譯術語，包括了黴菌、細菌、微生物與意義更加模糊的「菌」——該詞最初用於專指真菌、黴菌和酵母，但後來也擴展到包括細菌和其他微生物。至於在細菌致病論與實驗細菌學的領域中，意指病原體或致病菌之「病原菌」則常和細菌、黴菌混用，卻也衍生細菌是否一定會致病的爭議。1890年被內務省派往德國學習衛生學的中濱東一郎，返日擔任第八代的東京試驗所所長，但一直到接任的田原良純期間，作為日本細菌學發展與實踐重鎮之該所仍舊混用上述的這些術語，對於細菌學治病理論的研究也不夠深入。其中一個可能的解釋原因，或許是中濱東一郎赴德時師從瘴氣論支持者，也是科霍學術仇敵之馬克思・佩登可夫（Max Joseph von Pettenköfe）。

轉機出現在1892年，北里柴三郎歸國不久即接受大日本私立衛生會贊助，主持私立傳染病研究所。和德國把政府與大學作為細菌學與傳染病研究核心，並以學術研究支持防疫與衛生建設的規劃不同，日本到1914年之前是以發展現代衛生為前提，後因現實需要逐步將實驗細菌學與致病論引入；兩者有著因果順序上之不同。並為了顧忌有損緒方正規到中濱東一郎所代表的官方權威，

不得不以民間組織——大日本私立衛生會及民眾衛生教育的形式,將「細菌」與「衛生」這類新造漢字及背後之概念宣傳出去。此外,由於日本醫師會不滿東京帝大醫學派閥的跋扈,且做為臨床醫師的團體也比學院派更關心先進的傳染病學說對治療的影響。當時醫師會會長也是眾議院議員的長谷川泰,在1893年的帝國議會上否決文部省在東京帝大設立傳染病室的提案,改由國庫撥款支持大日本私立衛生會附屬傳染病研究所。這個轉變不僅穩固了私立傳染病研究所的崇高地位,作為結合細菌學基礎醫學與臨床應用的中心,更是官民兩棲、左右逢源的細菌學推廣機構。

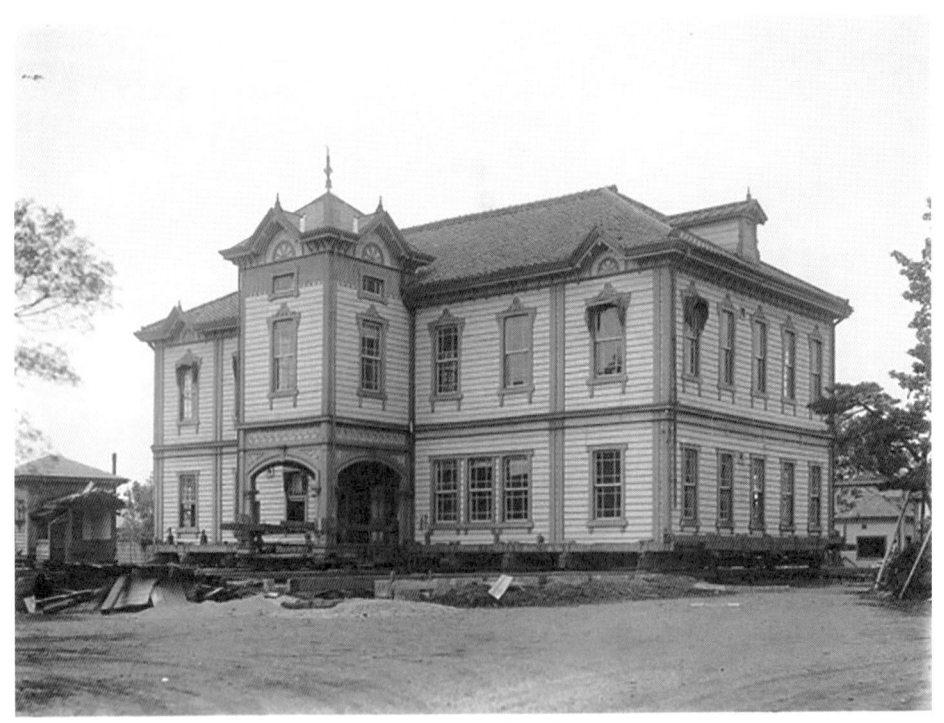

傳染病研究所　事務室正面
（移動工事中、後方に本館建設）

圖 10-1、建造中的私立傳染病研究所
資料來源：WARP,保存日期 2021.02.15, https://reurl.cc/dQezOM,2024/10/26 檢閱

新成立的私立傳染病研究所（圖 10-1）在進行細菌學研究的同時，也著重人才培養和知識的普及。特別是通過專業培訓和發行雜誌，對推動細菌學的普及起到了關鍵作用。在細菌學教育的初始階段，尤其是在實驗技術與普及細菌致病論的推廣方面，該研究所均發揮了重要的角色。由於國庫補助讓私立傳染病研究所從 1895 年開始，得以設立全國性的選拔制度，透過地方官員推薦邀請臨床醫生參加培訓。由於日本帝國會議的支持，以及霍亂流行時衛生局力推之血清疫苗療法被普遍認為有效，大量的臨床醫生申請來所參加細菌學及血清疫苗的培訓。此時該所的培訓內容包括細菌學、流行病學的基本概念、預防消毒論、傳染病治療等方面的講座和實習。實習內容包括顯微鏡檢查、細菌培養方法、試驗及臨床診斷等。培訓所使用的教材在顯微鏡的使用方法、染色液和培養基的調配方法上，都花費了大量篇幅予以說明。這些培訓生返鄉後除繼續其臨床業務外，也是當地第一線的防疫與衛生官員，經常在地方政府的要求下主持普及衛生與細菌知識的民眾講習會。傳染病研究所普及細菌學的方法除了培訓醫生外，還包括 1895 年開始發行《細菌學雜誌》。除滿足無法參加培訓及該所每月例會的醫事衛生會員需求外，該雜誌還在用語的統一方面發揮了重要作用。因為當時細菌學的術語沒有統一，例如「バクテリア」、「小生物」、「微生體」、「微菌」、「黴菌」、「細菌」等詞彙混雜使用。傳染病研究所在雜誌上屢屢批評，當前以「黴菌」翻譯細菌的做法不符西方細菌學真義，反對帝大系統使用的「黴菌」一詞，主張改採「細菌」作為統一的漢字名詞。隨著傳染病研究所推動細菌學的普及，「細菌」這才逐漸成為專業與民眾熟知的詞彙及知識。專業雜誌具有形成專業領域和知識產生的功能；日本《細菌學雜誌》原本與當時其他醫學雜誌一樣，主要目標並非知識的生產而是推廣西歐科學技術。然而在和東大爭奪話語權的過程中，《細菌學雜誌》及其私立傳染病研究所編輯群，逐漸意識到生產或壟斷在地相關知識的重要性。在 1900 年的《細菌學雜誌》〈社告〉中，便要求禁止原稿投給其他雜誌並要求轉載時明確出處。目的除在確保該雜誌論文的原創性，表明追隨西方專業知識生產方式外，也顯示該雜誌有意借此掌控日本細菌學解釋權的雄心。

　　私立傳染病研究所反對帝大派以「黴菌」翻譯細菌一事，除了對於德國細菌學定義的理解不同外，也涉及到細菌學相關知識應否視為一門獨立學科的態

度。由於緒方正規以來的帝大黴菌學講座教授，多數都受到佩登可夫的影響，因此不認為細菌學應該是個獨立學科，而是把它作為衛生學底下的一支，其重點也偏向於基礎醫學的化學分析。根據 1896 年東京帝大畢業生志賀潔的說法，當時東京帝大的黴菌學講座並不包括細菌學實驗。日本醫史學者中山茂也認為，東京帝大的講座制是造成黴菌一詞無法更名，以及校內細菌學長期無法獨立成科的主因。或許因為日本大學在戰前一直採用講座制的緣故，一直到了私立傳染病研究所被東大接管後的 1921 年，東京帝大醫學部的「黴菌學」教室才從衛生學教室分離出來，讓細菌學與相關實驗在日本的帝大體系中有獨立發展的機會。

由私立傳染病研究所領軍的細菌學正名與推廣，對於日本現代醫學的發展影響深遠。早在 1884 年，軍醫落合泰藏就出版《漢洋病名對照錄》，尚僅能粗略武斷地將傳統病名塞入西醫病名的分類之中。根據森賀一惠的看法，1866 年左右因為受到蘭醫學以病理解剖為基礎之醫學概念的影響，以熱（fever）及炎症（inflammation）為名的洋式病名開始流通；此外，由於漢字的通用，在華傳教醫生合信（Benjamin Hobson）翻譯的醫學名詞也傳入日本，只是這些都未能影響大部分日本醫家。但隨著細菌檢驗工作的推廣與民眾、醫界對細菌致病知識的普及，至少到了廿世紀初，由內務省衛生局擬定的官版病名與死因表列，就已全部採用西方醫學名詞了。官方支援並以法制規範的情況下，西洋診斷與細菌檢驗成為法定病名的唯一根據，舉凡民眾就診或申請死亡證明以便安葬時，均須符合官方認可的病因方許登錄。於是傳統漢醫病名的「消渴」或日名「尿崩」，在明治期時期代表性的醫事專業雜誌上，如《東京醫事新志》、《中外醫事新報》等一律須稱為「蜜尿病」或「糖尿病」。而在《細菌學雜誌》等相關刊物裡，也把「傷寒」改用音譯「窒扶斯（typhoid）」、「瘧疾」稱「麻剌利亞（malaria）」或「マラリア」等，根據西方細菌檢驗的標準定名。從十九世紀末到 1920 年代之間，細菌學成為法定疾病判斷與定名的基準，不僅造成漢方醫學的「論證辨治」失去臨床的學理基礎，更是切斷了日本社會對於傳統病理及病因的理解。附帶一提，日本對於細菌學的全盤接受及官方支持，使其細菌研究在二戰之前發展迅速。從明治時期到二戰結束的昭和中葉，研究者如北里柴三郎、秦佐八郎（砷凡納明共同發明人）、北島多一（血清療法推

廣者)、志賀潔（赤痢菌發現人）、野口英世（黃熱病研究）、稻田龍吉與井戶泰（惠氏病病原【Whipple disease】、鼠咬熱螺旋菌共同發現人），以及長與又郎、田宮猛雄、今村荒男、佐藤清、宮川米次和三田村篤志郎發現恙蟲病病原體的事蹟，不僅成就日本細菌學的國際聲望，許多人還列名西方之教科書並獲重要醫學獎項。然而，日本細菌學快速發展的實力與其帝國主義心態結合，也招致東亞諸國普遍疑懼日本具有發動細菌戰之能力。

（二）細菌學在中國的多重面向

　　根據黃興濤與陳鵬的研究，清末在華傳教士主辦的《博醫會報》中已經介紹了 germ 這個外來名詞，不過當時使用的中文不稱「細菌」，而是「微蟲」和「微菌」等，有時也籠統地以「微生物」稱之，如 1892 年春《格致彙編》上發表之〈人與微生物爭戰論〉一文就是如此。此時「黴菌」（或做「霉菌」）一詞則假借自日本人的翻譯，但不算是專門的學科或生物大類，多半僅止於一種細菌下的分支概念，有點類似真菌這樣的用法。1900 年，福州船政局沈翊清著有《東遊日記》一書，記錄了他赴日本軍醫學校參觀細菌學業室，得知「細菌傳染病」的經歷。據此，大概可以猜測日文漢字「細菌」一詞，約於廿世紀初已為他所使用。另據沈國威研究，以「細胞」對譯英文相關詞彙 Cell，乃1858 年傳教士韋廉臣與李善蘭合作翻譯《植物學》中文版時所創，惟該詞日後傳入日本廣為使用。「細菌」一詞很可能是日本學者根據「細胞」的構詞法推衍而出，之後再回傳到中國；兩兩相比可見早期翻譯西醫新知時，中日兩國均得漢字相通之便利。

　　西方細菌學發展初期，有關瘴氣論與細菌致病論的爭議也影響到中國，但影響範圍比日本小且經常侷限在口岸租借地上。以清末上海為例，十九世紀 80 年代前後，上海工部局衛生官亨德森（Edward Henderson）和《海關醫報》主編哲美森（Alexander Jamieson）均深受瘴氣論影響。哲美森和亨德森均認為環境、氣候與疾病之間存在關聯，因此該學說成了哲美森為工部局設計公共衛生計畫時的理論基礎。但在 1883 年歐洲與上海幾乎同時掀起關於霍亂致病原因的爭論，科霍和佩登可夫對細菌致病論激烈的爭辯，逐漸動搖了哲美森和亨

德森對瘴氣論的信心。與之前相比，哲美森坦承「氣象紀錄和疾病紀錄之間沒有令人滿意的聯繫」。亨德森則為驗證科霍的細菌學理論，在 1884-1887 年間透過其開設的私人診所同事——麥克勞德（Neil Macleod）和米勒斯（Walter J. Milles）展開實驗。他們兩位利用上海工部局與柏林科霍實驗室的研究成果，根據科霍原則在細菌純粹培養及豚鼠的動物實驗中，確認霍亂弧菌才是本地(上海)霍亂疫情之病原。他們的研究報告以〈*An Inquiry into the Causation of Asiatic Cholera*（亞洲型霍亂病因探究）〉為題，在英國知名的醫學雜誌 *Lancet*（《柳葉刀》）上發表。通過聯繫埃及、印度和上海三地的霍亂調查經驗，上海工部局的這次實驗，在世界範圍內支撐了科霍的細菌學說。儘管亨德森在細菌致病論上仍有所保留，但到 1890 年 6 月他仍向工部局建議從法國巴斯德研究所直

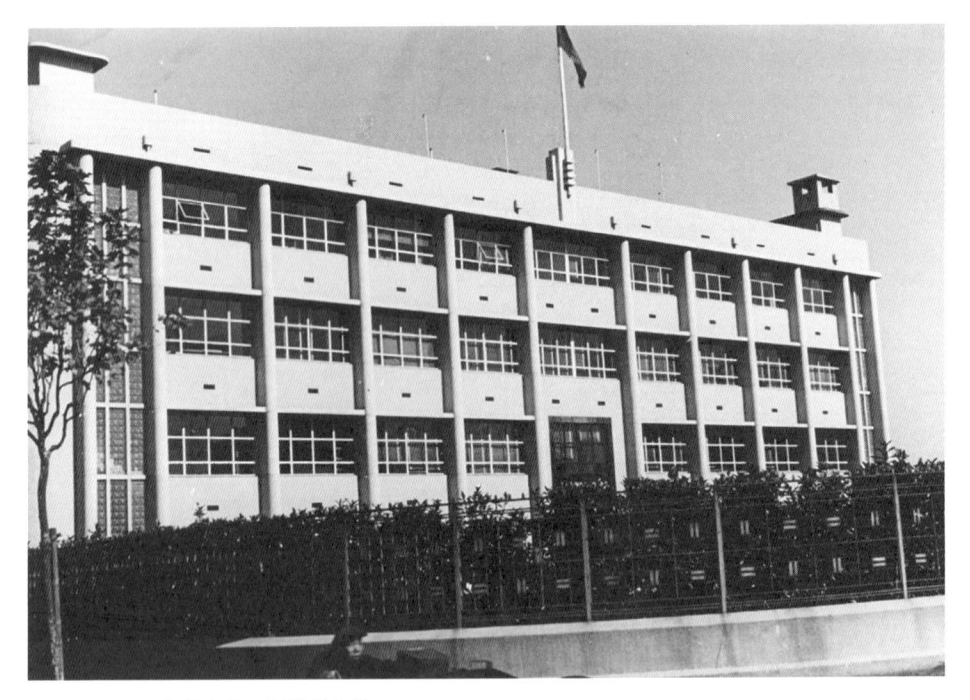

圖 10-2、1938 年的上海巴斯德研究所

資料來源：Institut Pasteur de Shanghai（Shanghai Pasteur Institute），Shanghai © Malcolm Rosholt. Photograph by Malcolm Rosholt. Image courtesy of Rosholt, Malcolm Collection, University of Bristol Library (www.hpcbristol.net).ID: Ro-s018, License: CC BY_NC_ND 4.0, https://hpcbristol.net/visual/Ro-s018

接進口材料,在上海建立一所巴斯德實驗室。鑒於巴斯德和科霍同為細菌學領域的領軍人物,亨德森這一建議可以說是追趕著細菌學在歐洲發展的潮流。

上海工部局的風氣轉變似乎並未對廣大的中國社會產生影響,工部局的衛生報告以英文撰寫僅能引起西方學界的注視和引用。如果沒有對於 germ 的適當中文翻譯,不論是引進專業新知抑或公眾普及,細菌學與其致病論均難在中國社會生根。中、日學者基本上都認為「細菌」這一概念的確立,當是中、日、西方語言交流互動的產物,尤其是西醫名詞日譯漢字的影響。清末民初中國發行的各類詞典除反映出大量引進日本漢字翻譯的情勢外,也可見到因「細菌」譯詞的普遍使用,讓相關概念日漸在中國社會得到認識。如 1908 年顏惠慶編《英華大辭典》尚將 germ 譯為「黴菌」、「微生物」,到 1911 年衛禮賢編《德英華文科學字典》中,已添加「細菌」與前二詞分開並列。1915 年版的《辭源》正式收錄〈細菌〉詞條,更明確寫道:「下等植物,體極細微,非藉高度之顯微鏡不能見……常在水、空氣及塵埃等不潔物中,生殖甚速,常以本體分裂為二,遞次倍增,或發生孢子。其有毒者,如寄生人體及動物體內,則為各種危險疫病之源,傳染甚烈。」這段說明已相當反映了彼時「細菌」概念及其主要內涵,或可視為細菌被中國社會認識及使用的標誌之一。至於與「細菌」含義相關且更具指向性的「病菌」概念,也在廿世紀初逐漸在中國流行開來。1903 年《新民叢報》第卅一號曾載〈病菌者亡種之一物也〉一文,將病菌的傳衍為害,視作亡國滅種之端。不過根據黃興濤等人的看法,一般而言此時「病菌」的指稱範圍較「細菌」窄,且仍常有人將二者混用並不區分。再者,1904 年《大陸報》第五號發表之〈病毒侵入之門〉一文,將「病毒」區分為無機性與有機性兩類,前者系指普通中毒之毒物,在體外即具毒性;後者專指「黴菌」,其能侵入人體,釋放毒素引起種種傳染病。可見時人所稱「病毒」既泛指致病之毒,甚至還會與「細菌」概念混用,亦些微可見與當時血清療法下抗毒素概念之關係。

日譯漢詞細菌學對晚清新式知識份子雖然重要,但若無真正的危機發生仍無法從根本上衝擊傳統官員對中醫病理的信賴。1910-1911 年東北鼠疫爆發不久,根據譚曉媛在《公共衛生視野下的東北鼠疫防治研究(1910-1911)——以政府職能為中心》中指出:「疫情爆發後,醫生不懂隔離,只用中醫瘟病方法

治療，把染有鼠疫的患者當成尋常傷寒救治。最終，甚至醫務工作者也相繼感染鼠疫死亡。」疫情後出版的《東三省疫事報告書》中亦稱：「三省不特無研究西法之專門名醫，即研究中法之醫，亦大都略識藥名即懸壺從事，各地方官紳之能研究傳染病防衛法者，更無論矣。」當時清政府囿於中醫舊說且無專設的防疫機構，導致沙俄、日本均得以科學防疫及保護僑民為由，從外交與軍事上強求獨攬疫情控制工作。有鑒於疫情與主權形勢嚴峻，清政府同意外務部施肇基推薦北洋軍醫學堂教席伍連德為全權總醫官，赴東北領導防疫工作。伍連德畢業於英國劍橋大學醫學院，曾先後在德國哈勒大學（University of Halle）衛生學院和法國巴斯德研究所進修。西醫伍連德到達疫區後，立即著手病理解剖、細菌檢驗與培養等符合細菌檢疫之工作流程。於是有學者認為伍連德是第一位中國醫生，將西方細菌學方法用於中國傳境內染病的鑒定和防疫。伍連德的西醫背景及與日、俄無甚差別的「科學防疫」作為，讓伍連德在1911年4月於瀋陽召開的萬國鼠疫大會上被選為大會主席，南京大學胡成教授視之為清末維護外交主權屢戰屢敗中難得的成就。萬國鼠疫大會不僅是中國現代史上第一次，在中國本土召開有關細菌學問題的國際會議，更對中國政府官員認識現代細菌學，及其後繼在中國的發展產生了重要影響。兩年後，英國的《柳葉刀》雜誌發表了伍連德關於這次大鼠疫的科學論文。文中指出旱獺是東北大鼠疫的禍首，並再次確定病原體就是1894年香港鼠疫的禍首——耶爾辛氏鼠疫桿菌（Yersinia pestis），再次打臉日本調查團主席、大會議長北里柴三郎。

　　1900-1910這廿年是細菌學在中國快速發展的時期，細菌學說於1880到1910年代間持續在華傳播，並呈現出由普及化到專業化再到大眾化的傳播進程。根據姬淩輝的專著《晚清民初細菌學說與衛生防疫》，細菌學說在民國時期的發展與傳播，實則是引介與在地化這兩個過程「縱橫交織」的結果。姬淩輝認為清末民初細菌不同譯名的爭相競逐，但最終由日譯漢詞「細菌」勝出，顯示的是某種中西折衷的結果。此外，中國對應流行病疫情的作為，也刺激了細菌知識在中國社會的擴散。姬淩輝以1894年香港鼠疫到1919年霍亂的「疫情防控史」為主軸，呈現這近卅年間細菌學知識在中國的傳播，不僅內化於官方和民間的科學防控工作，更在輿論宣傳和大眾認知裡逐漸深化。1920年代以後，「細菌」已是統一的中文名詞具有一致性的定義，中國學者也開始自行撰

寫細菌學專著。如 1923 年，中國近代植物分類學奠基人胡先驌出版《細菌》一書，文章涉及細菌學略史及範圍，細菌之界說、形態、分佈，細菌之生活及作用、細菌與疾病等內容。他特別注意細菌學跨學科研究趨勢，指出關注細菌與疾病關係者，已分化為病理細菌學、衛生細菌學兩派。此外相關專著還有余雲岫所著《微生物》（1920 年）、姜白民所著《實用細菌學》（1922 年）等等，大致上對於細菌一詞的使用及定義，都有趨於一致的現象。相較於 20 年代以前「黴菌」、「微菌」等名詞混用且定義不清的情況，這時的中國學者應該在細菌學專業知識構建和社會普及兩方面，都取得了一定的成績。「細菌」概念及相關學說引入中國之後，通過報紙雜誌、專業教材、普及讀物、小說漫畫等多種載體實現社會化傳播，對現代衛生防疫觀念在中國的興起起到直接推動作用。余新忠在〈從避疫到防疫：晚清因應疫病觀念的演變〉一文中曾指出，中國古代的瘟疫解釋主要限於疫氣傳染說，因應疫病更多採取立足個人、內斂而消極的養內避外之法，而滌穢、清潔、隔離等非主流的防疫舉措和觀念，則必須等到「細菌」概念廣泛傳播後，中國傳統防（避）疫觀念才開始發生顯著變化。

　　相較於日本以帝國大學系統培育細菌學專業人才，廿世紀初期外人在華設立的醫學院，不僅是在地培育西醫的搖籃，也是細菌學進入中國重要的途徑。在美國洛克菲勒基金會的資助下，號稱美國醫學教育改革者的亞伯拉罕·佛萊克斯納（Abraham Flexner），和約翰霍普金斯大學醫學院「四騎士」之一的韋爾奇（William H. Welch）等人，於 1912 年以約翰霍普金斯大學醫學院為範本，建立了北平(京)協和醫學院。建校之初，該院學科專業與相關設備中就有細菌學、傳染病學、衛生學，與實驗室實習等課程設計。可稱其為中國最早建立細菌學專業教育與研究的機構之一。協和也因此為中國培養了一批早期的細菌學專業人才，如發現砂眼衣原體的湯飛凡等人。此外，1926 年成立之哈爾濱醫學專門學校，不僅延聘伍連德為首任校長，更在建校之初仿日本國內規定，設置微生物學、傳染病學、與顯微鏡操作等專業課程。1931 年日本佔領東北後，南滿醫科大學比照日本國內帝大醫學院規劃細菌學課程，由國內延聘一流學者前來任教。該校培養了許多滿洲在地的細菌學和傳染病專業人才外，大量翻譯日本細菌學專著如志賀潔的《近世病原微生物及免疫學》，更讓翻譯後的日本細菌學在中國產生不小的影響。

由於日譯漢詞的細菌學名詞逐漸普及以及伍連德等在華西醫的推廣，西方細菌學知識在中國的衛生與防疫工作中逐漸受到重視。尤其因萬國鼠疫會議後防疫主權的覺醒，1930年代以後更是掀起一波成立細菌檢驗與研究機構的風潮，甚至成為全國海港檢疫權回收運動的理由。上海法租界可能是中國最早建立細菌研究機構的地方，類似1860年代工部局檢驗室的角色，上海巴斯德研究所也是中國社會認識細菌學的源頭之一。早在1862年，法租界公董局就已經在租界內設立了一個化學實驗室，該化學實驗室到1934年與廣慈醫院化驗室合併組成公董局化驗所。經數年籌備至1937年，公董局董事會、法租界公益慈善會與巴黎巴斯德研究所達成協議，公董局化驗所自1938年起十年期間，正式成為巴黎巴斯德研究所在中國的分支機構。該分支機構設有微生物部、疫苗部、細菌化驗室、製苗部、狂犬病診療室、卡介苗防癆室、化學化驗室等，幾乎包括了當時世界上同類研究機構的所有功能，從傳染病的科研、防治，生物製劑的生產、檢測等無所不有。此後南方的上海巴斯德研究所與北方之北京協和醫學院、東北的哈爾濱醫科大學及南滿醫科大學（瀋陽）的細菌學講座，並稱廿世紀上半葉中國細菌學研究的權威機構。

　　根據吳章（Bridie J. Andrews）的研究，早期在華傳教士醫生既缺乏細菌學的訓練，也罕有清廷政治權威的支持，自然導致細菌學與其致病說在華傳播有限。自強新政以後，受留日學醫風潮與歸國學生的影響，藉由日本統一之翻譯名詞與漢字，日本細菌學才逐漸成為中國醫生重要的知識之一。但與日本始終視細菌學為西醫知識的情況不盡相同，廿世紀初的中醫一直努力吸收細菌學轉化傳統醫理。吳章認為這應該是因為日本創造的許多新譯名與漢字，讓即便是只識得古文的中醫也能猜測一二所致。時間落差對於理解細菌學知識輸入中國的影響極為重要；首先是細菌學在日本發展的結果，使得大約在1920年代從留日醫學生傳來許多德國的西醫學說，內容本就十分強調細菌理論和實驗室科學。再者，當時人認為這些新日本術語就是現代醫學的獨特表徵，因此許多主張廢除中醫或匯通中西醫人士，希望通過某種「科學化」語彙轉換與認知的過程，讓中醫系統也能成為現代醫學的一部分。於是，中國在1920年代吸收日本細菌學的過程中，亦顯現不少中西匯通的概念與努力。

對於 1930 年代以前民國時期中西匯通派的發展，醫史學者皮國立發現這時的中西醫進行了一場「氣與細菌」的爭論。簡而言之，西醫認為引發傳染病的是細菌或病毒，但傳統中醫卻是用各種「氣」的思維來辨別病症和臨床用藥。所以無論是傷寒、溫病、熱病等名詞，都有「氣」的辨證和用藥思維蘊含其中。傳統中醫當然能夠治療瘟疫，但這卻非不證自明的真理。在民國時期的醫學辯論風潮中，中醫的價值也被期待能通過科學論辯與臨床檢證。中醫界在論爭中逐步確立中醫能治療具近代意義、經細菌學定義的傳染病。民國以來透過中醫與西方細菌學不斷的對話，重新詮釋外感熱病學，肯定古典醫書中的經驗與治法，賦予了現代中醫傳染病學誕生之可能性。若沒有民國時期中醫界的論辯與堅持，從調整「氣」來改善人體體質，進而發揮中藥抵抗外邪之思維，今日所謂「傳統中醫」恐怕早就不復存在。相較於日本之獨尊西醫傳染學說與臨床治療，民國時期的中醫卻是透過反覆刊刻印行中西醫書，在報刊上以解說西醫新知賦予古典中醫新的風貌，強化了中醫熱病知識體系的專業及民間認同。自此而後，凡中醫面對各種傳染病必從傳統的兩個體系：傷寒派和溫病派的典籍中尋求治療靈感，爾後再尋求實驗室的科學解釋，成就了一種獨特的臨床治療學，成為民國時期中醫發展上相當重要的態勢。

（三）日本細菌學的「殖民現代性」問題

明治天皇頒佈《醫制》後的廿年，當時北里柴三郎率團調查香港鼠疫次年，臺灣依據《馬關條約》正式成為日本殖民地。雖說當時細菌學在日本已是主流醫學思潮，但到 1920 年代前醫界內部仍存在著北里鼠疫菌、竹下菌、甚至是譯名「黴菌」等諸多爭議。顯示這段時間裡的日本細菌學仍處於發展早期，學派與學說主流都未臻穩定。值得注意的是，此時西方亦是從瘴氣致病論往細菌致病說之過渡階段，因此日本雖然打算以「文明開化」做殖民臺灣的包裝，並在後藤新平的「生物學原理」說法加持下，強調對臺殖民政策符合「科學」原則。但事實上在日本殖民初期，臺灣總督府仍需面對現代醫學在疫病防控效果上之不確定、可利用醫療資源不足，以及臺灣「蠻煙荒瘴」、「鬼界之島」健康條件不良的現實，而不得不採取相當程度的妥協與漠視。於是殖民初期陸續

爆發的疫情，既迫使臺灣總督府一時接納漢（中）醫生醫生的協助，卻也隨之成為細菌學在臺落實的契機。

儘管 1896 年緒方正規團隊在臺進行鼠疫的細菌學調查並提出防疫建議，但鼠疫其實並未因此在臺立刻絕跡，甚至到 1908 年前都還有幾次較大規模的本土性爆發。只是臺灣總督府從未質疑緒方的建議與相關防疫規定的科學基準，而是將責任歸咎於臺灣人對細菌學的無知，導致經常發生逃避警察與日本醫師防控，以致於發生防控無法周延的情況。1896 年臺灣總督府頒佈《臺灣醫業規則》，要求「（漢）醫生在沒有從內務省（日本）或臺灣總督府獲得執照的情況下，不能經營業務。」但為補充防疫人力不足以及攏絡民心，又於該年 11 月發佈《臺灣人黑死病治療所規則》，同意在日本醫師擔任鼠疫治療所所長的監督下，納入漢醫與其助手照顧臺籍患者。其後更在 1901 年宣佈《臺灣醫生免許規則》，允許臺灣現有的漢醫生繼續執業。惟根據該規則，漢醫僅能給予「醫生」的稱號且須接受「（西）醫師」與「公醫」、「警察」之監督。殖民政府明顯將傳統醫學視為地方醫療產物，刻意回避西方與日本傳統醫學向現代醫學轉換的過渡階段，並在殖民統治政策的基礎上，以西醫高於漢醫之凌駕方式移植西方醫學。

1910 年代是日本細菌學與臺灣殖民醫學協同發展的關鍵時期，削弱臺灣漢醫的影響力尤為當務之急。1902 年，臺灣總督府舉辦了唯一一次的「漢醫生資格考試」，此後不僅中醫人數呈現自然衰退，也再無合法管道讓有志中醫的人取得行醫執照，不得不落入中藥材販賣或密醫之流。相對於臺灣漢醫群體逐年縮小，西醫人數不僅增長且地位日趨重要。原本 1897 年為補充日籍西醫不足而設立之土人醫師養成所，在東大畢業生山口秀高的奔走下，於 1899 年改制為正式的臺灣總督府醫學校，並開始教授「黴菌學」、「檢鏡」實習等細菌學相關課程。1919 年該校再升格為臺灣總督府醫學專門學校，其細菌學相關教材與教程已與日本國內無甚差別。這段期間中，原日本內務省衛生局局長後藤新平與延攬來臺擔任總督府醫學校之高木友枝，兩人對於細菌學在臺擴展影響最稱重要。

早在 1898 年來臺之前，後藤新平、長與專齋與長谷川泰等人即合組大日

本私立衛生會，並支持所屬傳染病研究所的成立。而後藤新平提出的「生物學原理」，更被認為是將科學醫學應用於日本殖民政策的重要理論基礎。後藤除與日本細菌學界關係深厚外，他還在 1896 年建議臺灣實施公醫制度——即在全臺各地配置公醫配合警察行政，從事各項醫療衛生與防疫相關業務。根據後藤等所謂「醫學政治家」的主張，透過公醫的增加和警察機關執行西法檢菌、病名與死因證明開立，傳統中醫病名到 1920 年代以後已無法列入官方文書登記，只有獲得細菌學判斷後的病名如「虎列剌（cholera）」、「傷寒（Typhoid」）等未感染證明，才能讓臺民獲准免於隔離或是入土安葬。

如果說後藤新平是細菌學進入日本殖民醫學的引介者，高木友枝就算是細菌學在臺的實踐與推廣者。其實早在清末臺灣已有使用顯微鏡檢驗細菌的紀錄，但僅限於部分較有規模之教會醫院。高木友枝 1902 年來臺後，不僅就任臺灣醫學校校長，還兼任臺灣地方病及傳染病調查會委員、臨時防疫課長多職。根據他的規畫，總督府專賣局檢定課下設置小南門試驗室等機構，專責鼠疫的細菌檢查業務。1909 年起又把鼠疫檢查外所有之細菌檢疫業務，集中交付臺灣總督府研究所衛生部負責。同年亦責令民政部衛生課擴張業務，承擔各項傳染病及地方病之細菌防控。按沈佳姍的說明，此後臺灣無論是中央或地方型政府，均已設有專門的細菌檢驗室。再者，高木友枝是醫學校歷任中頗受學生愛戴的校長，還創辦了「臺灣醫學會」與醫學專業雜誌。他擴張後藤的公醫制度，於醫學校內設立公醫專科，招收的臺籍醫學生人數逐年上升。這些臺籍公醫與西醫生不僅是日本殖民醫療行政之要角，也與《臺灣醫學會雜誌》同屬在臺灣傳遞日本細菌學的重要管道。對於這些日本培育出來的臺籍西醫師在殖民社會之角色，美國加州大學戴維斯分校（UC-Davis）的駱明正教授曾以日本「殖民現代性代理人」稱之。

日本細菌學在臺灣的推廣，基本上是透過法制與西醫教育完成的。由於中醫快速的衰微，細菌學的引入並未如對岸中國大陸般引起波瀾。例如臺灣的漢醫與其支持者配合 1928 年後日本出現的「皇漢醫道復興運動」，在 1930 年發行《皇漢醫界》。但到了 1935 年該雜誌卻更名為《東西醫學報告》，比起朝鮮及韓國為了配合日本大東亞擴張政策，而發展所謂東西醫學的時間早了數年。臺灣《皇漢醫界》中大部分是翻譯日本漢方醫學文章為主，但有時會避開

日本漢醫界對細菌學理論的挑戰。此外，在 1928 年到 1929 年之間，臺灣總督府醫學校畢業生、第一位醫學博士、熟知中醫的杜聰明，根據約翰霍普金斯大學的約翰‧雅各布‧艾貝爾（John Jacob Abel）教授的實驗治療法，主張設立漢醫院針對漢藥成方進行臨床試驗研究，卻遭受到臺籍西醫的強力反對而無從實施。但值得注意的是，杜氏對實驗治療法的說明解釋，避開了西醫有關器官和細菌的本體論問題，隱約顯示臺灣中醫面對西醫或細菌學挾殖民醫學壓境時的無力。

當 1910 年日本併吞韓國之際，日本已在臺具有近十多年殖民醫學的積累，臺灣許多的殖民經驗因而被移植到朝鮮半島上。通過臺灣十餘年的統治經驗以及西方和國內日趨統一的細菌學說與致病論，此時的日本更有信心「文明開化」朝鮮殖民地。日本殖民者自認不僅能為朝鮮社會帶來現代的生物學、解剖學和細菌理論等先進科學知識，還有基於此新醫學知識上的衛生政策和基礎設施。然而傳統韓醫在朝鮮不僅發展時間悠久，比起臺灣的漢醫更在文化與政治上都對朝鮮社會深具影響力。何況早在日本於朝鮮全面實施西醫之前，西方醫學已出現在半島上近百年了。於是日本在朝鮮半島上的殖民醫學發展，不僅要面對傳統韓醫的抗拒，還需要跟先來的「正統」西方醫學相爭。因此，日本殖民者雖比在臺時對科學醫學更有經驗與信心，可終究不是僅將臺灣經驗移植到朝鮮如此簡單。

1884 年美國傳教士醫生安連銜命救治閔泳翊成功，開啟了韓國官方接納西醫的大門，安連所使用的消毒術被韓醫史家視為細菌學入韓初到乍現的象徵。1895 年朝鮮爆發霍亂疫情並迅速蔓延全國，失控的疫情導致李朝與傳統韓醫的權威遭到強烈質疑。李朝政府在韓醫無計可施的情況下，求助於在韓的西方傳教士醫生。在西醫的建議下，李朝政府根據早期的細菌傳染理論頒佈多項防疫法規，並同意成立緊急隔離病院，交由美國傳教士醫生們負責。有趣的是，韓國對於細菌學的引入不僅有美國的因素，從 1905 年以前許多防疫法規的名稱與內容來看，也同樣因為使用漢字及地緣政治之關係，明顯受到日本細菌學之影響。只是相較於日本乃至於臺灣採衛生政治與法規誘導細菌知識普及的情況，1910 年以前的韓國則比較近似中國情況。李朝時期在韓的西方傳教士醫生對西方醫學科學充滿信心，並常利用它來強調西方文明的優越性，習慣將其視

為上帝恩澤的一部分，希望分享給「落後無知」的朝鮮社會。這樣的說法對部分韓國人而言頗有說服力，因為看不見的病菌與宗教說法之罪惡一般，都會在不知不覺中侵害「不潔」的身體與心靈，這不僅符合尋常百姓的傳統想像，更讓面對傳染病威脅、承認韓醫失利的人們合理地尋求西方醫學協助。於是李朝後期到 1910 年期間許多英美傳教醫生經常宣稱，正是因為堅持身體與心靈共同「潔淨」才能洗去病菌和罪惡，讓皈依基督教並相信西醫之患者有較高的生存機會。有韓國學者就發現在疫情流行期間，一種「基督教即是西方醫學」的混合印象逐漸在韓國社會上形成——美國傳教士醫生在輿論中的形象，就像軍隊般無畏地「面對看不見的敵人（即細菌）」。他們教導本地居民使用消毒劑來淨化環境，類似的場面猶如牧師拿著聖經驅魔一般。李朝時期的新教傳教士受到細菌致病論的影響，他們不僅認為西醫是傳教的有效工具，還把汙染身體的細菌與靈魂的原罪並論，產生了由美國福音教派、滅菌衛生理論和韓國本土宗教信仰等，相互交織而帶有宗教意味的獨特細菌與消毒（滅菌）觀。

　　1903 至 1907 年對韓國人民的現代衛生觀念轉變來說，是一個非常重要的時期。首先在廿世紀初，無菌清潔的標準被引入各個教會與官立醫院的手術室。藉由西方醫學影響力的擴大，滅菌消毒不僅僅是外科手術室內的標準流程，更在接受西學的知識份子間形成了追求無菌（純潔）生活的意識。只是一般民眾在現實中尚無法意識到化學消毒滅菌的意義，更多的僅是提倡公共洗浴、個人洗臉和刷牙等衛生滅菌行為做為預防病菌和疾病的手段。1905 年統監府成立到日本併吞韓國後，朝鮮總督府正式接管了韓國的衛生與醫政體系。首先，朝鮮總督府加強且日本化了既有之衛生警察制度。1908 年度的報告聲稱：「警察局約聘請了五十名日本醫師，並將他們分配到各省的警察局。他們負責於 1906 年 3 月進行疫苗接種和其他衛生措施。」當 1907 年霍亂再次爆發時，各處檢疫站都已由日本警察和日籍西醫師操作，不再接受傳教士醫師的監督。此外，由於此後的衛生警察擁有司法權，得以依據細菌學所賦予各項防疫和清潔法規的「科學」理由，如臺灣的衛生警察般進行強制採驗、逮捕疑似患者，以及主導交通遮斷與隔離家戶。至此，朝鮮社會對細菌致病及消毒清潔的概念，就從帶有宗教意味的觀念逐漸成為殖民政治規訓身體的行政實踐。

　　日本殖民政府除了在朝鮮半島設立細菌檢驗機構、研究單位，以及在醫

學教育中提供相關課程外，為了抵消已經存在之西方傳教士醫師影響力，朝鮮總督府升高衛生警察的權力，除了緊急防疫、平時清潔監督外，還包括了對於非殖民醫學教育系統出身的洋醫師與韓醫生之監理。總的來說，在日本殖民統治期間，衛生警察系統不僅強而有力地活躍於控制流行病，還加大了殖民醫學法制的管控強度。儘管在日本殖民初期，水媒性傳染病如傷寒、痢疾的發生率仍居高不下，呼吸道疾病如白喉與結核病甚至有所增加，但都未能動搖衛生警察系統在殖民時代的強勢地位。隨著西方細菌學日臻成熟與日本國內的發展趨勢，1915 年開始實施的《傳染病預防令》，是一系列以絕對細菌檢驗為基礎之衛生法規的開端，確定了霍亂、痢疾、傷寒、副傷寒、百日咳、傷寒、猩紅熱、白喉、鼠疫這九種法定傳染病必須通報的要求。朝鮮社會在 1918-1919 年經歷了西班牙流感導致的大量死亡後，才首次震撼了衛生警察與日本細菌學的權威地位。之後卻因 1919 年的三一反日運動，殖民政府再希望利用「文明開化」的說詞，增加衛生警察之衛生文化改造任務，也壓制大眾對衛生警察無力防疫的懷疑。1919-1920 年霍亂等大流行發生後，朝鮮總督府除繼續由衛生警察與日籍西醫師在各地設立檢疫站進行檢疫調查外，考慮到「朝鮮的醫療機構不足，朝鮮人的衛生意識不足，患者隱匿的傾向」，訓令警察可以獨自或與檢疫官進行強制性地定期家戶清潔與疾病「監視」。有學者就因此指出，日本衛生警察執行的「監視」就是把疾病與患者視同犯罪加以「監管」的意思，與現代公共衛生中監測的涵義十分不同。儘管在日本和殖民地臺灣都實施了衛生警察制度，但朝鮮的衛生警察制度卻比前者執行的更加嚴酷與強硬。從殖民控制的角度而言，這種衛生警察制度不僅僅是對身體的束縛，還在精神上發揮了潛在的恐怖政治作用，迫使殖民地必須向「科學醫學」低頭而屈服於殖民統治。細菌理論正為這種殖民衛生行政賦予了以科學為名的合法性，要求「愚昧且不衛生」的殖民地人民必須順從。

除臺灣之衛生警察制度外，漢醫生與公醫制度也被朝鮮總督府從臺灣移植而來。然而這兩項制度在韓結合的結果，反讓韓醫繼續在朝鮮社會中成為合法的醫者。由於日帝時期的韓醫不僅依然是朝鮮社會重要的醫療傳承，在三一運動發生後更被視為民族文化的精神體現。如何從日譯漢詞的西醫與傳統韓醫的中文間尋求「現代化」韓醫的橋接，逐漸成為 20 年代許多韓醫生努力的方向。

例如作為一名公醫的合格韓醫生金光鎮，以其為人治病與自己患病診療的臨床經驗，集結成《治案》和《治疽日記》兩本著作。做為一位通過殖民政府西醫資格考試的傳統韓醫，金光鎮深信西醫在外科疾病上的優勢，卻質疑西醫在內科方面不比傳統韓醫有用，因此他強調兩者需截長補短。雖然對他而言，細菌學是改進韓醫學防疫法的重要參考，但傳統醫學在預防和抵抗力方面仍有值得借鏡之處。為此他發表了一種稱為「升降論」的新醫學理論，強調臨床上根據病程發展，兼用中西醫治療的態度。另根據慶熙大學研究員澳洲籍學者張仲民（James Flower）的研究，別號石谷先生的韓醫生李圭晙則是另一個代表性的韓醫人物。一樣是根據臨床實踐的原則，石谷在傳統中醫學典籍裡，挖掘那些足以應對現代醫學的條件。主張與其無謂地挑戰細菌學說，石谷的醫學策略是加強四象醫學中「心陽」的論證，以之詮釋細菌理論及當下的殖民衛生措施和法律實踐。值得注意的是，在韓國民族主義氣氛的影響下，他們強調韓醫作為朝鮮歷史文明的產物並不會失去其現代性的價值，反倒顯示日本殖民醫學過度重視西醫之偏狹。如李圭晙認為韓醫可做為現代醫學基礎的觀點，延伸出韓醫與一般民眾都能廣泛共鳴的政治隱喻。類似的風氣蔓延到1930年代鼓吹韓醫復興運動中，許多提倡韓醫科學化的醫者，不限於韓籍西醫師還是公醫與韓醫生們，都未將韓醫與西醫對立而是做為現代醫學之兩足。

簡單來說，1910年代以後細菌學在朝鮮半島的發展，因為受到殖民統治的干擾，主要的爭論點已不再是名詞翻譯或致病理論的正確性，而是如何透過殖民政治與法制，奠定日本細菌學與相關法令的科學性及權威性。於是，不僅各種細菌研究、調查機構和相關培訓機制快速發展，衛生警察權力的進一步擴大且加強尤其醒目。另外由於韓醫從李朝後期以來的內部演變，加上公醫及韓醫生制度未如殖民地臺灣般退潮，朝鮮總督府雖極力增加並抬高西醫師的地位，但韓醫到1945年之前仍在朝鮮社會有舉足輕重的力量。這個力量並不僅來自於韓醫的悠久傳統及民眾信賴，也來自於韓籍西醫師和韓醫生所推動的韓醫復興運動，以各種方式吸納而非迴避西醫理論。韓醫史學者Chaekun Oh就認為，日本殖民政府通過強迫傳統醫生學習西醫，打算廢除韓醫的作法並不成功。反而促成韓醫生能通過臨床實用整合中（韓）西（日）醫學，針對漢文字與概念相通處試圖將東西醫學整合起來，進而期待能夠迫使日本醫界重新定義何謂現代醫學。

相較於臺、韓兩地的殖民統治，日本在滿洲地區的治理就不那麼直接，即便是1932年滿洲國建立後，對比較不具利害關係的行政維持表面上的不干涉態度。於是日本細菌學在滿洲地區的發展，自始便有著櫥窗與展示性的功能。如飯島涉的研究指出，日本引進西方醫學並積極將近代醫療衛生事業導入中國，包括在滿洲的細菌研究與防疫，最終目的是欲全面提升帝國整體之衛生實力及形象。而提出「衛生現代性（hygienic modernity）」概念的學者羅芙芸（Ruth Rogaski），也曾論述以細菌學為基調之衛生事業，是日本殖民擴張至朝鮮、滿洲、臺灣、中國的核心策略，更是日本在亞洲權力消長的相對指標。加拿大學者白仁思（Robert John Perrins）更以大連為例，論述日本如何引進科學醫學與現代衛生設施及研究機構，自證其當為東亞醫學現代化的表率。據此，雖然日本也從臺灣和朝鮮移植了中醫生（時稱醫士）與公醫的制度，並同樣須受警察機關與合格西醫師監督。但隨著東亞地區細菌學知識在1920-30年代進入普及與成熟的階段，日本及其滿洲協力者更在意的是，如何實際運用細菌學、發展血清疫苗，將日本主導下的細菌學與衛生體系作為示範，呼應其逐漸成形的侵華行動和大東亞共榮圈政策。

1904-05年的日俄戰爭勝利後，參謀本部次長兼臺灣總督兒玉源太郎與臺灣民政長官後藤新平合議，設立半民營之南滿鐵道株式會社（簡稱滿鐵），以貿易通商之名做為日本經營滿洲的主力政務機關。此時的日本僅握有南滿洲鐵道附屬地約十八萬平方公里，但實力影響範圍已包括東北許多的重要都市。俄國則統治長春以北，含中東鐵路沿線、黑龍江省全部、吉林省東北部等範圍。除此之外，儘管滿洲名義上仍是中國領土，但根據紀錄，1905年初日本已於營口醫院設置細菌檢查所，進行鼠疫、霍亂、傷寒等病理組織及其他化學檢查。1906年後藤新平接下首任滿鐵總裁，採用「文裝的武備」概念經營滿鐵，廣泛建設教育、衛生、學術等設施做為安內和擴張日本勢力的柔性策略。後藤新平除設立醫學教育機關與滿鐵病院或診療所外，他也十分強調預防醫學與衛生防疫的應用。1907年起，滿鐵調查部和關東都督府中央試驗所等研究單位分別設立，但到1910年滿洲鼠疫爆發前，這兩單位的細菌學研究並不算活躍。1908年，滿鐵總裁改由臺灣總督府出身之中村是公接手，依然延續後藤的經營策略。1911年，日本在滿當局邀請北里柴三郎等人視察大連、奉天、長春、安奉等地

鼠疫疫情並建議對策。當時日本所屬傳染病研究所與國立血清藥院已有生產鼠疫、霍亂等血清疫苗的實力，所屬傳染病研究所與東京軍醫學校製造的鼠疫血清疫苗，不斷發送到關東都督府及滿鐵和當地日本駐軍的手上。透過滿鐵的安排與國際壓力下，同年的萬國鼠疫會議在奉天的滿鐵賓館舉行，中方代表伍連德雖被推舉為主席，但北里也奪下防疫會議議長的位子，且為保證日本細菌學調查及血清療法的秘密不外洩，北里和日本代表團不與他國代表同住，全程單獨住在滿鐵招待所中。

　　第一次世界大戰後期西班牙流感疫情爆發，關東都督府為了防疫與因應治療的需求，除向日本本土購買更多的血清疫苗，並於1918年在衛生課監督下於大石橋、奉天、長春、安東及撫順等五處，配置專職細菌檢驗之衛生技術人員，或在周邊的附屬地增設細菌檢查所。1920-28年間為強化防疫效能，關東廳持續增設細菌檢查所與鄰接之傳染病隔離所。另有鑑於人畜共通傳染病風險與獸疫有傷經濟的考慮，滿鐵於1923年委託北海道帝國大學葛西勝彌與滿洲醫科大學合作，在奉天設置獸疫研究所負責調查研究家畜傳染病及疾病，兼及製造牛疫、豬霍亂、炭疽、狂犬病、家禽霍亂、結核病等血清、疫苗及診斷液。1925年滿鐵獸疫研究所完工前夕，滿鐵決定在大連市設立衛生研究所，由滿鐵地方部衛生課長金井章次兼任所長，下轄細菌、病理化學、衛生、血清、痘苗等科，專責研究滿洲當地的保健衛生問題，執行一般細菌學檢查暨血清疫苗生產。根據官方紀錄與統計，這兩個研究所不僅是滿洲地區最稱現代化的細菌研究單位，到1926年時已能自行製販四十多種類的獸用和人用血清疫苗，其使用範圍遍及朝鮮、華北等地，有紀錄顯示也曾輸往上海與華中地區。

　　得力於日本細菌學的發展，滿洲在細菌研究與檢疫上的經驗，成為日本殖民地與中國學習的對象。舉例來看，臺灣彰化人李晏（又名李元白）於1922年被關東廳臨時防疫部任命為防疫醫生，後隨日本細菌學家北島多一等赴東三省防疫處協助伍連德防疫事宜。他之後曾一度回東京籌辦《東亞醫學雜誌》，又歷任哈爾濱防疫研究所細菌部長、滿洲里醫院院長兼東三省防疫事務處醫官等職；1927年派赴巴黎留學並擔任國際聯盟醫學部視察員。後以專業資歷出任國民政府南京衛生署技正、上海雷士德醫學研究所血清股主任。此外，1918年國府中央防疫處設立專責細菌檢驗與疫苗製造時，因缺乏疫苗相關專家直到

1924 年招聘到包括志賀潔和金井章次在內的七名技術顧問後,該項任務才得以漸次展開。沈佳姍注意到中國恰好在 1925 年開始籌備自製血清疫苗,因此認為此事或與滿洲的細菌研究與疫苗事業高峰時間不無巧合。

滿洲國成立後,一方面日本控制的轄區快速擴大,二方面需統一衛生行政體系。故在中央國務院下設置民政部衛生司(1937 年改稱保健司),與滿鐵設置的研究所及細菌檢查室等合作,業務範圍不限於細菌檢查還擴大對當地住民的預防接種、疫情監控等政策。此外,滿洲國當局持續在先前的基礎上增設細菌檢驗單位,以及由民政部開設衛生技術廠,充實血清疫苗等材料。該廠於 1935 年 8 月底完工,首任廠長由東京帝國大學附屬傳染病研究所技師阿部俊男擔任,生產的檢驗材料與疫苗除供應本地外也遠銷華北、朝鮮等地,足見滿洲國細菌檢驗與疫苗製造能力逐漸完備。1935 年冬季滿洲國北境爆發「克山病(Keshan Disease)」,民眾因誤認為鼠疫而大表恐慌。1936 年 3 月,滿洲國民生部委託滿洲醫科大學和滿鐵衛生研究所等單位共組病源調查委員會,其中疫學班的領導就是阿部俊男,負責研究該急性傳染病的病源關連及傳染途徑。經細菌學調查分析後,該委員會宣佈克山病是一種急性細菌傳染病。而有關此病的發現、判定到疫苗所提出的有關論文,不僅轉載在當時中、日各醫學專業期刊之上,滿洲及華北的報紙雜誌也時有報導。從阿部俊男依細菌學和免疫學之專業而任命,乃至於克山病病原為細菌的說法廣被接受的情況來看,細菌學和免疫學在 1930 年代的滿洲,不僅是防疫衛生的主流思想,也已是周邊地區普遍接受的傳染病理概念。

三、小結

細菌學與致病論的出現,是奠定現代科學醫學思維的最後一塊磚石,此後不論是西方的體液不平衡說,還是東方的寒熱體調不順觀,均不再能夠撼動細菌致病與免疫治療的病理學說,從此之後消毒滅菌成為阻斷傳染病與治療的不二法門。只有在這樣的思維下,化學滅菌療法、免疫血清療法,乃至於更晚的抗生物質療法才有開展的邏輯基礎。然而從發展的時間來說,西方細菌學雖然

極其重要,但絕非一蹴可及或一帆風順。更何況日本在十九世紀末引入細菌學之際,由於個別傳入管道與國內醫學派閥之爭,使得日本細菌學發展初期面臨學界內爭。日本醫界內爭很快地在細菌學知識進步,尤其是中央衛生政治影響下,在1910年代將多數爭議定於一尊。中國相對地由於缺乏政治上與醫學上的權威機構,細菌學知識的輸入管道甚為龐雜,從其早期譯名之多端即可見一般。直到日譯漢詞的漸漸普及,日本細菌學才逐漸成為中國境內專業及大眾醫學知識的一環。而中醫方面則也從日本翻譯的細菌學中擷取可與傳統醫理橋接之處,力圖固守其傳統的醫療市場及民眾之信賴。至於韓國、臺灣,乃至於滿洲的細菌學發展則更顯曲折。一方面細菌學知識與應用在這些地方的開展,取決於現代細菌學理論及技術在當時發展的情況;二方面又與日本在當地的殖民控制形式和既存的傳統醫學力量大小有關。就醫學史的觀點而言,細菌學在東亞的開展顯示的不僅是全面西醫化的過程,更是醫學科學與政治、社會、文化相互拮抗與調適的經過。就此,過去認為西醫就是因為驗之有效便能迅速席捲東亞醫療市場的說法,或許過度強調了科學決定論也忽略其間許多複雜的政治及社會因素。

參考書目與延伸閱讀

1. Gaynes, Robert P. *Germ theory: medical pioneers in infectious diseases*. John Wiley & Sons, 2023.
2. Lee, Jong Chan, "The Making of Hygienic Modernity in Meiji Japan, 1868~1905," *Korean Journal of Medical History*, 12:1（2003）.
3. Milgroom, Michael G. "The Germ Theory Paradigm." *Biology of Infectious Disease: From Molecules to Ecosystems*. Cham: Springer International Publishing, 2023.
4. Sihn, Kyu-hwan. "Reorganizing Hospital Space: The 1894 Plague Epidemic in Hong Kong and the Germ Theory." *Korean Journal of Medical History*, 26:1（2017）.
5. 김창근, 류제헌, 김영훈：〈8 체질의학과 질병생태학의 공통성에 관한 연구 : 의료지리학적 접근을 중심으로〉《대한지리학회지》49:6（2014）.
6. 横田陽子：〈日本近代における細菌學の制度化：衛生行政と大學アカデミズム〉,《科學史研究》第 48 卷第 250 號（2009 年）。
7. 黃興濤、陳鵬：〈"細菌"、"病毒"概念的傳播與中國現代衛生防疫觀念的興起〉,《光明日報》,第 14 版（2020 年）。
8. 姬淩輝：《晚清民初細菌學說與衛生防疫》（成都：四川人民出版社，2023 年）。
9. 繆蓬：〈晚清民國「病毒」知識的翻譯與引介：知識翻譯學視角〉,《當代外語研究》,第 22 卷第 4 期（2022 年）。
10. 竹田美文：〈世界の細菌學史に殘る日本人の足跡 明治・大正・昭和の先人たち〉,《日本細菌學雜志》第 58 卷第 4 期（2003 年）。

/ 第十一講 /

醫學與戰爭

"The fortunes of war are always doubtful."

—— Seneca the Younger, *Phoenissae*

*"Reality is not only what we see on the surface;
it has a magical dimension as well and,
if we so desire, it is legitimate to enhance it and color it
to make our journey through life less trying."*

—— Isabel Allende, *Eva Luna*

　　儘管醫學與戰爭之關係是歷史研究中常被忽視的面向，但兩者之因果交纏與互惠影響卻是複雜且深遠的。戰爭在許多歷史敘事裡，強調的多半是對於身體與生命造成的損傷，這似乎和醫學的慈善本質——「救死扶傷」有根本上不能相容的目的。然而從醫學史的角度來看，醫科學的進步雖會造成戰爭損傷的更加殘酷，但戰爭科技與組織方式相反地也曾推動現代醫學的發展與實踐。舉

例來看，早在西元二世紀，羅馬帝國時期的名醫克勞狄烏斯・蓋倫（Claudius Galen），就以其對羅馬兵團的醫療服務著稱，甚至在集結治療軍團之臨床經驗後，其醫學思想主宰了爾後數個世紀的西方中古醫學，在西方醫學史上出現「蓋倫主義（Galenism）」的古典西醫時代。

蓋倫作為希臘醫哲希波克拉底（Hippocrates）的傳人，雖然其體液論的學說令羅馬社會折服，可若沒有在人體解剖與外科治療上的臨床成就，蓋倫可能也不過是一名說得一口好醫理的江湖郎中。相較於希臘時期，羅馬社會有著更強的公共意識，舉凡公開市集、公共澡堂，到大眾娛樂之競技場及劇院，羅馬社會對於醫學或衛生的關注都更具有集體性。如此的時代背景讓早期作為格鬥士（gladiator）醫生的蓋倫，不僅能以治療成效博取晉升社會名流之巧門，也是他觀察活體組織、結構與功能的絕佳機會。從格鬥士身上驗證的人體知識與外科成效，或許是個別的、獨特的，但當蓋倫受命擔任羅馬軍團醫官甚至籌設軍醫院時，這些個別的結構與傷口就會成為統一的醫學知識或具有普遍意義之創傷，臨床治療與用藥也隨之可以出現分類及規範化的現象。在治療格鬥士與傷兵的過程中，蓋倫與其追隨者累積了大量的外科經驗與知識，努力地跟體液論中一些病理或生理的解釋結合起來。就這一點來說，蓋倫的外科學不僅止於一門技藝，更是有理論基礎、體系化的醫學。

如果說蓋倫對西方外科學的貢獻，在於從格鬥士與傷兵的治療中取得實證經驗，那被後世稱為「職業醫學之父」的十六世紀醫師帕拉塞爾蘇斯（Paracelsus），則是從四處征戰的經驗裡，鍛鍊出觀察疾病與周遭環境特殊關係的能力。作為一名軍醫，他視人體是一種客觀存在的物質結構，不可避免地會受到外在物質環境的影響。因為他隨軍周遊歐陸的經驗，讓他從風土病的觀察中，逐漸萌生出對蓋倫主義醫學觀及辨偽的批判。他曾經在筆記裡面說過：「我不認識蓋倫，因為有數千數百的蓋倫，卻沒有一個蓋倫是我所知道的蓋倫。」

無疑地從身份與經歷來說，蓋倫與帕拉塞爾蘇斯都算是西方早期「軍事醫學（military medicine）」開創者。不過在西方醫學史上卻只有十六世紀的法國「理髮師──外科醫師（barber-surgeon）」安布魯瓦・帕雷（Ambroise

Paré），才被尊稱為現代軍事外科學之父。受惠於文藝復興後近代西方醫學科學化的進展，帕雷不僅僅是一名解剖醫師能從實作上認證維薩里的人體結構論，更常依據臨床經驗與需要改進外科器械與傷口照護的方式。嚴格來說，若非當時歐陸連年的戰爭加上國家戰力保存之需要，地位屈居內科醫師（physician）之下的理髮師——外科醫師，未必有機會受到君王之青睞並能著述流傳後世。把戰場作為發展現代醫學的場域，也可見諸於普法戰爭時期。儘管蘇格蘭醫生約瑟夫·李斯特（Joseph Lister）在 1865 到 1867 年間，成功地證明噴灑石碳酸水的消毒術，能有效地降低手術後的感染率及死亡率。但石碳酸水消毒與細菌致病學說到 1870 年，都還遭受主流醫界的蔑視與輕忽。然而 1870-71 年普法戰爭時期的普魯士陸軍卻大膽地將石碳酸水用於野戰醫院中，降低傷兵感染與手術死亡率的同時，普軍還在後方與前線中間的兵站進行「檢傷分類（triage）」有效保持了前線兵力的優勢，形成表面上普魯士軍隊以少勝多的無敵印象。有趣的是普法戰爭的勝利不僅促成第一德意志帝國的誕生，更讓後來的明治天皇決定師法德國推行維新大業。

一、中日現代軍醫體制與教育訓練的開展

軍醫體制建成與相關之教育培養制度設計，應該是醫學面對現代戰爭最直接的回應，也是國家投入醫學保障軍力的重要管道。只是東亞各國推展醫學現代化的速度不同，國家投入醫學改革的規模有異，因此衍生之軍醫體系自有發展階段上的落差。十九世紀末的日本既然是東亞地區舉國之力投入醫學西化成功之首例，明治維新又是日本帝國主義力量發展的起手式，學者遂可就日本軍醫制度發展一窺東亞軍事醫學的歷史特徵。

日本明治初期仿德國模式實行兵制改革不久，即引進德軍制度編組兵部省軍醫寮，下轄軍醫、獸醫等專科。待 1868 年戊辰戰爭爆發，交戰雙方傷亡慘重，更令明治政府深感設立軍事醫療機構的必要性。1871 年普魯士軍隊在普法戰爭中大獲全勝，數月之後德國陸軍軍醫少佐利奧波德·穆勒（Leopold B. C Müller）、海軍軍醫少尉霍夫曼（T. E. Hoffmann）便受邀抵日，協助推動醫制

改革外，由穆勒引進德國腓特烈・威廉（Friedrich Wilhelm）軍醫學校的軍醫養成體系。1872 年 2 月，日本廢止兵部省，新設陸軍省、海軍省，其下分設醫務局，主管軍隊醫政事務。1874 年，日本政府頒佈《醫制》後，又模仿德軍的軍官培訓制設立陸軍軍醫學校、海軍軍醫學校等軍隊醫學教育機構，聘請外國教官執教。根據王格格〈甲午戰爭時期日軍軍事醫療析論〉一文，日本陸海軍曾花費巨額經費，向英國、法國、德國等國派遣官費軍醫留學生，一方面令其潛心研究醫學理論，另一方面鼓勵其觀摩、參加留學所在地搶救傷兵的實戰演練。1887 年，在日本政府的持續推進下，醫學教育漸成體系形成了以帝國大學醫科大學為中心，涵蓋軍醫學校、執業醫生教育機構的近代醫學教育系統；日本政府借此培養起一批集「和魂洋才」於一身的軍醫。

　　日本現代軍醫制度的建設由陸軍首先投石問路。1871 年日本帝國陸軍任命松本順為軍部省醫院御用掛，隨後在 8 月職位更名為軍醫頭。1873 年陸軍軍醫體系的職級才被確立下來，陸軍軍醫的最高職位是陸軍省醫務局長，官階為陸軍軍醫中將。1890 年 10 月，原大學東校教官石黑忠悳出任陸軍軍醫總監兼陸軍省醫務局局長，執掌陸軍醫政大權。此外，隨著森鷗外等留德醫學生相繼歸國，日本軍陣醫學也獲得不少優秀的人才。1893 年，菊池常三郎、森鷗外、谷口謙等六名醫學博士受命擔任陸軍一等軍醫，分別主掌陸軍省醫務局、陸軍軍醫學校、衛戍醫院等陸軍軍陣醫療核心部門。到甲午戰爭前夕，日本陸軍仿照德國陸軍醫療體制，建立火線後方之兵站醫院以及前線的野戰衛生專責單位。作為規劃野戰衛生體系與醫務兵角色，日本陸軍省醫務局決議設立野戰衛生長官部，為陸軍軍事醫療最高指揮機構直屬大本營，統轄軍、師團，以及兵站的軍醫部。該部負責統管野戰部隊治療、送還、防疫等事務；調遣補充醫護人員及醫療物資；協調聯絡各級兵站官員，做好安置、輸送傷患的準備。任務還包括指揮監督傷兵團體活動，指揮監督各軍醫部編制下衛生部隊勤務等。1894 年 6 月，陸軍軍醫總監兼陸軍省醫務局局長石黑忠悳，進一步受命出任陸軍野戰衛生最高長官。甲午戰爭期間，日本陸軍各級軍醫部中的核心部門及人員編制，即已包括野戰衛生隊、野戰醫院、衛生材料廠、患者輸送部、前線衛生員、兵站附屬衛生部員、兵站衛生預備員等，完備了現代化軍醫體系。這些部門及人員分工明確，從前線救護到後方送還，形成了較為完整的軍事醫療系統。至於

前線的醫務兵則緊隨作戰部隊，在前線開設臨時包紮所，即時收治傷兵。衛生隊開設規模更大、收容能力更強的包紮所，並把行軍途中的傷患者轉運至大型戰地臨時醫療機構——野戰醫院。野戰醫院隨作戰部隊移動時，會將傷患者交付給兵站衛生預備員開設的戰地常設醫院，另有兵站醫院、舍營醫院協力銜接前線、兵站、後方之間的醫療衛生業務；各兵站的衛生材料廠，負責向野戰醫院及過路部隊輸送醫療物資；患者輸送部負責設置患者集合所，將傷患者後送至日本或鄰接勢力範圍中休養。

　　至於日本海軍則以英國海軍為範本，1872年構建起帝國海軍海事救護體系。戶塚文海首任擔當海軍省五等出仕，次年8月再改職稱為海軍大醫監，官拜海軍中佐。日本海軍省1893年設立海軍衛生會議為戰時海軍醫務中央機關，由海軍軍醫總監、外科醫學博士實吉安純擔任，下轄鎮守府（海軍基地）軍醫長及醫院、艦隊軍醫長、艦船部隊軍醫長；另配置六名高級醫官，負責審議包括醫療用品與軍糧的配給、傷患者的收治與轉送、軍醫的調配、傳染病的防治等在內之海軍醫務衛生計畫。海軍衛生會議為整備戰時醫療資源，下達一系列計畫與方針外，還徵用商船「神戶丸」改裝成醫院船，並為聯合艦隊的卅一艘軍艦配備醫療專員。

　　大致來說，甲午海戰前的明治時期初期，日軍已仿照德、英的陸海軍醫建設方式，分別建構起陸、海軍各自的軍事醫療體系。此時的日本陸軍和海軍都成立了軍醫學校培養自己的軍醫，但廿世紀以後由於軍隊量體擴大，便改由公開招聘大學醫學部和醫學專門學校畢業生予以補充。補充軍醫來自醫學部一年級學生，考試拔擢為陸軍軍醫委託生，畢業後入伍擔任軍醫見習士官，三年後正式授階任官。在入營期間，委託生位階類似於陸軍士官學校或陸軍航空士官學校的士官候補生，著下士官服，右襟佩戴金星襟章，左襟佩戴屬連隊號章。兵科標誌則是以五根蘆葦穗圍繞神道教中的醫神「大國主命」，由衛生部定調之深綠色領章或右胸的M字形胸章。至於徵召的大學或醫專畢業生，入伍即以陸軍曹長的軍階任職軍醫見習士官，接受為期三個月的步兵見習士官教育（主要是軍官教育），然後都進入陸軍軍醫學校成為乙種學生。入校同時，大學畢業者被任命為陸軍軍醫中尉，醫專畢業者則為陸軍軍醫少尉，均屬正式的軍醫軍官。乙種學生的教育期為一年，通過師團軍醫部長的推薦和選拔考試選拔後，

方可進入更高級別的一年期課程成為甲種學生。此外，專攻精神科、口腔外科、基礎醫學等專業課程的學生，還需增加為期兩年的軍醫學校外部培訓。原本的預備役軍醫最初是通過一年志願兵制度徵召，但從 1932 年開始改為專門徵調持有醫師執照者的幹部候補生制度。經過考試和選拔後，出任衛生部軍醫預備役士官者分為甲種（軍官）和乙種（下士官），軍銜為陸軍衛生上等兵。從 1937 年開始戰爭加劇導致軍醫短缺嚴重，於是設立軍醫預備員制度。四十五歲以下醫生得申請成為軍醫預備員，教育召集後授予陸軍衛生上等兵軍銜。後經一個月的教育改任陸軍衛生下士，併入陸軍醫院接受三個月的訓練後，升任預備陸軍衛生軍曹，待正式下部隊時即可立即被任命為軍醫見習士官。

至於海軍軍醫方面，現役軍醫的考選與陸軍相同，僅徵召者任官的官階因學歷不同略有差異。大學畢業者被任命為海軍軍醫中尉，醫專畢業生則是海軍軍醫少尉。接受海軍炮術學校的基礎教育後，方允進入海軍軍醫學校就讀。預備役軍醫亦須參加海軍軍醫見習尉官的公開選拔考試，合格後成為軍醫見習尉官，通過炮術學校教育後，方得經海軍軍醫學校任官為海軍軍醫。此外與陸軍一樣，海軍也存在著短期現役軍醫制度，但他們僅服役兩年便轉為預備役。不過與陸軍不同的是，根據海軍軍令系統，軍醫無論官階高低，都不具備部隊指揮權，僅享有官階與相應薪俸上的禮遇。二戰結束後，隨著陸海軍的解體，陸軍醫院和海軍醫院都被轉移至官或公立醫院。許多軍醫即因戰後醫師短缺的緣故，就地留任轉職為官或公立醫院的醫師。

至於中國軍醫與教育體系則十分紊亂，這與清末民初政局的變化與社會紛擾密切相關。當前對於中國軍醫沿革的研究，以楊善堯的《抗戰時期的中國軍醫》說明最稱細緻。根據是書，中國軍事史上雖早有軍隊醫者的角色，但一直未如西方國家形成一個專門的軍事學科。清朝末年的新政期間，清廷亦仿效西方軍事建置，委由袁世凱於直隸軍政司中成立兵備處醫務股及新軍中成立軍醫局，負責北洋新軍中的軍醫行政業務。輔以各類型軍事專門人才的學堂，其中於天津成立之北洋軍醫學堂，即為西方軍醫教育在華之開端。

1902 年袁世凱督練新式陸軍時，鑒於西方各國軍隊中對於軍醫及軍隊衛生的重視，因而於北洋軍政司軍醫局下，仿效西法創辦北洋軍醫學堂，由徐華清

出任總辦,唐文源為監督,聘日本陸軍二等軍醫正平賀精次郎為總教習,所有教員悉屬日籍,如味岡平吉、宮川魚男、我妻孝助、高橋剛吉、藤田秀太郎、三井良賢、鷹巢福市等,分由德、日兩國購置圖書儀器,修業年限訂為四年。學生畢業後,即行分發至北洋各部隊服務。1905年袁世凱又上奏〈籌設北洋陸軍軍醫馬醫經理軍械各學堂折〉:要求「遵照新章,參酌西法,謹於武備各學堂外,區設專門各學堂:日軍醫學堂,計挑取滿、漢學生共一百四十名,分班畢業,分年授課,以儲正副軍醫官、軍醫長之選。」後來朝廷在直隸保定亦創辦了保定軍醫學堂,與北洋軍醫學堂成為跨越清末民國時期唯二的軍醫學堂。1906年,北洋軍醫學堂由清政府陸軍部軍醫司接管,搬遷新址後更名為陸軍軍醫學堂;原址另設海軍軍醫學堂,但運作情況不明。外交部史料顯示,似由法籍教席主導該校教育。1908年,徐華清鑒於藥學對於中國醫學發展之重要性,於陸軍軍醫學堂下增設修業三年之藥科,為中國藥學教育之先驅。

儘管清末已有西法之軍醫與教育體系規劃及局部實施,然民國以後的北洋政府困於軍事動盪,各軍閥也多關注眼下的軍備發展,此時僅見孫中山1921年的〈十年國防計畫〉中,提出軍醫整理及改革軍人衛生之建設兩項規畫。之後則是蔣介石在1925年提交之〈上軍事委員會改革軍政建議書〉一文,提及「未來」軍醫人才之養成教育在國防建設中有其不可或缺之重要性,須盡速規劃。然就其實際,直到中日抗戰初期,中國軍醫與養成制度仍屬紙上談兵。他指揮部隊參與東征、北伐期間,傷兵經常面臨軍醫逃亡的情況。蔣介石也承認不只是一般軍隊,連嫡系的黃埔軍校也有這樣的情況,該校軍醫處與野戰病院破敗不堪、傷兵飲食無時、看護乏人。遑論北伐成功後,各部隊長官持續報告,中央駐各軍之軍醫大多素質不良,且軍醫主管、軍政部軍醫司(署)主管,或軍醫學校領導人等軍醫主管職位,皆有到任未久即換之窘境。此外楊善堯也認為,當時除了軍醫素質不良外,藥價與醫療器材昂貴,使得軍隊無力充分購置,即便有軍醫診療也苦無治療藥物,導致軍事醫護組織形同虛設。據此,中國軍醫體系室礙難行,還另有社會經濟的因素。1928年北伐成功後,國民政府成為全國形式上的領導政府,在軍醫行政上才能將軍事委員會軍政廳軍醫處改組為軍醫司,隸屬於軍政部陸軍署,分醫務、衛生、材料、獸醫四科,成為全國最高之軍醫行政業務單位。而軍醫教育方面,則由國民政府軍事委員會派員接

收北平陸軍軍醫學校繼續發展，並劃歸國民革命軍總司令部軍醫監管轄，直到 1931 年才因改制隸屬國民政府軍政部。

蔣介石雖承認提高軍醫教育素質與完善軍醫制度是增進中國軍力之根本，但為應付民初的現實困難，他僅能採取調訓現有部隊軍醫，或培訓一般醫校畢業生的變通方法。1936 年，軍醫署將陸軍軍醫學校更名為軍醫學校，改隸軍事委員會軍醫署，軍醫署長由前北京協和醫學院校長劉瑞恒出任。劉瑞恒兼任軍醫學校校長期間，原擬將該校之日德教育體系改為美式教育，卻因為引起幾次嚴重學潮，以至於校務與軍醫調訓都遭到影響而延滯。同年，蔣介石視察廣東，召見時任廣東軍醫學校校長，亦是陸軍軍醫學校畢業生之留德醫學博士張建後，於 1937 年任命他為軍醫署署長，掌理全國軍醫行政業務，並兼管已遷至南京的中央和廣東兩所軍醫學校。甫接任軍醫學校教育長的張建，在一個月後旋即提出改革意見，除確定軍醫教育改革之方針與計畫外，並規劃以各種補充培訓方式，輪流抽調訓練在部隊之衛生人員，及其他各校畢業或未經正式訓練的醫藥人員。軍醫署長張建亦提出〈全國軍醫事業意見書〉，針對軍醫行政中的經費、教育、行政業務系統、衛生材料等提出改革意見。

淞滬戰役、七七事變陸續發生後，中國軍醫行政紊亂、軍醫培育不足的情況益發嚴峻。抗戰期間，軍醫學校所培育之軍醫人員每年不到百人，雖然後來有增加名額並開設短期訓練班，但人數仍供不應求。蔣介石侍從室醫官，留日學生陳方之即親見軍隊或傷兵醫院中之醫療人員不僅嚴重不足，甚至大多還由不具備醫療資格之人員充任。為迅速增加軍隊醫護人力，接任軍醫署署長的前協和醫學院教授林可勝等人，根據古北口戰役籌組中國紅十字會救護總隊的經驗，在湖南長沙開辦戰時衛生人員訓練所，招收一般民眾施以短期訓練，使其具備戰地救護、疾病預防、簡易治療等護理常識及技術，以協助軍中護理工作。此衛生人員訓練單位，後定名為陸軍衛生勤務訓練所（簡稱衛勤所）（圖 11-1），納入政府編制之內。

衛勤所本與原本的軍醫教育體制無關，只因為原北京協和醫學院生理學教授林可勝等人與國際醫藥援華組織的關係，遂得到政府與軍方的支援不斷擴充編制與規模，由最初隸屬於管理一般衛生行政業務之內政部衛生署，轉為軍政

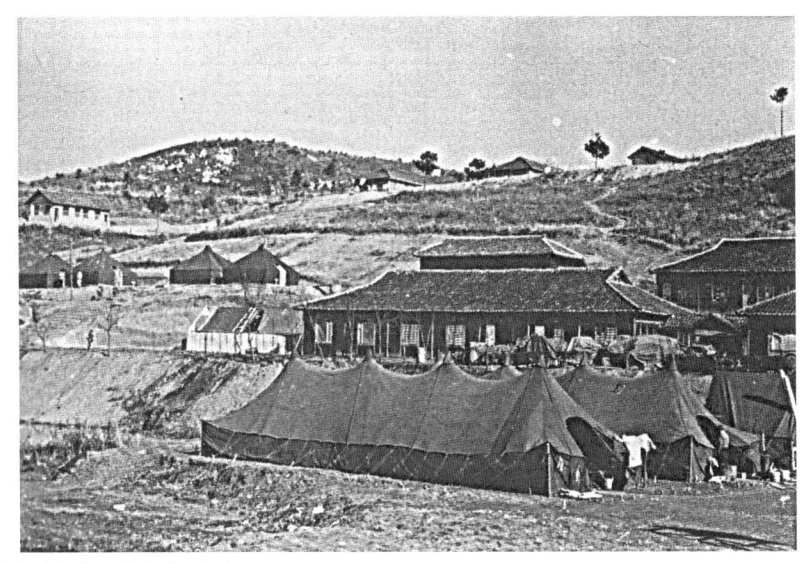

圖 11-1、陸軍衛生勤務訓練所
資料來源：作者翻拍自劉曉斌、廖凡、樂智強主編，《烽火仁心——林可勝與抗日戰爭時期的中國紅十字會救護總隊》，廈門：華僑博物院、廈門市海滄區政協文史學委，2020年，頁23

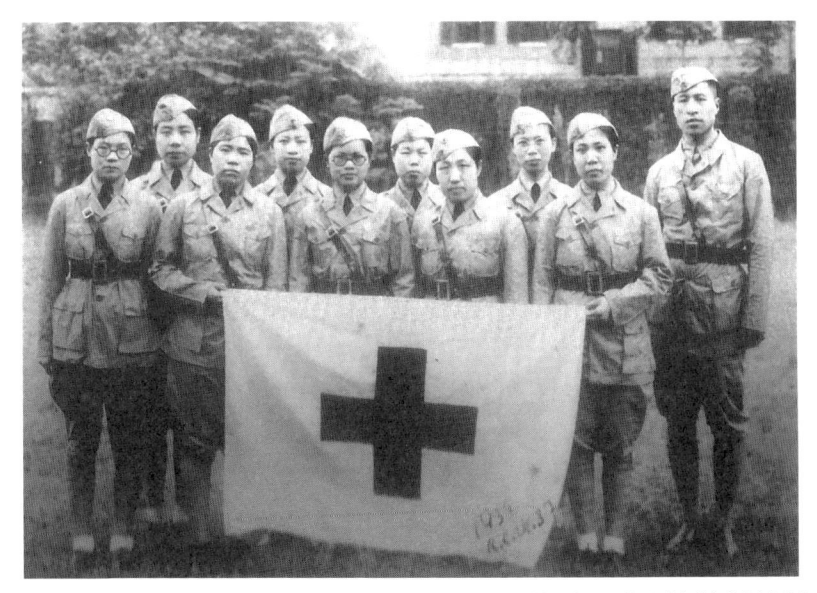

圖 11-2、1938年中國紅十字會救護總隊第卅七隊周美玉隊長（左四）及隊員合攝於貴州貴陽圖雲關
資料來源：楊善堯

部之隸屬單位。訓練內容亦由原先僅授以簡易戰地救護知識及協助軍中基礎護理等工作，增加調訓軍中沒有正式軍醫資歷的各級官員兵，授以軍陣醫學及衛生勤務等之相關課程。嚴格來說，衛勤所早期的教育內容若比之於日本的訓練，似乎比較類似其醫務兵的培訓。此外，該所採用英美醫學教育方式與軍醫學校的德日醫學教育方式截然不同，造成兩個單位雖都遷往貴州但並無太多交集。爾後考慮到陸軍衛勤所學員戰爭結束後之出路，再成立軍醫班及高級護理教育班，施以分期、分科以及相關軍事勤務訓練，這才與正規軍醫培育無異，且同樣隸屬於軍政部之下，成為一個培育正規軍醫之養成單位。

軍醫作為國家維持或增強戰力的醫療手段，因此殖民地臺灣或1910年後的朝鮮均不適合列入此節討論。其中韓國雖然傳統上有隨軍韓醫的紀錄，但現有的研究尚無法明確區分其作為軍醫，亦或僅是一般醫師提供軍士醫療服務而已。至於日本關東州與後來的滿洲國時期，軍醫體系皆僅存在於日本關東軍中，因此也無須在日本軍醫體制外另作說明。當然，這些日本殖民地或控制區的人民也有擔任軍醫或醫務兵者，只是從制度說明的角度來說，個別的生涯故事與職業經歷，並不足以改變日本軍醫體制較早成熟並能因局勢調整的事實，故可暫時擱置不論。但若同樣從制度發展的角度來看，中國軍醫制度不僅起步較晚，其發展過程中人與時勢的影響也較日本為大。

二、東亞的戰爭與醫學經驗

與歐美戰爭歷史學研究的最新發展相比，醫學史家對於東亞戰爭與醫學關係的研究尚且不多，但這個主題卻不該是可以忽視的領域。因為從1895年至1945年，甚至是冷戰初期的1960年代，東亞是全球戰爭發生頻率最高的地區。近百年來各種大小戰爭裡的醫療社會經驗及其與醫科學之關係，都足以為現代醫學與戰爭的定義提供新框架、新視野。儘管有關東亞軍事醫學或戰時醫學的研究尚屬有限，但近十年來，在東亞醫學史的研究中，仍有涉及到這一主題的部分作品。如2012年，由卜莉萍（Liping Bu）、達爾文·史坦波頓（Darwin H. Stapleton）和葉家熾（Ka-Che Yip）共同主編的 *Science, Public Health and the*

State in Modern Asia（《現代亞洲的科學、公共衛生和國家》），書中即有幾篇論文討論了戰時經驗與亞洲現代公共衛生建設間的關係。這本論文集主要是從政府組織性與制度建構的角度，提供現代醫學知識戰時傳播的現象，但對於具體的醫學知識與技藝則涉獵較少。再者，一如近代醫學史研究在日本的起步略早，日本醫史家比其他東亞地區的學者，更早關注戰爭與帝國建構或近代社會形成的關係。在前人的研究基礎與一手史料分析上，亞歷山大・貝（Alexander R. Bay）的 *Beriberi in Modern Japan: The Making of a National Disease*（《近代日本的腳氣病：一個國病的形成》），巧妙地探討了戰爭與醫學之間錯綜複雜的關係，通過各種衝突和戰爭意識的疊構，審視了醫學現代性和日本民族主義緊密交織的話語關係，而將腳氣病的現代病理確認視為日本發展民族現代性的一個過程。值得一提的是，貝的主要關注點並非戰爭與醫學間的直接互動，而是戰爭與疾病社會文化觀的關係，或可稱之為一種「文化的病理觀」。類似對於特定疾病的集體恐懼，甚至進而稱之為「國病」並以之作為推動醫學近代性的例子。這類的個案在東亞並不罕見。如肝病之於中國、肺結核之於1930年代的朝鮮社會，以及瘧疾形塑臺灣「鬼界之島」的印象。甚或在東亞地區普遍出現之「東亞病夫」一詞，大概都可以在這個文化病理觀解釋中找到一席之地。相對地，今日防疫口號像是「防疫視同作戰」、「做核酸就是愛國」等等，其實也都隱含著東亞疾病文化觀或抗疫思維下的戰爭隱喻。

　　亞歷山大・貝在《近代日本的腳氣病》中，探討了腳氣病如何成為影響國家利益，並阻礙日本帝國擴張的疾病，但由於軍事醫學當局需要運用傳染病造成社會恐懼的特質，陸軍軍醫強烈主張腳氣病是一種細菌傳染病，這才能讓他們借鑒西醫知識主導軍事醫學，甚至進而影響明治政府的整體衛生政策。雖然說海軍軍醫很早就反對這個說法，但如果不是1937-39年中日戰爭加劇，中國戰場上日本士兵腳氣病罹患率增加並影響戰鬥指揮菁英，日本帝國政府或許還會猶豫是否採納改良兵食的建議，而這意味著日本現代醫界花了近廿年才接受腳氣病是一種營養缺乏症。和過去研究觀點不同，貝嘗試採取多元醫學的立場，認為西醫教條化與政治野心，才是導致科學醫學成為傳統醫學進化的絆腳石，甚至不屑於海軍軍醫從傳統漢方食補和英國海事醫學中得到的結論。不過羅伯特・巴蒂亞（Roberto Padilla）2023年的期刊論文卻提出了不同的故事，

更關注明治初期腳氣病論述與細菌理論，及其對於戰爭準備的影響。巴蒂亞發現從十九世紀下半葉開始，日本陸軍就極力防止腳氣的罹患率。但此時日本引進德國的大學體制和其實驗醫學模式，並不只是為了科學化日本的醫療體系，還借鑒了德國醫學裡集中主義的政治與社會隱喻。根據利奧波德·穆勒這名第一位前來日本培訓現代軍隊的德國軍醫記述，明治時代初期許多德國醫生都充滿了一種「帝國的尊貴感」，這正是早期日本陸軍軍醫甚至是天皇本人都亟欲追求的氣質。由於這樣的期望，巴蒂亞認為日本陸軍表面上急切學習的「科學醫學」，其實骨子裡更多的是醫學政治的「德國化」。因此才會造成陸軍醫務局前阻傳統漢醫、後擋海軍英式醫學論述的局面。簡單來說，巴蒂亞主張日本陸軍強調腳氣是傳染病的看法，其實骨子裡是一種意識形態和醫學政治化的投射。

如果說巴蒂亞的論點是戰爭動員對於特定醫學範式的影響，華瑋（John Watts）的專論 *Saving Lives in Wartime China: How Medical Reformers Built Modern Healthcare Systems Amid War and Epidemics*, 1928-1945（葉南譯，《懸壺濟亂世：醫療改革者如何於戰亂與疫情中建立起中國現代醫療衛生體系（1928－1945）》，復旦大學出版），直接談的就是戰時中國如何透過現代軍事醫學，開啟了戰後美式醫學輸入東亞的先聲。華瑋根據美國醫藥助華會（American Bureau for Medical Aids to China）檔案，詳述抗戰時期美國醫學如何透過該組織，不僅進入中國支援戰事還以此團結軍醫與文職醫生。他們的戰事醫護工作，一方面為前線的中國士兵帶來希望，另一方面也終結民國初年以來日德派與英美系醫學的爭執，讓美式醫學有機會成為二戰後，尤其是冷戰初期日本、臺灣與南韓主流的醫學範式。華瑋最後得出一個結論，軍事醫學理當是廿世紀東亞醫學史的中心主題之一，至少在中國近代醫學史的領域中，現代的美式醫學在戰時中國拯救生命的任務，不僅從流行病學和人口統計學上都具有重要的影響力，甚至對於戰後中國，乃至於東亞的地緣政治和歷史轉向，也是舉足輕重的事情。對於本書的部分讀者來說，《懸壺濟亂世》一書，對中國軍事醫學發展的年表式敘述或許有點老派，不過正是書裡豐富的實證個案和以時敘事的筆法，勾勒出中國軍事醫學如何在戰火中成形，並惠澤戰後社會的軌跡。

1895年甲午戰爭的失敗，雖然是清末自強新政的挫敗，可也是晚清軍事

醫學模式轉向之關鍵。根據余新忠、杜麗紅等人的研究顯示，日本明治維新此後成為中國衛生與醫療現代化的新榜樣，不僅袁世凱轄下的新建陸軍以德國和日本軍隊為藍本，在接下來的廿年裡，改革派還引入了新式軍事組織、管理、指揮、教育和訓練形式，其中就包括了軍醫教育體系。根據尼可拉斯·薛淩格（Nicolas Shillinger）的論文，新軍教程的法規和手冊中，特別強調軍隊衛生對於確保士兵健康、紀律和戰鬥力的重要性。薛淩格指出，因為十九世紀晚期的德國軍隊被認為是當時世界上最好和最先進的軍事力量之一，也是最早將軍事醫療和士兵衛生保健系統化和科學化結構的國家。何況甲午一戰證明了日本軍隊德式化成功的價值，因此這時中國新興的軍醫制度以德、日為師並不令人意外。與日本軍事醫學教官親自教學同等重要，英國學者方德萬（Van de Ven, J. Hans）也認為，德國顧問和教程深刻影響了中國軍事改革者對士兵身體健康、體能和治理的思考方式。這些轉變不僅是中國軍事醫學現代化的一環，也是中國政治與社會現代化的開端。

　　薛淩格在仔細研究軍事手冊和法規，以及有關軍隊「衛生」和「西醫」的論述之後認為，從十九世紀末的新軍到民國時期的軍隊，衛生和醫學不僅被用作保持中國士兵清潔和健康的手段，而且還是一種身體統治的技術。一方面，衛生和醫學的紀律技術，有助於形成由國家調控的「健康」身體新觀念；另一方面，特別是「衛生」的行為與概念，也成為中國軍事進步、理性和現代性的象徵，甚至需要落後的中國社會都能遵循，以恢復既有或迎頭趕上西方文明狀態；有趣的是，這些恰都是1934-49年推行「新生活運動」時的參考點。由於西方軍事醫學和衛生規範在中國軍隊中的採納、實踐和訓練方式，到了1910年代左右，理論上每個師都「應該」設有醫療單位或醫院，並配備新式軍事學校畢業之軍醫生和護理人員。此外，每名士兵「理當」都要接受基本的衛生教育，藉此培養士兵未來成為現代公民的基礎。至此薛淩格主張，對於中國軍隊來說，遵守衛生和一定的醫學標準被認為是「現代」軍隊的必要條件，更是將士兵健康身體與國家軍事實力聯繫起來的關鍵。更重要的是，這股觀念逐漸在中國社會傳播開來，並在戰時軍事營養學的論證過程中逐一展現。

　　軍事醫學與現代國家建構的微妙關係，不盡然會因為戰爭結束而停止。正當國民黨政府持續在美式醫學之援助及影響下，企圖在臺灣重建其理想的現

代醫學體系時，大陸的中國共產黨政府卻對如何延續戰時醫療衛生經驗另有一番構思。肖丹的論文 "*Red Star over Medicine: Redefining State-Doctor-Patient Relationship in the Early CPC History（1920s-1950s）*"（〈紅星醫學：重新定義中共早期歷史中的國家—醫生—患者關係（1920-1950年代）〉），探討中共如何根據戰時包括延安到國共內戰時期的經驗，根據軍事需求構建的醫療實踐和資源調控為目的之運作形式，為1949年後設定國家層級的泛生物政治模式基礎。其中便涉及了許多冷戰時期戰備醫療實踐、醫生培訓、醫療衛生制度化的改造，最終則是從政策面重塑了國家—醫生—患者三者的關係。肖丹的論文從晚清醫患關係的法規化入手，一路討論到1920-1950年代中共治理下的醫務政策、實作和醫護人員培訓法規。後面的這段時期也正好是中共從地下組織發展為執政黨的過程，她通過研究在戰時解放區為中共部隊和黨工作的醫師生活和職業經歷，突顯了中共以黨及人際網路指導醫療關係變化的特殊現象。然而戰時以黨領政的醫療政策思維，到了戰後卻產生如楊京慶所言之矛盾：「因應醫保制度下盛行的醫療商業化現象，與黨服務人民的意識形態和政治承諾存在根本的衝突。因此醫學的社會主義的理念，其實未能在現實中得到令人滿意的實踐。」

其實不論是國民黨或中共，戰爭動員賦予了中央或地方政府極大的權力調控醫療資源，因此軍事醫學中有關供需的原則被普遍運用於戰時社會中。但進入戰後重建的常態社會後，1950年代以後國民黨治理下的臺灣，受惠於美援恢復帶來的醫療資源紓解稀缺壓力，得在醫療市場機制及局部健保理想間找到短暫的平衡點。但肖丹發現1949年後的中共，卻必須在資源緊迫的現實中，盡速將醫療去商品化並重新定義醫生的政治和社會角色，以期符合此時的國家主義、反殖民主義、社會主義等，各方支持中共建政的意識形態與支持者理想。肖丹認為，近年來中國大陸日見緊張的醫患關係就是反映出，1950年代醫療政策戰平轉換現實下複雜的歷史進程。中國政府與社會直到今日仍在社會主義健保理想、醫療市場保險機制，以及戰時醫療資源與分層培訓的殘影間，尋找雙方都能接受的接榫點。

又如果以冷戰時期為限，1950-60年代東亞的軍事醫學出現了一個有趣的狀況。在日本、臺灣與南韓大量出現的公共衛生護士，成為在地主要的醫

療服務及衛生教育的提供者；她們的出現及培訓有著濃厚美式醫學與公共衛生的影響。1950 年代世界衛生組織成立西太平洋區域辦公室以後，前北京協和醫學院公共衛生學教授，也是美國醫界笑稱的「醫學布爾什維克（Medical Bolsheviks）」蘭安生（John B. Grant）長期擔任技術援助顧問，提供西太平洋諸國家醫療與衛生資源，且多方涉入醫學教育與相關醫政的改革中。相比於護士在戰後這幾個國家上升的地位與形象，不同意識形態下的中國大陸就選擇了自己的作法。從短暫且困難重重的蘇維埃式醫療體系脫離之後，1960 年代著名的赤腳醫生運動不僅是中共戰平轉換下對農村醫療的具體回應，還將戰時因資源缺乏對中醫藥不得不的依賴，提升成為具有中國特色或民族主義形式的新式中西醫混合體。另從方小平的研究中可見，戰時即已出現之中共主導之愛國主義意識形態，很可能就是戰後赤腳醫生運動與國家支持中醫的重要理由。可就軍事醫學的發展路徑而言，除了人的因素之外，戰後日本、臺灣、南韓等地護理專業的抬頭也有其戰爭的影響，尤其是在中國戰場上的軍護經驗。

儘管軍醫理應是戰場上的主角，但有趣的是在許多流傳的影視節目中，奔走於中國戰場上的常常不是英美片中常見的軍醫（military surgeon）或醫護兵（medics），而是一群或著軍服或著護士便裝的女性軍護（military nurse）。對照戰場上男性剛猛的血腥暴戾，她們的出現除了女性溫柔照護的意象外，也潛藏著東亞現代醫學的性別文化特徵。事實上，早在七七事變與淞滬戰役之前，中國軍事醫療不足的問題早就引起護理界的關注。中國男護士改進協會會長華新仁，在 1936 年呼籲國民政府採取相應措施，並斥責當時戰場醫療服務「失敗」的原因，正是因為醫界派閥——即英美派與日德派對立，導致志願護士訓練不足與紅十字會內人事摩擦、後勤失靈。華新仁的呼籲並未得到國民政府的立即回應，畢竟比起傷兵救護，軍方更在乎是讓男人拿槍上戰場。不過隨著淞滬戰役爆發後，官方新聞推送蔣夫人宋美齡組織婦女界親自看護傷兵的影像，逐漸成為戰時宣傳「不分男女、共赴國難」的主軸後，不論後方或前線，護士成為女性報國的重要形象之一。於是不論政治立場如何，投入傷兵服務的護士們成為了宣揚愛國主義的楷模。只是由於日德軍醫教育的影響，根據楊善堯對中國現代軍醫制度發展的研究可知，中國軍醫教育一開始就是軍需後勤的一環，但因其戰場任務的特質，雖然有相關之戰場救護教育及演習，其實並未招收過女

性護理人員，更不必提影視片裡英挺的女軍醫了。在軍護制度成立之初，護士志願服務是主要的戰場護理形式。其中北京協和醫學院護理系畢業生林斯馨和周美玉，在中日戰爭氣氛升高的 1937-39 年間，就向當時軍醫署長也是前北京協和醫學院生理學系教授林可勝提出，提供紅十字會為基礎讓一般護士能志願投入各方面的戰傷救護工作。林可勝後來在貴州圖雲關組織衛勤所後，就採納了一部份建議招收女性護理人員。不過抗戰爆發西遷至同省安順的中央軍醫學校，則一如舊制仍僅願招募男性軍醫。

　　一開始各方招募或訓練的護士大多集中在難民救護上，期間除了衛勤所刻意培養的護士外，也有許多從上海、北京、湖南長沙流亡而來的護士們。她們當中有許多人出身著名的仁濟醫院護校、北京協和醫學院或湘雅醫學院，帶著中國西南邊區還算罕見的專業護理技能，穿梭在大後方的難民營及醫院裡。江松月（Nicole Elizabeth Barnes）的專書 *Intimate Communities: Wartime Healthcare and the Birth of Modern China, 1937-1945*（《親密社群：戰時醫療保健與現代中國的誕生，1937-1945》），就有非常多這類在重慶時戰時護士經驗與護理工作的討論。孫世倫這位年輕的中國軍事醫學史專家認為，江松月的研究審視了性別和情感在戰時中國衛生保健中的關鍵歷史作用，呈現出戰時護士和各種女性醫療工作者對國族建構（state-building）的貢獻。具體而言，戰時女護士在個人流亡經歷、戰時意外事件和國民黨政治宣傳下，加強了女性醫療專業人員在塑造戰時醫療保健方面的中心作用。另在性別角色方面，江松月也描述了戰時救護情境中，婦女和男子醫療人員的多重關係，使得婦女在醫院、家庭、醫療培訓中心和戰線上，都出現了足以和男性醫生「共赴國難」的功能及角色。附帶一提，孫世倫和李盛蘭同時也注意到，江松月有意把戰時中國醫療動員的理念引入跨國框架當中，突顯了外國援助尤其是美國醫療援助，在此時塑造中國現代醫學和健康的關鍵角色。類似的角度，同樣也適用於理解 1952 年以後日本的醫療改革，乃至於南韓 1960 年代仿美式醫療體制建構的歷史經驗上。

　　中國女護士在戰時國家建構及跨國醫療援助上的重要角色，無疑地挑戰了當前西方學界被男性觀點主導的戰爭醫學論述。有鑒於戰時女性護士在後方的角色極其重要，軍護此一軍事醫療制度的建立，是最能表現東亞現代醫療中性別想像的最佳例子。過去已經有許多的研究力圖解釋，為何不論在哪個東亞地

區，護理工作都被視為女性特有的專業。以日本和殖民地臺灣為例，戰前之看護婦（即護士）教育便經常強調婦德的教養，而非純然的醫療專業角色及功能。這一特性表面上和德國護理教育重視臨床醫學的設計有關，但也可能和傳統東亞文化對於女性天職的認知有關。至於韓國的情況亦很類似，只不過其宮廷官制中早有像是醫女，這種類似奴僕但卻有醫事地位的身分，使得韓國女性護理比其他東亞國家更易連結傳統。不僅成為西方醫學在韓發展中的突破點，甚至是韓戰期間美式醫學輸入後的轉向也從這開始。張淑卿曾研究過「中國軍護之母」周美玉，同樣發現了中國軍護具有戰時國家建構及吸收跨國醫療的作用，甚至在某些情況下比後方的一般護士更為積極。具體來看，1942年3月正是中美聯合作戰與中國遠征軍訓練的高峰期，重慶國民政府發佈了一項戰時動員法案，其中包括護理和醫療人員。周美玉基於強烈的愛國心回應了這項法案，呼籲全國的護士們團結起來，在全球反軸心國侵略而結盟的契機中，她表示只有那些以各種可能方式貢獻軍事的人才配稱為「現代人」。她甚至還批評許多後方的護士只願在舒適的後方機構工作，動輒以家庭、個人健康或職涯前途為藉口，逃避國家開赴前線服務傷兵的召喚。為了鼓舞護理同仁投入中國軍護事業，周美玉經常以南丁格爾在克里米亞戰時的事蹟和精神為例，敦促她們效法「南丁格爾精神」服務中國軍隊，並為護理專業贏得尊敬與肯定。

　　類似的情況亦發生在韓戰時期的韓國。原本在日本殖民時期受到各種壓制的護士訓練，到了韓戰時期卻因為過去與西方傳道醫學的淵源，成為美式醫學啟動戰後韓國醫療衛生改革的開關。不論是在臺灣或南韓，二戰期間前線和後方的國防醫療需求，將現代護理從傳統婦德、家庭女職，以及早期護理象牙塔中解放出來，讓一整批女性藉由戰時護理表現無分性別之愛國主義氣氛，使得新式醫學專業轉變為愛國現代公民的自我表彰。對於這些地方的護理界來說，這種轉變卻也意味著在政治包裝與醫療專業堅持的矛盾。首先，1950-60年代的日本公衛護士成為冷戰時期宣揚美式醫學的旗手，她們奔走鄉間時穿著的制服和手上的教材，因受到美國護士會的改革而明顯和戰前不同；不再有為天皇與帝國奉公的象徵，取而代之的是普世性之自由及博愛意象。至於在臺灣與南韓方面，軍護系統成為一般護士愛國行動的實際作為，放大了國家與社會對於護士利他主義的期望。於是南丁格爾在克里米亞戰地醫院深夜巡房提燈的

形象，普遍出現在這些地區的護士教本中，甚至是被編成話劇、舞臺劇、合唱，在 5 月 12 日——依南丁格爾生日制定的國際護士節（International Nurses Day）紀念會上傳頌。南丁格爾為戰士服務的精神和軍事化的生活規律，不僅被東亞地區政府宣揚是軍護的典範，也是區域內普遍的護士專業形象及社會大眾期待。

三、現代醫學與戰爭下的軍事東方主義

《飛虎月亮花：美國飛虎隊裡的中國女護士黃歡笑》一書，以半回憶錄的筆法，敘述 1942 年中國女護士黃歡笑從香港前往雲南昆明，為美國飛虎隊服務的故事。類似黃歡笑的其他護士經歷也曾出現在中美軍方檔案中，可惜的是她們無人為之立傳。從現在可見的私人書信與官方檔案中得知，英美將領或士兵都對中國女護士的細心溫柔，以及中國軍人強大的傷痛忍耐力驚訝不已。但另一方面，外國援華醫生們也同樣記錄下，他們對於中國醫學的落後及殘缺的現代醫護資源，如何能挺過日本科技化作戰摧殘深感憂慮。然而從西方戰爭醫學研究的角度來看，這些西方人的觀點，或許不如表面上驚訝或憂慮那麼簡單，還有著更深層且長期——派翠克・波特（Patrick Porter）稱之為「軍事東方主義（military orientalism）」的心態。與其細究派翠克・波特如何定義和概念化「軍事東方主義」，不如從實證的研究中掌握這個現象。以色列學者瑞特・哈拉莉（Reut Harari）在論文 "Medicalised Battlefields: The Evolution of Military Medical Care and the 'Medic' in Japan（〈醫療化的戰場：日本軍事醫護體系與醫務兵的演進〉）" 裡，探討了醫務兵在日本軍事體制中出現的歷史意義。在動盪的明治時代（1868-1912），日本的醫學、戰爭，以及聯繫二者的帝國主義擴張相互糾結。為了滿足帝國擴張的需要，醫療人道主義的興起和戰爭的國際化、現代化同步發展，於是一個全新的軍事角色——「醫務兵」出現於戰爭和醫學的交叉點上。日本原本的醫務兵設計僅限於為士兵和軍隊提供護理照料並無戰鬥參與權，但隨著軍事統御體系和軍醫部門的國際化及戰場經驗回饋，醫務兵的功能與角色持續擴大，不僅模糊了原本的功能界線，甚至還被設計成為佔領地民眾人道救援的使節。她接著以 "Between Trust and Violence: Medical

Encounters Under Japanese Military Occupation During the War in China（1937-1945）（〈信任與暴力之間：日本對華戰爭期間（1937-1945）軍事佔領下的醫療接觸〉）"一文，再深入討論日本在中國的佔領區，如何運用軍隊醫務人員與農村居民進行醫療接觸，企圖在戰爭暴力的環境中將醫學作為安撫佔領區社會之工具，具體呈現軍事醫學作為日本「帝國工具」時，許多東亞文化影響下特有的思路。

　　日本醫務兵在中國鄉村軍事佔領角色與功能的轉換，反映出中國原本已經缺乏的醫療資源更因戰爭日熾變得益發嚴峻，才讓屬於侵略一方日本醫務兵也能包裝為救贖者的姿態。相應的情況是，原本因民國西醫化風潮和1929年「廢中醫案」已處處受制的中醫，在共赴國難的愛國情緒中也得到紓解及發展的機會。皮國立在〈中國近代醫療史新論：中醫救護隊與西醫知識的傳輸（1931-1937）〉一文的討論中，顯示出戰爭對於傳統醫學的存續及中醫科學化有相當程度的影響。雖說早在1927年中醫界已有「保存國脈」免受外力欺凌的說法，希望將中醫存續和國家興亡結合，呼籲承擔「國家民族的健康」之責任目標，但現實上中西醫都無力滿足軍事動員的大量需求。九一八事變之後，尚且受困於「廢中醫案」紛擾之中醫界發出同仇敵愾的呼籲，投入各種愛國行動包括組織義勇軍、捐助藥品、籌募犒賞將士之資金，甚至是直接組織「(中醫)救護隊」投入戰地治療各種疫癘之疾、饑餓勞役之傷。由於中國當時西醫可以支援戰爭的人數實在太少，因此中日開戰後國民政府對中醫網開一面，出現「軍政部通令，如合法頒有醫師證明書之醫生，可暫准緩役」、「凡國醫界，宜知取得合法證明書」等政策，自然得到中醫界「凡我國醫同人，宜急參加救護隊，實行救護」的正面迴響。在此社會氛圍及政治包容下，中醫學習了過去從未接觸過的西醫知識，包括軍事、救護、創傷、繃帶、防毒等相關知識。甚至在1939年，促成教育部公佈〈中醫專科學校暫行課目時數分配表〉，將傳統骨、傷科納進現代中醫教育體制內「外科」的領域，並要求需兼習軍事醫療必備之西醫手術。此外，面對戰場醫療的需求，除了上述的西醫外科與中醫傷科的合流外，如何改變傳統中藥繁瑣費時之煎煮炮製，並以「科學的」西藥劑型供應各界需求，則是戰爭促進中藥科學化的另一個面向。中醫路登雲便主張改良中醫膏藥與散劑，採用西藥的軟膏劑型，「既無刺激性，又柔軟適宜」。他具體建議可將外

用中藥如吳茱萸酒做為碘酒的代用品、刀傷藥藤黃酒浸製成止血棉紗，或用黃蠟、胡麻油加熱溶解做成止血鎮痛中藥軟膏。正如皮國立的評論所說，戰爭的危機給了中醫另一個發展的空間與可能性，中日抗戰不僅給予中醫參與軍政事務的可能，也促使中醫思索他們既有的學術價值和各種科學化的可能性。

相比於日本擴張醫務兵的戰地救護功能，轉換成為軍事佔領地醫療人道招撫的工具，戰時中國中醫對於醫療情勢的反應和西醫轉向，當然都可以視為「軍事東方主義」的另一種表現。只是西方學界對於所謂「東方主義」概念的使用，長期以來都不免有著西方中心論的假設，這或許會引發研究者質疑「軍事東方主義」是否僅會出現在東亞地區。如果借用孫世倫的專著 *Global Medicine in China: A Diasporic History*（《全球醫學在中國：一個離散的歷史》）來理解這個概念，或許真實戰爭醫療關係下的東方主義，應該還包括複雜的現代醫學全球化與地方性衝突的面向。孫世倫的著作討論 1938 年中日抗戰爭爆發後，中國軍隊陷入了嚴重的醫療困境。士兵們普遍出現的外傷與致命的營養不良和傳染病，不僅削弱了中國抗擊的力量，也引來國際醫療人道主義者的關注。輸血及傷口清潔消炎——這些第一次世界大戰最具代表性的軍事醫學，卻是抗戰初期中國戰場上罕見的戰地救護行為。至於曾經由美國志願護士駕駛奔走歐陸戰場的救護卡車，更是僅有擔架隊的中國軍隊眼中新奇陌生的玩意兒。但也在中國這般困窘且渴望醫護資源的局勢裡，在美國孤立且搖擺的對華政治風氣中，海外華人結合西方博愛與東方「人饑己饑、人溺己溺」的美德，為炮火下的中國民眾帶來西方軍事醫學的新玩意兒。

1937 年，一群美籍華人醫生受到西裔美國人組織 American Bureau for Medical Aids to Spain 參與西班牙內戰的啟發，發起成立〈美國醫藥助華會（American Bureau for Medical Aids to China，簡稱 ABMAC）〉，並在次年將第一筆醫療援助金錢和物資運抵中國。此後隨著中美結盟態勢成形，ABMAC 在大後方的重慶成為統籌國際援華醫療物資的大本營。在他們的協助下，海外華人運用他們的全球聯繫網路和散居各地的在地關係，獲取戰時中國迫切需要的資金、醫療物資和專業人員。此後，由士兵肩挑的血庫木箱與 3/4 噸美式卡車改裝的救護車，才得以在 1942 年之後的前線出現。一戰後現代戰地救護的概念與機制才有在遙遠的中國戰場實踐之機會。更重要的是，ABMAC 等美式

醫療人員所推動的戰地醫學教育，衝擊了原本以德、日軍醫訓練為範本的民國軍醫教育體系，新的美、德混合式軍醫與衛生勤務兵訓練制度，據稱拯救了超過四百萬人的生命，並培訓了一萬五千多名醫務人員，在戰後共同成為兩岸重要的衛生及醫療重建資產。要言之，抗戰時期中國現代軍事醫學的引入將美式生物醫學從菁英、城市的民用機構和實驗室，轉變為適應各種戰場及後方環境的實踐。戰時大後方的醫療改善、實用的醫學訓練和緊急醫療的概念，都是這一努力對戰時醫療的貢獻與戰後中國的饋贈。

不過中方對於國際援華的醫學知識並非無條件地全盤接受，以軍事營養學的發展來看，仍舊有相當多因地制宜及本土性的思考在其中。現代營養學研究約在1900-1910年代引入中國，爾後於1930年代中期達到第一次的高峰期。早期現代飲食營養的相關研究，始於中國境內一些受到西方資助或影響而成立的大學，其研究重心常僅是華人膳食調查及其營養素（nutrients）分析。1930年代對於中國人營養與膳食調查研究之目的，則進化為希望透過營養改善中國人的體質。為了實踐此一理想，國府成立專責委員會調查並於1938年公佈〈中國民眾最低營養需要〉，提供中國人每日膳食之最低營養需求標準供各界參考。另在經濟開發與工業化較佳之城市，如上海市於1930年委託中央研究院化學所，以促進工業經濟發展和工人健康為名，調查上海人的每日膳食狀況。爾後，上海市政府更與雷士德醫學研究所（Henry Lester Institute for Medical Research）合作，委請侯祥川及其團隊進行童工膳食營養之調查與改善研究，希望透過營養投入及早降低成年後之腳氣病罹患率。在抗戰爆發前夕，中國知識界逐漸把營養學視為一門改善人民健康狀態，有助實現國富民強理想之應用科學。

中國現代營養學的發展在30年代的盛行，或與民國政府亟於現代化其公共衛生教育與社會福利系統，以求改善工人階級健康條件、加速都市地區工業化經濟的期望有關。然而到了1937年淞滬戰役爆發前夕，此等推廣和運用現代營養學知識的努力，僅能及於部分中國沿海經濟條件較佳之都會地區，此後更因戰火熏燎及社會動盪而告中輟。隨著中日抗戰加熾、中美同盟關係結成，美國的醫療援助物資包含營養品等，遂沿滇緬戰區運補路線輸入偏遠的西南大後方。新的營養學應用需求再起於抗戰期間，惟其目的已轉變為增進士兵健康

以維持中國之戰力。二戰結束不久國共內戰烽火連天，儘管國民政府有意延續其先前之營養知識應用，但已時不我予。1950 年代的冷戰初期國府退守臺灣，重新獲得美援的支持下力求穩定，臺灣也在喘息中再次得到推廣營養學知識的實驗機會。

若以 1940 年代的西南大後方與 1950 年代的臺灣為觀察點，可以管窺國民黨政府控制範圍下現代營養學研究與推廣，如何影響、建構政府對於戰爭準備乃至於改善現代國民健康的論述。這段時間的國民黨政府，試圖推廣及應用生物化學（biochemistry）為基礎的現代營養學知識，將其運用視為備戰工具與國族體質改善之利器。然而由於現代營養學在中國的推廣，從一開始便非以贏得戰爭為目的，而是具有建設富裕國家之殷殷期盼。導因於此等的「富國強兵」期待，遂在中國社會困燎的戰爭年代（1940-1950），產生了諸多有趣也值得深思的論述與觀點。事實上，這些論述的範疇早已溢出營養學的醫學科學基調，涉及到更多有關中國飲食傳統、社會經濟條件，以及政治控制與現代國家建構的想像。

吳憲是中國營養學早期之核心人物，他於 1928 年返國擔任北京協和醫學院生物化學系主任和教授，次年即撰述《營養概論》是我國第一本營養學專門著作。書中有關〈膳食之計算與經濟〉與附錄〈食物成分表〉，對於日後發展軍事營養學深具影響。此外，吳憲還招募了歸國學人萬昕、周田等人，他們日後有人成為中國軍事營養學的奠基者，有人則在冷戰時期主持重要的跨國營養研究計畫。華北方面除了吳憲與協和團隊外，還有北平大學農學院農業化學系的陳朝玉和羅登義，他們也都投入了營養化學之研究。至於在中國南方則有 1934 年由美歸國，在南京中國科學會生物實驗室負責設立生理化學系的鄭集。中國南北營養學專家們，後來在全民抗戰與轉進大後方的浪潮中，因緣際會地開啟了中國軍事營養學發展的契機。

原本中國軍隊兵食不良的情況早已遭人詬病，七七事變爆發不久，更有識者疾呼正視中國兵食不符現代營養標準的窘境。如 1939 年《中國青年》刊登的一篇專文，作者比較介紹美、德、英軍的軍事營養條件後即發此哀鳴。隨著 40 年代學者與研究單位後撤，現代營養學研究也移往西南大後方，為戰爭需要

發展出一套新的論述。從 1939 年到 1941 年之間，可以視為戰前中國營養學軍事化的重要階段。首先，來自都會地區的營養學者一開始僅將其知識應用於流亡難民的救濟上。基於 1937 年上海難童營養援助委員會的經驗，全國性的中國營養援助委員會在大後方成立，該會到 1942 年後已在重慶、成都、貴陽，與昆明等地組織多個難民與難童救護組織。透過膳食分配的機會向難童與難民提供營養教育，他們成功向西南大後方的中國民眾灌輸「營養即健康」的想法。至於延伸到士兵營養改善方面，1940 年代擔任軍醫署署長的林可勝聘請留美學人湯佩松與沈同為營養指導員，負責推進陸軍衛生勤務所麾下之戰地營養調查，及中國軍隊營養膳食改良工作。後更因中美合組滇緬遠征軍的契機，支持萬昕等人於陸軍軍醫學校內組織軍事營養研究所，正式投入中國現代軍事營養學之研究。王公的專書《抗戰時期營養保障體系的創建與中國營養學的建制化研究》，分析沈同等學人在戰時營養學的研究後，將這段時間視為中國營養學建制化，也是普通營養學的戰時應用關鍵時期。1941 年重慶召開的第一次全國營養工作會議，可謂是戰時中國營養學界共赴國難的盛事。出席委員吳憲、林可勝、陳朝玉等人一致贊成成立中國營養學會。但第二次全國營養會議直到抗戰尾聲之際的 1945 年，才再次於重慶召開並宣佈成立中國營養學會，由時任陸軍營養研究所所長的萬昕擔任第一屆理事長，可見這段時間的軍事營養學發展當有受各方矚目之地位。

　　王公與楊艦在〈抗戰營養保障體系的建立與中國營養學的建制化〉文中指出，抗戰共赴國難的氣氛促成了中國營養學共同體的形成。在他們分析陸軍軍醫學校營養研究所相關研究後，將其工作視為整個中國現代營養學發展中之一個戰時環節。其實當 1942 年陸軍營養研究所成立後，萬昕等人原本的文官職銜便被軍銜職稱取代，其有關營養學的研究目的也從平時的、民間的知識實踐，往戰備的、軍事的目標轉向。為了準備滇緬遠征軍的聯合行動，美方顧問在 1942 年初建議中方針對遠征軍實施〈中國軍隊營養之研究〉，聚焦中國軍隊嚴重的營養不良症，如夜盲、下肢浮腫等造成中國軍人戰力低下的常見症狀。中國方面因此意識到營養不良對軍人戰力的影響，尤其是造成下肢浮腫的鐵質缺乏性與惡性貧血兩類。對於急於指揮中美聯軍深入滇緬遠征的史迪威（Joseph Warren Stilwell）將軍而言，只有確保中國軍人的營養與健康，聯合軍事行動才

有成功的機會。因抗日而困陷一隅的國民政府，更是視此舉為中美軍事合作，甚至是反擊日本的絕佳時機。儘管雲、貴一帶的糧食供應依然艱困，國民政府仍舊指派中美專家運用美援營養品及藥物，投入中美聯軍的營養研究當中。林可勝此時亦兼任遠征軍軍醫總監，為此指示轄下之衛勤所成立營養研究團隊，投入相關兵食營養調查與改良研究。1942 年，萬昕等人召集軍醫學校的陳順昭、陳尚球等教官組織陸軍營養研究所，進一步研究中國人體質與膳食營養狀態之關係，專注於兵食中的營養素與維他命成分分析。這些研究團隊希望能做到就地取材並兼顧中國人膳食特性的理想，調製出符合美方建議之士兵營養標準的軍糧。當然這種考慮的背後也可能是為了降低中國對外援的依賴，以及舒緩國府征糧的壓力，當然還有大眾對於糧食徵收及配給制度的怨恨。

　　為戰鬥而特別設計適合的軍用口糧，也是此時中國發展軍事營養學的美國特色之一。前上海市衛生局長李廷安即根據美國軍用口糧得來的靈感，建議為中國士兵生產符合國人需要的「特種餅乾」，因此論文附件之必備營養素成分表略低於同期美軍口糧標準。李廷安為此解釋，中國人因為長期處於糧食不足的情況，因為長期演化的結果，中國士兵的體格較西方人小且消化力較弱，因此中國士兵每日所需營養素的總量理當低於西方標準。他還進一步計算出中國人每日僅需基礎熱量二千四百大卡，低於國際標準的三千四百大卡；每日僅需卅公克的脂肪而非西方標準五十公克。至於其他各項數量指標均有所刪減，僅每日攝食蛋白質一項與國際標準相當。此外，陸軍營養研究所也曾發表過，類似李廷安對於中國人體質的說法。萬昕早在 1942 年時即主張應該根據中國人體質特徵，調整中國軍人營養攝食的建議標準，也就是後來營養學界所謂的「中國人體質」說。期間任職於陸軍營養研究所的王兆璋，即據此降低的標準表呼籲兵食可以儘量就地取材，甚至是鼓勵駐地士兵養豬、種菜便足夠供應每日營養素與動物性蛋白質。他強調經歷數千年偏向素食的飲食習慣，中國人的消化系統比西方人更有利於吸收植物性蛋白質，這點尤其有利於中國軍隊就地種菜取食。軍醫陳良延續此一論點進而主張兵食以大豆為主，利用植物性蛋白質取代西方人重視的動物性蛋白質。到 1944 年由周鳳鏡發表的文章即明言：「國民政府應當根據『中國人的體質』與『經濟可能』等條件，發展適合國人及國情的營養膳食標準。」至此，雖然西方營養學的標準仍是中國營養學家不可輕

忽的指標，但面對戰時糧食供給不易，中國士兵雖體格瘦小卻仍有一定戰鬥力的狀況，中國軍事營養學遂發展出「最適量標準」的論述，替換了戰前重視之西方「最佳標準」觀念。有趣的是，中國軍事營養學裡「中國人的體質」與「最適量標準」的說法，和1930年代以後韓醫復興運動轉向東方體質論的說法頗為相近。但朝鮮當時已為日本的殖民地，當然沒有本國的軍醫體制或軍事醫學論述可言。不過，這並不意味戰爭對韓國現代醫學沒有任何影響。

2022年釜山國立大學的玄在煥（Jaehwan Hyun）和首爾大學韓國史專家約翰‧迪莫亞（John P. DiMoia）合作，在學術期刊 *Korea Journal* 上編輯了 *"Korean Science since the Colonial Period: Environment, Medicine, and Technology in Transwar Korea*（〈殖民時代以來韓國的科學：韓國戰間期的環境、醫學與科技〉）" 專號。編者將討論重點定於日本侵略滿洲、中日抗戰和韓戰等時期，從跨越傳統的國家中心觀及時代分期視角，重新定位韓國科學、技術、醫學及其環境在戰時的關係。其中，朴智英的論文質疑戰後韓國醫學的美國化影響，尤其是韓國醫生在駐韓美國軍政府（USA Military Government in Korea，USAMGIK）時，補助赴美留學後啟動的公共衛生（bogeonhak）設計。她指出雖然bogeonhak一詞在韓國普遍被視為二戰後才輸入的美式概念，但實際上殖民地時期就已存在非常多受過衛生學（wisaenghak）培訓的韓國醫學家，以及在殖民衛生學原則指導下的行動者。把公共衛生（bogeonhak）視為美式醫學的舶來品，其實是美國軍政府管轄下，接受美國培訓的韓國公共衛生專家，或至少是那些向美國醫學傾斜的韓國臨床醫生團體，為了在公共衛生管理和醫護政策制定方面獲得權力，所宣傳出來的一種看法或印象。

類似「強者掌握話語權」的觀點也出現在該專刊中約翰‧迪莫亞的論文裡，他質疑冷戰時期韓國生物醫學快速進步的說法，並認為二戰後韓國社會科學界不必以日本殖民和戰後作為分期基準。延續他2013年專書的主題並再次審視韓國計劃生育的歷史後，迪莫亞認為韓國計劃生育成功的印象，其實只是美國社會科學對戰後韓國史的一種構建。事實上多數戰後韓國計劃生育宣導者和從業者，在日本殖民後期都接受過殖民醫學機構的培訓。只是當他們被邀請參與以國際合作發展為名而啟動的計劃生育專案時，這些跨越兩個政治世代的計劃生育倡議者及工作者，在美國社會科學理論中找到了智識上的支持，從而

以美式醫學包裝成在韓國的代言者而已。冷戰時期美國學術對韓國社會的深度影響，不僅證明與合理化韓國計劃生育倡議者的工作，也因過去他們的日本老師和同事為日本帝國所做的類似工作，易於接受此時與美國合作「改良」或「現代化」戰後韓國人口結構。

約翰・迪莫亞以政治及學術權力解釋戰後韓國生物醫學發展的觀點，早在 2013 年的專書 *Reconstructing Bodies: Biomedicine, Health, and Nation-Building in South Korea Since 1945*（《重塑身體：1945 年以來南韓的生物醫學、健康與國族建構》）中出現，而且該書還有一個更有趣的論點。作者追述韓國從日本殖民到戰後獨立的歷程後，發現韓國社會對於日本殖民醫學與戰後美式生物醫學都高度推崇，因此戰後的南韓政府也期待透過醫學進步彰顯現代和進步國家的形象。藉由數個精細的個案分析，迪莫亞分析韓國生物醫學實踐，包括首爾國立大學醫院如何成為國際級的生物醫學研究場所、政府為何主導家庭計畫和規劃大規模撲滅寄生蟲運動，以及 1980 年代後韓式美容整形市場的日漸興盛等。其中美容整形手術這個原本屬於西方軍事外科的次領域，在韓戰期間因為許多美軍醫生複雜且精細的顱顏重建與殘肢修補技術，拯救了傷殘士兵與民眾的外觀也重建起社會自信，擄獲了韓國社會大眾對於現代外科技術的讚歎與信賴。於是隨著韓國經濟的發展與私人醫療的發達，並在韓國大眾文化的推波助瀾下，韓國醫界不只將美容醫學和外科手術作為個人營利的工具，甚至還在國家形象的宣傳上以之作為韓國醫學先進的象徵。

四、小結

前述各種因戰爭在東亞地區出現的特殊現象，姑且不論是否符合「軍事東方主義」的定義，但至少反映了戰爭對東亞醫療文化的特殊影響。不論是直接如中日的經驗還是像韓國間接受到的影響，戰爭都是干擾或推升東亞醫學發展的歷史原因之一。英國醫學史家也是軍事醫學史專家馬克・哈里遜（Mark Harrison），1996 年發表論文 *"The Medicalization of War—The Militarization of Medicine"* 時，提出一組深具啟發的概念：「醫學的軍事化（militarization of medicine）及戰爭的醫療化（medicalization of war）」。根據他的定義，前者關注的是在先進工業社會中，從十九世紀末期開始的軍事化以及廿世紀兩次世界大戰的經驗，如何影響了現代醫學的發展方向。後者則聚焦於醫學逐漸納入軍事統籌運作的過程，以及醫學專業者在軍事行動中日益增長的影響力；兩者都是實踐現代大規模戰爭所必不可少的要素。隨後出版的兩本論文集 *War, Medicine, and Modernity*（《戰爭、醫學與現代性》）（1998）和 *Medicine and Modern Warfare*（《醫學與現代戰爭》）（1999），更進一步闡釋了上述概念在軍事醫學史研究中的意義。在《戰爭、醫學與現代性》中，作者們關注了現代行政合理化和軍事動員監管中的「現代性」，共同讓醫學科技在戰爭中深度參與，成為展現軍事與戰時社會現代性的關鍵手段之一。總的來說，戰時醫學通過軍事和民用間模糊的界限及幫助國家完成軍事動員，而推動了社會現代性的進程。至於在《醫學與現代戰爭》中的論點則與醫學進步促進戰爭現代化的觀點相左，作者們舉出許多個案說明醫學的科學精神及良善本質，如何被軍事需求和戰時宣傳所扭曲，而成為戰爭機器的幫兇或軍事體系裡個人權力競逐的工具。

　　兩書以西方戰爭與醫學為基礎的歷史研究一路發展到廿一世紀前期，但根本上都圍繞著馬克‧哈里遜對於馬克斯‧韋伯「理性化（rationalization）」概念的應用，認為近代以來戰爭與醫學關係的中心特徵，即是醫學對軍事暴力的合理化過程，並將此一理性化的影響投射到戰時，甚或是戰後的社會現代性中。類似的觀點及分析也適用於現代東亞戰爭與醫學關係的研究上，但比之於西方，由於近代東亞社會更重視「現代化（modernization）」也抱持肯定的態度，因此對於軍事醫學的發展多半給予正面評價，僅在某些生化戰的個案討論中才有比較強烈的質疑。然而從當前的個案研究中亦可見，戰爭與醫學在近代東亞的關係及演變，還有各國國內民族主義、國族建構，殖民經驗，甚至是傳統醫療文化想像的多層影響。這些或可稱為軍事東方主義的特殊意識形態與思維方式，如何在戰爭的氛圍下與現代軍事醫學產生互動及作用，應是廿一世紀東亞醫學史家可以青出於藍的研究領域。

參考書目與延伸閱讀

1. Barnes, Nicole Elizabeth. *Intimate Communities: Wartime Healthcare and the Birth of Modern China*, 1937-1945. Berkley: University of California Press, 2018.

2. Bay, Alexander R. *Beriberi in Modern Japan: The Making of a National Disease*. Rochester: University of Rochester Press, 2012.

3. Brown, Michael. 2022. "Medicine and War Introduction" virtual issue, *Social History of Medicine*. https://academic.oup.com/shm/pages/medicine_and_war_introduction.

4. Cooter, Roger, Mark Harrison, and Steve Sturdy, eds. *Medicine and Modern Warfare, Wellcome Institute Series in the History of Medicine*, Clio Medica 55. Amsterdam and Atlanta: Rodopi, 1999.

5. Liu, Michael Shiyung, James A. Cook, and Tina Philip Johnson eds. Special Issue "War, Medicine and Modernity in East Asian Conflicts." *East Asian Science, Technology and Society: An International Journal*, 17:2（2023）.

6. Reut Harari, "Between trust and violence: medical encounters under Japanese military occupation during the War in China（1937–1945）." *Medical History*, 64: 4（2020）.

7. Watt, John R. *Saving Lives in Wartime China: How Medical Reformers Built Modern Healthcare Systems Amid War and Epidemics*, 1928-1945. Brill, 2014.

8. Wayne Soon, *Global Medicine in China: A Diasporic History*, Stanford University Press, 2020.

9. 皮國立：〈戰爭的啟示：中國醫學外傷學科的知識轉型（1937 — 1949）〉，《國史館館刊》，第 63 期（2020 年）。

10. 楊善堯：《抗戰時期的中國軍醫》（臺北：國史館，2015 年）。

/ 第十二講 /
科學病理論與文化疾病觀

❧

"The history of science is rich in the example of the fruitfulness of bringing two sets of techniques, two sets of ideas, developed in separate contexts for the pursuit of new truth, into touch with one another."

—— J. Robert Oppenheimer, *Science and the Common Understanding*

"Men prefer to believe what they prefer to be true. The reason why people are more willing to believe in falsehoods rather than love the truth is not only because the search for truth is arduous, but also because falsehoods often flatter certain base aspects of human nature."

—— Francis Bacon, *Novum Organum or The Advancement of Learning*

❧

　　西醫東漸風氣下雙方醫理上互有交鋒，除皮國立研究之中醫「氣」與細菌論的調和外，從十九世紀末到廿世紀初臨床治症上新舊病名對照之工作，亦是不容輕忽的歷史現象。這樣的工作到了 1930 年代，仍有人認為以中醫傳統病名強欲對照西醫名詞，表面上似乎是「科學化中醫」但實際上卻僅「徒使學者

朝中暮西，莫知所適……治不中不西學，處不中不西方之故也。」有趣的是，中西病名對照的風氣也曾出現在日本幕府末年，美籍科學史家班傑明‧艾爾曼（Benjamin A. Elman）認為，一些日本醫家在近代之十九世紀初，逐漸顯露出對於荷蘭和歐洲醫學的興趣，並曾據之重新理解 1820 年代首次從印度傳播到日本的霍亂疫情。由於十九世紀歐洲醫學仍受到「熱病病理學（pathology of fever）」很深的影響，強調「熱」在病源與病徵上的作用力。此一觀點讓日本折衷派醫家小畑詩山據為理由，批評古方派醫家食古不化才導致疫情橫流。小畑認為中醫的霍亂與西醫的霍亂（後稱虎列剌，即 cholera 之音轉），當同屬中醫溫病或荷蘭醫學瘟疫之流，因此他認為必須引用吳有性的溫病論與蘭醫學的熱病學理，才能辨明「病源」如何將發熱的邪氣（厲氣）傳遞到人體且釀成瘟疫的原因，也才有可能對症論治阻擋瘟疫流行。事實上，除了艾爾曼在論文中關注之近代日本中、西醫學知識轉譯的問題外，這段敘述還顯示近代以來，中、日兩方在病理觀與西學引介上，由於內部漢方醫學文化及醫學西化步調不一致，實已衍生出各派醫家在特定疾病病理上的認知落差。

霍亂疫情不僅在東亞成為新舊醫理交鋒處，其實也是更早期西方醫學跨越傳統進入現代的關鍵之一。1854 年的倫敦霍亂向來是醫學史教科書裡，說明細菌致病論取代西方瘴氣論的經典案例。但事實卻是疫情爆發後的兩年內，面對支持瘴氣論的許多名人如「公共衛生之父」愛德溫‧查德威克（Edwin Chadwick）、「現代護理之母」佛羅倫斯‧南丁格爾（Florence Nightingale），甚至是小說《雙城記》（A Tale of Two Cities）的作者查理斯‧狄更斯（Charles Dickens）等人，主張霍亂應是水媒傳染病的麻醉醫生約翰‧斯諾（John Snow）孤獨地對抗瘴氣論的主流觀點。儘管多數醫史教科書簡單地把斯諾根據調查所得之點狀圖，堅持拆除寬街（Bond St.）上那只水泵視為細菌致病論的勝利。可真正發生的歷史過程卻是，這只水泵把手在次年又被查德威克主導的衛生委員會裝了回去。既然現代醫學的發源地都曾出科學轉向的時間差，後進的東亞地區自也難免類似之經歷。

一、近代西醫生理學與病理學的科學化

在西方醫學長達四千年的發展歷史中，醫學和疾病的概念早已經歷多次的變化。從近東文明的醫生尋找人體功能與疾病的原因時，常見到全體觀（holism）及宇宙觀、環境致病說的角度，到最近幾百年才出現人體機械論與解剖病理學的概念，乃至於十八世紀以顯微鏡作為科學工具的時代後，使得生理學的基礎單位從器官轉向組織及細胞，從而促使現代組織生理學及病理學誕生。於是十六世紀以來維薩里解剖學的出現，開啟了人體機械論取代古典生機論（vitalism）的契機，並與 1628 年威廉‧哈維的血液循環論，被今日的醫史學者共同視為現代生理學的起點。現代生理學對歐陸社會的影響是全面性的，因此從藝術家李奧納多‧達芬奇（Leonardo da Vinci），到業餘微生物研究者安東尼‧雷文霍克（Antoni van Leeuwenhoek）、現代醫學家斯蒂芬‧哈爾斯（Stephen Hales）和湯瑪斯‧楊（Thomas Young），都可以在相同的生理學思維基礎上，通過科學語言——數學及實驗進行交流。

不過現代生理學約在 1750 年後出現了大約百年左右的遲緩期，這與此時醫學科技的進展緩慢及大眾信心不足有關。從當時的歷史情境來看，引領早期醫學科學化的荷蘭萊頓大學，到了十九世紀中葉仍未要求醫學生必須學會操作顯微鏡，而利奧波德‧奧恩布魯格（Leopold von Auenbrugger）發明的叩診法以及勒內‧泰奧菲勒‧亞森特‧拉埃內克（René-Théophile-Hyacinthe Laennec）於 1819 年設計的聽診器，直到 1850 年代都還不是臨床醫生必備的工具。造成生理學科學化速度放緩的原因很多，一方面此時西方醫學教學語言仍是拉丁文，醫學也常被視為一門人文藝術，使得醫學論證的現代科學基礎仍顯得十分薄弱。二來受到當時歐陸流行「自然哲學（natural philosophy）」的影響，哲學唯心主義尚為強勢的主流思維，認為人類憑藉理性與邏輯便能理解自然，實驗研究並非必要的學習方法。

大約在 1840 年代末期，一批年輕的德國醫生不滿這樣的停滯狀態，強力主張醫學就該是科學，要求改革大學裡的醫學課程使之具備科學基礎。這批年輕醫生裡，就包括德籍細胞病理學奠基人魯道夫‧魏肖（Rudolf Virchow）、「現代腎臟生理學之父」的卡爾‧F‧W‧路德維希（Carl F.W. Ludwig），和著名

之「實驗醫學」提倡者——法國的克勞德・伯納德。十九世紀末生理學的科學化風氣再起時，已不僅受惠於當時整個科技的新突破，也是反映科學醫學思維風潮的結果。在醫學科技進步與實驗醫學的領航下，新的生理學專業分支開始出現，如威廉・博蒙特（William Beaumont）的消化生理學、巴斯德和科霍之細菌學，與魯道夫・魏肖影響深遠的細胞生理學和病理學等。儘管這段時間有許多重要的生理學家與發現，但若非克勞德・伯納德等人提出之實驗醫學概念，個別發展的生理學分支未必能夠以實驗結果為基礎，統合出一套具有整體性與概觀性的生理學知識體系。

受到在十九世紀下半科學試驗所代表之客觀精神影響，生理學知識交流從個人書信往來，轉變為更具公信力的期刊論文發表。不僅重要學者與大學出版各種新期刊，到廿世紀初甚至有許多國家視為國力的展現，主動投資生理學研究及期刊的發行。大量期刊出現與公開之論文討論平臺的背後，是生理學實驗的普及更具一致性、規範化的過程。於是只有在規範化實驗室中進行的標準實驗成果，才能夠反復驗證而獲得普遍的認可。像是伊萬・巴甫洛夫（Ivan Pavlov）的心理生理學、查理斯・謝林頓（Charles Sherington）之神經生理學、奧托・弗蘭克（Otto Frank）和歐尼斯特・斯特林（Ernest Starling）的心血管生理學和賀爾蒙效用、威廉・愛因霍溫（Willem Einthoven）之電生理學，乃至於測量工具如安吉洛・莫索（Angelo Mosso）基於人體工學設計之血壓計，以及西德尼・林格（Sidney Ringer）的乳酸林格氏液（Ringer's solution）等，都是在這樣背景下才有機會出現的醫科學成就。在前述的基礎上，生理學家們開始模仿科學家組織專業學會，以便和國內外研究同好進行專業交流。更由於實驗對於發展生理學格外重要，他們不像過去前輩般深刻依賴解剖學，轉而經常與化學家和藥學家交流，直到廿世紀中葉才因藥理出現新的專業化發展，生理學方漸漸與之脫離但仍和生化學關係密切。

如果說生理學是發現人體或動物正常狀態與運行的知識，那麼病理學就是研究非正常狀態下生理變化的學問。依此觀點，早期病理學與生理學的關係比較像是一體兩面，端看醫生運用在解釋生理常態還是臨床緩解病痛上。由於缺乏適當的技術與工具，早期的醫生僅能憑藉觀察、經驗和有限的解剖，對疾病發生和症狀進行推論。像是十六世紀前希波克拉底發現的杵狀指（clubbing）

及對炎症過程和腫瘤之精細描述，啟發了四百多年後科爾內利烏斯・塞利烏斯（Cornelius Celsius）在 *De Re Medicina*（《醫學論》）中，提出炎症的四個現象──熱、腫、紅、痛，並在西元二世紀左右補充了功能喪失的病理說明。雖然體液論沒有直接的幫助，但透過臨床經驗，蓋倫仍舊發現了腫瘤常見之「蟹形」生長特徵，這一描述迄今仍常見於惡性腫瘤的病歷說明中。據此，英文癌症cancer與占星術的巨蟹座Cancer用字同源，或許藏有頗值玩味的醫學史淵源。

由於十六世紀以後生理學的發展特性，有些生理學者對病理現象產生興趣。威廉・哈維在研究新血循環系統之餘，也為病理解剖做出重要貢獻，描述了主動脈瓣閉鎖不全患者的左心室肥大現象，並指出兩者間「可能」存在著因果關係。隨著醫學科學的持續發展，十八世紀初的病理解剖研究在器官疾病方面有不錯的成果，像是喬瓦尼・莫爾加尼（Giovanni Morgagni）的作品，就記錄了六百多例病理解剖發現的異常個案。不過真正讓解剖學者能深入病灶且分析病理組織的關鍵，仍須歸功於十九世紀時顯微鏡的普遍應用。藉由顯微鏡下的切片及精細的臨床紀錄，醫科學家對疾病部位的解剖和器質病變基礎已可具體掌握，更進一步探索更細部有關生理失調與病理機制的解釋。原本卡爾・馮・羅基坦斯基（Carl von Rokitansky）主張循著器官生化反應的思路，希望能提出具普遍性的病理解釋。但魯道夫・魏肖卻專注於以顯微鏡研究細胞結構的邏輯中，在1858年發表《細胞病理學》提出著名之疾病源自細胞的理論。魏肖結合病理解剖及顯微鏡觀察的做法，奠定了現代細胞病理學基礎，亦為其贏得「現代病理學之父」的美譽。

雖說魏肖的細胞病理學在十九世紀備受推崇，但時間越接近廿世紀以後，羅基坦斯基的病理化學研究法卻再度受到重視。十九世紀最後幾十年間，由於一系列新技術的發展，改進了對切片組織的視覺化，如固定（fixation）、包埋（embedment）、微切片（microtomes）以及染色技術與顏料的進步，讓朱利斯・科恩海姆（Julius Cohnheim）成為現代以冷凍材料操作病理組織切片的先驅之一。這些進展均令廿世紀上半葉的病理學，可以細緻地研究病灶的微觀結構，如路德維希・阿紹夫（Ludwig Aschoff）對緻密結締組織的描述，以及1913年俄國病理學家尼可萊・安尼奇科夫（Nikolai Anichkov）提出「沒有膽固醇，就沒有動脈粥樣硬化」的假設。儘管這些病理學知識仍然基於傳統顯微鏡和組織

化學染色技術，但它們已經預示了二戰後整合化學、分子生物學、免疫學和生理學的病理學新方向。

　　以上簡要說明有關西方生理與病理學的歷史，目的是為了鋪墊一個大致的時間序列及發展輪廓，以便配合以下幾節有關東亞個案的討論。簡單來說，十九世紀應該可算是現代生理與病理學發展的關鍵階段，也是醫學科學快速成長的時期。東亞各個地區早則在十九世紀中葉，晚則在末期，也都主動或被動地捲入到這洪流之中。只是西方生理與病理學發展到十九世紀末期以前，內部仍有不少未達結論的假說，或是因技術條件尚不成熟造成的謬誤，使得在不同時期躬逢其盛的東亞國家，以及涉入新學說爭議的疾病本身特性有別，造成不少值得玩味的文化現象。

二、日本腳氣病的文化疾病觀與科學病理轉向

　　不論從何種角度來看，「腳氣」這現代醫學定義下的營養缺乏病症，都是日本從傳統過渡到現代醫學過程裡，最具有文化象徵意義的疾病。日本漢方醫學中對於「腳氣」的理解與定義應該是從中國傳來的；陳邦賢曾指出《內經》提到的「足𩩲」當可與痿躄視為中國腳氣病最古的名稱。不過整體來說到西元六世紀前，中醫對於腳氣的症狀與病名仍相當混淆，直到梁武帝蕭衍的《數朝貼》中出現「數朝腳氣，轉動不得」字句後，這病名稱才算是確定下來了。中醫經朝鮮輸入日本，逐漸內化成日本特色的漢方醫學後，「腳氣」作為一種特定的疾病方漸為日本漢醫認識。日本現存最古記述腳氣的醫書，是丹波康賴於984年撰寫的《醫心方》，並根據中國醫書《拯要方》認為該病起「因居卑濕，濕氣上沖，亦成腳氣。」不過，受過現代醫學訓練的醫史學家廖溫仁認為：「古無此（腳氣）病。周漢古籍所言腳之種種疾病，如厥、痿厥、緩風、濕痺，𤷾……流腫、痿躄等等，僅是腳之麻痺、腫痛、軟弱或風濕性關節炎。中日諸家強釋為腳氣，不當。」此觀點和日本醫史名家山下政三的看法一致，都認為傳統中醫與日本漢醫所謂的「腳氣」，應該混雜了各種不同成因與症狀的下肢疾病。

　　受到中醫典籍輸日的影響，原本日本俗名的「阿之ノ介」逐漸沿用中醫名

詞稱為「かくけ」即漢字的腳氣，只是後來音轉為「かっけ」（腳氣）。吸收中醫後的日本漢醫界很快地出現了本國腳氣病的紀錄，不過病徵描述一如中國紀錄般模糊。舉例來看，681 年至 720 年成書之《日本書紀》記載，西元五世紀初的允恭天皇即位前，就有「我之不天，久離（罹）篤疾，不能步行」的描述；皇極三年（644）亦記錄「皇子患腳不朝」。僧醫太安萬侶在 712 年呈獻給元天皇的《古事記》，也出現過「今吾足不得步」的說法。另，日本平安時代的官史《續日本紀》，則有雲聖武天皇天平十六年（744）「安積親王緣腳病從櫻井頓宮還，丁醜薨，時年十七」，明指是腳病致死的個案。但根據廖育群的說法，「腳氣」正式作為一種病名且出現於日本史書中的時間，其實要晚到《日本後紀》平城天皇大同三年（808）的記事。然而中國宋代以後境內的腳氣病似乎漸不被視為重大疫情，也非上流世族或皇室特有的「富貴病」。可日本的腳氣病卻有盤踞在皇室與貴族的現象，並從江戶中期開始快速蔓延全國。受此疫情蔓延情勢所趨，各種專論腳氣的日本漢方醫學著作及偏方乃不絕於途。隨著日本社會中腳氣病的擴散，以及不時傳出貴族與皇室成員罹患的消息，日本漢醫意識到自行發展臨床診斷的重要性，因此，日本漢醫必須更重視腳氣的病理症狀和本土驗方的收集。於是以收錄十七世紀以前各種方劑為主的《西川家秘藥》中，出現數個治療或舒緩腳氣的方子，之後也收錄於德川時代漢方醫學的經典《醫心方》裡。相較於明清以後的中醫，偏好從瘴氣、體質因素的角度來解釋腳氣病，日本漢方醫家提供的驗方卻傾向解釋腳氣發病與飲食和環境的交互作用，很早就採用「食餌（食補）」與針灸的混合療法。根據西井易穗的分析，在享保（1716-36）和元文（1736-40）年間，日本漢醫已經確認了赤小豆食物、麥飯和減鹽水的配比作為治療方劑。此外，《醫心方》還指出了八個治療腳氣的有效用針穴位，另外還有廿一個施灸的穴位也有治療腳氣的效果。西井研究腳氣名醫谷川士清後指出，士清曾師事伊勢半島的古方派儒醫橘南溪，從其處獲得《雜病記聞》，得以研究腳氣的病因、症狀和治療方法，並強力推薦轉地療養的做法。谷川士清受其影響，認同隋唐中醫「北地乾爽、南方濕熱」的病理，相信轉地療養與飲食調整對治療腳氣非常有效。

十八世紀上半的享保年間江戶腳氣大流行，幕府將軍德川家光、吉宗、家定、家茂都曾染患腳氣。吉宗晚年為治療腳氣求方於紅毛醫，短暫開啟荷蘭醫

學輸日的轉機。此外一般百姓亦難倖免於腳氣，民間遂有江戶（東京）、大阪、京都流行「江戶煩」風土病的說法。腳氣疫情造成幕府社會動盪、統治失靈，明治天皇等維新派得以趁勢而起。幕末嘉永 6 年（1853），第十三代幕府將軍德川家定據傳因染患腳氣，年僅三十五歲便因「腳氣攻心」而過世；繼任的第十四代將軍家茂也無法逃脫腳氣詛咒，不過廿七歲即辭世，其妻和宮同樣未能倖免。德川家被迫不斷更替家主，逐漸削弱了幕府的權威與控制力，更遑論此時日本正面臨西方炮艦開國之壓力。內憂外患交迫日甚的江戶幕府，終究不敵維新派與勤王軍的進攻，在 1868 年迎來了明治維新。然而明治時代腳氣依然猖獗，不僅明治天皇本人曾因腳氣受苦多年，苦於「腳弱」的文官軍士更可能損及帝國的聲望。

有鑒於腳氣流行未見改善，將成明治政府「富國強兵」理想的隱憂。另因《醫制》後引起漢醫界騷動與抗議，新政府亦欲借機驗證漢醫學之不如西醫，乃於 1877 年向各府縣發佈了腳氣的實況調查通知，在次年至 1882 年間由明治天皇出面糾集陸軍軍醫系統、東京大學醫學部教授等漢、洋醫學權威，運營東京府腳氣病院。該病院的設置表面上鼓勵西醫和漢醫進行博採諸家之臨床治症，實際上卻是漢、洋醫學腳氣病理的競爭。該病院由漢醫遠藤澄安及洋醫佐佐木東洋主持，各自組織團隊診治患者並進行療效比較。最終顯示，治癒率較佳的是佐佐木東洋之 83%，遠藤澄安的治癒率僅達 56%。但從醫學史的觀點來說，此時的西方醫學其實也還不清楚腳氣病（beriberi）為何，也對於能與西藥配合的「食餌」治療並不排斥。惟根據「地氣有異」之傳統漢醫病理觀，日本漢醫如香月牛山、橘南溪等人，均力主治療腳氣必須避開都市中「腐穢污濁」的「邪濕」，轉居周圍空曠、通風良好、濕氣較少的地方以待症狀緩解方能施藥。兩兩相比，漢醫療法顯然曠日費時且療效不確定，只不過洋醫飲食療法的成功在缺乏明確病理的支持下，也很難說不是歪打正著的意外驚喜。

東京府腳氣病院裡的漢、洋醫學之爭，無論如何都提高了西醫的地位，間接肯定天皇頒佈《醫制》確屬明智之舉。但由於佐佐木東洋等人未能發現確切的腳氣病理，當然也難以提出可普遍運用的治療指標。於是為了根絕腳氣病流行的困擾，也是為了鞏固帝國的榮光，不久便出現日本醫學史上著名的腳氣病成因論戰。其中堅持「腳氣菌病源說」的代表人物，是長州藩出身的留德陸軍

軍醫森林太郎，筆名森鷗外的著名文人；其對立面則是「營養不良致毒說」的宣導者，薩摩藩背景的留英海軍軍醫高木兼寬。

森林太郎 1862 年生於島根縣，自號鷗外，1882 年東京帝國大學醫學部畢業後，被任命為陸軍軍醫副中尉，並於東京陸軍醫院服務，畢業僅三年就被陸軍派遣前往德國留學。他作為陸軍派遣留德的第一位東大畢業生，主要任務是學習軍隊衛生學，尤其是針對軍隊腳氣病嚴重而專攻兵食研究。當時德國現代醫學名家與學說雲集，舉凡泰奧多・施萬（Theodor Schwann）的細胞理論、組織生理學家雅各・亨勒（Jacob Henle）、神經生理學家愛米爾・德・波瓦雷蒙（Emildu Bois-Reymond），以及前述的細胞病理學家魏肖等人，都與現代細胞生理及病理學發展關係匪淺。另在森鷗外專攻的衛生學領域中，還有佩登可夫、弗朗茨・霍夫曼（Franz Hoffmann）、科霍等大家，尤其是在細菌學的領域，德國學者陸續發現了重要病原菌，並開發早期部分之化學療法及血清疫苗。

森鷗外赴德習醫之旅首先抵萊比錫，師從萊比錫大學衛生學教授弗朗茨・霍夫曼，在其指導下完成〈日本兵食論大意〉和〈日本兵食論〉兩論文，前者並寄送陸軍軍醫總監石黑忠悳。之後他再前往德勒斯登與慕尼黑分別在威廉・奧古斯特・羅斯（Wilhelm August Roth）及佩登可夫的衛生學實驗室研究，又撰寫了〈關於啤酒利尿作用〉和〈アグロステンマ・ギタゴ（Agrostemma githago，麥仙翁草）的毒性及其解毒〉兩篇論文。接著迎來的是他在柏林的高光時刻；森鷗外在北里柴三郎的介紹下獲准加入柏林大學科霍研究所，在科霍弟子指導下完成〈日本的食物問題〉研究，另外還根據科霍的要求整理出了〈關於污水中的病原菌〉的論文。森鷗外曾自豪地認為他在慕尼黑與柏林時期的論文，可稱為細菌衛生學裡「真正的精確成果」。不過與後來的日本細菌學名家北里柴三郎相比，森鷗外其實從未專注於一個主題進行深入研究，而是在陸軍的要求下四處遊學，尋找適合帶回日本的醫學新知與技術。森鷗外因此得以造訪德國最先進的研究機構、觀摩最高深的醫學項目，造成了他認為只有精密實驗才能獲致有效成果，顯現出強烈甚至是固執的科學主義態度。1888 年，森鷗外隨同來訪的上司石黑忠悳離德返日，途中順道參觀了倫敦、巴黎等地的醫院和醫學研究所，但並未發表太多的看法或評論；同年 9 月抵達橫濱不久，就被任命為陸軍軍醫學校教官，爾後一路拔擢升遷。

高木兼寬比森鷗外年長生於 1849 年，十八歲（1867）時師事薩摩藩荷蘭醫學家石神良策，三年後入鹿兒島醫學校追隨英籍醫師威廉・威爾斯（William Willis）。1872 年石神良策推薦他擔任海軍省醫務局軍醫副後，高木兼寬曾自述在任職的東京海軍醫院裡，強烈感受到腳氣病人經歷水腫、運動麻痺、感覺麻痺的痛苦，有時還會看到因腳氣性心臟病而猝死的案例。然而，當時該院院長英國醫生威廉・安德森（William Anderson）對治療腳氣毫無辦法，只能進行症狀的舒緩治療且效果不甚穩定。高木最終認為要確立對這種疾病的預防和治療方法，就必須前往西歐且重新從基礎學起。1875 年高木兼寬升軍醫少監後，受命赴英專攻海事醫學，他選擇前往安德森的母校——位於倫敦的聖托馬斯醫院醫學校（St Thomas's Hospital Medical School）進修。值得一提的是，除了這所醫學校屬於醫院附設的臨床教育專責機構而非專職教育之醫學校外，高木也不像森鷗外般在意基礎醫學的資歷，反而想從臨床入手尋找腳氣的病理基礎。高木兼寬在 1880 年結束五年的英國留學，回國時他已獲得該院頒發的切澤爾頓金牌與銀牌獎（Cheselden Medals），以及其它臨床醫學方面之十三項優秀獎、榮譽獎等。高木兼寬優異的臨床能力獲得當時外務大臣井上馨的賞識，返國後即拔擢歷任東京海軍醫院院長、海軍醫務局副長兼軍醫學校校長、海軍醫務局長（1883）、海軍軍醫總監（1885）等要職。

腳氣病院的努力宣告失敗後不久，高木兼寬就注意到軍艦上士兵的腳氣症狀，多半要出海航行一段時日後才會發生，當時他已據之推論腳氣跟兵艦外帶的糧食有關。1875-1878 年，高木兩度對海軍練習艦「筑波丸」成員記錄進行流行病學分析，提出腳氣病是由於白米中含有某種毒素，需以適量蛋白質進行中和解毒的假設。進而推論認為腳氣病是蛋白質缺乏或不足以中和毒素時，所產生的「營養不良導致中毒」症狀。對於熟知海事醫學史的人來說，高木兼寬的觀察與實驗方式，和 1747 年英國皇家海軍軍醫詹姆斯・林德（James Lind）發現壞血病（scurvy）——一種維生素 C 缺乏症的過程非常相似。兩者都是透過臨床觀察與流行病學推理，而獲得非細菌性疾病的病理和治療建議。儘管高木的蛋白質變性說不無可議之處，他仍能說服帝國海軍改採新式的糧食供給規定，一舉降低甚至是讓海軍通報的腳氣患者數完全歸零。

海軍改善兵食降低艦上腳氣病罹患率的成就並未立即得到醫界承認，對

德國實驗醫學與細菌學理論執念甚深的森鷗外與東京帝大緒方正規等人，甚至提出以實驗資料為基礎的「腳氣菌病源說」作為反駁。明治時期日本醫學奉德國醫學為圭臬的態度，無疑地是造成這場無謂爭議延綿多年的原因。但日本醫史學者松田誠卻也發現，明治政府把東京帝國大學建為頂尖國家醫學重鎮的理想，除了維繫德國醫學教育體制，與傳統日本醫學世家地位之崇高外，亦造成校師生強烈的自負感和自尊心。相對於高木兼寬這等非帝大畢業生、出身地方醫學校或醫院附屬醫學教育機構的臨床醫師們，帝大畢業生普遍認為這些通過醫生資格考試才取得開業資格者的醫術不值一顧。驕傲的帝大生往往用「方便醫」的蔑稱嘲笑這些開業醫，森鷗外也的確會在私下場合將之冠在高木兼寬的頭上。

其實從醫學史的角度來說，日本腳氣病成因論戰或許是場過於早熟的病理論爭，因為當時連西方醫界都還不知道腳氣病（beriberi）的成因為何。有關現代腳氣病的病理學發現，醫學史作品大都歸功於荷蘭醫生克利斯蒂安・艾克曼（Christiaan Eijkman）。艾克曼到荷屬印尼行醫不久，就發現當地的士兵們飽受一種臨床上下肢無力症狀困擾，有時還會產生全身神經病變甚至導致死亡。在細菌學強大的影響下，艾克曼和其他人一樣認為腳氣病是細菌傳染病。他堅持在將其定義為熱帶病的情況下，利用設備、經費有限的實驗室，進行細菌培養和動物實驗，但一無所獲。直到 1896 年才因經費困難，被迫改用價廉的雞隻做為實驗動物，才成為研究腳氣病理的重大轉機。不過，艾克曼後來的推論與高木兼寬類似，都認為米糠中有「某種物質」，可以中和造成腳氣的細菌產生之毒素。1901 年，艾克曼在爪哇的助手克里特・格里恩斯（Gerrit Grijns）在嘗試從食物中分離此一成分時，意識到這可能是一種天然化學物質，轉從化學生理學尋求啟發，提出腳氣很可能是營養缺乏症的推論。同時，化學家凱西米爾・芬克（Casimir Funk）也認為艾克曼的「某種物質」應該就是有機物，並主張該物質佔攝食的總量應該能影響腳氣的發病和治癒率。1911 年，芬克成功從米糠中分離出嘧啶類（pyrimidine-related）萃取物，可以用於多發性神經炎的治療。只是芬克誤認該萃取物含有鹼性的氮結構，很可能是構成生命基礎的胺，故命名為「vitamine」——今日維生素（vitamin）原型，1920-30 年代的中、日則採用漢字譯名稱為「精素」。

日本醫史界有時會將 1910 年代前，森林太郎與高木兼寬的漫長爭鬥，笑稱為「腳氣相撲」。雖說這場經歷快廿年的「腳氣相撲」，表面上是推升日本現代病理學上的重大事件，但事實上卻是推遲了日本醫界接受現代腳氣病理學的絆腳石。從森鷗外的東京帝大視角來看，高木兼寬或許在臨床方面有一定經驗，但對更具科學性質之基礎醫學研究等方面卻毫無經驗，而且高木的求學經驗與實習場域，也都像是一位方便醫而非專業的醫科學家。在二戰之前的日本，帝大醫學菁英普遍瞧不起開業醫，尤其是其中占大多數的漢醫、醫學校與醫專畢業之速成醫，以及臨床訓練出身的方便醫。森鷗外與緒方正規對他們強烈的蔑視態度，甚至質疑他們組織的「日本醫學會」是否夠格掛名「醫學」二字。

　　隨著國內腳氣爭議擴大與海外新學說的出現，東大學者出現了折衷的觀點。廖育群發現，1990 年代末期，東京帝大病理解剖學教授山極勝三郎等，曾採用屍檢的手法探究腳氣病與心臟擴大間的病理關係，這似乎是把外部感染與臟器病變聯繫起來思考的作法。於是山極勝三郎在其〈腳氣病論〉論文中，雖然引用了緒方正規的腳氣菌觀點，但並不認為腳氣病是由細菌所直接誘發，折衷改採「中毒說」。認為腳氣病是由某種細菌引起臟器內的毒性反應，才導致患者出現腳氣症狀。可真正的改變還須得等到農業化學家鈴木梅太郎的實驗，日本的現代腳氣病理學才初現轉機。

　　鈴木梅太郎出生於《醫制》公佈的 1874 年，東大畢業後於 1901 年前往柏林大學，在有機化學家赫曼・埃米爾・菲舍（Hermann Emil Fischer）指導下從事肽合成研究。鈴木在德國時已看到埃克曼的實驗報導，回國後再次實驗確認其推論，並於 1910 年在東京化學學會上報告〈白米的食品價值及其與動物腳氣病的關係〉。隨後，他著手嘗試從米糠中提取名為アベリ酸（後改名オリザニン）的成分，於 1911 年在《東京化學會志》上正式發表論文，強調アベリ酸不僅是抗腳氣因素，還是人類和動物生存所必需的未知營養素。只是因為他不是醫生更無臨床經驗，鈴木新營養素的說法並未引起同儕的關注。由於 1911 年後芬克的「vitamine」已受到日本醫界注意，日本都築甚之助發明仿製的米糠製劑——抗腳氣素雖未能證明療效，卻比オリザニン還受歡迎。直到 1919 年神經病理學教授島薗順次郎報導臨床療效後，鈴木發明之オリザニン的價值才得到日本醫界認可。

類似日本腳氣病的歷史現象，也曾在韓醫往現代醫學轉變的過程中出現。十七世紀的《東醫寶鑒》描述腳氣病（Gak-gi-byung）為：「腳氣之病始起甚為，多不令人識也。食飲嬉戲氣力如故，惟卒起腳屈伸不能動為異耳。」不過具有現代病理學定義的腳氣病，卻似乎在韓戰之前並不常見。僅 1912 年時尚未就職京城帝國大學前的志賀潔，報導了某位朝鮮因犯疑似罹患腳氣的個案。此外，1935 年的《朝鮮日報》曾警告「精製白米是有毒的」如此而已。從這些稀少的資料看來，日治時期可能也是韓醫腳氣往現代腳氣病理轉向的關鍵期。不過在韓國資料極其有限的情況下，尚不適合立刻做下任何判斷。總之，腳氣在日本從漢方醫學的理解到西醫定義為 beriberi 的過程，其間反映的不僅僅是腳氣這個疾病與相關知識的內在轉向，還涉及了日本近代歷史、政治、社會與醫界派閥文化的變遷。生理學者橋詰直孝就因此認為：「腳氣的歷史直接反映了我國（日本）現代國家形成的歷史過程。」

三、癆病與東亞病夫

　　相比於腳氣在日本近代醫學史的特殊意義，從癆到肺結核的名稱及病理轉換，則在近代中國醫史上別有意涵。其實，不僅中醫傳統稱現代病理定義的結核病（Tuberculosis）為「肺結核（phthisis）」或「癆病（consumption）」，古代希臘羅馬醫生也有類似的病名，可見得早期東西方傳統醫學頗有相近之處。根據考古證據及聖經上的記載，結核病或肺結核就已經出現在三千多年前的埃及，隨後的非洲、中東等地。肺結核在古希臘時被稱為 Phtisis，意指「精神衰退或消瘦」的病症。希波克拉底準確地描述其症狀和結核性肺損傷，並強調這是一種對年輕人致命的疾病。同樣是希臘醫生的伊索克拉（Isocrates）懷疑肺結核是一種傳染病，西元前四世紀時，亞里斯多德更暗示豬和牛的「scrofula」（頸部淋巴結結核，中醫稱瘰癧）具有傳染性。羅馬時代也有幾位醫生注意並記錄了肺結核，但未能辨識出其與淋巴結結核、波特氏症（Pott disease）和結核性狼瘡（lupus）等具有病理相關性。儘管如此，西元二世紀時的蓋倫仍舊記錄下肺結核的主要症狀：發熱、出汗、咳嗽和血痰，建議用新鮮空氣、牛奶和海上航行治療該疾病。至於繼承希臘羅馬醫學的阿拉伯醫學，則有時稱「阿拉伯醫

聖」的阿維森納（Avicenna）再次假設肺結核具有傳染性。

西方中古時代醫生對癆病的理解幾乎停滯，不過由於頸部淋巴結結核不可能視而不見，致使近四百多年來的醫生都集中在觀察此症狀上。在充滿神跡與迷信的氛圍中，英、法兩國傳出國王的接觸或親吻可以治療該症狀，將其暱稱為 King's evil（國王之惡）。這種神跡療法在英國持續到 1714 年才由英王宣告放棄，在法國甚至延續到 1825 年。1720 年，英國醫生班傑明・瑪律頓（Benjamin Marten）發表著作 *A New Theory of Consumption*（《癆病新理論》），首次推測了結核病的傳染起源，也造成消耗症（consumption）和癆病（phthisis），兩個術語普遍運用至十九世紀中葉，直到約翰・盧卡斯・舍恩萊因（Johann Lukas Schönlein）創造了新詞 tuberculosis 才予以取代。

十八世紀的西歐除了沉浸在工業革命的成就外，極端貧困的工作環境、通風不良和過度擁擠的住房、原始的衛生條件、營養不良和其他危險因素，也是醫界認為罹患結核病的環境衛生風險。此時，由於結核病患者極度貧血導致的蒼白，又讓這個疾病被稱為十八世紀的「白色瘟疫（white plague）」。高感染率與對國力之影響，讓醫界對結核病病理展開大規模的科學辯論，其爭議點有二：一是結核病究竟是南歐醫生主張之傳染病，還是北歐社會認為的遺傳性疾病？其次，淋巴結病、結核瘤和結核病三者間是否有病理因果關係，還是三種不同的疾病？因為關鍵的細菌學與致病論尚未成熟，在確認結核病是細菌傳染病之前，病理學家和醫生們只能透過病理比較、解剖及移植病灶誘發感染，確認三種結核特徵的病理鑑別關係。

1843 年，德國醫生菲力浦・克倫克（Philipp Friedrich Hermann Klencke）將粟粒狀結核瘤材料成功接種到兔子肝臟和肺部，實驗證明結核病的傳染可能性。1849 年，赫曼・勒貝爾（Hermann Lebert）發表 *Traite Pratique desMaladies Scrofuleuses et Tuberculeuses*（《淋巴結病和結核病的實用治療》），指出「國王之惡」其實是一種幼兒疾病且病理與結核病不同。1854 年，赫爾曼・佈雷默（Hermann Brehmer）首度建議採療養院調理（sanatorium cure），並在山城戈爾貝斯多夫（Gorbersdorf）興建療養院證明其理論。可是結核病的傳染性質還是得等到 1865 年，才被法國陸軍醫讓・安東莞・維勒明（Jean-Antoine

Villemin）以流行病學的方式確認。維勒明臨床觀察到在軍營的結核病感染率比起野外更高，導致健康新兵會在入伍幾個月後變得虛弱。此外，維勒明以屍檢獲得之膿液，接種兔子並成功誘發結核病，因此認為：「消耗症（phthisis）可能類似於『疣狀腫（glanders）』——一種馬的傳染病。」在前人的理論基礎上，1867 年泰奧多爾・克萊布斯（Theodor Albrecht Edwin Klebs）試圖分離結核桿菌，可惜他雖然識別出桿菌卻未能純粹培養。直到科霍用保羅・埃爾利希（Paul Ehrlich）推薦的亞甲藍染色方法，才成功地從動物血清中鑒定、分離和培養了桿菌，並根據科霍原則讓實驗動物再發同樣的疾病。終於在 1882 年柏林生理學會上，宣佈成功分離了結核病原——結核桿菌（tubercle bacillus）。至此，爭議數世紀的結核病病理，終於以細菌致病說拍板定案。

中國近代史學者楊瑞松認為在廿世紀初期，梁啟超把「病夫」一詞從國家延伸至國民，「從『中國是病夫』變成了『中國人都是病夫』，」造成許多人認為肺結核是造成中國人「東亞病夫」形象的諸多疾病之一。然而廿世紀初這個時間點，對中國人「重新」認識肺結核也是非常重要的。抗日戰爭爆發前夕，不僅肺結核一詞大量取代傳統中醫之癆病，顯示細菌學已影響國人對該病的認識，甚至是在各界防癆愛國的聲浪鼓吹下，使防癆教育中禁止隨地吐痰及改善居家衛生，成為新生活運動的重要目標。

若僅從醫學史的角度來看肺結核在中國的傳播，1882 年科霍宣稱發現結核桿菌與隨後發明結核菌素（tuberculin），是影響該疾病在中國形象的關鍵時期。其實在此之前，在華西醫並不認為中國有很多肺結核的病例，一是因為中國乃農業社會，沒有經歷工業化，不太可能像歐洲般大規模傳染此病。其二是因為他們認定中國人多痰的情況，是由於黏液性體質故身體不易產生結節。十九世紀許多翻譯的西醫書籍還是用傳統的「癆病」或「癆症」，來對應西醫的 Consumption 與 phthisis。如英國醫學傳教士合信 1858 年在上海出版的《醫學英華字釋》（*A medical vocabulary in English and Chinese*），其 consumption, pulmonary 便譯為「肺勞症」。合信自承其病名翻譯原則是：對於中醫舊有病名，如與西醫定義相符，則沿用舊有病名；對中醫認識有誤或含混不清的病名，以西醫觀念加以校正。在現代驗痰檢菌技術未出現前，晚清中譯西醫書籍以「癆」、「癆病」、「癆症」對譯英文的 consumption 或 phthisis 的做法，暗示

的正是當時中西醫對癆病診斷的相似性。

傳統中醫對於類似肺結核的病名有很多，如「癆病」、「肺結核」、「虛勞」、「志勞」、「心勞」、「癆瘵」、「骨蒸」、「傳屍」等，被認為是四大難病「風癆臌膈」之一，普遍認為癆病難治，且個案致死率不低。對於癆病難治和易致死的印象讓科霍發現結核桿菌、發明結核菌素後的1890年，時任駐德公使洪鈞專函告知薛福成：「柏林醫生寇赫（即科霍），新得療治癆症之法，系用金鏽制成藥漿，可殺癆蟲，且能不使此蟲複生⋯⋯若果得其秘要，行之中國，從此華人患癆症者，均有起死回生之望。其意甚美。」除晚清駐外使節注意到結核病新進展外，在華菁英也有意將這些新知引入華。他們通過各種西學期刊如《格致彙編》、《萬國公報》等，接連刊登數篇有關肺結核病醫治新說的文章，介紹西方最新的細菌學結核病原理和治療方法。

結核病是細菌傳染病的觀念確定後，在華西醫乃從衛生狀況與細菌致病風險的角度，轉而認為中國人衛生習慣不佳易染肺結核，隨地吐痰的惡習尤令傳染擴散迅速的觀念也不脛而走。加之從十九世紀中後期到1910年代間，中國社會經歷巨大的變化，如城市化導致環境衛生、工作和居住條件惡化，遂令在華西醫開始認為中國肺結核病理應十分嚴重。1898年，在湖南梧州行醫的麥路德（Roderick J. MacDonald）報告說，肺結核在當地社會非常普遍，原因是當地人住宅建築不合現代衛生要求，使屋子成為細菌滋生的場所。而當地居民也缺乏基本的細菌傳染意識，肺結核病人任意嘔吐、吐痰，家人卻不知防範避走。在細菌致病論的定義下，這些都是導致中國肺結核病嚴重流行的因素。甚至是根據1871至1910年間《海關醫報》（*Medical Report of Customs Gazette*）舊資料編寫，於1911年出版的《華人疾病類論》（*The Disease of China, including Formosa and Korea*）書中，兩位西醫作者傑弗瑞（W. Hamilton Jefferys）和小瑪雅各（James L. Maxwell）亦斷言「毫無疑問，與歐洲和美國相比，肺結核病在中國更普遍也更致命。」相較於日本帝國政府自上而下的介入，漢醫很早就被迫退出了腳氣病病理之爭。中國的情況卻剛好相反，從清末以來有關結核病知識的轉變，主要還是由下而上地來自社會的推廣。即便南京政府成立後，有意透過像是新生活運動這樣的衛生政策，以國家之力推進結核新知與防癆，但到抗戰前夕，還是以民間推動結核新知介紹為主。並可根據輸入方式，分為歐美

傳道醫學與周圍團體以及返國留日醫學生和其影響圈兩大管道。於是在中國人普遍罹患肺結核，以及衛生、健康不良導致癆病蔓延，中國人背負「東亞病夫」形象的民族恥辱感受中，民國社會對於結核病理與預防之想法逐漸出現變化。

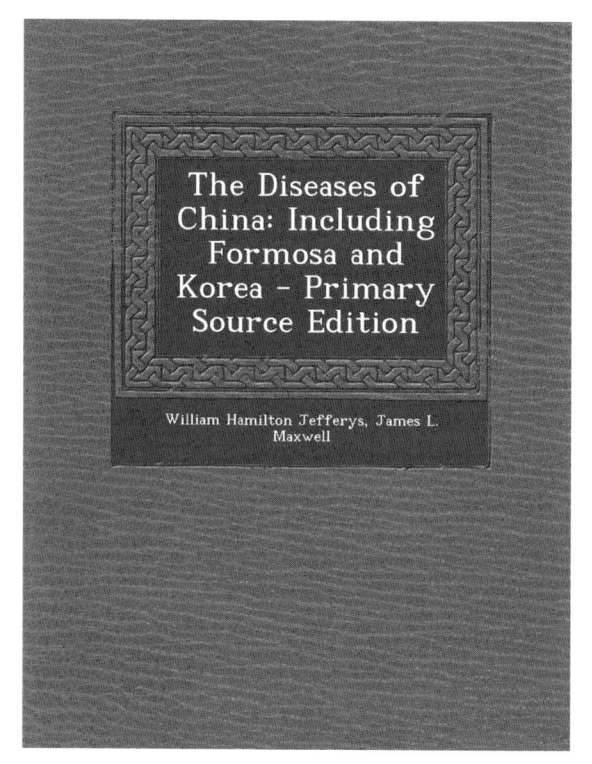

圖12-1、The Disease of China, including Formosa and Korea by W. Hamilton Jefferys and James L. Maxwell
資料來源：https://www.amazon.com/Diseases-China-Including-Formosa-Primary/dp/1295008165

　　西方醫療傳教士與其追隨者是最先將中醫體虛致癆的病理，轉換成西洋細菌學說的一群人。根據吳章（Bridie Andrew）對這個群體的研究，她認為肺結核細菌致病論對清末民初的中國社會有兩層意義：首先，細菌學是現代醫學最重要的理論，現代醫學又是建立中國現代化進程的基石，因此，近代中國人對現代化的嚮往，使他們樂於接受和擁抱這一知識；再者，中醫傳統的癆「蟲」

傳染說可與「細菌學」觀點相容，並在西法仍無力治癒肺結核情況下，保留了中醫治癆的空間，兩者相結合，讓中國人能以傳統醫理去調適細菌學理論。因此像是博醫會等西醫在華團體仍舊沿用「肺癆」的舊名，並在 X 光機與細菌檢驗設備尚不普及的情況下，強調肺部聽診、淋巴結結核（瘰癧），與痰色及濃稠度的臨床診斷準則，和中醫望聞問切的手法有相似之處。或許因為在華西醫並未改變傳統病名，雷祥麟遂認為民國時期傳統癆病觀念有所延續，指出在現代西方醫學和衛生觀念大行其道的民國時期，社會中仍然存在著傳統的中國式的衛生之道。在細菌學輸入宣揚之際，中國人仍可以傳統病理看待「肺結核」與個人身體的關係，在西醫細菌學知識之外，保留了自己身體與中醫的主體性。

關於西方醫學中有關肺結核的知識，如前所述，在 1840 年代初期就通過傳教士翻譯的醫學書籍輸入中國，同時也有許多東傳日本。但隨著日本西化漸深，由中文轉譯的西洋醫學書籍逐漸淡出日本市場。1880 年代後，大量西方醫學書籍被直譯成日語，並隨著《醫制》公佈及西式教育展開，和譯漢詞的新書成為日本學習西醫的主流。以 1874 年東京出版之《戊辰以來新刻書目便覽》來看，其中農學和生物學書籍計卅九 種，中文書僅有二本。同年印發之《維新以來京都新刻書目便覽》，「翻譯窮理化學醫書地理諸圖之部」四十八種，但廣義的中譯科學書籍只有三種。又據沈國威研究早期傳日本漢譯西醫書籍可見，細菌治病論確認之前，臨床判斷肺結核症狀之一的「s（c）rofula」於 1864 年《英華行篋便覽》，仍舊採用中醫的傳統病名「瘰癧」。但清末民初以來中國留日學生人數迅速增加，大量日本西醫書籍裡的「肺結核」也藉由他們輸入中國。

和許多其他科學詞彙一樣，「肺結核」一詞最早也出自日本醫生之手。至於在廿世紀的中文媒體中，這個詞彙首次出現可能是在 1898 年，由乙未會創辦的《亞東時報》，一份「以通兩國心志」為發行宗旨的報紙上，該發行宗旨隨後被《申報》轉載。1904 年，上海出版了由日本海軍軍醫石神亨（石神良策養子、1894 年香港鼠疫調查團成員）編著、沙曾詒翻譯的《肺病問答》。這本言及肺結核與細菌學新知的教科書，從裝訂和封面到題字，幾乎與原作沒有太大的變化。當時中國翻譯日本西洋醫書時，除了盡可能直接移用新創的日譯漢詞外，更因為內容及編排形式都儘量與原作相同，形成廿世紀中期以前許多日

譯漢詞在華流行的情況。舉凡營養與榮養、肺癆和肺結核等，大抵是這股風潮中普遍的現象。據此，「癆病」一詞雖仍在中國普遍使用，但在日本翻譯醫書的影響下，「肺結核」細菌病理學及臨床診斷也逐漸被大眾聽聞。大致上說來，與大多數中文結核病知識通俗書籍使用「肺癆病」，以傳統病名吸引讀者的做法不同，這一時期留日學生創辦的刊物，凡涉及這一疾病大多直接使用日譯的「肺結核」一詞，顯示出西醫新知對他們的影響，以及希望藉此區隔傳統醫學的心態。

結核桿菌學說問世後，日本醫生為了明確西醫肺結核知識與傳統中醫之間的界限，並突出前者的獨特之處，在翻譯 tuberculosis 時，根據「所侵之組織（病灶）必成結節如核，故日結核病」，創造出了「肺結核」的譯名。甲午戰後，留日學生與翻譯日本書籍的人數激增。《亞東時報》發行宗旨文中「肺結核」一詞，在各界轉載使用下成為流行語詞。民國初年大量湧現的日文書籍中譯者，與清代在華傳教士需要借助中文助手翻譯書籍不同，他們大多能看懂日文原著，不需要經過他人轉譯，何況許多新創的日譯漢詞，也讓中文讀者更容易理解，甚至是經由字面的意思想像複雜的醫理。有趣的是，與急於引進西方「先進」新知的日本西醫生和中國留日本學生相比，直接接觸現代歐洲醫學的醫生們卻似乎更為謹慎。1928 年，留法醫學博士何其昌在他的文章〈肺癆與肺結核的說明及其由來〉中仍然說「Phthisie 為最著名的疾病，幾乎無人不知⋯⋯但肺結核 Tuberculose pulmonaire 之名，知者較少。」看來早期接受日本醫學教育以及翻譯日文醫學書籍的人才偏好用「肺結核」來指稱結核病。此外，翻譯日文醫學書籍的中醫也不一定使用「肺結核」術語，而是採用在華西醫的做法。例如，當時著名的學者丁福保就常用「肺癆」一詞，只是偶爾交雜著使用「肺結核」。

1912 年以前，中國一共出版了八種結核病知識書籍，其中有六種是從日文書籍翻譯而來，都是由丁福保和他的弟子沈幹一譯述，在上海文明書局和醫學書局出版的。從這幾本日文譯著的內容來看，他們基本上吸收了當時結核病知識的西方觀點。和其他翻譯或衍生的肺癆病新說相似，文章多半強調在細菌學理論之下，「肺癆病」不再是過去認為的「祖傳之症」，而是由微小的、不能為肉眼所見的微生物引發的傳染病。「肺癆病之微生物」呈長條形，可以通過

顯微鏡從患者吐出的痰中檢測到，有時患者的「口氣」中也能發現同樣的病菌。常見的說法均是：癆菌就是引發肺癆病的根源，可隨著空氣進入肺部「侵害肺質，漸致於死。」顯然中國醫者已在「癆菌」這個古今混用的名詞上，堆疊了新的細菌致病概念。

　　儘管廿世紀中葉以前，東西方醫生已然知曉結核病與結核桿菌之病理關係，但這並不代表對於肺結核治療就立即能出現突破性。許多今日之醫學史科普讀物常見的樂觀態度，便是把發現病菌與治療、預防簡單地聯繫起來。彷彿只要確定了致病細菌，很快便能找出消滅細菌及預防感染的方法。但事實上，巴斯德成名的狂犬病疫苗與破傷風疫苗，都是在醫學家完整瞭解病毒學（virology）之前的成就。而早期細菌性疫苗，如鼠疫、霍亂等血清疫苗，防護力不僅不如今日的製劑，其副作用之強也常令人聞之色變。更何況原本號稱結核病預防靈藥之結核菌素或化學療法，很快便被發現並無治療或預防作用。至少到二戰結束後，鏈黴素（streptomycin）被發明以前，結核病普遍被認為是一種不治之症。

　　由於缺乏針對肺結核病的有效治療方式，此時主要治療以療養院安置的自然療法為主。如 1911 年丁福保在《肺癆病救護法》書中的〈肺癆之預防法〉，即指出國家應該為貧困的肺病患者建立療養院和施藥院。由於興修與維持結核療養院的成本極高，西方向來都由私人或教會捐贈才能做到。直到一次世界大戰後，西歐各政府才因退伍軍人罹患率太高，卻又擔心棄之不顧恐致疫情肆虐、社會生亂，才由政府出面立法、經營療養院收容軍患。然以中國經濟社會之貧弱，想要大規模興建結核療養院實屬不易。此時日本醫界的結核治療，大致可分為機構與居家治療兩類。前者除轉入結核療養所外，也經常會接受新式藥劑如古賀氏結核治療液「チアノクプロール」的注射。但由於療養所居住成本高昂，號稱肺結核特效藥的古賀氏治療液價高且稀，因此一般的患者多數還是採取「榮（營）養療法」，即注意居所內空氣流通、日照充分、營養攝取，並輔以身體鍛煉，一旦病情嚴重，即遵醫囑嚴格臥床療養。這些不僅是當時西方醫學處理結核病的常見作法，也是廿世紀中葉以前，日本與中國甚至韓國都十分流行的對策。精通日本治肺結核發展的丁福保，當然對營養療法了然於胸。

丁福保積極與上海工部局的醫官、政治家等名流合作，通過出版通俗醫學書籍、藥品生產、醫院建設和救濟等手段，在上海建立起了治癆名醫的形象。他編著的丁氏醫學叢書，讀者群相當可觀，到1930年代後期仍不斷再版和重印，對肺結核知識的傳播和紮根起到了重要作用。在結核病理方面，丁福保十分推崇謝洪賚的《免癆神方》和俞鳳賓的《肺結核之原因及預防》，這兩本以介紹西醫結核病細菌學知識為主的著作。丁氏甚至還自費印刷《免癆神方》分送各界或看診之患者。但在一般結核病治療法方面，丁福保就比較推薦類似日本營養或食餌調理之「飲食療法」，要求病人除每日正餐外，需喝三次加入兩顆雞蛋的牛奶。他除建議讀者參考《肺結核病一夕談》中的飲食法並作為診斷處方外，還相信可以根據該書中的預防法，以及實踐《肺結核病之天然療法》所載，透過飲食改善與個人衛生預防感染肺結核，或至少能染而不發。

　　除醫者印書推廣肺結核新知外，藥品廣告也是讓肺結核一詞廣為人知的原因之一（圖12-2）。根據王沛珊的分析，1910年、1917年與1926年出現「肺結核」使用高峰，主要是大量醫藥廣告投放的結果。這說明了「肺結核」一詞在中國的早期推廣，除了與傳播西方醫學知識的醫書外，也與經營西藥的公司、醫院、個人甚至是中醫藥房等廣告密不可分。但或許是為了商業宣傳的理由，這類肺結核名詞定義有時不甚精確，雖也會提到細菌感染症的說法，但更多的情況是言及療養、預防法等與中醫肺結核治症說法相通者。同時，民國時期的一些字典也開始陸續收錄「肺結核」一詞。1915年商務印書館出版的《辭源》中，對「肺結核」的定義是「病名，俗稱肺癆，古謂之瘵，由一種結核菌侵入肺中而起。」再如1923年，留美博士郭秉文等人編譯的《英漢雙解韋氏大學字典》，亦採「肺結核」對譯tuberculosis。大致而言，1920年的肺結核經常就是tuberculosis的翻譯，反倒罕見精準的對譯「pulmonary tuberculosis」——兼顧病理與臨床常見病症的醫學名詞。

　　「肺結核」一詞真正意義上被不同群體廣泛使用怕是在1930年代以後，主要是因為政府投入醫學名詞的統一和標準化工作。博醫會在1890年開始醫學名詞標準化工作，到民國之後，由中華醫學會、博醫會等專業西醫團體接手，並組織科學名詞審查會，討論通過大量醫學名詞的標準譯名。1931年國民政府教育部出版的《醫學名詞彙編》便記述，tuberculosis的日文名詞為「結核，結

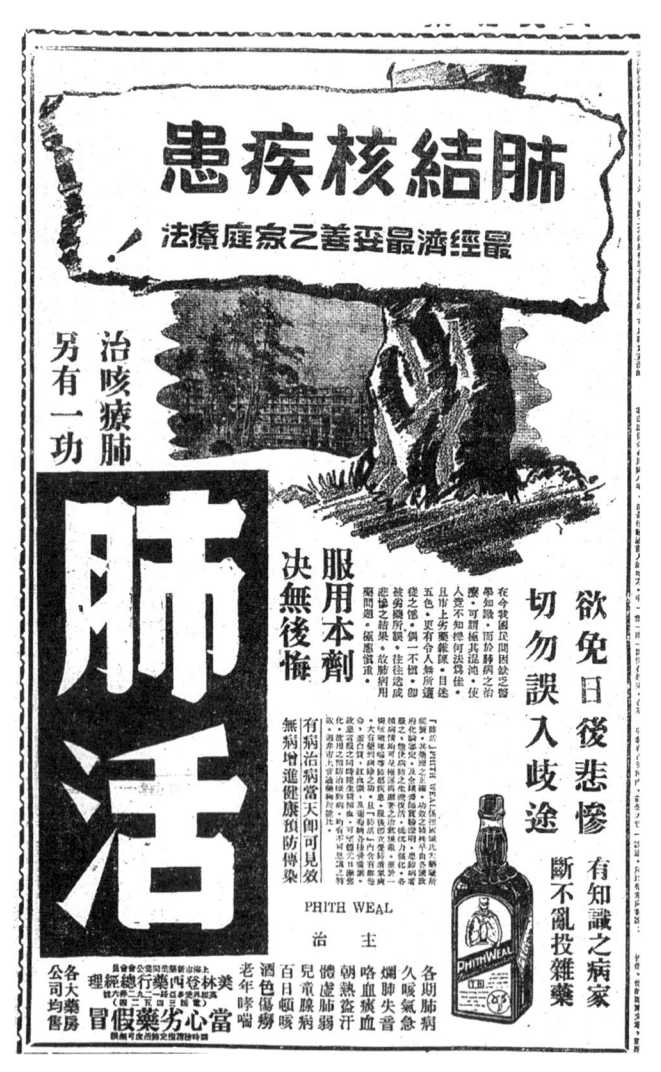

圖 12-2、肺結核藥品廣告
資料來源:《大美晚報》1939 年 7 月 1 日第 07 版

核病,肺結核,」科學名詞審查會的統一譯名為「結核,結核病。」可見《醫學名詞彙編》的用法更針對 tuberculosis 的病理本意,至於民間常用之「肺結核」則未列入。該書不列肺結核的病名,除了可能反映 tuberculosis 在病理學的真意

外,或許也有避免與俗用「肺癆」、「肺結核」混淆,導致忽略結核病其他症狀,如頸部淋巴節結核或波特氏症的意思。至此,現代醫學中結核病的病理,才能算是被比較忠實的表現出來。只是在社會大眾的理解中,儘管結核桿菌的病原形象逐漸穩固,多數的時候仍是結核、肺結核、肺結核、癆病等詞彙交錯使用。

四、「蠻煙荒瘴」與殖民地的瘧疾學

相對於腳氣與肺癆被定位為日、中各自之「國病」,瘧疾則在十九至廿世紀之間普遍被視為熱帶病之代表、殖民衛生發展的大敵。日本佔領臺灣三年後的 1898 年,日後稱為「熱帶醫學之父」的派翠克・萬森首次出版了 *Tropical Diseases*(《熱帶病》)的專書,致力於說明許多帝國醫療工作的挑戰,和熱帶殖民地開業醫師常需面對的疾病,爾後被視為熱帶醫學奠基之作。但時至今日,不論是醫學史家還是醫界近來依然沿用熱帶醫學的概念與名詞,卻已不再多談與殖民社會、經濟、政治因素等之關聯性。對於熱帶醫學的評價與觀點,近半個世紀以來亦隨時間和學科有所變化。1980 年代以前,多半認為熱帶醫學致力於保護歐洲的殖民者,但也嘉惠熱帶殖民地人民。這些觀點顯然可被歸類為帝國醫療服務的觀點,但也經常出現於國際醫療援助第三世界國家的說帖中。然而 1990 年代以後,醫史學家和部分環境史家開始有不一樣的看法,他們發現熱帶醫學的成就和疾病控制似乎並不如預期,且常造成在地醫療或社會汙名化的結果。事實上,他們還進一步發現,帝國主義造成的社會和環境的改變和隨之而來社會經濟和環境上的變化,反倒經常是熱帶疾病類型快速漫延的原因。簡單來說,某些熱帶疾病擴散與病原變異,其實是帝國主義與殖民運動造成的惡果。

十九世紀的前半,西非因為「地方性的風土病」,特別是瘧疾經常造成歐洲殖民者極高的死亡率,故常被稱之為「白人的墳墓(white man's grave)」。從 1841 年到 1874 年,英軍在尼日的遠征和獅子山國的軍事統治,都讓英國皇家陸軍在瘧疾這個問題上吃足了苦頭。若非當時遠在中國研究蚊子與絲蟲的萬森,英國軍醫或仍堅持英軍的高死亡率是因為當地「致命的氣候」,即便數以萬

計的病歷都記錄患者都曾抱怨飽受蚊蟲叮咬之苦，軍醫依然無法把昆蟲宿主與疾病傳染的關係建立起來。李尚仁曾根據萬森的絲蟲症（filariasis）研究，判斷出他特殊的熱帶醫學概念與研究架構出自早期的自然史（natural history）方法論，因此將其稱為萬森式熱帶醫學（Mansonian tropical medicine）。由於萬森在蘇格蘭的亞伯丁大學（University of Aberdeen）接受過自然史的訓練，因此醫學地理學在萬森式熱帶醫學扮演了極為重要的角色，這可能是他以「熱帶」為其命名的原因。根據蘇格蘭自然史訓練的思考方式，萬森接受達爾文演化論與自然和諧並不違背的假設。萬森在1866-1883年間在打狗（今高雄）和廈門擔任海關醫官，並開展了他對象皮病（elephantiasis）的研究，確認了蚊子作為絲蟲（filarial）的中間宿主。這是醫學界首度確認昆蟲在人的寄生蟲症傳播的角色，並成為日後熱帶醫學思考的重要參考。

根據萬森式熱帶醫學為基礎發展出來的現代熱帶醫學雛型，大致具有以下幾個特色：第一、根據達爾文演化法則與自然均衡的概念，風土病與原住物種包括人民間，應該存在著某種免疫的關係。第二、殖民地環境、疾病，與物種間的均衡，往往是造成外來物種或殖民者大量死亡的原因，因為這些物種與人類進入到一個陌生的自然環境，尚未與該環境中的微生物形成均衡共生的條件。第三、殖民醫學、衛生學，也就是熱帶醫學和衛生學的發展目的，就是要增加外來物種與殖民者的生存機率，而代表溫帶人種優勢創造力的科學及醫學，應當成為克服熱帶環境的重要工具，其代表就是風土馴化（acclimatization）學說。然而，儘管從十九世紀以後各殖民地的衛生與健康條件迭有改善，其機轉並不在新的預防技術或有效治療藥物的出現，更多的是以殖民地作為殖民科學實驗及觀察空間，輔以細菌學研究、流行病調查，以及強制的殖民衛生規範才能有此成果。

就當前研究可知，現代熱帶醫學經歷過三個階段的演進。第一階段出現在十九世紀中葉到廿世紀初，此時西方醫生注意到，在熱帶有某些莫名也陌生的疾病，但當時的醫生只能依靠醫療地理學進行病理解釋。第二個階段開始於1920-30年代，由於細菌學與致病的進展以及實驗辨析能力增強，具有科學實證基礎的熱帶病病理學和熱帶醫學的制度化，粗奠了現代熱帶醫學的內容與知識體系。最後從二戰結束以後，隨著醫學科技進一步發展，現代熱帶醫學已可

針對特定熱帶病進行治療或蔓延控制，但也因為大範圍疾病控制涉及許多社會和政治因素，許多熱帶醫學的援助項目和技術，不僅影響了病原體和病媒，日治時期，在臺防瘧的過程或可為上說之佐證，也改變了殖民和後殖民國家型態與社會價值。

　　日軍 1895 年乙未攻臺時，除了直接戰死以外，因患病或戰傷未治而死者則有數倍之多。當時在軍中流行的疾病，就包括霍亂、瘧疾、赤痢以及腳氣病，率軍攻臺的北白川宮能久親王更相傳在臺南死於瘧疾或鼠疫。殖民治臺之初，臺灣總督府雖然重視瘧疾等傳染病肆虐的問題，因此 1899 年特設「臺灣傳染病、地方病調查委員會」，全面展開傳染病和地方病的調查工作。然而，瘧疾對當時日本醫界來說仍是非常陌生的知識，而且到佔領臺灣之際，西方醫界在瘧疾傳染與病理上，也都還有許多未解之謎。扼要地說，1880 年法國軍醫拉威蘭（Charles Louis Alphonse Laveran）首先在阿爾及利亞發現新鮮血液標本內的瘧疾原蟲，1894 年萬森才提出瘧疾傳染途徑和蚊子有關的假說，直到五年後之 1898 年，羅納德·羅斯（Ronald Ross）證明瘧疾由蚊子媒介，從此瘧疾的成因和傳染途徑才被確認。

　　根據顧雅文的研究指出，殖民政府的撲瘧政策可分為「對蚊法（以環境清潔法撲滅蚊子等相關病媒）」，以及「對人法（防止人受感染、預防性強制投藥）」兩項。就對蚊法來說，佔領之初，日人即覺難以適應臺灣濕熱的氣候，日本醫界遂急欲引西方醫學以為療方。為求環境衛生改善及防疫一併執行，臺灣總督府通過衛生警察與保甲執行防瘧工作。原本防瘧只是臨時性的工作，1902 年臺灣總督府設臨時防疫局，負責疫區的病例調查與監控，1903 年增設臨時防疫委員會，置防疫醫官及防疫事務官後，才比較算是依醫學原則主導之地方防疫。直到 1911 年府令卅六號公佈後，瘧疾防治才成為全島性事務。根據該法令將瘧疾列入防疫組合需彙報之風土病，並於警察本署衛生課增設臨時防疫掛，專責執行瘧疾等主要風土傳染病之相關事項。

　　1911 年開始推行全島防瘧的轉捩點，與之前實施「對人法」的成果及在實施點收集的瘧疾學訊息不無關係。1906 年由於在甲仙埔日本公司林產地工作的樟腦工人集體感染瘧疾，並傳染當地部落造成死亡慘重。總督府因此指派

醫學教授兼地方病調查委員會委員木下嘉七郎，對當地居民抽血檢查並施予奎寧治療，之後又對所有住民實施強制預防服藥效果不錯。1908年總督府選定桃園與深坑兩廳之討蕃警察，分為預防服藥與治療服藥兩類，持續試驗奎寧投藥對瘧疾防治之成效。基於此實驗投藥之結果，總督府於1910年5月，依防疫醫官羽鳥重郎建議，假臺北廳北投莊開始試辦較大規模之科霍防治法（Koch's prevention）——驗血找出瘧原蟲帶原者，實施強制服用奎寧，消滅體內瘧原蟲或阻斷其無性生殖。有鑑於以上實驗成績顯示，投藥治療及預防瘧患成果頗佳，1910年時任衛生課技師的高木友枝遂向總督佐久間左馬太建議確立全島瘧疾防治方針，並指出熱帶、亞熱帶地區公共衛生以瘧疾預防最為重要。他建議將瘧疾列為必須報告之傳染病，1910年起在選定地區施行瘧疾防治試驗，該區置防疫醫官、防疫醫與囑託醫負責。

1911年開始實施全島防瘧工作，指定十二個「瘧疾防遏區」設「瘧疾防遏所」，並將撲瘧計畫分為一般性及特別計畫，定期對居民進行檢查和投藥。一般性計畫適用於非瘧疾疫區，通過保甲制度配合衛生警察，強制整頓環境、管制奎寧用藥，加強臺民衛生教育與習慣，養成排除瘧蚊生長環境的衛生習慣。特別計畫則於疫區實施，在一般撲瘧計畫專案外增加疫情通報，以及患者強制投藥與檢驗。有鑑於撲殺瘧蚊方式一直未見具體成效，防治初期亦曾嘗試將夏威夷產之大肚魚（Gambusia affinis）引進臺灣，捕食水體中之瘧蚊幼蟲。儘管大肚魚在臺灣各地水域順利大量繁殖，但對瘧蚊幼蟲捕食效果似乎不太顯著。1913年總督府又再訂頒《瘧疾防遏規則》，將瘧疾防治之各項檢驗、投藥、通報等權力，一律交由衛生警察責成保甲執行。全島防瘧態勢至此已逐漸成形。1919年總督府修訂公佈《瘧疾防遏施行規程》，改「瘧疾防遏所」為「瘧疾防治事務所」，防治員由從衛生技手、雇員任命或警察兼任。由於防遏所設於郡役所警察課分室或警察官吏派出所內，此時可說是衛生警察與防疫工作結合最緊密的時期。臺灣的瘧疾防治在戰時仍然有所進展，至1944年「瘧疾防遏區」已增至一百九十八處。

至於在瘧疾病理研究方面，臺灣的瘧疾研究工作始於1899年設置的「臺灣傳染病與地方病調查委員會」，之後醫學校和總督府的衛生部門持續對瘧疾做研究並研發藥品。1920年代後期，總督府因撲殺瘧蚊成效未臻理想，防瘧工

作再度專注於治療瘧患的對人法,也因此更需仰賴穩定的奎寧供應。總督府利用臺灣地理條件近似奎寧原產地爪哇的優勢,引進栽種金雞納樹並自製奎寧。其實早在 1906 年,總督府即曾引進大葉奎寧樹(Cinchona pubescens Vahl.)在恆春試栽,但因管理不善與蟲害而告失敗。1912 年,總督府又引進小葉奎寧樹(C. ledgeriana Moens)於臺北植物園苗圃育苗,並移植於他處栽植,但也多宣告失敗。1916 年堀內次雄建議直接引入爪哇奎寧樹,並在 1922 年委由星製藥公司在高雄試植。武田藥品股份有限公司也於 1928 年與東京帝國大學農學部、京都帝國大學等,在高雄與南鳳山進行造林試驗,1933 年又借用東京帝大實驗林經營試驗農園。1939 年為配合日本帝國南進政策而成立熱帶醫學研究所,繼續延續瘧疾與代用奎寧之研究。但最終還是受限於氣候與蟲害,臺灣栽種奎寧樹的面積一直無法顯著增加。二次大戰時才為支援南洋作戰需求,臺灣又在各地大量栽培奎寧樹,可仍因戰火波及與農藥輸入困難,終究無法維持計畫之生產規模。

范燕秋曾認為,如果將醫學視為殖民統治研究與控制結構的一環,那麼在日本殖民體制下所發展的臺灣瘧疾研究,將是最具熱帶殖民意義的醫學。臺灣熱帶醫學——尤其是瘧疾研究,不僅是純學術研究亦是日本殖民醫學的典範,其研究成果具有「提高日本人殖民信心與權威的作用」。舉例來看,當國際聯盟衛生組織(The League of Nations, Health Organization)為設立遠東疫情局(即新加坡「東局(Eastern bureau)」),於 1922-23 年委任諾曼·懷特(Norman White)前來考察時,日本瘧疾專家宮島幹之助、小泉丹等人,強硬要求懷特改變日本視察行程,前往臺灣見證日本瘧疾學的成就。爾後更在遠東熱帶醫學會(Far Eastern Association of Tropical Medicine)的年會上,憑藉著在臺灣的瘧疾研究成績與發現,和駐印英國及駐越法國軍醫或防疫官相爭不下。1939 年臺北帝國大學醫學部更協助日本鹽野義製藥株式會社,拍攝影片《マラリア》作為此時日本瘧疾學成就的影像見證。

在瘧疾研究的自信基礎上,熱帶醫學在臺灣得到了建制化的機會。先是臺北帝國大學醫學部於 1934 年設立熱帶醫學研究所,專司熱帶醫學研究,下轄瘧疾研究室、昆蟲研究室,另外又附設瘧疾治療實驗室。之後更提出以臺灣為中心的熱帶醫學研究,配合日本在南中國、南洋等地擴張的重要醫學工具。一

系列熱帶醫學的發展，最終促生臺北帝大醫學部 1940 年成立之「南方醫學研究會」。根據 1942 年日本太平洋協會編著之《南方醫學論叢》序言：「為了要進出大東亞共榮圈的特殊南方地區，發展熱帶醫學是無可避免的事情。……今日為了要進出熱帶，如何保持日本人在當地的健康狀態，應當思考如何確實落實熱帶醫學的知識，這的確是有燃眉之急的問題。」據此，日本採用廣義的熱帶醫學來支持其南方醫學的發展。這也就是以南方醫學為名的熱帶醫學，並不只限於熱帶病的預防及治療，也包括了南洋各種族體質的比較研究，以及與其體質有關之疾病、預防，乃至於日本人的熱帶馴化與公共衛生之研究。根據此一定義，太平洋協會學術委員會以地理學、民族學、和人類學為中心，刊行了太平洋圈學術叢書，希望能緊扣環境與人種的特徵，發展其應用性的南方醫學。這套南方醫學既以東亞共榮圈的南方為適用地，則臺灣作為日本的南進基地，其上的臺北帝國大學當然要肩負最大的責任。而這項傳承不僅代表日本對於在臺灣應用西方熱帶醫學已頗具自信，同時也展露出以臺灣瘧疾學經驗發展南方醫學的野心。

五、小結

由於醫理的歷史發展與文化背景之差異，醫學史家韓嵩（Marta Hanson）並不認同強以西醫病理鑿納中醫病名的作法，她強調對於古代病名的辨識與使用，應該根據歷史人類學家的立場，依據古代的醫學分類理論來理解當時的疾病。根據她對於溫病論的研究，晚清以前的流行病學與病因理論，經常和中國人對疾病的地理想像有密切的關係。明代醫家吳有性就認為，具有地域特異性與氣候性的傳染源，經常是導致特定流行病發生的關鍵原因。地理變動或水土不服，自古以來就是中醫病因學重要的思考基礎，韓嵩進一步指出《黃帝內經》中很早就具有類似的觀念，並且每個方向與特定的氣候、食物、疾病和治療方法都是互相關聯的。中醫病因學的地理想像到了清代變得更加重要。除了吳有性的著作被收入《四庫全書》外，甚至是到了清末的十九世紀後半，連身為洋人的海關醫員及教會醫生，也無法忽視中醫病因地理學的影響力。韓嵩的看法，除了呼應前述艾爾曼的看法外，則又指出即便是西醫病理學與疾病，也有其自

身的演進階段與變化發展。從腳氣、肺結核,乃至於瘧疾的個案中都可以看出,今日認為理所當然的現代病理或實證病原學說,事實上隨著現代醫學發展的階段性、各國內部社會與政治的變化,乃至於東亞地緣政治演變,都曾被以不同的方式加以詮釋和運用,造成了醫學內史與外史論證上不易切割的糾纏。

參考書目與延伸閱讀

1. Alexander R Bay, *Beriberi in Modern Japan*. NY. Rochester: University of Rochester Press, 2012.
2. Chew, Edwin Jun Chen, and Puay Hoon Tan. "Evolutionary changes in pathology and our understanding of disease." *Pathobiology*, 90:3（2023）.
3. Kim, Jeong-Ran. "Malaria and Japan's colonial frontier: Manchuria, 1900s–1940s." *Social Science Diliman*, 14:2（2018）.
4. Van den Tweel, Jan G., and Clive R. Taylor. "A brief history of pathology: preface to a forthcoming series that highlights milestones in the evolution of pathology as a discipline." *Virchows Archiv*, 457（2010）.
5. Westerhof, N. "A short history of physiology." *Acta Physiologica*, No. 202（2011）.
6. Yip, Ka-che, ed. *Disease, colonialism, and the state: Malaria in modern East Asian history*. Vol. 1. Hong Kong University Press, 2009.
7. 酒井シヅ：《病が語る日本史》（東京：講談社，2008 年）。
8. 皮國立：《「氣」與「細菌」的近代中國醫療史──外感熱病的知識轉型與日常生活》（臺北：國立中國醫藥研究所，2012 年）。
9. 山下政三：《腳氣の歷史》（東京：東京大學出版會，1983 年）。
10. 童德琴：〈高木兼寬與近代日本海軍腳氣病的飲食實驗〉，《中華醫史雜誌》第 52 卷第 4 期（2022 年）。

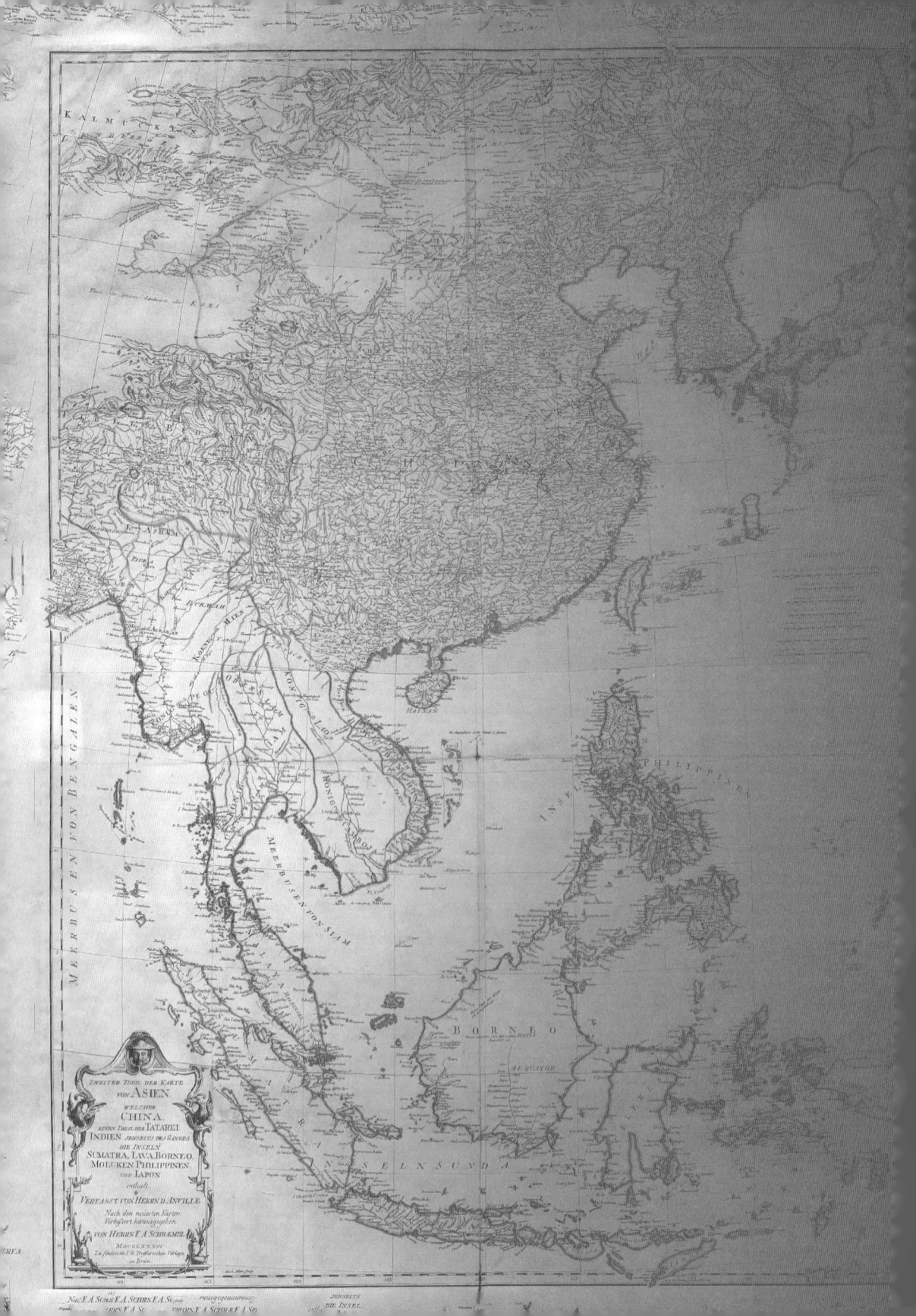

ZWEITER THEIL DER KARTE
VON ASIEN
WELCHER
CHINA,
EINEN THEIL DER TATAREI,
INDIEN JENSEITS DES GANGES,
DIE INSELN
SUMATRA, JAVA, BORNEO,
MOLUKEN, PHILIPPINEN,
UND JAPON
enthält.
VERFASST VON HERRN D'ANVILLE.
Nach den neuesten Nachrichten
verbessert herausgegeben.
VON HERRN F. A. SCHRÆMBL.
MDCCLXXXVI.

後話

醫學史的書寫與東亞特徵

/ 後話 /

醫學史的書寫 與東亞特徵

❖

"Men's thoughts, are much according to their inclination;
their discourse and speeches, according to their learning and infused opinions;
but their deeds, are after as they have been accustomed.

—— Francis Bacon, *Of Custom and Education*

❖

　　約翰‧伯納姆（John C. Burnham）的 *What is Medical History?*（《醫學史是什麼？》），是一本探討醫學史作為學科性質及其意義的著作。伯納姆在這本書中，深入探討了醫學史的起源、演變，及其在理解醫學和醫療實踐發展中的作用。作者陳述了醫學史研究中使用的各種方法論，並審視了該領域內的關鍵主題和研究目的，如醫者、患者、疾病、醫療機構和醫學與社會的關係等。伯納姆還反思了醫學史的跨學科性質，及與其他領域如人類學、社會學和文化研究的聯繫。總的來說，這本書全面概述了醫學史在西方的發展歷程與特徵，以及它在塑造今日社會對健康、醫學和社會的理解中的重要性。如同書名一樣的

直白,伯納姆在序中明說,本書就是為那些第一次接觸醫學史,並希望視醫學史為專業領域之讀者而編寫的。但從書中的一句話「醫學史就是醫學史學家所寫的內容」可知,伯納姆並非把醫學史視為專業醫者的業餘興趣,而是一門須藉由醫史專業者才能書寫的專門領域。或許是因為這樣的思考態度,伯納姆並未全然採取以時敘事的筆法,而是在〈醫學史從何而來〉的導言和〈醫學史將走向何方〉的結論之間,分別安排了五個論述主題的章節。他並提出醫療化與非醫療化之間的張力,作為理解醫學史問題的框架。前者定義為將人類經驗和行為納入醫學領域,並使之受制於醫者權威和社會控制的過程;後者則泛指社會或學界對醫療化的反思與抗拒,包括拒絕接受某些被醫學定義的行為特徵或問題。

作為一名因修讀醫學史學位而走上醫史研究道路的人,經常會被問及醫學史的定義和研究價值。因此約翰・伯納姆的著作和筆法,對於編寫這本書甚具啟發。一方面是因為這本專書詳述了作者關於醫學史重要性的理論,並解釋了這個學科能吸引廣泛研究熱情的原因。據伯納姆的說法,研究醫學史是有意義的,因為它會導向對過去和社會歷史更深入的探究,並促使人們思考更廣泛有關疾病與健康的觀點。另一方面,本書五項主題的章節安排,顯示疾病、治療和醫者跨越時空無所不在的特性,正好確保了醫學史研究有個永遠存在的受眾群體-患者。嚴格看來,伯納姆並沒有詳細描述過去的具體事件和思想,而是把它們作為例子探討特定時空條件下的醫療現象與關連性。於是我們可以醫學史學者的角度,將他的理論構建在五個相互交織的醫學史主軸上。其中,前三個主軸正是所謂的「希波克拉底三角(Hippocratic's triangle)」——醫生、患者和疾病。至於剩下的兩個主軸,則描述了當代醫療社會學與STS研究偏愛的視角-醫學知識的發現和傳播,以及醫學與社會兩者間糾結的關係。坦白說,這本一百多頁的著作就歷史寫作而言,並未帶來令人驚豔的新奇故事或敘事手法,但它的可貴之處在於提供了統整性甚高的醫學史資訊,且順帶展現了醫學史作為一門專業領域的特質與價值。尤其從全書章節結構來說,《醫學史是什麼?》實際上鋪陳的就是醫學史的歷史。基於上述這幾點特徵,這最後的一講將以回溯近代醫學史演進開始,止於反思東亞醫史研究特性,作為與伯納姆《醫學史是什麼?》一書的對話基礎,並為本書暫時畫上句點。

一、醫學史在現代醫學中的興衰及轉向

　　西方醫學在十九世紀開始向自然科學轉向，在科學醫學的思潮影響下，醫學教育的目的集中於治癒疾病，忽視了保持的多層次面向，尤其是精神與生理平衡的作用。於是，醫師與醫科學家們當然會輕忽藝術、文學和神學對醫療，特別是維持個人健康狀態的功能及價值。在這樣的醫學範式中，病人不過是一個待治療的客體，他的主觀性感受或社會性格遭到忽視，於是「病人的歷史（medical history of sick-man）」被簡化為「疾病的歷史（medical history of disease）」。在現代解剖學和生理學的理論基礎上，細胞取代了組織成為學者關注的中心；實驗、統計和因果思維成為流行病分析的基礎。飲食失去了廣泛的人類學和文化意義，僅簡單地剩下了熱量、蛋白質等營養的攝取。然而，早期社會大眾對於科學醫學的樂觀與信賴，其實不過是建立在剛剛起步的細菌學基礎上。相對於某些感染症的部份治癒率改善，卻有更多的衰老、非感染性疾病，依然困擾著病人及其家屬。

　　相對於醫界對醫科學的樂觀態度，大約十九世紀初期的浪漫主義和唯心主義再次成為大眾利用文化、哲學和宗教，解釋健康、疾病和死亡時的思維基礎。由於一般人相信心理與生理疾病是辯證性地相互關聯與影響，疾病更是個人成長和生活的真實體驗，如現象學哲學家馬克斯・舍勒（Max Scheler）認為健康是感覺、刺激和生殖這三種基本有機功能之間和諧的關係。唯心論大將格奧爾格・黑格爾（Georg Wilhelm Friedrich Hegel）更指出：生活是無法離開疾病經驗，每個有機體從出生開始就包含了「死亡的種子」，因此所有的治療都需假設疾病反映的是身體或心理力量間的衝突。於是，醫師兼心理學家約翰・漢若斯（Johann Christian August Heinroth）的主張：「醫學應該是每個受過教育的人的基本科學，」就不僅符合當時普遍之社會認知，也是邏輯上應然的做法。只是漢若斯口中的醫學，指的是全人教育（holistic education）的一環，而非狹隘的醫科學教育。

　　醫學史的正式課程隨著大學教育改革開始萌芽，首先發生在德國，之後擴散於其他歐洲國家。十九世紀德國的大學教育改革，在傳統的臨床訓練之上，加強了醫學理論教育及實驗室操作的比重。重視理論教學的大講堂課（lecture）

制度，正如歷史學家湯瑪斯・邦納（Thomas Neville Bonner）所指出的：「與其他歐洲國家相比，德國制度更加強調基礎科學和歷史。」制度的變革解釋了為何醫學史在德國醫學教育中，發展最早也影響最深的根本原因。1899 年德國教育部實施的醫學院課程改革，使得醫學史和理論課程成為了所有德國醫學生的必修課程，再次為廿世紀初期德國大學醫學史教育的制度化鋪路。其中最早的推廣舉措之一是 1905 年，卡爾・蘇多夫（Karl Sudhoff）在萊比錫大學創建的醫學史研究所，他也因此被視為是將醫學史納入現代醫學教育的早期先驅人物之一。由於蘇多夫主張教導醫學生批判分析過去的理論和實踐，以便更好地理解現代醫學的變動及進步基礎；湯瑪斯・魯騰（Thomas Rütten）就評論說「蘇多夫宣導了（醫學史）該領域的制度化，並將其納入醫學課程中，」是醫學現代化重要的貢獻。然而與基礎科學教育相比，在廿世紀初的德國，「醫學史雖然是一個必修的科目，但每學期僅有幾個小時的課程。」

儘管如此，許多德國大學在廿世紀初仍迅速效仿萊比錫大學。柏林大學於 1919 年建立了一個專門的醫學史系；其他知名的醫學歷史研究中心也陸續湧現在哈勒（Halle）、瑪律堡（Marburg）、海德堡和弗萊堡（Freiburg im Breisgau）等著名大學中。德國醫學作為醫科學發展的領頭羊，推動醫學史教育的浪潮也隨之席捲歐洲。醫學與政治上的宿敵——法國，於 1920 年代在高等研究應用學院（École Pratique des Hautes Études）下，建立了歷史科學和醫學學位課程；英國則是在 1936 年透過衛康基金會（Wellcome Trust）的慈善捐款，成立了衛康醫學史研究所（Wellcome Institute for the History of Medicine）。醫學史教學在美國也始於十九世紀末，但在實用主義與醫學教育制度混亂的情況下，醫史在醫學教育中的地位一直相當邊緣。直到威廉・韋爾奇（William H. Welch）1929 年在約翰斯霍普金斯大學創立醫學史研究所（The Institute of The History of Medicine）後，醫學史及其教學才比較有機會出現在北美的醫學課程中。然而必須說明的是，約翰霍普金斯大學的醫學史研究所始終是個小規模的學術單位，更加專注於研究而非推廣必修的醫學史教學。

第二次世界大戰後，德國繼續引領醫學史教育倡議。1967 年成立的柏林自由大學醫學史研究所擴大了醫學史和倫理學研究和教學活動，將這兩項領域更廣泛融入德國醫學教育體系之中。值得注意的是，在廿世紀 70 年代和 80 年代，

德國進一步將人類學、社會學和科學研究的視角，整合到醫學歷史教學中。醫學史課程採用了更多元的社會文化框架，以便協助學生理解政治、經濟和文化對醫學發展的影響。總的來說，醫學史教學雖然在十九世紀仍處於相對邊緣的角色，但在廿世紀的德國醫學教育內逐漸制度化，內容也變得越來越跨學科。對於許多德國醫史家而言，此一發展自證醫學史作為一門獨立學科以及重要醫學人文基礎的價值。醫學史的課題與教學內容隨時間演變，從狹義的偉人傳記式研究，向更多元化的社會和文化視角發展。正如歷史學家約翰·伯漢（John C. Burnham）所強調的：「德國（醫學史）研究所開始朝著不僅整合醫學的過去，而且整合人類學、社會學和科學史」的方向發展。醫學史迄今仍然是大多數德國大學醫學人文課程的核心部分，內容涵蓋了湯瑪斯·施納爾克（Thomas Schnalke）所描述的：「核心課程涵蓋了從古代到現代的醫學概念、實踐、健康政策和機構的發展，」目標在於提供醫學倫理基礎和批判思考能力。

相對於醫學史在德國及周邊歐陸國家醫學教育裡的發展態勢，醫學史教學與研究在美國顯得極為分散，各個學校的情況也不盡一致。受到美國實用主義的影響，醫學院課程被迫精簡才能追上生物醫學知識的迅速擴展，並將更多時間用於直接與醫療相關的教學。於是在美式學士後醫學院的制度上，醫學史多數時候只能排入選修課程，並更加重視廿世紀醫學的發展和趨勢，導致醫學史常附屬於個別的專科課程而非獨立學科。因此，美國的醫學史不僅起源較晚，其教學也常通過更多元化和分散化的方式，融入或隱藏在美國的醫學教育模式裡。

儘管早在 1916 年美國外科學會的會長尤金·柯德爾（Eugene F Cordell）即呼籲：「醫學史有助於醫界發現目標，覺察過往的自大與錯誤，刺激靈感，並讓反省成為真正令我們驕傲的特質，」而且醫學史也從未真正地由美國醫學教育體系中消失。但 1960 年代以來仍有些醫學教育家認為醫學史不過是「知識上的奢侈」，還會分散醫學教育真正核心的需求。1970-80 年代間，有越來越多美國和歐洲的醫學院放棄了醫學史，將時間挪往更加偏向醫學學科的教學模組。這些新的醫學教育模組，深受 1990 年代興起的實證醫學，以及利益與市場導向的教學和技術開發等趨勢的影響。於是，無法符合上述條件之醫學史，不再是醫學院裡專門的領域或課程，而是隱藏在病理學、倫理學、社會學等科

目之中的典故和案例，這無疑地傷害了醫學史作為獨立研究領域的形象與價值。

伯納姆認為上述過於實用且功利的思維方式，嚴重忽視了「現代實踐基礎中的具有挑戰性的舊理論和觀察」。而或許更能回應這個困境的，是著名醫學史家喬治・羅森（George Rosen）1948 年發表 *"The place of history in medical education"*〈歷史在醫學教育中的位置〉一文，該論文迄今都是專業醫學史領域中最具參考性和啟發性的文獻。根據他的看法，當前是個充滿危機和社會動盪的時代，也是一個必須重估所有價值的過渡時期。醫學教育受到這些條件的影響在慢慢地進行轉變，適應著不斷變化的教育及醫療環境。據此，醫學史研究和教學便不該只是一種學術獵奇，或是退休醫生的業餘嗜好及自我標榜修養的象徵。羅森引用另一位醫學史同仁亨利・西格里斯特（Henry Sigerist）的觀點，指出醫學史的潛力不僅涉及過去與現在的有機聯繫，而且還可以展望未來的發展。藉由醫學史可以認識到，醫學一直與社會、經濟、政治和文化的多層次維度息息相關，甚至可以發展醫學史成為一種方法，協助醫療人員面對醫療領域中的社會壓力。羅森繼續說明，醫學也是一種社會活動，學習醫學史有助於理解醫學在複雜社會結構中的地位及其演變過程。在醫療場域複雜且緊張的生活中，閱讀醫學史還可以對理解和紓緩職場壓力做出重要的貢獻。用英國醫學史學家梅特蘭德（F. Maitland）的話來說，「今天我們研究前天，以便昨天不會麻痺今天，更不會導致明天的癱瘓。（Today we study the day before yesterday, in order the yesterday may not paralyse today, and today may not paralyse tomorrow.）」

廿世紀末以來醫學人文（medical humanity）的振興，驗證了醫學史家喬治・羅森 1940 年代末的遠見。早在 1980 年代末期開始，已有醫生意識到過於狹隘的生物醫學焦點，壓制了臨床醫生的批判性思維、倫理推理和文化素養技能。1984 年美國醫學院協會（American Association of Medical Colleges）提出報告 *Physicians for the Twenty-First Century*（《面向廿一世紀的醫生》），明確主張將更多的人文和社會科學包括醫學史，納入生物醫學相關課程中。在緊接的數十年間，實際出現的醫病衝突與醫療法律糾紛、訴訟，法庭攻防的需要，促使醫學倫理需要與時俱進的定義，這唯有歷史學才能出手相助。正如阿爾弗雷德・

陶伯（Alfred Tauber）所言：「倫理學需要一個時間維度……將倫理問題置於演變、發展和文化轉型的過程中加以理解。」同在這段時間中，基於訓練醫護人員對患者的同理心和換位思考能力，哥倫比亞大學開始的「敘事醫學（narrative medicine）」運動，強調通過文學和歷史等跨學科視角，分析疾病敘事和健康經歷，培養醫護人員同理心的實驗性作法，很快地就從讀書會漫延成為醫學史研究及教學的主軸之一。

醫學人文領域的浮現，重新激起發展醫學史的價值，尤其是表現在培養反思性、整體性臨床技能和以患者為中心的照護場域裡，應有的分際和不可或缺的同理心。到了廿一世紀，越來越多的實證研究證明，研究倫理學、文學和醫學史等學科有助於培養醫學生的人道主義精神、職業素養和問診技巧。在醫學人文興起的過程中，醫學史被整合到醫學院的必修課程、研討會甚至臨床技能培訓中。它的跨學科特質揭示了瞭解健康與疾病的原因、經歷和後果的社會、文化和倫理背景，就臨床而言，醫學史知識可促進「希波克拉底三角」的穩定性，從大局來說則讓醫學重回社會、醫者仍在人間。作為當代醫學教育中醫學人文學重要組成部分，醫學史的角色與專業形象逐漸增強，但仍有許多雜音需要進一步的努力及自證價值。簡言之，醫學史遠不止是一個按時間順序排列的故事——它提煉了艱辛獲得的智慧，塑造了今天的臨床實踐、倫理、公共政策，以及對醫學創新的不懈追求。忽視這段豐富的歷史，將令我們失去它所提供的寶貴背景、技能和觀點。通過學習醫學進步的艱難歷程，使自己能夠更好地應對未來的健康挑戰，或成為更好的科學家、醫生和社會成員。

二、醫學史書寫的東亞特徵

相比於西醫進入東亞以及醫學現代化相互影響的過程，醫學史在東亞的發展卻似乎各自為政，隨著國內個別的需求與醫界文化而發展。十九世紀的德國既是現代醫學教育的源頭之一也是醫學史的重鎮。以德國醫學為師的日本西醫界，不令人意外地較早顯露出對於醫學史的興趣。至於中國則在西學救國與模仿日本的潮流中，隨後也隱約聽到了發展醫學史的初啼。至於韓國醫學史的發

展，則迄今仍不甚清晰，直到韓戰後才有較具體的學會組織及專業期刊可資追溯。但若細究三處醫學史研究主題和觀點的變化後，不難發現各地發展醫學史的學術及社會脈絡頗稱迥異，因此以下暫僅能就時間順序，略述各地醫學史發展脈絡，希望能一窺其間可能之東亞特徵或通性。

有鑒於支持醫學西化政策與普及大眾知識之目的，日本早期有關醫學史的報導，多半刊載於較具普及功能的《中外醫事新報》上。明治時代發刊《中外醫事新報》的宗旨，是為了快速報導國內外醫療相關文章，尤其是大量摘錄德國等歐陸醫學新知與報導成為一大特色。從明治21年（1888）的第一百八十七期開始，《中外醫事新報》設立了中外醫傳的欄目，專門介紹國內外名醫的偉大事蹟。但進入大正時期後，由於專門的醫學雜誌陸續出現，《中外醫事新報》這類啟蒙雜誌逐漸難以吸引專業讀者的關注。因此從昭和元年（1926）開始，該期刊轉變為醫史學的專業雜誌，隨之促成了日本醫史學會的成立，並將其收編為該學會的機關刊物。此時《中外醫事新報》的主要編輯者，既是日本醫史學會的發起人，也是當時日本重要的醫生與歷史愛好者，富士川游、藤井秀旭、竹內薰兵、小田平義等人。

富士川遊是日本醫學史的奠基人，留下了許多重要著作如《日本醫學史》、《日本疾病史》等。他在1869年夏天畢業於廣島醫學校，秋天來到東京不久就加入了中外醫事新報社擔任編輯主任。早在上京之前，富士川遊已是其父親為交流西醫新知而組成的獎進醫會的重要成員。待他定居東京後，1889年發行《私立獎進醫會雜誌》揭示宗旨：促進實際醫學的研究和發展、維護醫德、提高醫德風尚、擴大醫學權利，並想把獎進醫會發展為全國性組織。1890年東京舉辦第一屆日本醫學會時，內務省衛生局局長長與專齋主持祭祀醫界先哲的儀式。根據酒井靜的推測，富士川遊因為擔任這場儀式的幹事，激發了對醫學史濃厚的興趣，此後全力投入醫史學的研究與推廣。於是在其影響下，《中外醫事新報》從明治25年（1892）的第二百八十三期到明治31年（1898）的第四百廿七期，幾乎每期都刊登醫人傳並額外出版醫史學相關著作。

醫學史在明治時期僅被視為富士川游與好友精神科醫師吳秀三、皮膚科權威土肥慶藏等人的稽古嗜好。1892年，三人為紀念並推崇前野良澤、杉田玄白

等人引進西洋解剖學的貢獻，決定選在 1771 年他們進行「觀藏」的日子舉辦先哲祭，明訂每年的 3 月 4 日由獎進醫會舉辦醫家先哲追薦會。次年獎進醫會改發行《醫談》作為機關刊物，1908 年停刊後由《刀圭新報》接替。刊物的改變反映了獎進醫會立會宗旨的演變，從最初確立醫師道德規範、提高醫德風尚，轉向回顧、讚揚和感謝日本洋醫先賢。有趣的是在漢醫頹勢已定的 1910 年代後，醫家先哲追薦會卻開始同時紀念日本的漢醫與洋醫。

為符合獎進醫會立會宗旨，《刀圭新報》發行後每期都均衡分配醫史學相關文章和醫事新聞的篇幅。1912 年還根據日本漢醫舊規制定刊登醫箴十五則，期望作為日本醫界的道德準則。1914 年，部分獎進醫會成員另外成立了日本醫師協會，《刀圭新報》從 1919 年後便轉為日本醫師協會的機關刊物。大正 11 年（1921），該雜誌再次改名為《醫談》，由日本醫史學會的理事長山崎佐擔任主編，只是編輯方針開始偏向醫事法制，導致原本刊登在《刀圭新報》上的醫史學文章轉移到《中外醫事新報》上刊登，並從 1926 年起正式成為醫史學專業雜誌。

富士川遊在 1940 年過世。由於太平洋戰局的加劇，帝國政府為了強化東西洋醫學共構現代醫學的論點，日本醫學史得到官方莫大的關注。為突顯明治以來日本漢方醫學的貢獻，日本學士院策劃了明治前醫學史的編纂，糾集當時的名醫，如緒方富雄、小川鼎三、藤井尚久、山崎佐等人參與撰寫。可惜戰火燎潲以致文稿焚毀，戰後又遭經濟困頓，日本醫史學雜誌直到 1954 年才能復刊，然醫史教育此時已無法納入日本戰後美式醫學教育體系中。不過 1960 年代以後，部分學者不滿日本醫史學會偏好文獻考證和偉人史觀，於是在大阪另外成立了醫學史研究會，關注現代醫學史也刺激了一批非醫者出身的歷史學者、社會學家，從患者、社會，甚至是病識感演變等，從更多元的角度為日本醫學史研究注入新力。

醫療衛生史尤其是中國醫學史著述在中國的起源更早，明代進士李濂就曾在 1513 年出版了《醫史》十卷，比起西方同類著作—— 1696 年瑞士醫生勒克雷爾（D. Leclerc）的醫學史專著 *The History of Physick* 早了一百五十年以上。李濂的《醫史》從歷代史書包括《左傳》、《史記》、《元史》中輯錄醫家列傳

紀錄，再加上自行補錄之張仲景、王叔和等古代醫家傳略共七十二人。為醫家人物立傳的筆法突顯了中國傳統醫史，以聖人繫事（知識）及崇古的史觀，這顯與清末民初追究現代化的思潮頗有不合。於是至少到1919年五四運動時期，已有中國知識份子如周樹人等直言應以科學眼光研究醫學史，甚至是從社會變遷、科學進步的角度，重估中國醫藥知識的歷史軌跡及現代價值。在科學化風潮勢不可擋的局面下，身處民初詭譎變幻的中西醫學論戰氣氛下的中醫界，亦力求在傳統的醫經與醫史探求中，尋找能和西方科學醫學接榫的節點，力圖以此為傳統中醫學續命或進行「科學化」改造。從後見之明來看，從廿世紀初期開始在中國大陸發展之醫學史研究，乃至於廿世紀下半到廿一世紀的臺灣地區醫療衛生史，兩者雖有著相隔百年的時空差距，但兩者的發展及突破都與時代氛圍與史學方法突破有密切關係。

對於現代性、科學化的追求或回應西醫東來的挑戰，似乎是民初學者發動中國醫學史研究的動機之一。1919年，剛從日本訪問歸來的鼠疫專家伍連德在《中華醫學雜誌》感慨：日本學者富士川遊早在1904年就出版了巨著《日本醫學史》，而我國的醫學史研究，尚停留在收集材料、組織人馬進行編纂的階段。事實上，此時陳邦賢已經秉持宗旨：「本書目的在宣揚文化，提倡科學，整理國故，復興民族，由神祇的醫學，進而為實驗的醫學，由玄學的醫學進而為科學的醫學」，奮力著作《中國醫學史》。值得一提的是，儘管陳邦賢的《中國醫學史》仍有濃厚的崇古精神，但也不自覺地採用了部分西方醫學的名詞與相關概念，說明傳統中醫理論的相應現象。舉例來說，陳邦賢就經常使用 physiology 之日譯漢詞「生理」。其實「生理」該詞彙在清中葉以前，「生意、買賣」才是常見的本意。此外，《中國醫學史》的史觀或許也受到西方史的影響，根據張蒙的研究，陳邦賢把漢代至宋元稱為中國醫學的中古時期，類似於黑暗的西方中世紀，而西醫東來的明、清兩朝則是近世階段，並在談到現代西方醫學的發展時，羅列當時大量的科學發現與耳傳之成就。張蒙進一步認為，這是當時宣揚西方醫學進步性的常見手法；即使是哈佛大學畢業的李廷安，在其所著的《中外醫學史概論》也如此處理。民初時期的醫學史作者在有意無意之間，會把現代科學的興起看作是一種客觀而且獨立於西方國家發展的存在。或許只有如此，一方面作者才能避免遭人攻擊為變相推崇西方政教制度，但另

一方面,具有科學普世性的權威性西醫方有機會成為中醫藥現代化、科學化的基礎。

　　鄭金生認為《中國醫學史》創建了中國醫學通史的框架,搜集了許多重要史料,為此後的醫史發展起到了奠基作用。但此後醫史發展迅速,新作與新觀點不斷推陳出新之下,《中國醫學史》亦不免遭到一段時間之忽略。舉例來說,謝觀的《中國醫學源流論》,重點便非堆砌史料與考證功夫,而是縱論中國醫學史上的主要典籍、學派及中醫發展的規律和特點。謝觀撰述本書時尤其留心社會、文化對醫學發展的影響,故主張專攻醫史者須略涉自然、社會諸學科;再者,范行准著有《明季西洋醫學的傳入》、《中國病史新義》和《中國醫學史略》等作品,雖說前者功於系統性梳理了明季以來至近代西醫傳入的途徑、方式,以及重要人物、著作、事件等,但後面兩本專論亦從大處著眼自成一家言,論列醫學流派及知識遞嬗的轉折與中輟。

　　此外,民初醫學史編著也是因應相關的教學需求之結果。舉例來看,1925年惲鐵樵函授中醫學校成立,便將1922年孫永祚編寫之《醫學史》做為教材使用。因此「中西醫匯通」的筆法與概念,普遍存在於此時的中國醫學史寫作當中。此時的醫學史寫作與傳授,並不僅限於中醫學校而已,範圍也涵蓋中西醫學兩端。1929年,王吉民受聘於國立中法醫學院,擔任醫學史講師。1937年,王吉民與畢業於英國劍橋大學醫學院、因平定東北鼠疫有功而號稱「鼠疫鬥士」的伍連德合作撰寫 *History of Chinese Medicine: Being a Chronicle of Medical Happenings in China from Ancient Times to the Present Period*（又別名《中國醫史》或《王伍醫史》）,是第一部用英文撰寫的中國醫學史專著。據張大慶的研究顯示,王、伍《中國醫史》的編寫,與1930年代任職協和醫學院中文部,開設醫學史講座課程的李濤及其兼論中西醫學的《醫學史綱》有所淵源。李濤曾自承:「鑒於我國各醫校教授醫史之需要,決議編輯醫史大綱以備教學之用」,方有1940年《醫學史綱》之出版。可見得廿世紀上半期中國醫學史的發展,是在醫學史研究、著述,與教學三路並進的情況下,回應當時西醫引入中國與中西醫論戰而誕生的一門學科,而參與者不論是中醫或西醫,率皆具有一定之醫學專業背景。

陳邦賢與李濤對 1949 年後的中國醫史發展影響深遠,特別是在醫史教育上的貢獻。鄭金生指出:「影響此後醫史發展的主要因素不是雜誌,不是學會,也不是幾部專著,而是他們培養的醫史接班人促成了此後醫史的新發展。」李濤早在 1946 年即在北京醫學院組建了第一所醫史教研室,1949 年後更親赴濟南、上海講學,還於 1956 年在中醫研究院主辦「全國醫史師資進修班」親自授課,所培養的學生,迄今仍為大陸醫史學科的名家。李濤兼任中醫研究院醫史研究室主任時,陳邦賢擔任副主任也培養出許多醫史學者如程之范、李經緯、馬堪溫等,都是 60 年代以後醫史發展的主力。50 年代中國當局提倡中醫,反對民族虛無主義,主張繼承和發揚中國醫學遺產,組織西醫學習中醫。故以國家之力支持醫史學會繼續發展,從 1947 年出版《醫史雜誌》(1953 年起改名《中華醫史雜誌》)促進醫史研究學術交流起,再將中國醫史研究機構化、建制化,於 1951 年成立了前述的醫史研究室。就是在這樣的時代背景基礎上,1955 年大陸出現一批西醫學習中醫,又改行從事醫學史研究的群體,才會出現鄭金生所稱——大陸中醫的黃金時代。這批兼具中西醫背景的醫史工作者,確為當時的醫史隊伍增添了新血,針對「中醫不科學」的成見,這批「西學中」的醫療人員利用他們的西醫知識,弘揚中醫的歷史成就,為中醫的「科學性」論證張目。

　　1976 年文革後,根據鄭金生的觀察,大陸的中國醫史研究似乎越來越侷限於醫藥學術(即臺灣所云「內史」),其內史的深度不斷加深以致於少數著作非醫學人士很難讀懂。1990 年代以來,大陸中、青年學者海外交流漸增,因而有些學者開始注重從多角度、多層次來研究醫史。例如:北京大學醫學史中心的張大慶,即在 1990 年代較早便引入醫學社會史的視角和研究方法,對博醫會、洛克菲勒基金會和國聯衛生組織等做了開拓性的研究,豐富對於近代中國西醫史的深度歷史理解。復旦大學的高晞則於傳教士醫學方面做出專深的貢獻,在中西醫學交流史的基礎上,兼顧內史與外史的交錯論述,一改早期中國歷史學界對於醫學史寫作的認識。

　　雖然同屬於日本前殖民地,但相比於臺灣迄今尚未出現醫學史教育機構的情況,韓國則是在延世大學、國立首爾大學、慶熙大學等著名高校,設置有醫學史系或相關之研究單位。若再從發展時間與學術活潑情況來看,醫學史研究

在韓國是從1945年，特別是50年代韓戰結束後才出現的新學科，而臺灣雖未能成立專責的教育與研究機構，卻從1990年代起，成為歷史研究中頗受矚目的新興領域。當前韓國的醫學史研究可大致分為兩個主流觀點：一是從西醫的立場研究醫學史，以及從韓醫的立場分析醫學史者。前者主要以首爾大學校醫科部醫史學教研室的學者創立之大韓醫史學會為核心機構；後者則以慶熙大學韓醫科醫史學教研室班底設立之韓國醫史學會學者群為主。根據車雄碩及梁永宣的說法，這兩個韓國醫史研究團體並無太密切之學術交流。

在1970-80年代，韓國醫學史未見上述的門派之分。此時主要是透過成立於1947年之韓國醫學會，及1948年創刊的 Journal of the Korean Medical Association（JKMA）《韓國醫學會雜誌》，向韓國醫界提供一些介紹西方醫學史的短文。韓戰期間，《韓國醫學會雜誌》出版被迫中斷，直至1958年才恢復出版。有趣的是，《韓國醫學會雜誌》在首刊的韓文標題本為《朝鮮醫學協會會報》，但1949年韓文標題改為《大韓醫學協會會報》。此一韓文期刊名稱延用至1960年2月又改為《大韓醫學協會雜誌》，3月開始稱為《대한의학협회지（大韓醫學協會志）》；1995年7月再次更名為《대한의사협회지（大韓醫師協會志）》而沿用至今。韓文標題的變化除了反映當時英、韓對譯的一些考慮外，也與西醫及韓醫在這段時間的社會、醫療地位之升降有關。

此外，基於對西方醫學史和西醫輸韓史的興趣，1970年代時在漢城大學（即首爾大學）醫學院工作的金斗鐘、韓國歷史學家李秉道以及尹日等人，先是在校內設置醫史學教研室，鼓勵生物學等自然科學或醫學專業的本科生、科學史研究生與人員參與韓國現代醫學史的研究。後更以此教研室為基礎，於80年代組織大韓醫史學會。但該學會成立初期，由於研究主題的特殊性與實際醫療需求頗有距離，儘管創辦者仍致力於舉辦學術會議、講座、史書展等活動，但仍無法擴展其學術基礎與醫界認同。該學會成立之初尚能勉強維持每年一次的學術會議，但到了80年代後期整個學會運作陷入停滯，直到1991年才恢復了學術會議，並從1992年創辦學術期刊 Korean Journal of Medical History（《醫史學》）。《醫史學》由1993年開始配合學會之春、秋兩次學術會議改為半年刊。論文多數以西醫觀點切入探討，主題範圍不限於韓國的歷史研究，還包括東亞和西方國家。從1992-2020年間刊登的論文主題來看，該雜誌接受由古

代到現代的醫學、牙科、護理和東方醫學（韓醫學）多種領域的稿件。進入廿一世紀後，非專業醫學出身的歷史學家們也有機會在此發表，有關疾病史、制度史、醫院史、優生學、醫學思想、精神醫學、醫學哲學、殖民地醫學、環境醫學等多重領域的論文。

至於以傳統韓醫學為研究主軸的韓國醫史學會（Korean Society of Medical History）方面，也是到了 1990 年以後才在慶熙大學中成立了醫學史教研室。至於全國性組織的韓國醫史學會，則因種種原因遲至 1999 年才得以將該學會置於大韓醫師協會中。車雄碩及梁永宣 2003 年的報告〈韓醫學史現代研究概況〉指出，韓國醫史學會從原典醫史學會轉型並刊行新雜誌《韓國醫史學會志》（*The Journal of Korean Medical History*）以來，由於時間還不長故不存在西方醫學史研究中所見的研究方法、研究內容和觀點上的爭論和衝突。而且韓國目前還沒有關於韓醫學史的通用教材，僅有各大學編寫的教材且流通範圍有限。相比之下，漢城大學校金斗鐘曾於 1966 年編寫過《韓國醫學史》一書，完全採取西醫學立場論述韓醫學的歷史。所以許多韓醫生從韓醫學的立場來看，認為車雄碩及梁永宣有不少不符史實之內容，也更不適合採納為韓醫史的教材。

金斗鐘 1966 年出版的《韓國醫學史》是韓國第一本醫學通史教材，強調現代韓國醫學是兼融本土和外來醫學的結果，認為傳統醫學最終會向接近西方醫學的方向發展並成為其一部分。隨後出現的韓國醫學史通史，基本上與金斗鐘的敘述沒有太大不同，如羅正宇的《韓國醫學史》（1968）和許正義的《醫療韓國史》（1992），在很大程度上沿用了金斗鐘《韓國醫學史》的基本觀點。雖然 1981 年出版的洪順元《朝鮮保健史》，企圖從社會底層的觀點解釋民眾與統治階層爭奪醫療資源之過程，但由於爭議太多以致學界接受度不高。2018 年，由延世大學醫史系呂寅碩等人合作撰寫的《韓國醫學史》，是繼金斗鐘的《韓國醫學史》之後，第一本針對醫學生的韓國醫學史教材，也是反映了韓國醫學史觀新趨勢的綜述性研究。相較於金斗鐘《韓國醫學史》偏好科學醫學、重視西醫如何取代傳統醫學的過程，呂寅碩的《韓國醫學史》則提供了醫學與社會複雜關係的分析，將當代韓國醫學形成的歷史過程，視為醫學與社會交錯互動的結果。

呂寅碩等人透過《韓國醫學史》，批判將韓國醫學變遷簡化為科學進步的觀點，延續了之前申東源的質疑——傳統韓醫學與西方醫學有斷裂式轉變的看法。他們都認為西方和傳統醫學之間的界限並不明確，歷史更該強調傳統和現代之間的連續性。2018年《韓國醫學史》的作者們，認為過去的韓國醫學史過於把西醫模式做為現代醫學發展的唯一路徑，因此忽略了醫學在特定社會文化背景中的意義和作用。作者們並未應和韓國史學常見的政治斷代分期原則，而是從多種因素的組合如制度、經濟、理論和技術，探索每個時期醫學發展的歷史特色。此外，這本通史也提出不同的醫學史觀，擺脫了以醫生為中心的醫學史觀，透過四個方面強調了醫學與社會的關係——更具廣泛意義的醫者（healer）、主動且積極作為的患者、造成社會變遷之疾病或瘟疫，以及讓醫學發揮作用的社會機制。就這四個因素可見西方醫學史對韓國醫史學者的影響，前三者正是「希波克拉底三角」，而最後一項則是醫療社會學或STS學者特別關心的議題。總的來看，2018年《韓國醫學史》的出版，除更能捕捉韓國醫學發展的多樣性，並在不同方面展示歷史斷裂和連續的複雜關係外，或許更重要的意義是反映廿一世紀以來韓國醫學史史觀的變化。

　　相較於早期中國大陸醫學史的發展，臺灣則在1990年代以前沒有太多醫學史的相關研究問世。少數的醫學史作者仍多半具有醫學，尤其是西醫專業的背景，如畢業於臺灣總督府醫學校的杜聰明，這點倒是和早期中國大陸醫學史研究有幾分相似。他自費出版的《中西醫學史略》可視為臺灣最早的醫學史書寫，不意外地採取進步史觀，將西方醫學的發展視為進步文明的過程，簡要的敘事貫穿整個中國，乃日本殖民、戰後臺灣的醫學歷史。杜聰明自陳編寫《中西醫學史略》的理由：「感覺醫學之發達，均由傳統連綿而生，又由於有偉大醫學者，以其發明與發見，促進一時代之劃期的進展，而且其高潔之人格，常能感化門生後學之治學精神不鮮，所以拙著注重介紹醫家之個人傳記，儘量闡明其獨創學說之動機。」足見他著重醫學史對於醫者人格之修練與思考之啟發。

　　隨著美式醫學教育在戰後臺灣的全面開展，1990年代前的臺灣醫學史在醫學教育領域中已無足輕重，相關研究更僅能維持一個旁出且業餘的位置。這段期間歷史學者劉伯驥著《中國醫學史》上、下冊，詳述各時代醫學發展的狀況及其特點。大陸醫史學者李經緯推崇劉伯驥的《中國醫學史》還是有較大的參

考價值,且能給讀者新的啟示。當史學界對醫療衛生史保持緘默之際,臺灣的西醫師治史卻在此刻初現端倪。陳勝崑醫師是這類醫家治史的代表性人物,他著有《中國傳統醫學史》及《中國疾病史》等足堪一時之代表,且屢屢為後人所引用參考。專業醫者治醫史不僅被一般人視為天經地義,也有臺灣醫學史家認為是能否治醫史的重要條件。支持醫者治史的觀點,基本上並未把醫療衛生史或醫學史視為獨立學科,這種看法多少也反映出一個臺灣學界普遍面對醫學史的心態。要言之,醫學史或醫療衛生史在臺灣學界,到1990年代前尚屬於史家不敢碰觸,或至少僅專業醫者才可以涉足的嗜好。

在新社會史概念的驅動下,中央研究院歷史語言研究所(中研院史語所)於1992-1995年間定期舉辦〈疾病、醫療與文化〉討論會,1995年由〈疾病、醫療與文化〉與〈宗教史研究〉兩個小組合建〈生活禮俗史研究室〉。〈生活禮俗史研究室〉在1997年召開了〈醫療與中國社會〉學術研討會,除使國際學術界瞭解該研究室的存在與具體成就外,也提出「另類醫療史」作為設置〈生命醫療史研究室〉的理論基礎。不過當時生命醫療史研究的推手杜正勝依舊懷疑道:「歷史學者可能進入這個需具備高度專業科技的醫學領域,而探索關係人之生死的問題嗎?」面對這個大哉問與儼然無法跨越之醫學專業高牆,其變通之法乃「宣導我們的研究系『另類醫療史』,並且以『醫療』取代長期以來慣用的『醫學』。」一字之差化解了歷史學家研究醫療史的躊躇,也將看似高不可攀的醫學知識拉回尋常人間的醫療經驗。從此奠定了以文化研究做為醫療衛生史的方法,將相關史家的成果自謙成「另類」。

1990年代以後的中研院是臺灣發展醫學史的重心,除了史語所〈生命醫療史研究室〉外,梁其姿也從2003年起以〈華人衛生史研究計畫〉,糾集了一批剛從海外返臺的醫學史年輕學者。根據梁其姿的說法:〈華人衛生史研究計畫〉設計初心是呼應「中國醫療衛生體系在建立過程中所透露的『現代性』,是史學工作者比較感興趣的問題。……醫療衛生的語言將中國近代個人與政體的共同焦慮與期待恰當地表達出來。『衛生』也成為彰顯中國『現代性』最常被用的概念與用詞之一。」據此,〈華人衛生史計畫〉延續了中國史學界長期對現代性的關懷;後來更因著這種聯繫,讓歷史研究與當下臺灣之醫療衛生社會經驗擦出互動的火花。儘管醫學史從廿一世紀開始在臺灣學界形成一股熱

潮，但可惜除了無助於確認醫史的專業地位，也未能展開對於醫史教育的影響。粗略檢視 2020-2023 年左右臺灣各大學現行之醫學史教學，目標與範圍較為明確的，有李尚仁於臺灣大學及中研院人文講座開設之〈西方醫學史〉課程、中興大學陳樂元的〈西方醫學與身體史〉，和李經維、王秀雲在成功大學講授〈醫學史〉；其餘如中國醫藥大學李德茂之〈醫學史〉、臺灣師範大學吳寬墩主持之〈疾病、醫學與文明〉則比較偏向於通識教育性質。總的來說。臺灣地區大學之醫學史教育仍屬小眾，研究生的專業訓練也比較罕見。

有趣的是，為了避免踩到「正統醫學史」雷池的做法，臺灣學界衍生出醫家治醫學史（內史）與史家治醫療史（外史）的分野。借重對於傳統經典與史料的解讀實力，非醫者的醫學史社群學由文化史與社會史的眼光出發，研究生老病死有關的醫療現象，避開遭受醫學專業知識不足之譏的風險。這或許也是造成臺灣學者不太自稱醫學史專業，而以科技史、性別史、宗教史、社會文化史學者等自居的原因。臺灣學者以「另類」自我定位學術的態度讓陳秀芬發現：醫療衛生史研究者「對於醫療史的設想比較接近『社會（文化）史中的醫療』，亦即把醫療視為社會文化史的（補充）材料與議題，目的是為了探討更廣大的社會歷史圖像。這點倒是與西方醫療史學界常見的以醫療作為研究主體、社會文化史作為研究方法所提出的『醫療社會（文化）史』的視野頗為不同。」

臺灣地區醫史學者普遍接受內史和外史二元論，儘管這可能是受到西方醫學史學界，對於醫學史（history of medicine）、醫療社會史（social history of medicine）兩個子領域界定的影響，但其實這未必是個確切的學術分類。根據文樹得（Paul U. Unschuld）對臺灣學者此種分類的看法：「健康科學的歷史研究大致可分成兩類：第一種專注於有關健康和疾病知識的發展，另一種是關於這些知識產生和應用的文化環境。不知從甚麼時候開始，它們被冠以『內史（internal history of medicine）』及『外史（external history of medicine）』的名稱。」似乎顯示臺灣醫史工作者仍對於自己的成果能否視為專業領域頗有存疑。相對而言，晚近廿年來無論是大陸或海外學者都有共識要把醫學史發展為一門統合發展之專業領域，而非雜家式的學術研究課題。南開大學余新忠曾毫不諱言地指出：就中國醫療社會史和衛生史研究而言，「臺灣史學界的努力和成就有目共睹。」但在 2020 年回顧兩岸發展後，他也雄心萬丈地宣稱：對於中國

醫療社會史發展「應將其放在國際中國史研究演進的背景中來認識與理解。也就是說，它的出現和興起，必然是國際以及中國學術發展史的一環。」得見中國大陸醫療衛生史學界，在同沐臺灣相關研究風潮之餘，亦進入了反思與轉型的關鍵階段。最近大陸學界的發展，如 2019 年北京大學科學、技術與醫學史系的成立、2021 年假南開大學歷史學院成立〈中國醫療社會史委員會〉，乃至於醫界將包含了醫學史的醫學人文提升為一級學科的倡議，似乎均顯示大陸醫史學界有意以更組織性的變化，為下一階段的中國醫學史專業發展奠基。

三、東亞現代醫學教育裡的歷史空間

儘管遵循現代科學醫學的基本原則，中國、日本、韓國和臺灣等東亞國家仍與許多歐美國家在醫學教育方面有著顯著差異。這些差異涵蓋了課程結構、考試制度、住院醫師培訓模式以及傳統治療哲學的整合等方面。除前述現代醫學教育應與歷史教學相結合的部分，當代東亞醫學教育體系或許還有更多可容醫史教育發展之空間。首先，東亞各國學生進入醫學院的途徑就是個關鍵差異。許多東亞地區採用本科入學模式，學生在中學畢業後直接進入為期六至七年的醫學綜合課程，涵蓋基礎科學和臨床訓練兩個部分。相比之下，美國則不僅與東亞國家不同，也和英、德學制互異，要求完成四年大學教育後才能申請四年制醫學院。僅就這一點來看便不難理解，為何霍普金斯大學醫學史系會側重於研究而非教學，畢竟其所屬之醫學院已是研究所層級的機構。

以美國、加拿大為代表的醫學教育，招收學生的起點是已經獲得學士學位的大學畢業生，因此又稱為「4+4」的培養模式，相當於學制八年。美國學生在被醫學院錄取後的四年就是進行基礎醫學和臨床醫學的學習，畢業時授予醫學博士學位。醫學生在學習階段要參加美國醫師執照考試的第一、二部分，合格者方能申請住院醫師培訓。培訓後第 1 年參加美國醫師執照考試的第三部分。再經過三至七年的全日制住院醫師培訓，合格後頒發相應專科醫師資格證書。醫學生必須通過美國醫師執照考試的三個部分，才能獲得執業資格。當前實行此一制度的除美國、加拿大之外，還有亞州的泰國、韓國和菲律賓等地。

德國醫學教育從高中畢業生中招考，採用六年一貫的學制，包括為期二年的臨床前課程，教授基礎科學以及為期四年的臨床課程，引導醫學生學習醫學的實際知識。德國的醫學院、系絕大多數設在綜合大學內，以大學為基礎、學科為中心，實行理論教學、實驗室訓練和臨床實踐的漸進式教學。多數歐洲國家如丹麥、捷克、愛沙尼亞、芬蘭、希臘、匈牙利、立陶宛、荷蘭、葡萄牙、斯洛伐克、斯洛維尼亞、西班牙等均實行此學制。英國亦採高中畢業後進入醫學院，接受五至六年醫學本科教育的方式，畢業後僅授予醫學學士學位，尚需畢業後住院培訓階段才算訓練完整。多數大不列顛國協成員如：英國、新加坡、斯里蘭卡、巴基斯坦等仍採用該學制。由於英、德學制的醫學生亦須接受大學基礎或通識教育，故在此階段中頗有安排醫學史課程的空間。至於東亞的日本也實行類似的六年一貫制醫學教育，醫學院校直接從高中畢業生中擇優招考新生。整個教育過程分為一般教育和專業教育兩段，一般教育又分為普通基礎課與教養教育，學習時間為二年，後四年的專業教育包括基礎醫學和臨床醫學教育。儘管日本醫學教育因為課時緊湊，將醫學史安排為必修課程的情況確屬罕見，但在1980年代後因重視教養教育中的醫學人文及論理課程，經常出現醫學史講座的安排。

　　中國現代醫學教育則因民國時期系出多源，導致抗戰爆發前夕依然學制混亂且課程不統一。1949到1965年間，中國高等教育的專業設置和學制安排，主要是參照前蘇聯的高等教育模式。1957年中國衛生部召開高等醫藥院校黨員院長座談會確定，臨床醫學專業學制分別為三、五、六和八年四種。文革十年（1966-1976）期間，中國高等教育基本處於停滯狀態，具有臨床醫學專業八年制的協和醫學院此時停辦，1978年後中國恢復大學教育及高考制度；1988年決定試辦七年制醫學教育。廿一世紀初，部分舉辦七年制的醫學院校又嘗試八年制醫學教育，形成當前中國醫學教育三、五、六、七、八年五種學制並存的現狀。是世界上醫學學制層次最多的國家。概括起來，中國醫學教育可以分為兩大類，即中、短學制三至五年和長學制六年以上，且以中、短學制為主。三年制不授學位的醫學專科教育，五、六年制授予醫學學士學位的醫學本科教育，七年制授予醫學碩士學位的高等醫學教育，八年制授予醫學博士學位的高等醫學教育。只是在沒有統一要求的情況下，各校提供醫學史教育的情況並不一定，

原則上修業年限較長、學校成立較早及名望較高，如九八五與二一一高校等，比較有開設醫學史課程甚或如北京大學成立醫學史系的餘裕。

臺灣的醫學教育則從日治時代起即以招收高中畢業生為主，在二戰之後經歷過渡與轉型，由日本殖民醫學體系之講座制改為學科制，並從 1949 年開始七年制醫師培育模式。頭二年修習通識與一般科學課程（早年稱為「醫預科」），由文、理、法學院相關教師授課；第三、四年修習基礎醫學，至第五、六年開始臨床教學及第七年的臨床實習，畢業後授與醫學士學位，但需經考試後才能取得醫師資格。1950 年開始借鏡美式醫學教育觀念，實施臺大式「住院醫師訓練制度」。為試辦美式「4+4」醫學教育制度，臺灣在 1982-1985 年間也辦理過學士後醫學系但成效不彰，多數學校停招後僅剩高雄醫學大學持續辦理至今。這段期間，所有的學校僅把少部分與醫學史稍有關係的課程，多半放在社會醫學、醫學人文等課程裡，並未提供專門醫學史的選課。直到 2000 年成立臺灣醫學院評鑑委員會（簡稱 TMAC），對各醫學系進行訪視評鑑後，由於部分評鑑委員具有醫學史或 STS 背景，才對臺灣各醫學系的醫學史教學規畫與執行產生局部的影響。

從上述簡要的醫學教育學制可見，以高中生入學為主的歐洲國家似乎有比較大的空間可以提供醫學史的課程，尤其德、英兩國本身就是醫學史發展歷史悠久的國家。相對地，雖然美式醫學在二戰後深刻地影響了東亞地區的醫學教育改革，但從推廣醫學史教育的角度來說，卻似乎並不符合東亞社會的實際狀況。總結來說，想在已經非常緊湊的東亞現代醫學教育中，塞入醫學史教學確屬不易。再就實務經驗而言，美國「4+4」醫學教育模式招募的學生，其實有很大的機會在本科教育階段就已接觸到歷史課程，特別是許多大一、大二不分系的學生。根據這類學校的學程要求，人文社會科目的學分總數並不會太低。因此美國醫學院雖然不提供醫學史必修課程，但不論是美國醫學史學會的活動或一般醫學史演講，參與的美國醫學生卻也都表現不俗。此外，近年醫學史研究關懷與課題的轉向，也是讓專業醫生與歷史學者更易進行對話的關鍵。類似的醫學史研究關懷轉向，一樣也在 1990 年代後的東亞學界先後出現。事實上，不僅臺灣學界已發現，現代醫學在東亞的發展軌跡具有相似性也互相影響，韓國與日本醫史學者也曾發專文討論推動東亞醫史的價值。對中、日、韓、臺等

地不論是否醫療專業的醫史研究者來說，基於在地感受與本土關懷的心理，去關注現代醫學史在東亞的經歷，或許是個可以跨越內、外史界線的機會，也是驅使醫學史教學及持續學習的情感動力。

四、小結：「好問則裕」——《尚書・仲虺之誥》

　　醫學史作為一門獨特的學術研究領域，處於醫學與歷史學的交叉地帶，但其本質遠非這兩門學科的簡單疊加。它已發展成為一門要求特殊訓練的獨立學科，其存在源於深入理解醫學實踐發展及其所處社會、文化和政治背景的迫切需求。醫學史從字面上來看雖然是醫學和歷史學的複合體，但其獨特性在於對這兩個領域的創造性融合與超越。醫學知識為理解疾病、診斷和治療提供了技術基礎，而歷史方法則提供了側寫（profiling）工具，使我們能夠在更廣闊的社會語境中解讀醫學的演進。然而醫學史的核心在於批判性地評估醫學知識和實踐的歷時性變遷，同時考慮政治、經濟和文化因素的深遠影響。這種跨學科的本質要求學者既精通科學知識，又熟稔人文學科的分析方法，這是傳統歷史學家或醫學專業人員單一背景所難以企及的。

　　醫學史之所以不能簡單歸類為歷史學或醫學的分支，很大程度上在於其對醫學知識背景化的獨特需求。醫學知識並非獨立於社會而存在，它始終深深植根於其產生和發展的特定歷史語境之中。例如，十九世紀病原體理論的興起，必須放在當時工業化、城市化和公共衛生運動的大背景下才能獲得全面理解。同樣，熱帶醫學在歐洲殖民擴張中的發展，也反映了醫學實踐與帝國主義進程和種族化疾病認知之間複雜的交互作用。因此，醫學史學者必須具備雙重能力：既能深入分析醫學理論的內容，又能洞察影響這些理論形成的廣泛歷史背景。進而言之，醫學史的獨特價值還在於揭示醫學實踐和健康問題，如何反過來積極塑造歷史進程。流行病、醫學創新和公共衛生政策在帝國興衰、戰爭結局和社會運動發展中往往扮演著關鍵角色。這種雙向互動的認知需要一種超越傳統歷史或醫學教育範疇的獨特方法，要求建立一個能夠綜合理解健康、疾病和醫學如何與殖民主義、工業化和全球化等宏大歷史進程，交織在一起的跨學科分

析框架。再者,醫學史還觸及許多重要的倫理和哲學問題,這些問題往往被傳統的醫學和歷史訓練所忽視。醫學實踐與道德、倫理和人權問題密不可分。從塔斯基吉(Tuskegee)梅毒實驗到利用奴隸女性進行婦科研究等,醫學史學者直視醫學進步背後的陰暗面,批判性地審視醫學實踐的倫理影響。鑑於醫學史的複雜性和跨學科本質,對該領域學者的專門訓練至關重要。這種訓練必須超越傳統的醫學或歷史教育,不僅要求對醫學知識有深入的理解,能夠閱讀和解讀專業醫學文獻,還需要掌握與科學史相關的研究方法,包括檔案研究、歷史分析,以及將醫學發展置於更廣泛社會、政治和文化語境中的能力。該領域的學者必須具備從歷史視角批判性評估醫學知識和實踐的能力,同時認識到醫學史研究如何影響當代關於健康、疾病和醫學倫理的辯證關係。醫學史作為一門獨立學科,其存在價值不僅在於填補醫學與歷史學之間的鴻溝,更在於通過獨特的跨學科視角,揭示醫學、社會和歷史之間錯綜複雜的互動關係。

走筆至此,1993年秋天的一幕忽焉在眼前;匹茲堡大學公共衛生學院六樓的 seminar room 裡,負責〈醫學與社會(Medicine and Societies)〉討論課的兩位老師,面對房間裡來自醫療與人文社會科學專業的博士生們介紹課程時說道:「Don't put the carriage before the horses! 一個好的醫學史學者必須懂得欣賞醫學而非越俎代庖,並且學習在歷史中謙卑而不高談闊論。」面對這般雙重否定卻堅定陳述醫學史定位的說法,那時的震撼迄今仍能感受。有趣的是對應醫學史地位的質問,東亞醫學史界自 2010 年代以來亦出現類似雙重否定的論述,其中「非驢非馬」的論調還是股正火熱的話語風潮。借用邏輯方程式來看這類論證及可能之推衍關係,大致可得出以下兩個式子:

1. $(\neg A（驢）\wedge \neg B（馬）)\wedge C（騾（日本東亞醫學、科學中醫、韓醫……））$

上述邏輯方程式描述了兩個條件(A 和 B)不滿足時,第三個條件(C)卻滿足也存在的情況。口語來說即是「非驢也非馬,就是頭騾!」

2. $(\neg A（驢）\wedge \neg B（馬）)=>C（?（現代醫學））$

這是個條件關係的邏輯方程式,在描述互斥且完備的分類系統時特別有用;即當兩個條件(A 和 B)都不滿足時,第三個條件(C)必須滿足。口語可這麼

說：「既然非驢也非馬,那就一定是騾(?)」

「雙非」語意邏輯的背後仍具多層解釋東亞現代醫學的可能組合;據此,「現代醫學在東亞」的相關研究,應該還有猿聲啼不盡的榮景值得期待。最後,基於「讀史方知識淺,聞醫豈敢言智」的感慨,本書僅堪列為「無端收入岐黃草,馬勃牛溲一樣看」之流。何況面對東亞醫學史層嵐疊嶂的新議題與後起之秀更不該妄下結語,因此請容文末以《尚書・仲虺之誥》:「好問則裕」匆匆收筆。

參考書目與延伸閱讀

1. John C Burnham, *What is Medical History?* UK: Polity Press,2005.
2. Ludmerer Kenneth M. "The History of Medicine in Medical Education." *Journal of the History of Medicine and Allied Sciences*, 70:4（October 2015）.
3. Onishi Hirotaka. "History of Japanese medical education" *Korean journal of medical education*, 30:4（2018）.
4. 酒井シヅ：〈日本醫史學會の沿革〉,《醫學図書館》,第19卷第3期（1972年）。
5. 陳思言、劉小朦：〈醫療史與知識史——海外中國醫療史研究的趨勢及啟示〉,《史林》,第3期（2020年）。
6. 劉士永：〈臺灣地區醫療衛生史研究的回顧與展望〉,收入耿立群主編,《深耕茁壯：臺灣漢學四十回顧與展望——慶祝漢學研究中心成立四十周年》（臺北：漢學研究中心,2021）。
7. 鄭金生、李建民：〈現代中國醫學史研究的源流〉,《大陸雜誌》,第95卷第6期（1997年）。
8. 余新忠：〈構建內外融通的生命史學——中國醫療史研究的回顧與前瞻〉,黃賢全、鄒芙都主編：《西部史學》,第4輯（2020年）。
9. 여인석, 이현숙, 김성수, 신규환, 박윤형, 박윤재：《한국의학사》（서울：대한의사협회 의료정책연구소,2012）。
10. 顏宜葳、張大慶譯,[美]伯納姆,《什麼是醫學史》（北京：北京大學出版社,2010）。
11. 신동원：〈한국 전근대 의학사 연구 동향〉,《의사학》,19:1（2010）。

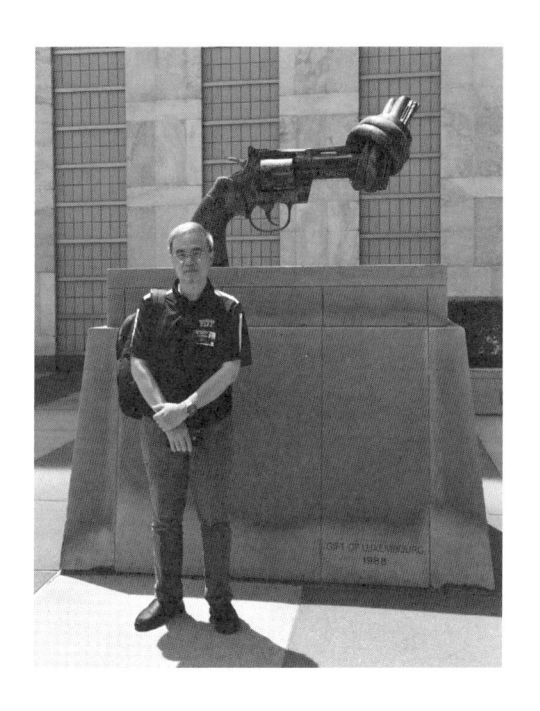

劉士永

現為美國匹茲堡大學亞洲研究中心教授暨上海交通大學特聘教授。長期注意現代醫學在東亞的傳播與轉化，研究涵蓋殖民醫療、公共衛生政策及環境與疾病的互動關係。

學術專著 Prescribing Colonization 探討日治臺灣殖民醫療制度的建構與治理邏輯，中文專書《武士刀與柳葉刀》則關注早期西洋醫學輸入日本之發展。作者主張現代醫學在東亞的發展並非西方醫學的線性擴張，而是各社會重構「現代」醫療概念的歷史過程。

國家圖書館出版品預行編目 (CIP) 資料

現代醫學在東亞 = Modern medicine in East Asia/ 劉士永作.
-- 初版 . -- 新北市：喆閎人文工作室, 2025.04
　面；　公分 . -- (醫史鈎沉；1)
ISBN 978-626-99335-1-8(精裝)

1.CST: 醫學史 2.CST: 東亞

410.9　　　　　　　　　　　　　　　　　114003472

醫史鈎沉 1

現代醫學在東亞
Modern Medicine in East Asia

喆閎人文

創 辦 人	楊善堯
學術顧問	皮國立、林孝庭、劉士永

作　　者	劉士永 Michael Shiyung Liu
責任編輯	楊善堯
校　　對	劉妤榕
封面設計	泰有文化藝術有限公司 曾泰翔
編排設計	吳姿穎

策劃出版	喆閎人文工作室
地　　址	242011 新北市新莊區中華路一段 100 號 10 樓
電　　話	+886-2-2277-0675
信　　箱	zhehong100101@gmail.com
網　　站	http://zhehong.tw/
Facebook	https://www.facebook.com/zhehong10010

初版一刷	2025 年 4 月
精裝定價	新臺幣 NT$ 550 元
ISBN	978-626-99335-1-8
印　　刷	秀威資訊科技股份有限公司

版權所有 ‧ 翻印必究 All rights reserved. Reproduction will not be tolerated.

如有破損、缺頁或裝訂錯誤，請寄回喆閎人文工作室更換
If there are any damages, missing pages or binding errors,
please send them back to ZHEHONG HUMANITIES STUDIO for replacement.